Anesthésie générale

Du même auteur
chez le même éditeur

À poil en civil
Moi, Fatty
Thérapie de choc pour bébé mutant

Jerry Stahl

Anesthésie générale

Traduit de l'anglais (États-Unis)
par Alexis G. Nolent

Collection dirigée
par François Guérif

Rivages/noir

Retrouvez l'ensemble des parutions
des Éditions Payot & Rivages sur

payot-rivages.fr

Titre original : *Pain Killers*
(William Morrow)

106, boulevard Saint-Germain – 75006 Paris

Pour Adrienne

Remerciements du traducteur : Jerry Stahl, Richard Dansky, Carol & Leon Ware, Dr Paul Nolent, Sibylle Nolent, Sophie Goldstein.

Je passe le plus clair de mon temps
à ne pas mourir.

Frederick Seidel

Première partie

1

Effraction

Le révérend Moon était canon en bikini. Ça n'allait pas jusqu'à me donner envie d'envisager moi-même l'opération, mais c'était quand même très engageant.

Tandis que mon regard dérivait vers les autres clichés sur papier brillant dispersés sur la commode de ma chambre, je me surpris à me demander si tout ça avait été laissé au hasard ou s'il y avait une sorte de message caché là-dedans.

À côté du révérend bien roulé, il y avait le pape Benoît XVI en boubou, et Clarence Thomas[1], ficelé comme un saucisson, pieds et mains liés ensemble derrière le dos. Encore au-dessous, Jerry Falwell[2] était occupé à lire ce qui avait bien l'air d'être la Bible, tout en administrant une fessée à une plantureuse blonde qui

1. Clarence Thomas (né en 1948) : juriste américain, nommé en 1991 par le président George H. Bush juge à la Cour suprême des États-Unis. Deuxième Noir de l'histoire à y être nommé. Connu pour ses prises de position très conservatrices, hostile à l'avortement et à la discrimination positive, favorable à une interprétation littérale de la Constitution. Il a été accusé de harcèlement sexuel lors d'un retentissant scandale qui a cependant fait long feu.

2. Jerry Falwell (1933-2007) : personnage familier de l'univers télévisuel américain. Pasteur baptiste et télévangéliste, connu pour ses prises de position ultraconservatrices et racistes, hostile à l'avortement, aux Noirs, aux musulmans et aux homosexuels.

serrait une boule rouge entre ses dents et portait CHOOSE LIFE[1] tatoué sur le coccyx. Des quatre, Falwell était le seul qui donnait l'impression de s'amuser. Peut-être était-ce cela, le message qu'avait voulu faire passer celui qui s'était introduit chez moi : « Éclatez-vous comme Falwell ! » Ou, peut-être, à la manière des cambrioleurs qui chient sur votre tapis après avoir chouré votre argenterie, c'était pour dire qu'ils étaient capables de laisser exactement ce qu'ils avaient envie de laisser. Le message, c'était : « Hé, ducon, regarde ce qu'on peut faire ! »

Il y avait, c'était certain, un enseignement à tirer de l'attitude du juge Thomas. En dépit de la douleur et de l'humiliation, manifestes, son expression était celle d'une patience infinie. Une compréhension bienveillante. Je n'avais jamais été particulièrement fan, mais son stoïcisme m'impressionnait. Il y avait de la noblesse chez cet homme.

Je me perdis dans cette pensée l'espace d'un instant, puis la réalité me mordit à nouveau. L'intrus était peut-être encore chez moi. Je criai, en me sentant vraiment idiot : « Je suis flic ! », et là, je remarquai la photo en noir et blanc, plus petite que les autres, coincée dans un angle de la commode.

Sur celle-là, il y avait un type en uniforme, souriant, les dents écartées. Il aurait pu être le cousin de Jack Lemmon, si le cousin de Jack Lemmon avait eu une petite moustache — et avait servi dans les SS. C'étaient les deux petits éclairs au revers de sa veste qui vendaient la mèche, sans aucune ambiguïté.

L'officier sur la photo se trouvait dans un laboratoire, à côté d'une infirmière plutôt inquiétante. Il

1. Littéralement : « Choisissez la vie. » Cri de ralliement des militants anti-avortement.

avait une sorte de pied à coulisse médical dans chaque main et mesurait simultanément les seins naissants de deux sœurs jumelles nues et pubescentes, sur sa gauche et sur sa droite. Sur le cliché, en capitales d'imprimerie, était écrit *BEIHANDIG*. Au-dessous, quelqu'un avait gribouillé la traduction : ambidextre.

L'ex-flic en moi savait que j'aurais dû arrêter de regarder et faire face à la situation présente — quelle que soit la façon dont on fait face à des inconnus qui sèment dans votre chambre des photos cochonnes de célébrités. Mais l'image de ce SS souriant et de ses pieds à coulisse était si perturbante que mes yeux battirent en retraite vers le malicieux révérend Moon. Pourquoi le messie coréen n'aurait-il pas le droit de se travestir un peu de temps en temps, après tout ? Imaginez ce que les premiers chrétiens auraient fait si Jésus avait ressuscité avec une paire de nichons ! Ces supputations se désintégrèrent sous l'effet d'une voix râpeuse, derrière moi : « Elles sont trafiquées ! »

Avant que je puisse réagir, quelque chose me défonça l'arrière du crâne. Je ne me souviens pas d'être tombé. Je ne me rappelle qu'avoir repris connaissance en clignant des yeux pour chasser des myriades d'étoiles tournoyantes. J'étais bizarrement accroupi. Enfermé dans une petite cage en aluminium.

« Doux Jésus !

– Ah, Lui, je l'ai pas en photo. »

Je clignai encore des yeux et réalisai que je n'étais pas en prison. J'étais coincé entre les quatre pieds d'un déambulateur.

Un vieil homme à la mâchoire exagérément carrée attendit que j'ouvre les yeux, puis cracha à trois centimètres de mon genou.

« *Putz*[1] ! »

J'envisageai de cogner le vieux cambrioleur dans les testicules. Ils pendouillaient, protubérants, derrière le tissu synthétique scintillant de son pantalon de vieillard, avec sa ceinture élastique, au niveau de mes yeux, accroupi à la mode Guantanamo comme je l'étais.

« Quel genre d'abruti se fait agresser par un vieux de soixante-douze ans en déambulateur ?

– Ça arrive tout le temps. »

Je pris appui sur un des pieds du déambulateur de manière que mon nouvel ami et moi nous retrouvâmes face à face, comme deux types coincés dans une cabine téléphonique.

« Rien que la semaine dernière, une petite vieille m'a assommé avec sa canne orthopédique, et le jour d'avant, un connard atteint d'Alzheimer m'a donné un coup de pied qui m'a fait dégringoler un escalier, a oublié ce qu'il avait fait, a remis ça et j'ai dévalé un autre étage.

– Ah ! Un petit marrant !

– Exact, dis-je. Je peux ? »

Je soulevai une de ses mains de la poignée et me faufilai. L'haleine du vieux puait la sardine et le radis noir. Lorsqu'il attrapa quelque chose de solide sur sa langue et me le pichenetta dessus, je lui collai une baffe.

« C'est dégueulasse, ça. »

Mon agresseur se frotta la joue, et sa bouche esquissa un sourire avec des lèvres qui semblaient appartenir à quelqu'un d'autre.

---

1. Mot yiddish signifiant « crétin », qui est passé dans l'argot américain.

« Eh ben dites donc, le gamin n'est pas si trouillard que ça, finalement. »

Je donnai un coup de pied dans le déambulateur et attrapai le vieux au vol lorsqu'il tomba en avant. Un vrai dur.

« Qu'est-ce que vous diriez de fermer votre gueule le temps que je décide si je vous étrangle ou pas ? Ce serait légal, en plus. Vous êtes entré chez moi par effraction ! »

On aurait dit que ça rendait le vieux encore plus heureux.

« Qu'est-ce qui vous en empêche ?

– Je suis curieux. Vous avez l'habitude de clopiner comme ça à gauche à droite, à balancer de mauvais photomontages de tabloïds chez les gens ? Ça rapporte, ça ? »

Le vieux mollarda un autre truc et je le frappai du revers de la main.

« J'habite ici, Pépé. Arrêtez de cracher sur ma moquette. »

Il recommença. Cette fois-ci, lorsque je voulus le gifler, il attrapa ma main. Sa poigne était surprenante, mais pas plus que ses réflexes. Il sourit jusqu'à ce qu'il eût lâché ma main.

« Sale habitude », dit-il.

Je grimaçai, ce qui, je le savais, lui ferait plaisir. Puis je relevai le déambulateur et le lui tendis.

« Vous ne m'avez toujours rien dit, pour les photos.

– J'ai un boulot pour vous.

– Et c'est pour ça que vous me l'avez joué Déambulator ?

– Je voulais être sûr d'avoir toute votre attention. Les images sont bidons. Photoshop.

– J'en ai rien à foutre de vos images. Qu'est-ce que vous foutez ici ? »

Il haussa les épaules.

« Vous entrez par effraction chez les gens, alors vous vous dites qu'il faut les divertir, c'est ça ? »

Le vieux esquissa un *jab* du gauche trop court et ricana quand j'esquivai.

Il m'était arrivé suffisamment de trucs étranges dans ma vie pour que ma définition d'« étrange » soit assez exigeante. Mais là, on y était en plein.

« D'accord. J'ai menti, admit le vieux. Elles ne sont pas toutes bidons. » Il me mit le SS avec les dents écartées dans la main. « Celle-là, elle est vraie. C'est le seul qui m'intéresse.

– Le nazi. Vous savez où il est ? »

Ses lèvres charnues se fripèrent en une sorte de ricanement intime.

« San Quentin. Vous y êtes déjà allé ?

– Non.

– Question immobilier, c'est de première. À deux pas de l'océan.

– J'ai tout un tas de questions, mais je vais commencer avec celle-ci : pourquoi moi ?

– Regardez où vous vivez : vous avez une vraie vie de merde.

– Et ça fait de moi quelqu'un de spécial ?

– Ça fait de vous quelqu'un qui pourrait considérer San Quentin comme une amélioration de son ordinaire.

– Vous essayez de m'embaucher ou de m'envoyer au trou ?

– Vous embaucher.

– Pour aller en taule ? C'était pas un mauvais film de Steven Seagal, ça ?

– Parce qu'il y en a des bons ? Vous ne m'écoutez pas. Vous n'y seriez pas pensionnaire, vous y seriez simplement en visite.

– Ouais. Comme ça, quand je me ferai violer dans ma cellule, toutes les queues du bloc D ne seront pas pensionnaires de mon cul mais simplement de passage.

– Pour l'amour du ciel ! », le vieux me claqua la photo du SS dans la main. « Tout ce que vous auriez à faire, c'est d'aller le voir. »

J'étudiai la photo.

« Même s'il est vivant, il doit avoir cent ans et des poussières.

– Quatre-vingt-dix-sept. Vingt-quatre ans de plus que moi.

– On dirait que vous le connaissez.

– Nous nous sommes rencontrés. »

J'attendis la suite.

Rien.

« Qui est-ce ? »

Une ombre passa sur le visage du vieil homme. Son assurance s'évanouit d'un coup.

« Josef Mengele. »

Le seul fait de prononcer son nom semblait l'avoir épuisé. Je dus l'aider à s'asseoir.

Pour la première fois, je me dis que mon hôte s'était peut-être échappé d'une maison de retraite. Peut-être que sa famille, inquiète, le cherchait partout en ville.

« Mengele est mort en 1979, dis-je aussi gentiment que possible. Je l'ai vu dans un documentaire sur Biography. Il y a de bonnes chances qu'il le soit toujours, mort. »

Le vieux me jeta un regard clair.

« Peut-être. Ou alors il est à San Quentin. Tout ce que vous avez à faire, c'est lui parler. Et vous saurez.

– Pourquoi moi ? Il doit y avoir une bonne douzaine de types de l'équipe de Simon Wiesenthal[1] à sa recherche, non ?

– Dix douzaines. Mais personne ne vous demande de le chercher. On l'a trouvé. On vous demande juste de voir si c'est vraiment lui.

– Et comment je fais ça ?

– En l'aidant.

– En l'aidant ? » Maintenant c'est moi qui avais besoin de m'asseoir. « Vous êtes qui ? Un putain de nazi ?

– Loin de là. Ça fait partie d'un plan. Et tout est prévu. Vous avez quelque chose à boire ? »

J'attrapai une bouteille d'eau à côté du lit et la lui donnai. Il en prit une bonne lampée et me rendit la bouteille d'une main qui ne tremblait pas. Sa voix aussi était de nouveau ferme.

« Vous vous ferez passer pour un expert de l'addiction. Vous animerez un stage. Il y aura plusieurs personnes dans le groupe, et l'une d'elles sera Mengele — ou pas. Vous partagerez vos expériences.

– Quand on pense à Mengele, on pense partage, c'est sûr !

– Allez-y, moquez-vous. Est-ce que le mot "rémission" vous dit quelque chose ?

– J'ai lu quelque chose là-dessus, dis-je.

– Eh ben, c'est exactement ce que vous ferez. Vous dirigerez un séminaire sur l'addiction.

1. Simon Wiesenthal (1908-2005) : survivant des camps d'extermination, qui a consacré sa vie à la traque des nazis.

– Et j'habiterai là-bas ?

– Seulement pour quelques jours. Et si vous faites bien votre boulot, peut-être bien que, quand vous rentrerez, vous aurez toujours votre maison. »

Il farfouilla dans sa veste et en sortit un des *flyers* que l'agent immobilier avait mis dans la boîte aux lettres qu'elle avait plantée dans le gazon devant la maison. AVIS D'EXPROPRIATION. Elle persistait à en mettre dans la boîte, et moi, je persistais à arracher la boîte.

« Ça vous fait vous sentir comme un vrai Américain, dis-je, quand vous avez les mêmes problèmes que tous les autres Américains… Mais c'est dur de tenir le rythme.

– Comme je le disais, ne pensez pas San Quentin. Pensez bord de mer. Site exceptionnel. Vue imprenable sur l'océan. »

Il pouvait lire l'hésitation sur mon visage. Je n'ai jamais très bien su dire simplement non.

« Et qu'est-ce qui se passe si c'est lui ? Une bande de juifs le fait buter ?

– Quels juifs ?

– Comment ça "quels juifs" ?

– Ceux dedans ou dehors ? Les juifs à l'intérieur du pénitencier sont différents des juifs de l'extérieur.

– À mon avis, dedans ou dehors, il y aura pas mal de candidats qui aimeraient bien faire l'impasse sur le procès et passer directement à l'exécution.

– Certains pourraient vouloir l'éliminer par vengeance. D'autres pour cacher des complicités. Je parle de juifs, mais pas forcément de juifs *juifisants*.

– Hein ? »

Il me fixa avec quelque chose comme de la compassion, puis souleva son lourd corps de vieux du fauteuil.

« Ainsi que j'essayais de vous l'expliquer, il y a une différence entre les juifs qui sont incarcérés et ceux qui ne le sont pas. Vous voyez, dedans, les Blancs incluent les Sémites. L'ALS compte de nombreux juifs.

– Ils ont la maladie de Lou Gehrig[1] ?

– *Schmuck*[2] ! Dites des trucs comme ça à voix haute, et vous vous ferez pulvériser. ALS, ça veut dire "*Aryan Land Sharks*[3]". Leur crédo, c'est la suprématie des Blancs. Les pires des pires. Et je ne suis pas sûr qu'ils apprécient beaucoup d'être confondus avec une maladie. » Il posa une main paternelle sur mon épaule et ajouta : « C'est un autre monde, là-bas. Je m'appelle Harry Zell, au fait. »

Que pouvais-je répondre d'autre que : « Ravi de faire votre connaissance, Harry » ?

Zell regarda sa montre. Ses manches de chemise couvraient ses poignets. Je ne pus voir s'il y avait dessus un numéro plus ou moins effacé. Mais il y avait tout un tas d'autres choses à considérer — à commencer par le proverbial éléphant dans la pièce,

---

1. La sclérose latérale amyotrophique (ALS en anglais) est une maladie dégénérative incurable, qui est aussi nommée aux États-Unis *maladie de Lou Gehrig*, du nom de ce célèbre joueur de base-ball des années 1920 et 1930, qui en souffrait et en est mort en 1941.

2. Mot yiddish, entré dans le langage populaire, qui signifie « crétin ».

3. *Aryan Land Sharks* (ALS), qu'on pourrait traduire par *Requins de la Terre aryenne* — calqué sur l'*Aryan Brotherhood*, la « Fraternité aryenne », gang célèbre aux États-Unis.

qui balançait sa trompe entre les lits jumeaux et la télé portable abîmée.

« Alors Josef Mengele est vivant, hein ? »

Zell se contenta d'une réponse muette : il se frotta son imposant pif et lâcha une sorte de « arh ».

« Je veux dire, si c'est vrai, ça va faire du bruit. »

Cette fois, Zell tambourina avec ses doigts sur son déambulateur.

« Hé ! C'est pas comme si vous pouviez entrer chez quelqu'un, l'assommer et lui demander de rechercher quelqu'un d'autre. En fait... — je me corrigeai — vous pouvez. Je veux juste dire... Mengele ? Ce serait incroyable qu'il soit là, à attendre qu'on le trouve. S'il dit aux gens qui il est, qu'est-ce qui vous fait croire qu'il sera toujours là quand je me pointerai ? Ou que j'arriverai à franchir les camions de CNN ? »

Zell refit « arh » et pianota de nouveau avec ses doigts, puis gonfla ses épaisses lèvres, prit sa respiration et exhala un long soupir parfumé à la sardine, comme si toute une vie de déception et de résignation l'avait préparé à cet unique énorme soupir-là.

« Il dit bien qui il est, non ?

– Bien sûr, dit Zell. Mais il y a un autre vieux débile qui dit qu'il est Mickey Mantle[1], trois qui beuglent qu'ils sont Jésus, et je ne parle pas des Elvis. Si vous étiez un *alta kocker*[2] dans une cellule, vous n'auriez pas envie d'être quelqu'un d'autre, vous ?

– Peut-être. Mais pas un fou génocidaire avec ma tête mise à prix. Même si c'est lui... Il a réussi à

---

1. Mickey Mantle (1931-1995) : très célèbre joueur professionnel de base-ball américain, idole des New York Yankees, souvent considéré comme le meilleur joueur de tous les temps.

2. Vieille merde (yiddish).

passer entre les mailles du filet pendant tout ce temps, pourquoi sortirait-il de son trou maintenant ?

– Parce qu'il veut qu'on reconnaisse ses mérites.

– Ses mérites ?

– Ouais. Tout ce que vous savez de lui, ce sont les histoires de fou génocidaire. Mais que savez-vous de ses bons côtés ?

– Vous êtes cinglé ?

– Moi, non. Mais je compte sur vous pour me dire si lui l'est. Ses évaluations psychologiques le décrivent aux limites de la schizophrénie. J'ai vérifié. Qui va croire un schizo incarcéré ? Le truc, c'est qu'il se comporte tout à fait normalement. Ils ne l'ont jamais incriminé pour gazage ou quoi que ce soit.

– Alors ils ne savent pas ce qu'il faisait de ses patients lorsqu'il en avait fini avec eux ?

– Pas ce genre de gazage. Vous n'avez pas vu *Lockdown*[1] ? Gazer, c'est quand un prisonnier lance de l'urine ou du caca sur un maton. Parfois, ils en font une soupe. Par contre, ce que je sais, c'est qu'il est vaniteux. Donc ne le prenez jamais au sérieux. Ne lui témoignez aucun respect. Ne réagissez pas. Quoi qu'il dise, quelque horrible que ce soit. Si c'est lui, ça va le rendre fou. Un homme vaniteux à la fin de sa vie, c'est ce que nous aurons de plus proche d'une analyse ADN. Je vous paie dix mille dollars.

– Dix mille dollars, c'est pas beaucoup, tout bien considéré.

– Et je vous récupère votre maison. »

Je ne voulais pas discuter. J'avais beaucoup tiré le diable par la queue ces derniers temps. Continuer

1. Série télévisée américaine, sur le mode documentaire à sensation, sur l'univers carcéral.

de vivre de cette façon me paraissait soudain insupportable. Mais quand même…

« C'est juste trop improbable, putain, dis-je.

– Improbable ?, répéta-t-il, s'animant pour la première fois. C'est exactement ça. Je regarde votre vie, et je me dis : Harry, voici un homme qui n'a jamais eu aucun problème avec l'improbable. » Sa voix commença à monter dans les aigus, et je gardai un œil sur son déambulateur, des fois qu'il se remette à vouloir taper avec. « Je me dis : voici un homme avec un passé tel que, si on voulait le réduire à la taille d'une boîte, elle devrait être étiquetée *complètement improbable*. Voici un homme qui a épousé une femme qu'il a rencontrée alors qu'elle venait d'assassiner son mari en mettant du Destop et du verre d'ampoule électrique pilé dans ses céréales.

– La flatterie, ça ne marche pas avec moi, dis-je. Les flics rencontrent tout un tas de gens très intéressants. Parfois, ils les épousent. Je suis content de voir que vous avez fait des recherches — mais qu'est-ce que mon passé tumultueux a à voir avec tout ça ?

– N'est-ce pas évident ? J'ai besoin de quelqu'un en qui je peux avoir confiance. Et aussi de quelqu'un de désespéré, ajouta-t-il, et ses yeux croisèrent les miens. Si vous n'étiez pas désespéré, vous n'accepteriez pas ce boulot. Mais si je ne pouvais pas vous faire confiance, je ne voudrais pas vous le confier. Ce n'est pas facile à trouver, comme combinaison.

– Vous ne m'avez toujours pas dit pourquoi vous voulez Mengele.

– Ce type-là a ses raisons pour dire qui il est. Moi, j'ai mes raisons pour découvrir la vérité. »

J'allais dire autre chose, mais il leva la main.

« Ça suffit. Le directeur du pénitencier est au courant de tout. C'est lui que vous irez voir en premier. »

Je le suivis dans le salon, où il s'arrêta pour regarder la photo de ma femme et de ma fille, au mur.

« C'est votre famille ? »

Son intonation était quelque part entre l'inquisition et l'inquiétude.

Je regardai la photo, pris au dépourvu par la soudaine vague d'émotion qui me submergea à la vue de ma fille de seize ans, à l'air maussade derrière ses longs cils, et de ma superbe nouvelle ex-femme, avec ses pommettes hautes et saillantes.

« C'est ma famille, oui. C'est bon de savoir qu'elles existent », m'entendis-je coasser.

Lorsque j'ouvris la porte d'entrée, il s'arrêta et me donna ses dernières instructions.

« Souvenez-vous. Avec Mengele, soyez poli si vous voulez, mais ne lui montrez aucun respect. Ne le prenez pas au sérieux. Pour lui, tout manque de respect est… »

Il ne finit pas. Il empoigna le déambulateur et fracassa un miroir.

« Vous comprenez ?

– Je pige, dis-je, en enlevant des morceaux de miroir de mes sourcils.

– Bien. Donc, nous nous comprenons. Vous recevrez une enveloppe avec les détails et le cash. »

Zell écarta de son chemin le déambulateur d'un bon coup de pied et s'éloigna à grandes enjambées en direction d'une limousine qui l'attendait.

Je m'enlevai encore quelques échardes des cheveux, puis l'observai ouvrir lui-même la portière de la limousine et s'engouffrer à l'intérieur. Je n'étais pas en colère à cause du miroir — pourquoi aurais-je eu envie de me regarder ? Et vu la manière dont allaient mes affaires, je n'étais même pas fâché non plus des méthodes de recrutement quelque peu perverses et violentes de Zell.

Non.

Ce qui me tracassait le plus, c'était que je savais que j'allais accepter ce boulot.

2

Le boulot

Burbank-San Francisco, en avion, c'est une heure. United n'avait que deux rangées de première classe. Il y avait quelque chose de bizarrement satisfaisant à être assis là, en sentant sur soi les regards des humains sous-classés qui passaient à proximité, après que j'avais embarqué et m'étais assis. Le ressentiment dans leurs yeux était presque palpable : que fout ce salopard crasseux en première ?

Les billets d'avion m'avaient été livrés en mains propres dans une enveloppe grise en même temps que le cash, accompagnés d'une copie de la photo du SS souriant que Zell avait laissée sur ma table de chevet, et d'un croquis de ce à quoi pourrait ressembler un Mengele de quatre-vingt-dix ans et des poussières.

Il y avait quelque chose de curieux à voir la technologie ordinairement utilisée pour les recherches d'enfants disparus appliquée à un nonagénaire nazi. Au lieu de la petite Nancy à trois ans et à treize, c'était le docteur Mengele dans la fleur de l'âge, genre Jack Lemmon période *La Garçonnière*, puis dans son gâtisme actuel.

Une autre enveloppe, plus petite, contenait un passeport, un permis de conduire et une carte de Sécurité sociale. Ça aurait été vraiment *cool* si on m'avait donné, comme dans *Mission impossible*, une nouvelle identité. Genre la scène où on dit à l'espion : « À partir de maintenant, vous vous appelez Laszlo Toth. Vous êtes fourreur à Madrid. » Malheureusement, comme c'était la vraie vie, on m'avait donné ma propre identité. Mon propre numéro de Sécurité sociale et mon propre visage sur mon propre permis de conduire.

C'était un peu comme découvrir que la réincarnation existait, mais qu'on revenait en soi-même.

Je n'avais même pas remarqué que mon portefeuille avait été soulagé de tous mes papiers d'identité avant que le bandit au déambulateur, Harry Zell, ne me les rende avec les billets d'avion. Je payais la plupart du temps en liquide, quand j'en avais, donc je ne faisais pas trop souvent prendre l'air à mon larfeuil. Les cartes de crédit étaient *grosso modo* là pour le cas où j'aurais besoin de forcer une porte. Ce qui A) n'arrivait pas très souvent, et B) ne marchait pas vraiment, sauf à la télé. Dans la vraie vie, si vous n'avez pas les compétences d'un serrurier et d'un cambrioleur, en gros, vous l'avez dans l'os.

Toujours très attentionné, Zell avait pensé à glisser dans l'enveloppe le règlement vestimentaire des visiteurs de San Quentin. « Pas de jean bleu, pas de salopette orange ! » — parce que, en vérité, pourquoi ne pas visiter une prison déguisé en prisonnier ? Mais ma contre-indication préférée, c'était : « Pas de hauts transparents ! » Qui l'eût cru ? Zell — ou la personne qui s'occupait de son courrier — avait aussi inclus une édition de poche de *La Prison pour les nuls*, que j'oubliai à côté du sachet en papier pour vomir.

Le seul faux document du lot était mon certificat d'État, qui prouvait mon statut d'expert patenté en matière d'addiction aux drogues et à l'alcool. J'étais titulaire d'un diplôme d'un truc qui s'appelait l'Institut Steinhelm des sciences de la vie. Il avait l'air à peu près aussi convaincant que moi.

*

De la route, San Quentin pouvait passer pour un vaste complexe touristique du dix-neuvième siècle, au bord de la mer. L'étendue de briques et de pierres se fondait dans les replis de terre qui s'élevaient au-dessus du Pacifique. Ça rappelait Hilton Head[1], en plus sévère, et avec une salle d'exécution.

J'arrivai à une porte qui ressemblait à une guitoune de péage surdimensionnée où je donnai mon nom. Une femme d'un blond métallique prit mon permis de conduire et décrocha le combiné vert d'un téléphone mural. Tandis que j'attendais, je vis un kiosque en ruine, à mi-chemin d'une route qui tournait vers la droite : un petit belvédère, entouré de nymphes de pierre, où un caïd de la pègre aurait pu avoir donné une fête d'anniversaire pour sa fille en 1911. W. C. Fields aurait pu y tituber avec un maillet de croquet dans une main et une flasque dans l'autre.

« Le sergent Rincin va venir à votre rencontre dans quelques minutes. »

Il n'y avait nulle part où attendre. Le soleil était impitoyable. Je regardai un prisonnier âgé, en jean et chemise bleus, pousser un chariot jusque vers un parterre de fleurs rouge vif près de la route d'accès. Il s'agenouilla et caressa la première fleur, s'arrêta un moment, tapota un peu la terre autour d'elle, puis

1. Île de la côte Est, lieu de villégiature connu pour la beauté de son site et son terrain de golf.

passa à la suivante et recommença. D'un certain point de vue, ce spectacle pouvait inspirer des réflexions très profondes sur la capacité de l'homme à transcender son environnement et à apprécier la beauté, même dans les circonstances les plus pénibles. D'un autre côté, on pouvait n'y voir qu'un type agenouillé dans la poussière, soufflant son haleine fétide sur une fleur, un type qui vieillirait et mourrait en dormant juste à côté de ses chiottes.

Une porte moustiquaire claqua. Je vis deux dames d'un certain âge portant des chapeaux de paille et vêtues en vacancières sortir d'un petit bâtiment que je n'avais pas remarqué. La boutique de souvenirs de San Quentin.

Je jetai un coup d'œil sur l'allée qui menait à l'immeuble de l'administration, vis que personne ne venait à ma rencontre et partis faire du shopping.

Parfois, il faut savoir se chouchouter.

À l'intérieur, des dames gloussaient en regardant une pagaie en bois sur laquelle était peint un détenu efflanqué à rayures, avec écrit au-dessus SOIS GENTIL.

« C'est trop mignon, ça !

– Ed pourrait mettre ça au-dessus du bar. »

Quel veinard, Ed.

Elles caquetaient encore lorsque j'entrai.

La boutique occupait une petite pièce blanche avec quatre vitrines en verre et des murs recouverts d'art et d'artisanat carcéral. Un écriteau fait main au-dessus de la vieille caisse enregistreuse disait : « Volez, si vous l'osez ! » Derrière la caisse, il y avait une porte fermée.

Je me dirigeai vers le premier présentoir. Du cuir. Des portefeuilles, des ceinturons avec des boucles de la taille d'un enjoliveur, figurant l'inévitable aigle-tenant-dans-ses-serres-le-drapeau, et de chouettes porte-menottes. À côté étaient exposées des pagaies — rangées par taille, depuis la minispatule jusqu'à la pelle à neige. Chacune arborait le même prisonnier renfrogné que celui que tenait la dame. *Beetle Bailey*[1] avec des rayures.

Ce qui était vraiment marquant, c'étaient les tableaux. Une profusion de couchers de soleil pastel, des vagues d'azur au-dessus de rivages rocailleux, des paysages, qui couvraient chaque centimètre carré du mur derrière la caisse.

Celui qui les avait peints avait dû passer plus de temps dans des chambres de motel à fixer les posters au-dessus des postes de TV enchaînés au mur que dans la vraie nature. Mais nul doute qu'après avoir passé soixante-dix-neuf heures d'affilée les volets fermés, à se défoncer à la methamphétamine[2] sous le lit, les ciels roses et les paysages marins scintillants *devenaient* la vraie nature.

« Vous trouvez votre bonheur ? »

Un petit homme blond, parfaitement proportionné, dans une chemise bleue de prisonnier, me regardait avec nervosité de derrière son comptoir. Je ne l'avais pas vu entrer, et il veillait à ce que la caisse enre-

---

1. *Beetle Bailey* : bande dessinée américaine, créée en 1950 par Mort Walker, qui met en scène des soldats américains. Ce *strip* a connu une longévité et un succès extraordinaires, a été diffusé dans plus de cinquante pays et mille deux cents journaux.

2. Drogue synthétique qui provoque une rapide et intense addiction, moins coûteuse que les drogues dures classiques et plus facile à produire. Elle est aussi appelée *meth*, *crank*, *crytal meth*, *crystal* ou *ice*.

gistreuse qui datait de la Prohibition restât entre lui et moi. Il avait la cinquantaine, mais sans une ride. Un patchwork de tatouages fatigués bleuissait sa poitrine là où s'ouvrait son col.

« Toutes ces peintures que vous voyez là ont été faites pas des détenus, récita-t-il, vous remarquerez qu'elles ne sont pas signées, il y a juste leurs numéros. »

Le présentoir devant lui contenait une douzaine de porte-clefs : des dominos d'un côté, un dessin de la prison, avec mirador et San Quentin écrit de l'autre. Il recula un peu quand je m'approchai. Nerveux. Je me surpris à parler lentement.

« Les porte-clefs, ils sont à combien ?

– Quatre cinquante. »

Je sortis un billet de vingt.

« J'en prends quatre. »

Tandis qu'il glissait sa main dans le présentoir pour les attraper, je remarquai qu'il lui manquait les deux doigts du milieu. Avant que je me décide à lui demander ce qui leur était arrivé, il chuchota : « Vous avez un briquet ?

– Je ne fume plus. »

En réalité, j'en avais un. Vous ne pouvez jamais savoir quand vous allez avoir besoin de faire un peu de charme ou simuler la camaraderie en allumant la Camel de quelqu'un. Mais je ne le lui dis pas.

« On n'en a théoriquement pas le droit non plus. » Il parlait bas, les yeux rivés sur le présentoir. « C'est pour ça que les paquets vont chercher dans les trente dollars.

– Trente, hein ? la prochaine fois, j'apporterai une cartouche. »

Ses huit doigts frétillèrent d'excitation. Mais brièvement, parce que je ne dis rien d'autre. J'avais envie de lui demander combien il se faisait pour balancer les visiteurs. On n'obtenait pas de bosser à la boutique de souvenirs juste en offrant des trucs gratuits aux petites vieilles. Il compta la monnaie dans le tiroir-caisse, puis s'arrêta. Il observa l'argent dans sa main comme s'il n'avait pas la moindre idée de la façon dont il était arrivé là.

« Gardez la monnaie », dis-je.

Il exsudait la tension comme de la vapeur.

« Il y en a ? »

Lorsqu'il me tendit le sac, il me regarda dans les yeux pour la première fois.

« Profitez de la vie, me dit-il. Moi, je peux pas. »

*

« Vous voilà ! »

Mon contact, Rincin, avançait nonchalamment vers moi depuis la porte principale. C'était un type costaud, souriant, rougeaud, de soixante ans environ. Le genre de type maigrichon mais avec du bide — ce que les accros à la bière appellent un « ballon de fête » —, un bide qui tirait sur les boutons de sa chemise beige d'officier de l'administration pénitentiaire, comme s'il continuait de gonfler. Des cheveux gris s'échappaient de sa casquette de base-ball marron. Il aurait pu être chef de rayon au rayon bricolage chez Sears[1], sauf pour les lunettes de soleil aux verres réfléchissants cerclés de fer et les menottes à sa ceinture, légèrement menaçantes.

« V'z'avez acheté quoi ?, demanda-t-il, en montrant le sac en papier que j'avais à la main.

---

1. Chaîne de grands magasins.

– Des porte-clefs. »

J'ouvris le sac pour qu'il puisse regarder à l'intérieur. Et pour lui montrer que je n'essayais pas de faire entrer quoi que ce soit en douce.

« C'est super pour offrir à Noël, dit-il. Alors comme ça, vous êtes flic ?

– J'étais. C'est un truc de jeunes, ça. »

Je dis ça comme si j'avais simplement été atteint par la limite d'âge, et non pas parce que je m'étais fait la malle avec un sac rempli d'argent sale et une épouse avec « suspecte » écrit dessus.

Souvenirs, souvenirs !

« Je ne voulais pas finir mort, ou derrière un bureau, continuai-je. Ce qui revient à peu près au même.

– Je comprends », soupira mon nouveau copain, souriant toujours. Son sourire avait quelque chose de déconcertant, jusqu'à ce que je comprenne qu'il ne disparaissait jamais. Ce qui était encore plus déconcertant. C'était comme un rictus, avec bajoues et moustaches de flic. « Vous n'avez pas donné de briquet à Twitchy, j'espère ?

– Non, pourquoi j'aurais fait ça ?

– Parce qu'il vous l'a demandé.

– Ils essaient toujours de soutirer quelque chose, vous ne croyez pas ? À mon avis, les chiens aboient, les vaches mugissent, et les détenus embrouillent. C'est dans leur nature.

– Vous n'avez pas tort…, dit-il. Évidemment, si vous lui aviez donné un briquet, on serait à l'heure qu'il est en train de marcher vers les Admissions, pour une fouille au corps. On prend ces histoires de marché noir très au sérieux, ici.

– Mais vous n'aviez pas vraiment besoin de me cuisiner comme ça, vous avez tout sur vidéo, non ?

– Vous êtes un petit malin, vous. » Rincin sourit encore plus, puis montra du doigt mon sac de sport. « 'Voyagez léger, hein ?

– Ouais, j'ai laissé l'eau de Cologne et le smoking à la maison.

– Super. Alors on va juste vous faire signer votre laissez-passer et vous donner un badge. Ils peuvent utiliser la photo de votre permis de conduire. Vous logerez au "Camp Alu", un petit parc à mobile homes au trou du cul du domaine. Plein de gardes y vivent en arrivant.

– Génial », dis-je.

Rincin sourit. Évidemment.

Nous marchâmes vers un bâtiment administratif gris à l'allure officielle, où j'eus la surprise de voir d'autres détenus en jean qui se baladaient, seuls ou deux par deux.

« La plupart des condamnés à perpète sont plutôt calmes, dit Rincin, lorsqu'on les croisa. Les fortes têtes, ce sont ceux qui sont de passage. Ceux qui ne sont pas là depuis longtemps. Parce qu'ils ont quelque chose à prouver. On les reconnaît à leurs salopettes orange. »

On entra dans une odeur de meubles cirés et de poussière. Une femme entre deux âges qui s'ennuyait, mâchouillant son chewing-gum derrière une grille sur la gauche, appuya sur un buzzer pour nous laisser entrer, en direction d'une autre paire de portes en bois et verre aux dimensions goliathesques.

– Salut, Lil », dit Rincin à la femme au bouton. Il me montra du doigt. « Personnel temporaire, voilà son permis de conduire. »

Elle attrapa mon permis tandis que nous attendions entre les deux portes, celle qui se referma derrière nous et celle qui était encore fermée devant nous. Deux jeunes types à moustaches en complets sombres, assidus des salles de sport, sortirent sur un nouveau coup de buzzer. Ils me jetèrent un regard en passant. Mon habillement — T-shirt noir, pantalon Dickies gris, des bottes fatiguées et un blouson de cuir noir qui était à peu près aussi adapté que des protège-oreilles en plein été — me valut une évaluation toute professionnelle. Le plus grand des deux fit un petit signe de la main à Lil, et elle lui envoya un clin d'œil, tout en glissant un formulaire par la fente. Romance de bureau.

« Dis-lui de remplir ça », dit-elle à Rincin, qui répondit : « Je le ferai, jolie madame », et me le tendit comme si j'étais invisible pour tout le monde sauf lui.

J'écrivis l'adresse de mon garde-meuble, où résidaient la plupart de mes biens. Le proprio avait consenti à accepter mon courrier encore cinq mois. « La seule chose que vous n'avez pas le droit de faire, m'avait informé Omar, l'homme du garde-meuble, lorsque je signai, c'est la nouba dans votre box. Les gitans, expliqua-t-il, sans développer, ils ont flingué ce genre de plan. »

Pour mon numéro de sécurité sociale, je n'hésitai pas. Quiconque aurait l'idée d'usurper mon identité se verrait accablé de plus de dettes que de crédit. Je partagerais avec joie.

« Fini », dis-je, comme si je venais de réussir un examen très difficile.

Rincin arracha le papier et le reglissa à Lil. Elle nous buzza à travers la seconde porte, et on passa devant le bureau du directeur de la prison.

Tout l'endroit était très haut de plafond et aéré. Le sol brillait comme s'il était ciré toutes les heures. Personne ne semblait le moins du monde préoccupé d'être entouré de tueurs, de brutes et de maniaques sexuels. L'air sentait la testostérone et le désinfectant.

Je suivis Rincin dans une courette devant un beau bâtiment en pierre, avec 1852 gravé sur la clef de voûte au-dessus de l'entrée. Une demi-douzaine de contractuels jouaient du marteau juste au-dessous du toit. Ou peut-être n'étaient-ce pas des contractuels. Ils étaient tous bodybuildés avec des tatouages dans le dos. Donner des coups de marteau au deuxième étage d'un échafaudage me sembla quelque peu discutable, mais peut-être que les règles de l'OSHA[1] ne s'appliquaient pas au travail en prison.

« Là, c'est le site originel de la prison. » Rincin faisait encore le guide touristique. « Ils vont bientôt le détruire. Tout un tas de gens veulent venir photographier le donjon, mais ça ne plaît pas au directeur. Quel intérêt ça présente de laisser le *Chronicle* prendre des photos du chevalet ou des chaînes qui pendent encore à leurs anneaux sur les murs ?

– Ben, c'est le passé, proposai-je.

– Exactement », dit-il.

Rincin souleva sa casquette, se gratta la tonsure, et la remit sans s'expliquer davantage. Il montra du doigt un autre édifice, d'où sortait un garde latino costaud qui escortait un détenu blanc au visage lunaire, avec

1. OSHA : Occupational Safety and Health Administration. Agence fédérale américaine, rattachée au ministère du Travail, chargée de l'application des règles et législations en matière de sécurité et d'hygiène sur les lieux de travail.

les poignets et les chevilles enchaînés. Le garde maousse fit signe de la main de l'autre bout de la cour.

Rincin l'imita.

« Hola, Pedro ! »

C'était comme un grand campus heureux.

« Là, c'est le CA : le Centre d'ajustement, dit Rincin. Les gars trop violents pour être avec le tout-venant. Quand vous bossez là, vous devez plus ou moins bouffer et chier en tenue antiémeute. Ils sont enfermés vingt-trois heures par jour. On les fait sortir une heure pour faire de l'exercice dans une cage. Et après, retour au trou. »

Je mis une bonne seconde à réaliser que c'était là qu'il m'emmenait. Je déglutis et essayai d'étouffer ma peur.

« Mais, euh, Rincin, vous n'allez quand même pas me mettre… ? »

Je tendis l'index vers le Centre d'ajustement d'une manière que j'espérais décontractée. Le sourire de Rincin s'élargit.

« Quoi ? Non ! Je devrais ? » Il prit l'air narquois. « Je vous ai fait flipper, hein ?

– Un peu.

– Faut que vous vous fassiez à l'environnement. Mais comme je disais, vous habiterez dans un mobile home. On y va. C'est juste derrière la cour du bas. On va prendre ma voiture. »

On tourna le coin, et c'est là que je la vis : la promenade. Comme on la voit dans tout bon film de prison, depuis *20 000 Ans sous les verrous*[1]

1. *Twenty Thousand Years in Sing Sing*, film américain (1932) réalisé par Michael Curtiz, avec Spencer Tracy et Bette Davis,

jusqu'à *Oz*[1]. Les détenus faisaient effectivement des tours en marchant lentement, des grappes de types traînaient, regroupés par pigmentation, discutant des subtilités des clauses du concile de Nicée, de la dépréciation du dollar ou d'autres sujets brûlants. Les Noirs monopolisaient le terrain de basket. Des Blancs avec des biceps comme des boulets de canon s'observaient les uns les autres, sur les bancs de musculation. Des skinheads très affûtés s'entraînaient à lever du poids avec des bonbonnes d'eau de trois litres.

Il faisait une chaleur de fournaise de haut fourneau, mais personne n'avait l'air de se tartiner de crème protectrice. Peut-être que c'était ça, la vraie raison pour laquelle ils se tatouaient les bras de haut en bas. Ce n'était pas juste pour le plaisir de se couvrir l'épiderme de svastikas ou de nanas à gros nichons : ils voulaient se protéger des rayons UV mortels.

« Je sais ce que vous vous dites. »

Rincin me donna un petit coup de coude au moment où on passait près d'une grosse bonne femme qui vérifiait les noms sur une liste marquée « Promenade », et leurs propriétaires dans la cour.

« Vous vous dites : et les Mexicains, ils font quoi, comme sport ?

– Comment vous avez deviné ?

– C'est tout le monde pareil. Vous comprenez, d'une part, ce n'est pas la seule promenade. Et d'autre

---

basé sur le livre éponyme écrit par Lewis E. Lawes, qui avait été entre 1920 et 1941 le directeur de la prison de Sing Sing, située dans l'État de New York.

1. Série TV américaine diffusée par HBO entre 1997 et 2003, qui se déroule dans une prison fictive.

part — et ça ne devrait pas vous surprendre —, les Mexicains squattent les courts de tennis.

– Du tennis carcéral mexicain », répétai-je bêtement. Je n'arrivais pas à savoir s'il se foutait de moi, mais comme il ne me parla pas de badminton samoan, je laissai couler.

« Il y a plein de trucs qui vous surprendraient, dit-il, énigmatique.

– Sûr. »

Personne dans la cour ne semblait nous témoigner beaucoup d'intérêt, mais je sentais leurs regards. Une fois ou deux, il m'a semblé entendre quelqu'un siffler. Pas franchement le genre de chose qui donnait envie de se retourner pour voir d'où ça venait. Je ne dis pas à Rincin ce qui m'étonnait réellement — au-delà du fait que quelqu'un pouvait être aux abois au point de trouver un quadragénaire blanc assez appétissant pour le siffler —, non, ce qui m'effrayait encore plus, c'était que les résidents aient l'air si normal.

Regardez régulièrement *Lockdown* et *Lockup*[1], qui passent à peu près en boucle sur le bouquet de base du câble, et vous croirez que les détenus sont tous de dangereux tordus. Ce qui était bien plus inquiétant, c'est que c'était exactement le contraire : la plupart d'entre eux traînassaient dans la cour, les yeux dans le vague, leurs visages vides imprégnés de pas grand-chose de plus menaçant que de la résignation et de la fatigue. Plus de la moitié avaient commis leurs crimes sous l'empire de la drogue ou de l'alcool. Et la moitié de ceux-là avaient dessaoulé dans la douche, quand

1. *Lockup*, série documentaire du network américain MSNBC, sur la vie en prison.

on les traitait pour les poux. Ou bien ils portaient déjà des vêtements fournis par l'administration quand ils avaient émergé de leur trou noir.

Rincin me poussa du coude : « Matez un peu Hiawatha[1] ! »

Je regardai où je croyais qu'il regardait. Sur notre droite, dans l'herbe pelée, était assis un trio de jeunes types avec de larges épaules et des queues-de-cheval, les sourcils épilés, les ventres rasés, et l'un d'eux avait même des nichons naissants qui pointaient à travers sa chemise.

« Le règlement les autorise à se déboutonner jusqu'au plexus, dit Rincin pour m'expliquer. Alors ce qu'ils font, c'est qu'ils roulent et nouent les pans de leur chemise jusque-là, pour en découvrir le plus possible. » Il se tapa sur le haut de son bide dur et rond, juste au-dessous de l'échancrure de sa chemise. « Ça transforme une chemise de prison en haut de bikini. »

Il me regarda regarder.

« Comme vous le voyez, ils aiment bien montrer leurs petits nénés. » Rincin me frappa assez fort sur l'avant-bras. « Mais c'est ça, que je voulais que vous voyiez. »

Dans un carré de terre grillagé juste à côté de la cour de promenade, un homme avec de longs cheveux blancs qui lui tombaient dans le dos, torse nu et obèse, se plia pour entrer dans une sorte de petite cahute, et disparut.

« Le directeur les laisse avoir leur propre sauna. »

1. Chef indien d'une stature légendaire qui a créé la *Fédération des Iroquois* et dont on dit qu'il avait la capacité de se transformer en animaux.

Un jeune Indien, les cheveux noués en de longues nattes, était assis sur un banc en bois, les mains sur les genoux, et me fixait, sans aucune expression.

« Il y a un truc qu'on ne peut pas leur retirer, aux Rouges, dit Rincin, c'est qu'il n'y a pas des masses de Blancs avec qui j'accepterais de m'asseoir dans le noir en calbar.

– Vous allez jamais vérifier là-dedans s'ils n'y font pas du marché noir ? »

Je crus que l'homme aux nattes avait d'une manière ou d'une autre réussi à lire sur mes lèvres, et je sentis son regard accusateur sur moi.

Était-il possible d'être trop parano en prison ?

Rincin secoua la tête.

« Vous avez vu trop de films de prison. Ici, on appelle ça le porno-prison.

– Et vous, vous êtes quoi, là-dedans, alors ? des dérameurs[1] ? »

Rincin resta une seconde sans rien répondre. Et bien que son sourire demeurât intact, je le vis penser : « Si un détenu ne le fait pas, je planterai ce connard moi-même. »

Puis, avant même que la sonnerie retentisse, tout le monde à la promenade s'allongea par terre. J'allais faire pareil mais Rincin m'en empêcha. Il me retint par l'épaule. Pas gentiment.

« Le truc le plus con que vous puissiez faire, c'est vous mettre par terre. Restez debout sur vos deux pieds, de sorte que les tireurs d'élite dans les miradors sachent que vous êtes avec nous. »

---

1. Personne dont la fonction, au cours du tournage d'un film pornographique, est de « stimuler » les acteurs avant ou entre les prises.

Impatient d'avancer, je pointai du doigt vers l'autre bout du terrain, en face des gradins, où une équipe d'infirmiers essayait de soulever une salopette orange.

« Qu'est-ce qui lui est arrivé, à celui-là ? »

Rincin attrapa ma main et l'abaissa.

« Ne montrez jamais du doigt en prison.

– Excusez, je dis.

– Pas grave. » Rincin jeta un coup d'œil aux infirmiers, qui transportaient le détenu allongé sur un brancard. « Sûrement encore un "foudroyé". Avec ce soleil, il y a des gars qui se sentent mal et tournent de l'œil. » Il se retourna vers moi, planta ses ongles dans mon épaule et me secoua un doigt sous le nez. « Le *crank* et le soleil, ça ne fait pas bon ménage ! Dites-le à vos enfants !

– Parole d'Évangile ! dis-je.

– Ça, c'est sûr… La voiture est là. »

Je suivis Rincin dans un escalier en bois plutôt raide, jusque sur un parking poussiéreux. Il sortit ses clefs et bipa une Impala noire.

« Désolé si j'ai été un peu brutal, tout à l'heure.

– Non, c'est moi qui suis désolé. C'est moi, le novice.

– C'est juste », dit-il.

3

Le trou du cul de San Quentin

Rincin conduisait le coude à la portière en s'extasiant sur le paysage.

« Ici, en fait, c'est une véritable petite ville. Quatre cent soixante-quinze acres. Là, on passe près du Bloc nord. La salle d'exécution, construite en 1924, annonça-t-il, avec l'enthousiasme modéré d'un guide de car passant devant le Grauman's Chinese Theatre. Il y a sûrement quelqu'un ici qui pourrait vous dire d'où Scott Peterson[1] peut apercevoir l'endroit où ils ont repêché sa femme enceinte, près du pont. Et peut-être bien que ce ne serait pas un mensonge.

– Wa-ouh ! »

Je sentis son regard sur moi.

« Non, non. Sincèrement. Wa-ouh.

– Si vous le dites. Par là, c'est l'infirmerie. Derrière, le Bloc sud. Et derrière encore, le réfectoire et les canons à eau. »

---

1. Scott Peterson a défrayé la chronique et captivé les médias américains entre 2002 et 2005. Le jour de Noël 2002, Peterson a signalé à la police la disparition de sa femme Laci, enceinte de huit mois. La police repêcha en avril 2003 le cadavre du fœtus et ensuite celui, décapité et amputé, de sa femme, dans la baie de San Francisco. Peterson a été condamné à mort en 2005 au terme d'un retentissant procès et attend actuellement son exécution à San Quentin.

Là-dessus, il se tourna vers une glacière posée sur la banquette arrière. Attrapa deux cannettes de Coca. Les décapsula toutes les deux en même temps d'une seule main et m'en tendit une. Ça, ça devait demander un sacré entraînement. Nous suçâmes tous les deux un peu de gaz et essuyâmes nos bouches.

« Le Coca-Cola, dit-il, ça me calme les nerfs.

– Vous avez toujours les nerfs… pas calmes ?

– J'ai fait deux attaques. » Son regard se détacha de l'océan et alla vers le château d'eau. « Vous savez, ça fait vingt-huit ans que je suis ici. » Son sourire, intact, avait maintenant quelque chose de poignant. « Vous savez ce qui a changé ? J'ai vieilli ! » Soudain, il claqua des doigts comme s'il venait de se souvenir de quelque chose d'important. « Je parie que ça, ça va vous intéresser : j'étais déjà ici au moment de la lutte pour la reclassification de Kasher Mosher. En 1988. »

Je lui dis que ça ne m'évoquait rien.

« Ah bon ? Je croyais que vous étiez juif.

– Mmh, mmh. »

Rincin finit son Coca et rota.

« Bon », dit-il. Il broya la cannette dans sa main, et en attrapa une autre. « C'est ça le drame, pas vrai ? Quand même les vôtres oublient l'histoire. »

Un voilier bleu et blanc voguait dans la baie, dans un monde chatoyant qui n'avait rien à voir avec celui-ci. L'extérieur. Je me demandai si les gens à bord du voilier savaient qu'ils étaient à un demi-mile de l'Étrangleur des collines[1] et de trois cent dix-sept autres tueurs avec des surnoms, professionnels ou hobbyistes.

---

1. *Hillside Strangler*, surnom d'un tueur qui a semé la terreur à Los Angeles en 1977 et 1978, faisant une dizaine de victimes, des jeunes filles âgées de douze à vingt-huit ans,

Il allait probablement faire une chaleur à crever dans pas longtemps, mais là tout de suite, la température était parfaite. Rincin me passa une autre cannette de Coca préouverte. Je ne savais pas exactement comment il avait su que j'avais fini la première.

« Alors c'était qui Mosher ? je demandai, puisque apparemment il attendait que je le fasse.

– Un juif orthodoxe, un vrai rabbin, bouclé pour violence conjugale. Ce qui s'est passé, c'est qu'il s'est retrouvé dans la même cellule qu'un caïd de l'ALS. Un vrai plonc. Zeke Mosher. C'était sans doute l'idée que se faisait quelqu'un d'une bonne blague. Mais le rabbin, lui, était salement tourmenté par son collègue. Alors il a essayé de se faire reclasser en non-Blanc. Il se prétendait victime de racisme. » Il reprit sa respiration, en buvant entre chaque phrase. « Quand on assigne les cellules, on ne mélange pas les races. Ça ne devrait pas être comme ça, mais CVT — c'est la vie en taule. En tout cas, le personnel et les autres, tout le monde, en fait, trouvait ça marrant. Mais pas le juif. Il avait les — comment ça s'appelle déjà, les paillottes, là, qui lui poussaient sur les tempes. Il y attachait de petites boîtes avec des lanières de cuir, tout le toutim. »

Rincin avait l'air carrément fier d'avoir réussi à caser son « tout le toutim ».

---

violées, torturées et étranglées, dont les cadavres étaient retrouvés dans les collines de Los Angeles et Hollywood. Le surnom inventé par la presse englobait en réalité deux hommes, deux cousins, Angelo Buono Jr et Kenneth Bianchi, originaires de l'État de New York. Les deux hommes furent arrêtés par la police et condamnés à la prison à perpétuité. Buono est mort d'une crise cardiaque en 2002 à la prison de Calipatria en Californie. Bianchi purge sa peine au Washington State Penitentiary.

« L'administration a marché ?

– Marché pour quoi ?

– La reclassification. Est-ce que Kasher a eu le droit de changer la cellule avec Mosher ?

– Laissez-moi vous raconter l'histoire. Ce qui s'est passé, c'est qu'un jour, le mec a dépassé les bornes. Il a arraché le *prophylactique* des mains du rabbin alors qu'il était en train de prier avec.

– Vous voulez dire le phylactère. »

Rincin s'énerva, sans se départir de son sourire.

« Est-ce que j'ai dit que j'étais un spécialiste ? Alors le mec, il se fait un *fix* avec une cuiller de marché noir et dit : “Tu sais ce que je m'envoie ? Du jus de porc !” Ensuite, il prend les phylacochères, là, la lanière de cuir avec les petites boîtes en bois, et il s'en sert pour se faire un garrot et se shooter.

– Et qu'est-ce qui s'est passé ?

– Vous voulez dire après ? Juste après ? Le rabbin a fait un malaise cardiaque. L'affaire est allée au Bureau pénal, qui a entendu des experts dire que les juifs étaient une race, ou bien qu'ils n'étaient pas une race, mais une religion. Un spécialiste, qui venait d'Alabama, a dit que c'était une secte. En même temps, la peau est la peau. Personne n'avait intenté de procès fédéral quand des musulmans noirs s'étaient retrouvés dans la même cellule que des baptistes.

– Pas faux.

– Les avocats du rabbin n'étaient pas d'accord. Tout ce qu'ils voyaient, c'était que les nazis prenaient les juifs pour un virus. Posez la question à n'importe quel Aryen pur jus, il vous le dira tout net : “Ils ont l'air de Blancs, c'est même comme ça qu'ils s'insinuent parmi nous et polluent la race.” Tout ça a été soulevé, mais au bout du compte, le bureau a décidé que blanc, c'était blanc, même avec les bouclettes en paillottes.

– Papillotes, dis-je.

– Quoi ?

– Des papillotes. C'est comme ça que ça s'appelle, les bouclettes sur les côtés que portent les orthodoxes.

– Je vous crois sur parole, monsieur. Toujours est-il que le Bureau a décidé de les laisser dans la même cellule. Ils ont dit que ça créerait un précédent regrettable. Et, je peux vous le dire, si vous passiez devant la cellule, de jour comme de nuit, c'était un peu comme de voir un gros chat aryen et une toute petite souris juive. Tous les jours, il y avait quelque chose de nouveau. Mais l'Aryen ne franchissait pas le pas et ne tuait pas le rabbin. Il s'amusait trop. Vous pouvez me croire, c'était pas beau à voir. Le pauvre rabbin était en enfer — ou quelle que soit la façon dont vous l'appelez.

– *Dos Gehenem.*

– C'est du juif, ça ?

– Du yiddish, ça veut dire qu'on est perpétuellement de corvée de jury.

– Si vous le dites. Alors pour revenir à mon affaire, ces deux types étaient coincés ensemble, jour et nuit. C'est là que j'ai compris que c'était absolument parfait.

– Parfait pour quoi ?

– Une sitcom.

– Ça pourrait marcher, dis-je, juste pour dire quelque chose.

– Vous pensez ? dit Rincin. Mon problème, c'était que je ne connaissais pas de juifs. Et quand on veut écrire, il faut connaître son sujet. Alors ce qui s'est passé, c'est que j'ai finalement rencontré un Hébreu, et qui c'était ? Bobby Bernstein.

– Ça me dit quelque chose. Je n'arrive pas à... Attendez une seconde. C'était pas le *Fils de Sam* ?

– Non, ça, c'était David Berkowitz[1]. » Il avait l'air déçu. « Vous me surprenez. Bobby Bernstein, c'était une des pires ordures, le plus méchant, le plus dur de l'ALS... Et sémite.

– C'est pas un peu comme si un Noir entrait au Ku Klux Klan ?

– Les goûts et les couleurs, dit-il. Vous devriez voir Bernstein. Crâne rasé. Supermusclé. Tatoué de la tête aux pieds de trucs nazis. » Il ferma le poing et tendit les bras. Il tapa sur son poignet gauche — « Une étoile de David par ici » —, puis il tapa sur le droit — « Un svastika par là. Bon, je ne rencontre pas des masses de fils d'Abraham dans ma partie, mais je ne crois pas m'aventurer trop en disant que Bernstein n'est pas représentatif, non ?

– Non, pas du tout représentatif. »

On en était à la moitié de la route de terre qui menait à mon mobile home. Mon estomac me travaillait et Rincin me donna un coup de coude.

C'était décidément un donneur de coups de coude.

« Alors qu'est-ce que vous en dites ? De mon idée ?

– J'en dis que si vous voulez faire une sitcom, il faut que vous pimentiez la sauce. Laissez tomber votre nazi. Mettez le juif orthodoxe dans la même

1. David Berkowitz, surnommé *Son of Sam* (le Fils de Sam), tueur en série et pyromane qui a terrorisé New York et le Bronx entre juillet 1976 et août 1977. Il purge actuellement plusieurs peines de prison à vie, après avoir reconnu six meurtres, sept blessés et plusieurs douzaines d'incendies volontaires.

cellule que le juif nazi. Mosher et Bernstein. Encore mieux, faites-en des frères.

– Vous voulez dire des Noirs[1] ?

– Quoi ? Non, non. Je veux dire des vrais frères — comme ça, les jours de visite, leur mère peut venir les voir. Une mère juive qui rend visite à ses fils en taule, sauf qu'il y en a un qui est orthodoxe, et l'autre ponte de l'ALS. »

Je pouvais sentir qu'il me fixait en plissant les yeux, derrière ses verres au mercure. Méfiant.

« Si j'écris ce que vous dites et que ça cartonne, ce sera votre parole contre la mienne. »

Je le tapai dans le dos.

« C'est cadeau. Si ça marche et que vous avez envie de me donner un pour cent, je ne dirai pas non.

– Vous êtes dans le showbiz ?

– Très indirectement.

– Ce que vous devriez faire, c'est être consultant. C'est ce que font les gens. Je vous file un crédit de consultant, vous pouvez gagner une fortune. Qui sait ? Vous finirez peut-être comme Bruckheimer[2].

– On peut toujours rêver. Alors, vous croyez que le Docteur, c'est du solide ? »

Je compris ma gaffe avant même d'avoir fini de parler. J'étais là depuis cinq minutes et j'avais peut-être déjà foutu en l'air ma couverture.

« Du solide, le Docteur ? Le vieil Allemand ? »

---

1. Aux États-Unis, les Noirs s'appellent souvent entre eux *brother*, frère, et le terme « frères » est par extension parfois compris comme un synonyme de « Noirs ».

2. Jerry Bruckheimer (né en 1945), célèbre producteur de blockbusters pour le cinéma et la télévision, comme les films *Pirates des Caraïbes* ou la série *Les Experts*.

Il prit une dernière gorgée de Coca, broya la cannette et la balança sur le siège arrière avec les autres. Nous roulâmes en silence sur la route principale, où le distributeur automatique de billets de banque et la boutique de souvenirs se trouvaient.

« Par là, ce sont les résidences des employés. Ce sont de chouettes petites maisons. C'est pas là que vous allez. »

Il fit bifurquer la Chevy sur la route en terre cabossée qui s'enroulait autour des chouettes petites maisons, en direction d'un parking en gravier sur lequel on avait amené et largué une douzaine d'extra-longs[1]. On se gara tout au bout, à côté d'un *trailer* fraîchement nettoyé, avec de l'eau qui dégoulinait encore du toit.

Rincin descendit de voiture et tira sur un trousseau de clefs accroché à un câble rétractable fixé à sa ceinture, et se mit à en chercher une. Il me regarda tandis qu'il essayait la première sur la porte.

En réalité, je n'emménageais pas dans le *trailer* bleu ciel fraîchement nettoyé. Mon nouveau chez-moi, c'était juste derrière. Une caravane à l'ancienne, le genre de truc que Lucy et Ricky auraient pu attacher à l'arrière de leur berline pour aller à la pêche.

« Qui habitait ici avant ? Un bossu ?

– Le vrai mot, c'est scoliose. Ma fille en souffre. »

Pendant que j'essayai d'avaler ma langue, il caressa le flanc du *trailer* et réveilla un essaim de moucherons.

« J'ai élevé onze enfants dans ce tonneau rouillé.

1. Les mobile homes sont aussi surnommés *trailers*. Ils sont en général installés dans des *trailer parks*. Les « extra-longs » sont des mobile homes de grandes dimensions, qui circulent sur d'énormes camions en convois exceptionnels.

– Vous êtes sérieux ? »

Il ouvrit la porte et le trousseau de clefs zippa en marche arrière jusqu'à sa ceinture, puis il me refila un coup de coude en éclatant de rire.

« Je vous ai eu ! »

Avant ça, je ne savais pas vraiment ce que c'était que rigoler.

« Humour carcéral, dit Rincin, en s'essuyant les yeux. Bon Dieu, si vous voulez vous en sortir par ici, il faut que vous fassiez marcher votre filtre à connerie. Je croyais que vous étiez édu-calé.

– Édu-calé, c'est bon, ça. »

Je rigolai aussi, et suffisamment fort pour l'entraîner à rire à mes dépens. Je n'étais pas franchement emballé à l'idée d'établir ma qualité de crétin aussi rapidement, mais ça valait le coup, si cela signifiait qu'il avait oublié, pour la gaffe sur Mengele.

Rincin ouvrit la porte d'un bon coup de pied et bondit en arrière, comme s'il s'attendait à ce qu'on nous tire dessus de l'intérieur. Ça avait l'air aussi débile que d'agiter un chapeau au bout d'un bâton, mais après tout, il connaissait son boulot.

Avant que nous n'entrions, il se tourna vers moi.

« Qu'est-ce que vous vouliez dire, tout à l'heure, quand vous me demandiez si le Docteur, c'était du solide ?

– Je voulais dire, commençai-je, en inventant au fur et à mesure, j'ai entendu dire que le Docteur consommait encore. Vous comprenez, je tiens vraiment à travailler avec des gens sérieux.

– Vous êtes du genre sérieux, vous, c'est ça ? »

Quand j'avais accepté ce boulot, je m'étais dit que le plus gros problème serait de ne pas me griller avec Mengele : l'identifier sans qu'il soupçonne quoi que ce soit, et sans que d'éventuelles autres personnes à sa recherche ne soupçonnent quoi que ce soit. Ce que je n'avais pas vu venir, c'était que j'allais devoir bivouaquer dans une sorte de boîte de conserve en alu à peine plus grande qu'un refuge pour handicapés. Côté positif, je n'avais pas de compagnon de cellule. Et le plafond était suffisamment haut pour que je puisse ne me baisser qu'un peu sur le côté pour ne pas m'écorcher le cuir chevelu. La vraie difficulté, ça allait être de respirer. L'odeur. Ce n'était pas seulement un *trailer* : c'était un vrai écosystème. L'endroit aurait pu aussi bien être un lieu d'expérimentation sur les interactions entre la moisissure et les sécrétions mammaires, avec tapis pour baiser, lit escamotable et kitchenette.

Je savais que les spores pouvaient altérer certaines fonctions cérébrales.

« Excusez-moi », dit Rincin, et il passa si près de moi que je sentis la caresse de son Taser sur mes couilles. Sensation étrange. Et encore plus étrange, lorsqu'il tendit les bras vers moi. J'étais à deux doigts de lui dire que j'étais encore vierge, lorsque je réalisai qu'il ne cherchait pas une étreinte virile, mais visait deux vis apparentes, au-dessus de ma tête.

« 'Vous demande pardon. Il manque les poignées. Le lit descend comme ça. »

Il abaissa le lit à une place jusqu'au niveau de nos yeux, puis déplia l'échelle en contreplaqué encastrée. On dit que le contreplaqué dégage du peroxyde, mais on ne sait pas quand.

On admira tous les deux l'ingénieuse conception.

Sous l'effet d'une impulsion soudaine, je tendis le bras et touchai le matelas en mousse fatigué. Il était humide. Jusqu'à cet instant, le mot « souillure » ne m'avait pour ainsi dire jamais vraiment effleuré l'esprit…

Et puis, il y avait autre chose. Des traces de dents.

« Attendez un peu, criai-je. Le type avant moi était un mordeur ?

– Vous avez de bons yeux, opina Rincin, en reprenant son ton neutre de guide touristique. Bon, si un civil voyait ça, sa première idée, ça serait : "Qu'est-ce qui peut bien pousser un mec à planter ses dents dans de la mousse moisie ?" Mais un gardien de prison, la première chose à laquelle il pense, c'est : personne ne fait que mordre. Sans vouloir porter un jugement sur un collègue, qu'est-ce qu'il pouvait bien foutre de ses nuits ?

– Quoi que ce soit, je ne peux pas dire que l'idée de dormir là-dessus m'enchante. »

Mais l'officier Rincin avait la parade.

« Des draps en caoutchouc. Ces temps-ci, on manque de mousse. La bonne nouvelle, c'est que quand on l'enroule de caoutchouc, ça va très bien. Et on va s'occuper de ces poignées cassées dès que possible. »

J'étais impressionné.

Et il avait l'air tout à fait imperméable à la puanteur qui piquait les yeux.

« Le mec avant vous, il s'appelait Turk. Un gros bonhomme. Il picolait un peu. Sa femme l'avait plaqué quand il avait commencé à bosser comme gardien de prison. Ça arrive. L'administration lui a dégoté cette caravane. Il s'est mis à picoler un peu plus. Il n'arrêtait pas de se casser la gueule, et il s'agrippait aux poignées. Il les arrachait chaque fois qu'il tombait. Les enquêteurs ont dit que c'est comme ça que c'est arrivé.

– C'est comme ça que quoi est arrivé ? »

Je veillais à ce que les doigts qui avaient touché la mousse restent le plus loin possible de mon visage. À cause des staphylocoques.

« L'accident. »

Rincin s'agenouilla et souleva un bout de moquette couleur chocolat, pour révéler une tache de sang, au-dessous.

« Ils l'ont quand même bien nettoyée… »

Je ne posai aucune question. La tache, les marques de dents, il n'y avait pas grand-chose à ajouter. La puanteur ne venait pas seulement de la moisissure. Ni d'un chat. Ça sentait le désespoir fermenté. La décomposition humaine.

Rincin regarda sa montre. « Qu'est-ce que vous diriez de prendre un quart d'heure, le temps de vous installer ? Ensuite, on va voir le directeur. Je vous attends dehors. »

Après qu'il était sorti, j'eus l'impression d'entendre un bruit de vomissement étouffé, mais je pouvais me tromper : l'odeur était si épouvantable qu'elle m'affectait l'ouïe.

*

J'avais habité un tas d'endroits. Il y avait un truc bizarre : la première chose que je faisais en arrivant, chaque fois, c'était ouvrir les tiroirs. Je cherchais des indices. Mais cette fois-ci, ça n'était pas nécessaire. Ce n'était pas difficile d'imaginer quel genre de personne finissait dans ce genre d'endroit.

Une fois que vous vous êtes écrasé sur le sol, est-il vraiment important de savoir de combien d'étages vous êtes tombé ?

Je posai mon sac, remontai le lit escamotable à sa place, et me mis au boulot.

Le tiroir à couverts s'ouvrait en grinçant. Vide. Un petit placard au-dessus de la fenêtre de l'évier ne tenait que d'un côté. L'espace d'une seconde, je regardai la vue. Une haute barrière séparait ma rangée de *trailers* d'un trio de doubles-longs nettement plus jolis. Ma boîte de conserve à moi était posée sur de la poussière sale ; du gazon poussait entre les mobile homes de l'autre côté, et une petite allée en gravier reliait chacun d'entre eux à la route.

Sur celle du premier, un gardien blanc marchait derrière un couple de Noirs, en les suivant avec la solennité d'une petite fille tenant un bouquet de fleurs dans un mariage. Le détenu était maigre comme un rail dans ses vêtements de prison en jean. La femme portait d'énormes lunettes de soleil, une veste de cuir rouge à pompons, un pantalon corsaire qui adhérait à la cellulite de ses mollets et bâillait, derrière.

Ils bifurquèrent et disparurent.

J'ouvris doucement le placard du plafond et déclenchai une avalanche de magazines. D'épais pavetons de papier glacé rebondirent sur mon crâne, pile sur la bosse qui me lançait — souvenir du déambulateur de Zell.

Je jetai un coup d'œil à l'image d'une jeune Asiatique aux yeux de biche, plâtrée. Elle boudait, sur son lit d'hôpital, avec une minerve, un bras et les deux jambes dans le plâtre, entre lesquelles on apercevait un éclat de petit cache-chatte blanc. Je fermai le magazine, mais elle était encore là, la jeune victime nippone, rayonnante et abîmée, les jambes percées d'agrafes en métal, un œil au beurre noir, un bras immobilisé, sur la couverture brillante et humide du numéro de juin 2004 de *Broken Dolls*[1].

Je n'entendis pas Rincin ouvrir la porte. Il baissa la tête et regarda la couverture du magazine, puis se redressa et me regarda.

« Content de voir que vous prenez vos aises. »

Je m'attendais à ce qu'il me dise « je vous ai eu » encore un coup. Comme il ne le fit pas, j'enlevai quelques magazines de l'évier : des vieux numéros de *Moppets*[2] et un numéro fatigué de *Clown Sex*. Rincin vit tout ça et haussa les sourcils.

« Hé, dit-il, ceux-là, c'est pas moi qui les ai amenés ! »

Et pour enfoncer le clou, il attrapa un *Pony Girls* sur la couverture duquel il y avait une brune à grosses cuisses qui tirait un type chauve juché sur un chariot à deux roues.

« Yippy-kaï-yay, dit-il sans enthousiasme.

– Des mineures, des putes-clowns et des filles-juments. Pas étonnant qu'il picolait, dis-je.

– Naan. » Rincin commença à ramasser les magazines porno. « Il ne picolait pas parce que c'était un pervers, il picolait parce que c'était un pervers qui aimait le goût de la *Schlitz*[3]. Et d'ailleurs, il les vendait sûrement à l'intérieur. » Il ouvrit un numéro d'*Ebony She-Male*[4] et regarda dedans avec gourmandise. « Vous pouvez vendre ça cinq dollars la page, à l'intérieur. Six si elles sont encore propres. »

---

1. *Broken Dolls* : poupées brisées.

2. *Moppets* : porno spécialisé dans les jeunes filles mineures, ou les modèles majeures maquillées et habillées pour paraître mineures.

3. Marque de bière bon marché.

4. *Ebony She-Male* : porno spécialisé dans les transsexuels, travestis ou hermaphrodites noirs.

Je ne lui demandai pas ce qu'il comptait faire avec. Peut-être bien que tous les deux, on se tenait l'un l'autre. Ou peut-être pas, après tout.

« Au fait, dit le sergent, montrant du geste les splendeurs qui nous entouraient, c'est temporaire. On est en train de brancher l'électricité dans un autre mobile home, rien que pour vous.

– Ah bon ? ça me manquera, ici. » Je passai la main sur le bar moisi. « Je blague. C'est super !

– Je sais pas si c'est super, mais c'est mieux que ce trou merdique. En attendant, le directeur veut vous voir.

– Maintenant ? » Je ne savais pas pourquoi, mais je paniquai.

« Pas avant que j'aie fait saigner le lézard, dit-il, en se glissant à nouveau contre moi. Scusez, le petit coin, c'est par là. »

Je n'avais pas envie de rester là, alors je sortis. Son jet était si violent que les deux roues en bon état de la caravane vibrèrent. Puis je levai les yeux et vis que c'était en fait dû à un hélicoptère en approche, prêt à atterrir. Rincin me vit regarder l'hélicoptère, tandis qu'il arrivait derrière moi, remettant sa casquette.

« Vous en faites pas, docteur Drew, c'est sûrement pour une évacuation médicale. C'est pas pour vous.

– Marrant. Mais je suis pas vraiment le docteur Drew[1].

---

1. Célèbre personnalité de la télévision et de la radio américaines. Depuis le milieu des années 1980, le Dr Drew Pinsky (né en 1958) est connu pour ses émissions médicales quelque peu graveleuses. Il est aussi un spécialiste de l'addiction à l'alcool, aux drogues ou au sexe.

– Je sais. Mais vous faites la même chose que lui, non ?

– Ouais, bien sûr. Sauf que je ne suis pas médecin et que je ne fais pas non plus de télé et de radio. Et lui, il a sûrement beaucoup plus de fric que moi. »

Mon chaperon remonta dans sa voiture.

« Ben, vous n'avez qu'à pas le crier sur les toits, répondit-il. Le moment est venu d'aller dire bonjour au patron. »

4

Le directeur

Le directeur, un ancien boxeur de la *Navy* avec une colonne vertébrale raide comme un piquet, travaillait son look à la Bernie Kerik[1] : crâne rasé et moustache typiquement policière taillée à la tondeuse. Il mesurait à peine un mètre soixante mais était l'heureux possesseur d'une énorme mâchoire carrée, qui donnait l'impression de très bien pouvoir se débrouiller toute seule. J'imaginais qu'elle était capable de le tirer en avant et de lui frayer un chemin dans une jungle de costauds deux fois plus grands que lui.

Il me jaugea de derrière son bureau, tout en faisant avec ses doigts un toit pointu, qu'il positionna entre

1. Bernard Bailey « Bernie » Kerik (né en 1955) : ancien militaire, ancien enquêteur de la police de New York, il fut nommé chef de la police de New York en 2001 par le maire Rudolph Giuliani. Pressenti en 2004 par le président George W. Bush pour le poste de *Secretary of Homeland Security*, c'est-à-dire ministre de la Sécurité nationale, Kerik retira sa candidature en invoquant le fait qu'il avait employé comme nounou une travailleuse clandestine. En 2006, une enquête aboutit à sa condamnation à une amende de 221 000 dollars pour violations de l'éthique. En 2007, il fut arrêté pour seize chefs d'inculpation, parmi lesquels malversations et fraudes diverses. Le 18 février 2010, Kerik a été condamné à quatre ans de prison.

le petit drapeau américain posé sur son bureau et le drapeau de l'État de Californie. Je lui rendis son regard en visant juste au-dessus de sa tête, vers une photo encadrée de lui levant les yeux vers Arnold Schwarzenegger. Je me demandai si ça lui était difficile de ne pas frimer : le gouverneur lui rendait vingt-cinq bons centimètres, mais son menton pouvait faire largement dix fois plus de pompes que lui.

« Alors, dit-il, votre couverture consistera à animer un stage de réhabilitation pour drogués ?

– C'est l'idée.

– Vous y connaissez quelque chose, à la drogue ?

– Je me suis pas mal documenté, monsieur. Sauf qu'à l'époque je ne savais pas que c'était de la documentation.

– C'est une blague ?

– Plus ou moins », dis-je, le regrettant instantanément. Cet homme regardait des tueurs en série dans le blanc des yeux tous les jours. Il n'avait pas besoin que je fasse le pitre.

« Rigolo », dit-il, puis il prit une feuille et l'étudia. En haut, c'était écrit « Service de détention », mais à l'envers. Le directeur parcourut d'autres documents attachés avec une pince, puis leva les yeux. « Je m'étonne que vous ne nous ayez jamais rendu visite auparavant.

– C'est une blague ?

– Humour carcéral, poursuivit-il lorsqu'il fut clair que je n'allais pas rire. Vous allez vous y faire. Il y a des trucs marrants, ici, vous savez. Mais..., dit-il platement, nous avons aussi des nazis. »

Je ne pus émettre qu'un bizarre filet de voix.

« Oui. Bien sûr. Je le savais, ça...

– Monsieur Rupert ?

– Oui ?

– Vous en aurez six. Pas des accros, des ex. »

Mes oreilles sonnèrent.

« Des accros du sexe ? » Je changeai de position dans mon fauteuil. « On ne m'a pas… Je veux dire, je ne porte pas de jugement. Je dis juste que… qui n'a pas — je veux dire… je ne sais pas trop pour la sobriété, si, vous savez, si sobriété est réellement le terme approprié…

– Monsieur Rupert ?

– Oui, monsieur ? »

Le directeur tapota avec son crayon sur son bureau et me fixa. Il avait chaussé des lunettes, le genre avec de petits verres ronds qui donnait à quiconque les portait un air vaguement critique et désapprobateur. Ses pupilles grossies avaient l'air consterné. Et je ne le leur reprochais pas.

« Pas des accros du sexe, dit-il, après que j'eus poli le siège encore un coup en me tortillant pendant une bonne minute. Six ex-drogués.

– Six ex-drogués ?

– C'est ce que j'ai dit.

– Il doit quand même y avoir plus de six ex-drogués à San Quentin, non ? », dis-je.

Il ôta ses lunettes et ramassa un boulet avec une chaîne de prisonnier miniature en papier mâché. La petite boule toute seule me fit penser à Hitler[1]. C'était en vente à la boutique.

« Il y a six ex-drogués, continua-t-il, qui, je pense, pourraient vraiment tirer profit de ce genre de programme.

1. Allusion à la théorie selon laquelle Hitler n'aurait eu qu'un seul testicule. Certains soutiennent que cette théorie aurait été inventée par les Soviétiques.

– Et c’est quoi exactement, comme genre de programme ?

– Le genre qui peut vraiment leur profiter.

– Bon, dis-je — mais où allions-nous exactement ? — je serais très content de pouvoir les aider.

– Ne vous inquiétez pas, répondit-il sèchement. Je sais pourquoi vous êtes ici. Je connais aussi votre passé. Flic et camé. Intéressant mélange.

– Ex », dis-je, en m’efforçant de ne pas avoir l’air trop susceptible sur la question.

Il y eut un moment de silence et de malaise.

Soudain, je me vis tel qu’il me voyait. Un cuir noir usé et une petite touffe de poils sur le menton. Le vrai faux dur de base. Un flic blanc entre deux âges, tatoué et *loser*, qui pensait que s’être défoncé pendant dix ans lui octroyait une crédibilité de voyou. En d’autres termes, de son point de vue, la pire sorte de civil : le genre qui croyait connaître la musique.

Je me mordis la lèvre pour m’empêcher de me défendre. J’avais envie de partager ma théorie selon laquelle chacun d’entre nous, à un moment ou à un autre de sa vie, choisit son cliché. Mais je la gardai pour moi. Ou tentai de.

J’avais, je dois l’admettre, la sale habitude de croire que je savais ce que les gens pensaient pendant que je leur parlais, et parfois, j’y répondais. Et ça, ce n’était jamais bon. Même si vous aviez raison sur ce qui se passait à l’intérieur de la tête des gens, il n’y avait rien à gagner à répondre à ce qu’ils n’avaient pas dit.

« Des gens puissants, continua le directeur, pensent manifestement que vous êtes l'homme de la situation. Évidemment, ce n'est pas très orthodoxe.

– Évidemment.

– Eh bien, moi non plus, je ne suis pas très orthodoxe. Pas vrai, Colfax ?

– C'est ce qu'on m'a dit, monsieur. »

Je m'étais bien douté qu'il y avait quelqu'un derrière moi et, quand Colfax parla, je me sentis libre de me retourner.

Colfax mesurait deux mètres, était à peine moins large qu'une Volvo, avoisinait les cent cinquante kilos de muscles dédiés au maintien de l'ordre, emmaillotés dans un douillet uniforme d'adjoint, et surmontés d'un crâne rasé, avec peau rongée d'acné et moustache en guidon de vélo réglementaire.

Il avait dû entrer après que nous nous étions assis. *Même les costauds apprennent à marcher comme des chats en prison*, pensai-je (et je me demandai bien pourquoi je me mettais subitement à débiter les slogans promotionnels de la chaîne Turner Classic Movies).

« Regardez-moi ! » Le directeur claqua des doigts et je tournai la tête vers lui. En prison, tout est une épreuve, mais je n'avais pas pensé que le directeur lui-même m'en ferait aussi subir. J'aurais dû. Alors que je m'attendais à ce qu'il me la joue territorial, genre « ici, c'est chez moi », il prit une autre option.

« Laissez-moi vous dire ceci. Ce n'est pas parce que vous êtes ici en sous-marin que vous ne pouvez pas faire un peu de bien à ces détenus. La dépendance à la drogue est une plaie. J'ai bien compris que vous n'êtes pas ici pour ça, mais peut-être pourrez-vous, à titre de bénéfice collatéral, apprendre quelque chose à ces gars. On a déjà eu des agents infiltrés, ici, pour tout un tas de raisons. On a eu un agent fédéral au Bloc D pendant six mois, pour essayer de débusquer un violeur d'enfants qui s'appelait Mooney.

– Débusquer ?

– Il était là pour violation des termes de sa liberté conditionnelle, mais on savait qu'il avait eu des relations avec la fille de sa copine. Le problème, c'était qu'après avoir porté plainte la copine en question ne voulait plus rien dire. C'est le genre de chose qui arrive lorsque votre petit ami vous colle le visage dans un pot de *grits*[1] brûlants. Et bien sûr, la petite ne disait rien non plus. C'est pour ça qu'on a eu besoin d'un infiltré. Pour que Mooney nous dise ce qu'on savait déjà.

– Bien sûr, répétai-je, comme si j'étais tout à fait habitué à ces histoires de *grits* faciaux. Et comment ça s'est passé ? »

Le directeur se pencha un peu sur le côté, parlant à quelqu'un d'autre que moi.

« Colfax, comment ça s'est passé ?

– Pas bien, monsieur. »

À cet instant précis, un auxi[2] qui aurait pu faire la doublure pour l'Oncle Ben (avant son rajeunissement) entra en boitant avec un plateau. Le directeur se frotta les mains.

« Ah ! De la camomille. Vous en voulez ?

– Sans moi », dis-je.

L'homme au thé versa et s'en alla.

Le directeur saisit sa tasse, souffla dessus délicatement et but une gorgée. Il parvenait, on ne savait

1. Sorte de purée à base de maïs, d'origine indienne.
2. Auxi, pour « auxiliaire », détenu à qui l'administration carcérale fait confiance et confie certaines tâches.

trop comment, à faire tout ça en gardant l'air parfaitement viril.

« Pas bien, répéta-t-il avec un soupir satisfait. On peut dire que ça résume correctement. Pour se rapprocher de Mooney, notre homme eut l'idée de se faire passer lui aussi pour un croqueur d'enfants. Pour que Mooney lui fasse confiance. Le problème, c'est qu'il s'est montré un peu trop convaincant. Ils sont devenus les meilleurs copains du monde.

– Qu'est-ce qui s'est passé ? Il y a eu une bagarre ?

– Pas exactement. Un jeune Zoulou qui voulait se faire un nom a entendu Mooney et notre gars échanger des recettes de gâteaux, ou quels que soient les bon Dieu de trucs dont parlent ce genre de salopards, et il lui a planté un *spork*[1] dans l'aorte. Notre type s'est vidé de son sang. Les autres détenus détestent les criminels sexuels. Ils en prennent plein la tête.

– Et ils pensent quoi des conseillers en désintoxication ?

– Du moment que vous ne faites pas décrocher leurs clients, ça va. Faudrait pas risquer de leur faire perdre du fric. » Sa mâchoire gibraltaresque donnait une bonne dose de gravité à chacune de ses paroles. « Tant que vous ne touchez pas à leurs sous, vous pouvez tous vous tenir par la main tant que vous voulez.

– Ce qui veut dire que… personne n'appartient aux gangs dans mon groupe ?

– Oh, non ! En prison, tout le monde appartient à un gang. À partir du moment où vous appartenez

1. *Spork* : contraction de *spoon* (cuiller) et *fork* (fourchette), un ustensile bricolé, qui ressemble à une cuiller, dont il reprend la base, mais qui a trois ou quatre dents pointues, comme une fourchette, et qui sert d'arme.

à une race, vous appartenez à un gang. C'est pas plus compliqué que ça.

– Donc tout le monde dans le groupe a déjà décroché ?

– Exact. Tous *clean.* » Le directeur but une nouvelle gorgée de camomille et claqua des lèvres. « À moins qu'ils ne le soient pas. On fait des tests au hasard.

– Des tests d'urine ?

– Oui, des tests d'urine. »

Je ressentis une pointe de panique. Un petit quart de sourire parcourut les mâchoires en forme de chasse-pierres du directeur.

« Ça ne va pas vous poser de problème, n'est-ce pas, monsieur Rupert ?

– Quoi, le test d'urine ? Non. Mon Dieu, non. Bien sûr que non. Aucun problème. »

Je laissai ma voix s'évanouir. Ou peut-être qu'elle s'évanouit d'elle-même, parce qu'elle souhaitait mettre le plus de distance possible entre elle et moi. Le directeur me laissa m'enliser.

« Juste pour que tout soit bien clair, continuai-je, je suis ici parce qu'on veut que j'éclaircisse les choses au sujet du vieux, de l'Allemand. Tout le reste, aider les gars à décrocher, leur apprendre les réalités de la vie, c'est super, c'est génial, mais, au bout du compte, c'est juste du bonus.

– Du bonus. Mmh… » Le directeur s'enfonça dans son fauteuil et reforma une tente avec ses doigts. « Vous, cher ami, vous êtes vraiment un sujet très intéressant. »

La manière dont il avait dit ça, comme s'il avait une vidéo de moi en train de me branler sous un abribus, me hérissa jusqu'aux ongles des orteils.

Le directeur se mit debout et me tendit une main délicate. L'espace d'une troublante seconde, je ne sus si je devais la serrer ou la baiser.

« Bon, reprit-il, je suppose que vous devrez déterminer vous-même votre niveau d'implication. Colfax ? »

L'énorme gardien fit un pas en avant, en me tendant un gobelet dans un emballage en plastique scellé. Il l'avait sorti de derrière son dos, comme une sucrerie pour chien. Le directeur sourit encore. C'était marrant.

« Vous connaissez la musique ? Écrivez votre nom dessus lisiblement et scellez-le bien. »

Là, c'était mon tour de sourire.

« Vous en avez besoin tout de suite ? »

Le directeur me tapa dans le dos.

« Bien sûr que non. Ramenez-le demain. Et maintenant, que diriez-vous de faire connaissance avec votre groupe ? Comme je vous le disais, j'ai sélectionné des individus dont je pense qu'ils pourraient profiter d'une semaine pour apprendre à remonter la pente. Voilà l'équipe », dit-il, et il fit glisser vers moi une pile de dossiers.

Je les fixai, certain que je devais dire quelque chose, mais quoi ?

« Vous savez, je ne suis pas vraiment ici pour…

– Oh, allez ! m'interrompit-il, prenant ma réticence pour de la pusillanimité face au crime nu. Vous êtes un ancien flic, vous n'allez pas vous offusquer de ce que certains de ces types-là ont pu faire, non ?

– J'attendrai d'être assis pour lire tout ça, dis-je. Au cas où.

– C'est ça. Lisez assis. Elle est bonne, celle-là. Vous entendez ça, Colfax ?

– Du moment qu'il pisse debout », dit le garde bien nourri.

Il y eut quelques rires carcéraux.

Puis un long silence bizarre.

Enfin le directeur claqua des doigts.

« Rupert ! »

Le directeur arrondit son doigt, se pencha en avant, projetant sa mâchoire en forme de bus Greyhound par-dessus la table et dans ma direction.

Comment pouvait bien être la vie avec un truc pareil sous la lèvre inférieure ?

« Vous savez, Rupert, il y a une chose qu'on apprend dans mon boulot. »

Le directeur fit claquer sa langue et sourit, grillant d'impatience de me dire ce que c'était. Je ne marchai pas. (La vie, pour un névrosé, se réduisait souvent à un affrontement de volontés, dans lequel une seule des deux parties était au courant que c'était une guerre.) Le directeur brossa des pellicules imaginaires sur son col et refit une tente avec ses doigts, les index tendus et pointés vers moi. Son geste n'aurait pas été plus menaçant s'il avait braqué un Luger.

« Vous apprenez à déchiffrer les gens.

– Vraiment ? » Je décidai de jouer le jeu. Pourquoi se montrer conflictuel ? « Et comment faites-vous, monsieur le directeur ?

– Vous me demandez comment ?

– Sauf si c'est un secret professionnel. Un serment sur votre vie fait à l'école de directeurs de prison de garder ça à jamais secret ? »

Le directeur marqua le coup.

C'était toujours la même chose. Quatre-vingt-dix-neuf pour cent du temps, j'étais *cool*. Mais en présence de ceux dont je devais me faire bien voir, et dont l'approbation m'importait, je déconnais. Je me laissais aller à une sorte de réflexe antiautorité aussi déplacé pour un homme de mon âge qu'un tatouage de la grosse langue lippue des Rolling Stones sur le nichon de votre grand-mère.

Les professionnels de l'addiction disent qu'on cesse de mûrir à partir du moment où on commence à se défoncer. Quinze ans à jamais.

Le directeur se pencha vers moi.

« Vous voulez savoir comment je déchiffre les gens ? C'est très simple : je ne les écoute pas.

– Vous ne les écoutez pas ?

– Non. » Sa voix perdit une octave pour m'éclairer un peu sur les arcanes d'une dangereuse sagesse. « Je regarde leurs mains.

– Les mains ? »

Je levai les miennes jusque devant mes yeux et les observai. Qui étaient donc ces dangereuses étrangères ? Puis nous nous penchâmes tous les deux en avant encore une fois. Si l'un de nous était allé un tant soit peu plus loin, nos fronts se seraient cognés.

« Alors, dis-je, disons que quelqu'un, de l'autre côté d'une table, pointe le doigt vers votre plexus solaire comme un calibre 357. Comment vous l'interpréteriez ?

– Facile. J'en déduirais que son intention est de m'informer du fait qu'il est armé. Dans tous les sens du terme. J'en déduirais qu'il veut dire : “N'essaie même pas, mec, parce que je te baiserai quoi que tu fasses”. »

Je levai les mains et me renfonçai dans mon fauteuil.

« Bien compris. Ne tirez pas. »

Le directeur regarda sa montre, claqua des doigts et montra la porte. C'était apparemment le signal pour que Colfax se remette juste derrière moi.

Colfax posa sur mon épaule une main qui aurait pu broyer une voiture et me maintint assis. Le directeur avait-il peur que je l'agresse ? Ou son garde du corps avait-il simplement un petit béguin pour moi ? En prison, les apparences étaient toujours trompeuses.

Ce qui était aussi vrai dehors, d'ailleurs.

Mais pas d'une manière aussi frappante.

Le directeur marcha lestement jusqu'à la porte, où il s'arrêta et me fit face.

« Vous devriez étudier ces dossiers. Pour voir à qui vous avez affaire. Ils sont tous très impatients.

– Et l'Allemand ?

– Vous le verrez. Et vous me direz. Il est supposé être qui, déjà ?

– Un docteur », dis-je.

Zell avait dit que le directeur était au courant. Mais voilà qu'il jouait l'ignorant. Ce qui voulait dire que soit Zell m'avait menti, soit le directeur me mettait encore à l'épreuve. Re-test. Pour voir si j'allais être réglo avec lui.

« Le docteur Josef Mengele, dis-je.

– Ah ! Oui, oui, oui ! »

Le directeur reclaqua des doigts, ce qui fit que Colfax affermit encore sa prise sur mes trapèzes.

J'étais déterminé à ne pas pleurer. Je pleurais facilement, quand j'étais petit.

« L'Ange de la mort, continua-t-il, en se dirigeant vers la porte. J'ai vu quelque chose sur lui, sur le History Channel. »

Il était évident que le directeur voulait s'en aller. Je ne le pris pas contre moi. Il devait y avoir des bagarres à coups de *trazors*[1] à arbitrer au réfectoire. Des financements à décrocher à Sacramento. Mais je ne pouvais tout simplement pas le laisser partir

1. Brosse à dents bricolées et équipées d'une lame de rasoir, pour devenir une arme.

sans lui poser la question, même s'il allait peut-être penser que j'étais désespéré.

« Est-ce que vous, vous pensez que c'est lui ? »

Il s'arrêta dans l'entrée, ses yeux se rétrécirent à l'instant où il prit la décision éclair de lâcher une vraie info.

« C'est un vieux de quatre-vingt-dix-sept ans qui parle allemand tout seul. Vous avez déjà entendu de l'allemand ? Ça fait un peu le même bruit que du verre dans un broyeur à ordures. Même lorsqu'il parle anglais, son accent est tellement fort qu'on dirait qu'il pète de la bouche.

– Sympa. Il n'a rien dit que vous auriez retenu ? »

L'espace d'une mauvaise seconde, je fus persuadé qu'il allait ordonner à Colfax de me la jouer haute sécurité. Ou de me laisser en pleurs sur le trottoir avec un ticket de bus dans la bouche et les cervicales brisées.

« Wernher von Braun. C'est la seule chose qui me revient à l'esprit.

– Wernher von Braun ?

– Il faut que je vous le répète ? J'ai un pénitencier à gérer, moi. »

Il recommença à marcher, et avant que je ne puisse soupeser les conséquences, je m'entendis quémander : « Attendez ! » un peu plus fort que ce que j'aurais voulu.

Le directeur propulsa sa mâchoire à travers la porte. Même s'il se contrôlait parfaitement, j'étais à peu près sûr que sa mâchoire aurait bien aimé me tuer.

« Vous faites une angoisse de l'abandon, mon garçon ?

– Je voulais juste savoir : pourquoi est-il incarcéré ?

– Qui ?

– Le vieux. Je suppose qu'on ne sait pas vraiment s'il est docteur ?

– Je dirais que c'est un scientifique.

– Pourquoi ? Qu'est-ce qu'il a fait ?

– Délit de fuite.

– Délit de fuite ? En quoi ça fait de lui un scientifique ?

– Quand il s'est fait coffrer, il avait un vrai petit laboratoire. On ne sait pas ce qu'il y fabriquait, mais il y fabriquait quelque chose. Si vous avez d'autres questions, je vous suggère d'interroger Rincin, qui vous dira à qui vous adresser. »

Cette fois, il ne dit pas au revoir.

Avant de lui emboîter le pas, Colfax libéra mes tendons et m'ébouriffa les cheveux. Je m'efforçai de croire que c'était une tradition parmi les gardiens de prison, genre « maintenant, tu es des nôtres », comme lorsque les mafieux s'embrassent les uns les autres quand l'un d'eux prend du galon, ou comme quand les membres de Skull & Bones[1] s'allongent à poil dans des cercueils et que John Kerry leur pisse dessus.

Mais je soupçonnais que ça voulait plutôt juste dire que j'étais une merde.

---

1. Skull & Bones : littéralement « Crâne et Os », société secrète créée en 1832 réunissant des étudiants de la prestigieuse université de Yale. Elle accepte chaque année quinze nouveaux étudiants, qui font serment de garder le secret sur la société et de s'entraider, dans et au-delà de l'université — et qui subissent un bizutage réputé brutal. Les *bonesmen* ont investi les hautes sphères du pouvoir politique et économique américain.

5

Du vin en carton

De retour dans ma caravane, je jetai la pile de dossiers que j'avais rapportés sur la table de la cuisine. Jaune pour les crimes violents, rouge pour les non-violents, même si la logique aurait sans doute voulu que ce soit l'inverse. Du moins, c'est ce que moi j'aurais fait.

Une thérapeute de la police m'avait dit un jour que la quête irrépressible de pouvoir ne révélait en définitive que la crainte de l'impuissance. Elle avait procédé à mon évaluation lorsque j'avais demandé à prendre une retraite anticipée à cause d'un trop grand stress, il y avait quelque chose comme un millier d'années de ça. Elle était très sincère. Je lui avais demandé si ce qu'elle voulait dire, c'était que tous les gens apparemment forts étaient en fait des faibles. Si tout pouvoir n'était que la manifestation de l'impuissance.

J'avais dû dire quelque chose qui l'avait touchée. Ou alors elle se sentait très seule. Elle avait soudain fait le tour de son bureau sur la pointe des pieds, était tombée à genoux et avait entrepris une fellation frénétique et abrasive, tandis que j'étudiais l'adorable peinture d'un chaton emmêlé dans du fil au-dessus de son bureau.

Rétrospectivement, je me demande si ce n'était pas peint par un détenu.

« Si j'étais un pédophile, je me souviens d'avoir pensé tandis qu'elle me prenait dans sa bouche, je peindrais des chatons. » Et ces considérations inopportunes firent que mes affaires se délitèrent. Je montrai à l'impulsive professionnelle de la santé mentale tout l'amour et tout le respect que j'éprouvais pour elle en débandant dans sa bouche. Parfois, les femmes sont aussi romantiques que les hommes. À côté du chaton, je remarquai une photo en noir et blanc de Fabio[1]. Dédicacée. Je n'arrivais pas à lire ce qui était écrit, mais ça avait l'air profond. Si les chatons n'avaient pas déjà tué mon érection, la simple vue de Fabio l'aurait piétinée avec des sandales d'hommes.

À la fin de la consultation, la thérapeute de la police m'informa que j'avais des problèmes.

Deux semaines plus tard, je recevais la lettre tant redoutée de la DRP, la Direction des retraites de la police. Ils avaient voté contre l'attribution. Ils citaient, comme élément décisif, la conclusion de la thérapeute selon laquelle j'essayai « de profiter du système ». Tout ça s'était passé avant que je ne quitte la police — après que j'avais rencontré Tina, que j'avais failli me faire élire au Congrès, que je merde le tout et que ne commence ma brillante carrière de détective privé sur la côte Ouest.

Et maintenant, j'étais assis de traviole dans la kitchenette poisseuse, devant des dossiers de détenus, à respirer des spores de moisissure. Je n'arrivais pas

1. Fabio Lanzoni (né en 1959), mannequin italien à l'allure caractéristique, musclé, avec de longs cheveux blonds, qui a notamment figuré sur de nombreuses couvertures de romans roses américains dans les années 1980 et 1990, et s'est recyclé dans la téléréalité dans les années 2000.

à déterminer la raison pour laquelle le mobilier suintait, si l'humidité venait de l'intérieur et transpirait, ou si c'était l'inverse. Où que je m'asseye, ça faisait une sorte de *plotch* humide, un peu comme le bruit que ferait une godasse écrasant un escargot dans une flaque d'eau.

Le premier dossier que j'avais besoin de lire était celui de Mengele. Si c'était bien Mengele. Je tendis la main vers la pile, puis m'arrêtai.

Jusque-là, je m'étais préoccupé d'à peu près tout sauf de la possibilité de me retrouver assis en face de Josef Mengele pour de bon. Soudain, ma naïveté m'apparaissait. Il était impossible de simplement approcher une chaise et de se mettre à bavarder avec une légende du Mal. Il fallait s'y préparer. Mais comment pouvait-on s'y préparer ?

Je repoussai les dossiers. Puis les rapprochai à nouveau.

Je n'avais jamais rien fait de courageux dans ma vie, pour peu que j'aie eu le temps d'y réfléchir avant. Je n'allais pas faire d'exception.

Je ne savais pas si j'avais davantage peur que le Boucher d'Auschwitz soit là ou qu'il ne le soit pas. Donc, au lieu d'entreprendre quelque chose d'audacieux, je décidai de prendre du recul et de me laisser aller à une suée, des palpitations, et au souffle court caractéristiques d'une crise de panique bien méritée.

J'avais accordé ma confiance à un vieil homme qui s'était introduit chez moi par effraction, s'était foutu de ma gueule, m'avait montré des images bidons de célébrités de deuxième zone, et m'avait frappé avec ses accessoires de faux handicapé avant de me proposer du boulot.

Mais pourquoi s'obséder avec les bêtises du passé quand l'avenir me tendait les bras ?

Et si je rencontrais Mengele et que je perde les pédales ? Si je me mettais à pleurer ? Et si tout ça n'était qu'une mise en scène pour me livrer à lui ? Comme un cobaye de laboratoire ? Comment je savais qu'il ne faisait plus d'expériences ? Peut-être que mon foie en cuir de chaussure — le troisième de trois transplantations, merci de demander — servirait à quelque infernal dessein mengelesque ?

Ils passaient leur temps à m'en mettre de nouveaux, mais ils passaient leur temps à mal tourner. À l'époque des camps, le docteur aurait transplanté l'organe salement infecté par l'hépatite C dans le corps d'un gitan de douze ans. Juste pour voir si le jeune Roumain crierait après sa famille, ou s'éteindrait et sombrerait dans un sommeil haineux.

Ce vers quoi je me dirigeais.

Jusqu'à ce que, avec trois neurones encore éveillés, je tombe sur la manière dont j'allais pouvoir faire le boulot dont j'avais tellement peur. Je n'allais pas fuir ma proie, mais je n'allais pas non plus courir vers elle. Au lieu de brasser les dossiers des prisonniers jusqu'à ce que je tombe sur la trogne d'un vieillard de quatre-vingt-dix-sept ans et que je crie « bingo », je sortirais des dossiers de la pile au hasard. Je m'en remettrais aux dieux du système pénal. La surprise demandait moins de préparation.

Je commençai avec un dossier jaune. Je retins ma respiration — j'étais prêt — et l'ouvris sur une photo d'identité photocopiée du détenu C-099419. Un jeune délinquant délicat aux yeux endormis avec les cheveux longs et un visage aussi plat et aussi dénué d'expression qu'un roi maya. Aucun rapport avec Mengele.

ERNESTO NEGRANTE, 24 ans, ALIAS *« CRANKY H » (hispanique). Quatre condamnations pour agression à main armée. Membre du Gang de la 18ᵉ Rue, à Los Angeles.*

Le dossier partait dans tous les sens. Comme si quelqu'un s'était assis pour lire tout un tas d'autres dossiers et en compiler les meilleurs extraits — ou en oublier quelques détails.

Notes du Gardien : le détenu a rejoint La Eme[1] *en novembre 2006.*

Policier ayant procédé à l'arrestation : Hector Delgado. Le prévenu était avec son frère, Tito Negrante, alias *Joker KGA*[2]*, lorsque Tito a été abattu. Le prévenu a déclaré que son frère l'avait pris dans sa voiture alors qu'il rentrait de l'école. Ouvrez les guillemets : Comment je pouvais savoir que Joker était déchiré au point de se mettre à canarder devant le commissariat ? Fermez les guillemets.*

Je fis avance rapide… Cranky était un Un-huit. 18ᵉ Rue. Il avait dix-sept ans. Sa photo montrait le visage d'un adolescent fragile. Dix-sept ans, allant sur ses douze. Il avait été jugé comme un adulte et condamné à dix ans à San Quentin. Il était mainte-

1. *La Eme* (La M, en espagnol, comme mafia mexicaine) : gang de prisonniers mexicains, particulièrement puissant et violent, impliqué dans le trafic de drogue, le racket et le meurtre.
2. Known Gang Associate (membre connu d'un gang).

nant un soldat de la mafia mexicaine. Ce qui expliquait pourquoi il s'était inscrit à ma formation sur la drogue. J'avais lu, à la page des faits divers de la section *Californie* du *L.A. Times*, que *La Eme* avait émis un édit selon lequel ses membres incarcérés devaient décrocher du meth. Ou en affronter les conséquences.

Je tapotai Cranky, approbativement.

Au moins toi, tu seras motivé.

Après, un dossier rouge. Et pourquoi pas ?

MOVERN DINKLE, 39 ans, afro-américain. Onze mois, violation de liberté conditionnelle. VCA (violation de conditionnelle liée à l'alcool).

Sujet relâché le 27/01/08 vers 11 h. Retour au pénitencier le 27/01/08 à 17 h.

Libre pendant six heures ? Un putain de héros ! Autant de malchance force l'admiration. Je ne pouvais pas dire pourquoi, mais je l'aimais déjà bien.

Le sujet a accompli quatre-vingt-dix-sept mois sur les cent quarante-quatre de sa peine. Cinq homicides involontaires.

Cinq ? Une grosse tache de café rendait illisible un bon morceau de la page, jusqu'à :

... a terminé le programme de désintoxication à l'alcool.

Accroché au dossier avec une pince, il y avait un petit article de journal découpé avec des ciseaux : « Alors qu'il était ivre, M. Dinkle a provoqué une collision frontale avec un van plein de recruteurs des Cubs[1]. Quatre ont été tués sur le coup. Leur chef, un ex-champion universitaire de course à pied, vétéran de la guerre d'Irak, enseignant bénévole et futur papa, a été frappé de quadriplégie avant de succomber à une pneumonie virale... »

Policier ayant procédé à l'arrestation : à approximativement 13 heures, le prévenu a été arrêté pour avoir uriné dans une boîte de muffins chez Starbucks.

« Starbucks ? Écoute, Movern ! — je me penchai pour que la photo de Movern puisse mieux m'entendre — personne ne boit chez Starbucks. Ils vous enseignent quoi, à la rééducation antialcoolique, dis donc ? »

Aucun doute, avec mon aide et ma connaissance de la question, la prochaine fois que Movern se fera serrer, il tiendra peut-être vingt-quatre heures avant de se mettre minable et de s'exhiber.

Le dossier suivant était écrit à la main sur du papier carbone. Pittoresque.

Détenu D-7664C2, ROSCOE BENTON, 55 ans, afro-américain.

En plus des empreintes digitales et de la photo d'identité de Roscoe, il y avait une photo plus récente, tirée du *Bay Guardian*. « Un détenu condamné à perpétuité aide d'autres prisonniers à vivre. » Le jeune Roscoe avait des yeux à la Miles Davis, et le vieux, trente-six ans plus tard, ceux de

1. Équipe professionnelle de base-ball de Chicago.

Bouddha, si Bouddha avait été un Noir renfermé et maigrichon avec une touffe de poils sur le menton, un petit bonnet, et des yeux qui ne prenaient pas au sérieux les mêmes choses que vous.

Je fixai ces yeux pendant une minute et me sentis curieusement mieux avant de lire que Benton avait pris perpète pour le meurtre d'un flic en civil pendant qu'il braquait un pressing. Le flic en question, en fait, venait chercher son uniforme.

La poisse à l'état pur.

Ça semblait tellement injuste. Comment Roscoe pouvait-il savoir que le type était policier si son uniforme était sur un cintre ?

Roscoe, appris-je, avait créé en prison la Black Guerrilla Family[1], la BGF, à San Quentin en 1971, avec George Jackson, qui était avec lui dans les Panthers. Feu George Jackson. Puis quelque chose s'était passé. Devenu quadragénaire, Roscoe avait décroché son bac, un diplôme du premier cycle, ainsi qu'une maîtrise en religions comparées. Il dirigeait désormais des groupes de méditation ainsi que l'atelier « Vivre en prison avec l'hépatite C et le sida ». Je posai la main sur le dossier comme s'il avait des pouvoirs curatifs. Je fermai les yeux et essayai de ne pas entendre mon propre petit chuchotement.

« Moi aussi j'ai besoin qu'on m'aide, putain, Roscoe ! »

---

1. Gang créé par George Jackson (1941-1971), à San Quentin. La Black Guerrilla Family était d'abord un groupe politique. D'obédience marxiste, ses buts étaient à l'origine de lutter contre le racisme, d'aider les détenus à conserver leur dignité et de renverser le gouvernement des États-Unis. George Jackson a été abattu dans l'enceinte de la prison de San Quentin, dans des circonstances qui n'ont pas été totalement éclaircies.

J'avais échappé au sida, du temps où je me piquais, mais pas à l'hépatite C. Mon foie avait pris un virage très nouveaux médias, totalement viral, et neuf mois de piqûres d'Interféron — qui rend cinglé — dans le gras du bide n'y avaient rien pu changer. Ce truc réduisait la charge virale d'un gros soixante-dix millions à sous les vingt millions, mais ça suffisait encore largement pour que mon foie fonctionne à peu près aussi efficacement qu'un presse-papiers.

L'hépatite C, c'était comme d'avoir une bombe artisanale fabriquée par un vieil anar implantée dans le foie, et d'attendre que la mèche se consume et explose en une bonne grosse cirrhose, avant de vous propulser de l'autre côté de la ligne d'arrivée avec le cancer. Sauf que vous n'avez aucune idée de la longueur de la mèche. Rien, comme vous le dirait n'importe quel hépato-toxicologue, ne la brûlait plus vite que l'alcool.

Ce qui me fit éprouver quelque regret d'avoir recommencé à picoler. En même temps, je commençais à en avoir marre de mon organe numéro trois. Il était temps d'en changer !

J'avais trouvé le vin en carton sous l'évier, en cherchant quelque chose pour empoisonner les cafards. Si c'étaient effectivement des cafards. D'après le bruit qu'ils faisaient en courant dans les placards, ils pouvaient aussi bien être de petits animaux de ferme.

Je n'avais pas prévu de le boire. Je voulais juste savoir quel goût il avait. Du vin en carton ! Du rosé pétillant de marque Gallo. Ça chatouillait le palais comme des gants d'hôpital fondus mélangés avec un ersatz de sucre. Peut-être que ça aurait pu tuer les cafards, ou au moins les étourdir, mais je n'avais pas envie de partager. Il n'y avait pas de verres, alors je bus directement à l'embout télescopique en plastique, qui grattait à l'intérieur de la bouche.

J'avais eu, je l'avoue, au fil du temps, une hygiène dentaire plutôt discutable. J'avais perdu l'habitude d'aller chez le dentiste quand j'avais contracté l'habitude de prendre de l'héroïne. Après le départ de Tina, j'étais devenu un enragé de ces visites, qui étaient en général suivies d'une ordonnance ou deux de Percocet (ou d'un de ses merveilleux cousins).

Maintenant, mes gencives saignaient quand je disais bonjour. Ce qui signifiait que la voie était libre pour toute saleté que pouvait avoir laissée derrière lui la dernière personne à avoir léchouillé cet embout.

En plus de l'épuisement et d'un esprit embrumé, l'hypoténuse du triangle de l'hépatite C était un système immunitaire déficient. Déficient, ça voulait dire que si quelqu'un faisait de la fièvre à Cleveland, j'attrapais la grippe. Mais je n'en mourrais pas. Et même si j'en mourais, je serais probablement trop vaseux et trop apathique pour m'en rendre compte.

J'essuyai le sang de mes lèvres du revers du poignet. Bus une autre gorgée, en faisant attention de n'en rien renverser sur les dossiers, que j'avais promis de rendre au directeur. Je ne pouvais pas dire si j'avais des bourdonnements ou une migraine. Je regardai dehors, par la fenêtre de ma caravane, et essayai de décider.

Je buvais rarement, et cela même avant les cinq années pendant lesquelles j'avais cessé de prendre quoi que ce soit qui se sniffe ou s'avale. Et maintenant je me souvenais pourquoi. L'alcool ne m'avait jamais rendu heureux. Simplement, il rendait le malheur gênant et crade.

Pour un drogué professionnel, l'alcool, c'est ce que vous prenez quand vous n'avez pas ce dont vous avez besoin. Et vous avez toujours besoin de quelque chose.

Maintenant, je me souvenais.

Le temps que je reprenne assez de forces pour stopper les réminiscences et retourner à mes dossiers, il faisait nuit. J'avais mal au bas du dos et mes cuisses me démangeaient là où elles avaient été en contact avec ce qui suintait des coussins — quoi que ce fût. Je ne savais pas où étaient les interrupteurs. Mon briquet, pour les cigarettes que je ne fumais plus, était dans la poche de mon blouson que je ne pouvais pas voir. C'est fascinant, la vitesse à laquelle tout part en couille quand on recommence à boire, après qu'on a arrêté. Une heure et demie après avoir attaqué le vin en carton, j'étais déjà en train de tâtonner dans le noir, de m'abîmer les phalanges et de me gratter, taraudé par un tourment cellulaire, et tremblant à l'idée d'essayer de tenir le coup encore cinq minutes.

Ce que j'avais vraiment envie de faire, c'était me verser le rosé pétillant dans les narines pour effacer la puanteur.

À la place, je me mis à renifler. J'essayai de me dire que c'étaient les spores de la caravane, mais je savais que c'était le Gallo.

Le simple fait de regoûter le truc me provoqua une douleur dans les testicules.

Je plaquai une main devant ma bouche et mes narines, mais je ne pouvais pas échapper à l'odeur.

J'essayai d'imaginer le type qui avait occupé la caravane avant moi. Je libérai mes narines et fermai les yeux. Je pris ma respiration et visualisai une pile de chaussettes suintantes et de slips effilochés. Au milieu était assis un obèse nu qui mangeait de la viande avariée dans un sac en papier graisseux en se branlant sur le numéro d'août 1999 de *Shaved Amputeens*[1]. Je pouvais presque entendre le bruit que faisait sa queue dans sa chaussette, contre le visage de la fille avec un seul bras sur la couverture.

Je sais ce que tu veux, espèce de petite salope à moignon !

Il ne faisait aucun doute que le précédent occupant de la caravane s'était astiqué exactement là où j'étais assis.

Comme pour confirmer ma vision de vin en carton, la banquette émit un feulement de fantôme.

Il y a des limites aux dégâts qu'on peut faire sous l'emprise de l'alcool (en supposant qu'on n'est pas au volant, comme Movern). Mais j'eus beau essayer, je ne réussis pas à perdre connaissance.

Je m'extirpai du coin repas, balayant l'air de la main, comme s'il essayait de me mordre. Je mis du temps à trouver la porte. Tripotai les serrures, persuadé qu'un cafard était entré dans ma bouche. Crachant et haletant, je forçai la serrure et plongeai dans la poussière à côté de la caravane, où je vomis avec une certaine dignité.

Je restai dans l'obscurité, me demandant si mon petit numéro avait été enregistré par les caméras en haut des murs de la prison. Peut-être qu'ils pourraient le passer aux membres de mon groupe d'étude sur la prise de conscience des dangers de la drogue, comme exemple édifiant du genre de vie dont eux aussi pourraient s'enorgueillir.

Les possibilités étaient infinies.

---

1. Littéralement : Ados amputées rasées.

Il y avait de la lumière dans l'extra-long de l'autre côté de la clôture. Celui que Rincin avait appelé le baisodrome.

Une visite conjugale était en cours.

Je me mis debout, vis un visage à travers le hublot de l'extra-long et replongeai.

Ce n'était pas possible.

Quand je relevai la tête, le visage était parti.

Ce… n'était… pas… possible…

Mais ça l'était.

La porte s'ouvrit et je vis Tina, nue. Elle sortit du *trailer* et alluma une cigarette. Même si je ne pouvais pas voir son visage très distinctement, c'était l'ondulation de son corps, lorsqu'elle était nue, qui ne me laissait aucun doute. Tina aimait fumer à poil, dehors, la nuit. Et elle ondulait quand elle fumait. Le bout de ce que je savais être, d'après les effluves mentholés rassis qui m'arrivaient, une de ses Newport achetées par cartouches, brilla d'un orange plus vif. C'était une vision si familière que j'en oubliai que j'en étais le témoin oculaire, et que ce n'était pas un souvenir.

Quelqu'un d'autre apparut à la porte. À la lumière de la lune, je vis la tête rasée, les muscles stéroïdés et le corps entièrement tatoué d'un homme qui ne travaillait pas pour une compagnie d'assurances. Lorsque le taré chauve se pencha vers mon ex-femme, je me redressai. Comme si j'y pouvais quoi que ce soit. Comme s'il fallait que je fasse quelque chose.

Si quelqu'un savait se débrouiller tout seul, c'était bien Tina.

Elle se tourna, presque comme si de rien n'était, et la lune disparut derrière un nuage.

Dans le noir, je pouvais voir la trace orange de sa cigarette qui se déplaçait rapidement. Puis : des étincelles. Puis : rien. Rien qu'un « Merde ! » étouffé, et l'homme qui reculait en trébuchant, se tenant le bras, et qui remonta dans le *trailer* ouvert. Tina marqua une pause à la porte, juste le temps d'allumer une autre Newport et de me montrer son corps, en silhouette.

Nous nous étions mariés un an avant que je ne parvienne à décrypter son corps. Son épaule gauche faisait un angle légèrement différent de la droite, à cause de l'habitude qu'avait son beau-père alcoolique de la faire tourner en la tenant par le bras droit quand elle était petite. Elle disait que son premier souvenir, c'était de voler en l'air de travers, la force centrifuge tellement puissante que le beau-père saignait du nez et que son épaule de petite fille s'était définitivement déboîtée.

Ça lui avait donné l'aspect de quelqu'un qui haussait en permanence les épaules au monde entier. Ça ne se voyait pas beaucoup, mais de profil, ses épaules asymétriques donnaient l'impression perturbante que le sein le plus gros était toujours le plus éloigné. Elle m'avait expliqué un jour que c'était lié à son déséquilibre nichonnesque, et invoquait à l'appui une théorie de Newton. Quelles qu'aient pu être les raisons physiques, Tina savait s'habiller de manière à gommer la différence. Mais nue, baignée de lumière nocturne, la clavicule déviée et les nichons légèrement désaxés étaient magnifiquement exposés. Même dans le noir, ses tétons avaient un air ironique.

Ça ne pouvait être personne d'autre.

Je roulai sur le dos sur la terre qui tournait, comme entortillé sur moi-même, et contemplai l'impossibilité des choses.

*

La première fois que nous avions couché ensemble, Tina avait juré qu'elle arrêterait de fumer le jour où elle pourrait faire tenir une cigarette sous ses nichons. Dix ans plus tard, elle fumait toujours. C'était un don génétique, disait-elle. Sa grand-mère avait grandi dans une plantation de tabac. « Personne ne parle jamais des ramasseurs blancs. » Sa mère, qui elle aussi cueillait les feuilles de tabac lorsqu'elle était enfant, avait servi de modèle pour la pin-up peinte sur les bavettes des camions. Elle était cette silhouette féminine superbement bien roulée, cheveux longs, agenouillée, rendue populaire par les routiers des années 1970. Apparemment, elle n'avait jamais touché un cent de royalties. Je me demandais si c'était vrai, mais après tout, qu'est-ce qui l'était ?

Je relevai la tête, envisageai une sorte de sauvetage — au moins d'appeler au secours — puis retombai dans la poussière. Pourquoi aiderais-je un détenu surmusclé ? Il l'avait épousée. Si elle l'estropiait avec sa cigarette, c'était son problème. J'espérai juste qu'elle ne l'énucléerait pas.

Maintenant, j'étais content d'être saoul — ou tout au moins de transpirer et d'avoir la nausée. Sans mon antigel, ce que je venais de voir m'aurait probablement conduit à bouffer de la boue.

Le Gallo en carton ne pouvait pas tout. Les étoiles étaient menaçantes. Les murs de pierre bourdonnaient. Pourquoi avais-je accepté d'aller dans une prison et de me faire passer pour sobre et capable ? Pour oublier que Tina m'avait quitté ? Que peut-être je l'avais poussée à partir ?

L'amour, je ne savais pas comment ça marchait, mais j'étais un expert de comment ça ne marchait pas. Lorsque la pire chose que je pouvais imaginer se produisait, la seule façon pour moi de m'en sortir, c'était de trouver quelque chose d'encore pire. Parfois, ça me demandait beaucoup d'efforts pour y arriver.

Mais là, j'avais touché le gros lot.

J'étais obsédé par ce qu'elle et son gros délinquant blanc pouvaient faire durant leur visite conjugale.

J'avais une cabine de peep-show encastrée dans la tête et je n'arrivais pas à arrêter de mettre des pièces dans la fente. Quelles étaient les chances que ma nouvelle ex-femme se marie avec un bodybuilder de prison et baise dans un *trailer* à San Quentin — précisément la nuit où j'y arrivais ?

Il y avait une chose qu'on ne pouvait pas retirer à Tina, elle s'y était toujours entendue pour les bonnes histoires.

6

Gavage et sevrage

La nuit avant qu'elle ne me quitte, après neuf ans de mariage, Tina m'avait dit qu'elle était abstinente depuis quatre mois.

Ma première réaction, ça avait été : « Si tu es abstinente, alors avec qui diable est-ce que j'ai baisé pendant tout ce temps ? »

Je l'avais lâchée et m'étais éloigné d'elle, content de moi-même.

Ce souvenir me donnait maintenant envie de grincer des dents.

Elle m'avait répondu que ce n'était pas ce genre d'abstinence. C'était « abstinente » comme dans ne pas bâfrer et ne pas vomir dans la foulée. Elle m'avait alors avoué qu'elle se faisait vomir depuis qu'elle avait neuf ans. Je ne lui demandai pas pourquoi. Son père était toujours en taule.

J'étais tout à fait prêt à dire quelque chose de très réconfortant, mais elle m'avait ensuite déclaré que, grâce aux réunions des OA[1], elle avait compris que la raison pour laquelle elle se faisait vomir, c'était

1. Overeaters Anonymous (Outremangeurs anonymes), organisation calquée sur les Alcooliques anonymes, dont le but est d'aider les gens à résoudre leurs problèmes avec la nourriture, notamment de boulimie.

moi. Mes sautes d'humeur me rendaient difficile à supporter. Elle avait besoin de s'abrutir.

Je ne me débrouillais pas trop bien, comme détective privé. Pire, ça me rendait désagréable à la maison.

« Comment cela pourrait-il être ma faute, demandai-je, davantage sur la défensive que je ne l'aurais voulu, si tu as commencé à neuf ans ?

– C'est à cause de toi que je le fais maintenant. Tu as trop de colère en toi. »

J'avais rudoyé un type en voiture ce soir-là. Je l'avais contraint à quitter la route, extirpé de sa voiture et jeté contre sa Honda Civic bleu ciel. Il m'avait fait un doigt en essayant d'entrer sur la 110-Sud. Je ne m'attendais pas à ce qu'un type aussi costaud tienne dans une Civic. Je ne m'attendais pas non plus à ce qu'il en sorte en balançant ses poings. Je ne suis pas un grand bagarreur, mais j'en sais assez pour frapper quelqu'un à la gorge avant d'être touché. Par chance pour moi, il s'écroula. Ça peut arriver quand vous écrasez la trachée. Ce que je fis, le sourire aux lèvres, et tellement rapidement que je pus m'agenouiller et faire comme si je m'étais arrêté pour aider un type qui faisait une crise cardiaque. Avant de prendre son permis de conduire, je lui murmurai que je trouverais son adresse et lui boufferais le cœur s'il essayait quoi que ce soit. Puis je remontai dans la Lincoln, dans laquelle Tina m'attendait avec un visage qui ressemblait à un masque mortuaire, et nous rentrâmes à la maison en silence.

« Alors qu'est-ce que je suis supposé faire ?, demandai-je lorsqu'elle avait fait sa déclaration.

– Règle tes problèmes. Ou pas. Ce que moi je dois faire, c'est m'en aller.

– Pourquoi ?

– Je viens de te le dire. Si t'arrêtes pas, mon œsophage va se consumer et je vais mourir. Les acidités gastriques ont déjà rongé la moitié de mes dents. Je veux pas que ça arrive à notre bébé.

– Quel bébé ?

– Si jamais on en a un. Rien que d'y penser, ça me donne envie de mourir. Que je pourrais faire du mal à... »

J'étais abasourdi de mon ignorance. Comment avais-je pu vivre et dormir avec elle sans jamais comprendre ? C'était comme découvrir que vous étiez un collabo, alors que vous ne saviez même pas qu'il y avait une guerre.

Tina avait mené une vie de douleurs et de bizarreries avant que nos chemins ne se croisent, avant que nous ne nous mettions ensemble, mais l'idée que c'était moi la cause de tout ça, c'était trop. J'avais envie de m'arracher le cœur avec un pied-de-biche.

Je la tins dans mes bras pendant qu'elle pleurait. Il y avait du vent, dehors, et je regardai, par la fenêtre de notre chambre à coucher, un noyer qui avait l'air de tendre un doigt accusateur vers moi.

Tina se reprit vite, exactement comme si elle n'avait pas pleuré. Elle me regarda avec quelque chose qui était presque de la bienveillance.

« Alors comme ça, tu es boulimique, dis-je, et j'entendis les mots qui ne sortaient pas bien, avant même que j'aie fini de les prononcer, et c'est ma faute ?

– Si on peut pas se débarrasser des boutons, il faut se débarrasser de ceux qui appuient dessus.

– C'est pour ça que tu t'es débarrassée de Marvin ? »

Quand elle se mettait en colère, les pommettes de Tina saillaient comme celles de Faye Dunaway, mais en plus sauvage. J'observai la transformation, de peinée à en colère, toujours aussi impressionné par sa beauté si particulière. Même avec une poitrine aussi délibérément asymétrique, elle avait quelque chose.

Je respirai un bon coup, déterminé à ne pas réagir, à me contenter d'écouter.

« Dommage collatéral. Tu veux savoir combien de bonnes femmes obèses écrasent leur bébé chaque année ? C'est une maladie, chéri. Comme l'alcoolisme. Tout aussi dangereux pour l'entourage que pour ceux qui en souffrent.

– Je suppose que j'ai du bol d'être encore vivant, dis-je, tentant d'injecter un peu d'humour dans notre conversation. Moi, j'aime bien quand tu roules sur moi. »

Elle mit sa main sur ma joue.

« Pourquoi t'as pas été gentil comme ça avant ?

– Tu me connais, dis-je, le gène de la gentillesse est récessif.

– C'est pas grave, dit-elle, Marvin aussi était gentil. Mais c'était quand même un sale con.

– En tout cas, tu lui as bien réglé son compte ! »

Marvin, pour votre information, était son mari. Celui que j'avais retrouvé mort après qu'elle avait versé du Destop dans ses corn flakes[1]. J'étais inspecteur de la Criminelle. Nous nous trouvions dans une petite ville du côté de Pittsburgh. J'avais jeté les céréales empoisonnées dans le broyeur de la cuisine avant que l'équipe de la police scientifique ne se

1. Voir *À poil en civil*, chez le même éditeur.

pointe. Ils conclurent à un accident. Ce n'était pas ce qu'Hollywood appellerait une « jolie rencontre ».

Je savais qu'elle était coupable, mais j'avais eu le coup de foudre. Si malsain que ça puisse paraître, cette situation me faisait me sentir à la fois protecteur et en sécurité. Et maintenant, on en était au point où elle avait besoin de s'abrutir à force de vomir pour tolérer ma compagnie.

Étant juif, la culpabilité me collait au corps comme des peluches à du Velcro. En plus, il semblait dorénavant que la vraie raison pour laquelle nous nous étions séparés, c'était cet étalon carcéral. Un frère aryen qu'elle pouvait se taper dans un baisodrome de prison… L'Amour, quoi !

J'oublie quelques détails. J'avais aussi une fille de seize ans, d'un mariage précédent. Lola m'écrivait de loin en loin pour me demander de l'argent, avec exactement la même écriture que sa mère. Elle vivait avec mon ex-femme, Donna, qui était attachée de presse pour des compagnies pharmaceutiques. J'avais été très amoureux de ses échantillons. Donna m'avait surpris pendant notre lune de miel en train de farfouiller dans ses sacs, à la recherche d'antalgiques. C'était avant que je ne me désintoxique. Je m'en étais sorti en disant que je cherchais des Kleenex. Et puis elle m'avait gaulé à voler les paquets d'échantillons qu'elle devait distribuer à des médecins. Après ça, elle avait changé les serrures, obtenu l'annulation du mariage, et elle parle toujours de moi en disant « celui qu'il ne faut pas nommer ». J'en avais fait mon deuil. Bien que cela fût douloureux de ne pas voir mon enfant aussi souvent que je l'aurais voulu. Son raisonnement, c'était « ce n'est pas parce que tu l'aimes qu'il est bon pour elle que tu sois là ».

Il va sans dire que les choses ne s'améliorèrent pas lorsque Tina entra en scène.

*

Jusqu'à notre divorce — mon second — Tina et moi vivions ensemble dans une petite maison, à Los Angeles. Je gagnais ma vie à moitié décemment, partageant mon temps entre mon travail de détective privé et un rôle de consultant pour des séries télé et des films qui voulaient « sonner vrai ». Il y avait, comme l'avait dit Rincin, toute un tas d'ex-flics, ex-criminels, ex-membres de gangs, ex-n'importe-qui-ayant-vécu-du-crime-de-quelque-bord-que-ce-soit, qui pouvaient capitaliser sur l'appétit de l'industrie du divertissement. Un cadre d'un grand studio était prêt à payer juste pour s'asseoir dans une pièce avec quelqu'un qui s'était un jour assis dans une pièce avec quelqu'un de *réel*. J'étais la double dose, ex-flic et ex-camé. Ça arrive. Pas de quoi se vanter.

À ma grande surprise, il y eut une enquête sur la façon dont avait été menée l'enquête sur la mort de Marvin. Il fut décidé que j'avais pollué la scène du crime. J'avouai, en plaidant que je n'étais pas dans mon état normal au moment des faits. J'expliquai que je m'automédicamentais. On m'avait contraint à un sevrage de vingt-huit jours à l'hôpital, suivi d'une période de réhabilitation.

Le vrai problème, c'est que j'étais tombé amoureux de la meurtrière.

Mais pourquoi renier les bons moments ?

J'étais toujours en contact avec le médecin. C'était un *addictionologue.*

Pendant ma réhabilitation, je l'avais surpris en train de se piquer dans les toilettes pour handicapés. Qu'il avait, à 4 heures du matin, oublié de verrouiller.

Après, c'était devenu notre petit secret.

Je ne lui avais pas extorqué grand-chose : quelques ordonnances pour des antalgiques quand j'en avais besoin, des somnifères à volonté pour Tina, et de la progestérone pour son chat qui souffrait d'ostéoporose féline.

Plus tard, j'avais découvert que les hormones étaient en réalité pour elle. Après avoir expulsé le calcium de son organisme pendant trente ans, Tina avait la masse osseuse d'une enfant de huit ans. Mais elle était quand même canon.

Ma future ex-femme avait assassiné son mari, mais que moi, je file des baffes à un conducteur du dimanche, c'était trop à supporter !

Elle m'avait dit qu'elle avait appris à vomir sans faire le moindre bruit, sans même avoir besoin de ses doigts. *Regarde, m'man, sans les mains !* Elle aurait pu donner des cours sur la boulimie. Mais elle croyait que c'était moi qui avais des problèmes. On se battait au sujet de ma négativité. Mon catastrophisme. Tina me disait ce que son père lui avait dit : « S'inquiéter, c'est juste prier pour ce qu'on ne veut pas. » J'avais tellement peur de ce qui pouvait arriver que je le provoquais.

Et pendant tout ce temps, elle, elle avait gardé un secret.

L'anorexie, c'est violent. Mais je vais avouer une chose : plus que d'apprendre à quel point elle avait souffert, ce qui me faisait vraiment mal, c'étaient toutes ces cachotteries qu'elle m'avait faites, pendant toutes ces années.

N'importe quel flic vous le dira, un suspect qui vous cache quelque chose cache la plupart du temps davantage. Ou alors c'était mon ego. Quand ça avait commencé à déconner, Tina m'avait concocté un emploi du temps à la Al-Anon[1]. « Codépendant », ça sonnait comme un truc qu'on portait avec des couches pour adultes.

Au moment où Tina allait franchir la porte, je l'ai attrapée par le bras et l'ai obligée à se retourner. J'ai essayé de l'attirer à moi, mais je me sentais un peu comme John Huston cajolant sa fille/petite-fille après avoir descendu sa sœur/mère à la fin de *Chinatown*.

Je la suppliai.

« Dis-moi juste une chose, avant de partir…

– Quoi ?

– Est-ce que je t'ai vraiment fait jouir ? dis-je, donnant un aperçu de ma vie intérieure, tellement romantique et saturée de confiance en moi.

– À mort, répondit-elle. Mais maintenant, tu me fais vomir. »

---

1. Organisation similaire aux Alcooliques anonymes, dont elle reprend les premières lettres de chaque mot et le fonctionnement. Créée par la femme du fondateur des AA, elle prend en charge les familles des alcooliques.

7

Baiser au sommet d'une falaise

Une fois que vous avez vu comment votre femme a tué son mari, vous vivez avec une sorte de petite musique lancinante au fond du crâne. Vous savez ce qui peut se passer. Vous avez vu les preuves. Mais quand même… Vous n'y pensez pas. Pas tout le temps. Seulement lors d'occasions spéciales.

Si quelqu'un m'avait posé la question, j'aurais expliqué ceci : imaginez que vous êtes en train de baiser avec une très belle femme au sommet d'une falaise. Est-ce que vous regarderiez tout le temps en bas ? Ou bien la regarderiez-vous, elle ? Par définition, si une femme est suffisamment belle pour que vous la baisiez en haut d'une falaise, elle est sûrement assez belle pour que vous oubliiez de regarder en bas. Sauf si elle voulait vous rappeler à quel point vous êtes près du bord. Ou ce qui se passerait si vous rouliez trop loin. Ou si elle vous poussait.

Le problème, c'était que le breuvage que j'avais trouvé sous l'évier de la caravane avait altéré ma perception des choses. Aucune fibre de mon être ne pouvait croire que Tina ressentait la moindre chose pour le taré tatoué que j'avais aperçu par la fenêtre du *trailer*. Épouser un membre de l'ALS me semblait être un moyen vraiment très détourné de faire passer un message. Mais peut-être qu'il y avait autre chose. Qu'est-ce que j'en savais ? Le vin en carton m'avait donné envie de quelque chose de plus costaud. De la Listerine, par exemple.

Je ne m'étais même pas rendu compte que j'étais tombé dans les pommes, avant que je n'enlève la sangsue de mon œil. Qui s'avéra être un pansement humide. J'essayai de m'asseoir et me cognai la tête contre le bas du *trailer*. À l'envers, si je devais en croire la sorte de flore de moquette qui collait à ma bouche. J'avais mis mon blouson, et trouvai le briquet. Je l'actionnai et illuminai une pile de magazine moisis, des chaussures montantes à l'ancienne et des moules dentaires, des tiroirs en métal remplis de dossiers dactylographiés et des feuilles de papier carbone. Un vieux numéro du *Time*, coincé sous une brique, avec J. Edgar Hoover sur la couverture, affrontant du regard des cocos. Sous le *Time*, une boîte rouillée de la Croix-Rouge dépassait, parmi d'autres objets anciens récemment jetés.

Les ordures, ça ne me gênait pas.

Je me souvenais de la première fois où j'avais arrêté un junkie adepte du plongeon dans les bennes à ordures en milieu hospitalier. Il avait dans les poches de sa veste de l'armée quatre bouteilles de Respéridine périmées, un antipsychotique particulièrement apprécié des familles qui ont besoin de réduire au silence leurs séniles hurleurs et un paquet d'abaisse-langue. Les hôpitaux pouvaient être de vraies mines d'or. (Pour la pêche aux médocs, il n'y avait guère mieux que les poubelles des douanes des aéroports, à cause des nombreux voyageurs internationaux qui paniquaient et balançaient les comprimés qu'ils avaient dans leurs poches. Mais les employés des services de nettoyage des aéroports avaient tari cette source d'approvisionnement là.)

J'attrapai deux boîtes de la Croix-Rouge, rentrai et me raclai la figure contre quelque chose qui se trouva être l'interrupteur introuvable. Soudain éclairé, je fis descendre le lit. J'étalai dessus un numéro du *San Francisco Chronicle* et y jetai les boîtes.

Puis je retournai aux dossiers.

J'avais besoin de m'empêcher de me repasser le film de *Mes meilleurs moments avec Tina*. Heureusement, les lumières du baisodrome s'étaient éteintes.

Avec un peu de bonne volonté, je pourrais me persuader que tout ça n'était qu'une hallucination et me remettre au travail.

DAVID « DAVEY » ZELOWSKI

Caucasien, 21 mois pour violation de liberté conditionnelle. Détention d'armes.

Celui-là, ça sentait mauvais. Ça ne collait pas.

Le visage s'arrêtait pile au-dessous d'une lèvre inférieure complètement bousillée, qui cachait à peine ses gencives et pas du tout ses dents, ce qui lui donnait l'apparence d'un insecte féroce.

Cinq ans pour violences conjugales.

En pleine défonce, Davey avait collé la main de sa copine dans un grille-pain, devant la fillette de celle-ci.

À la rubrique *activité*, il avait mis « mannequin pour catalogue ». Il avait aussi joué un petit rôle dans un *soap opera*. Il avait eu ce genre de physique.

En lisant le détail de ses crimes, je m'émerveillai des insondables caprices du destin. Le crime de Davey : avoir foiré sa tentative de suicide, après quoi il s'était fait coffrer pour possession d'arme.

Pas de bol. Mais la loi est la loi. C'est d'ailleurs tout le problème.

La petite amie du détenu avait disparu avec sa fille en donnant pour instruction à ses parents de ne pas révéler où elles étaient parties. Lorsqu'il était venu plaider sa cause chez eux, il s'était fait éconduire.

J'étudiai son interrogatoire. L'histoire classique du criminel maladroit. Impossible de la harceler si tu ne sais pas où elle est, pas vrai, mon pote ? Qui n'a pas connu ça ?

Le prévenu a acheté l'arme à un jardinier mexicain (inconnu), qui cachait le .45 dans une boîte d'embouts de tuyaux d'arrosage. L'humidité a pu fausser le canon.

ANDRÉ DUQUESNE était écrit à la main sur le dossier suivant. Peut-être le nom le plus classieux que j'aie jamais entendu. Mais le dossier était vide.

BERNARD ROOKS, 21 ans, afro-américain, en possession, avec intention de les revendre, de 100 grammes de crack-cocaïne, 15 ans.

Et non pas un et demi, comme il aurait pris si ça avait été de la poudre. La photo montrait un jeunot costaud à l'air triste. Il y avait une notule du CDC[1] agrafée à la couverture du dossier. Maintenant que la Commission américaine des peines avait rendu une

1. Center for Disease Control : centre de contrôle sanitaire.

décision rétroactive visant à réduire les peines afin de rétablir l'équilibre entre le crack et la poudre, les contrevenants pouvaient interjeter appel auprès du juge qui les avait condamnés. Rien ne montrait mieux sa bonne volonté à un juge des peines que la participation à un travail de groupe sur la drogue. Encore un de vraiment motivé.

Et finalement, un dossier jaune.

FRITZ ULLMAN, 97 ans, blanc, me fixait de sa photo d'identité avec les mêmes yeux moqueurs et indignés, une petite moustache taillée à la tondeuse, et les traits jacklemmonesques que j'avais déjà vus le jour où j'étais tombé sur le révérend Moon, Clarence Thomas et Jerry Falwell sur la commode de ma chambre. Le visage accusait cinq décennies de plus. Les cheveux étaient blancs. Et pas d'élégant uniforme SS.

Le dossier original était presque entièrement censuré, ne laissant que des « de » et des « le » ou des « la ». À ce document délesté de toute information, quelqu'un avait ajouté une feuille de papier pliée. Je la dépliai et lus, écrit au crayon noir : *Appréhendé pour tentative de meurtre avec un véhicule, le prévenu a été condamné pour délit de fuite et pour non-assistance à personne en danger. Trois ans.*

Plus intrigant, une perquisition avait permis de trouver un équipement de laboratoire — probablement lié à de la drogue — dans son van, qui appartenait au Département de la fourrière animale. Un procureur avait fait invalider la perquisition du van, ce qui avait fait que « Fritz » n'avait pas été condamné pour trafic de stupéfiants en plus de son homicide automobile…

Une évaluation psychologique supplémentaire révélait :

*Le détenu C-899923 a un comportement paranoïaque, possible psychose à la méthamphétamine. (La cour a remarqué son affect coléreux et ses épisodes explosifs.) Le détenu déclare être « le docteur Josef Mingola (*sic*), un SS de haut rang et un expert ès races, et il a demandé à parler avec le chef de la FDA*[1]*.*

... Lorsqu'on lui a demandé s'il entendait des voix, il a répondu par l'affirmative — « mais aucune ne parlait allemand ». Probablement très intelligent. Prescription de Depakote pour la cyclothymie, Effexor pour la dépression, un supplément multivitaminé pour personnes âgées, et un lavement hebdomadaire.

Peut-être qu'il s'éclatait, après tout.

*

Je m'enfonçai dans mon siège pour considérer ma proie. Il ressemblait, de prime abord, à un vieillard ordinaire. Qui était peut-être un meurtrier de masse. Il voulait que le monde le sache. Ce qui était soit une sérieuse indication qu'il mentait, soit la preuve

1. FDA : Food And Drug Administration. Agence du ministère américain de la Santé et des Services à la personne, chargé de la vérification et de l'approbation (ou de l'interdiction) de la commercialisation des aliments, médicaments, vaccins, etc.

qu'il disait vrai. En supposant qu'il n'était pas simplement schizophrène, ni détenteur d'un sens de l'humour discutable, ou payé pour faire semblant d'être Mengele… Je pariai sur le triste numéro quatre : sénilité.

Zell voulait mon avis. Moi, j'avais besoin de travailler. Je ne lui avais pas dit le sale petit secret : la méthode la moins efficace pour savoir si quelqu'un de plus de quatre-vingts ans disait la vérité, c'était de lui parler. Tout le monde racontait des bobards. Mais, à la différence des jeunes menteurs, parfois, nos prévaricateurs du troisième âge ne savaient pas qu'ils en disaient. J'avais rencontré des Alzheimer qui adoptaient l'identité de personnages télévisuels ou historiques. Ils avaient oublié des détails de leur propre passé, mais ils y avaient superposé, comme des érudits gagas, des faits et des anecdotes d'autres vies.

À Upper Marilyn[1], la petite ville où j'avais fait mes armes de flic, j'avais arrêté deux octogénaires errants qui se croyaient célèbres, un Lincoln et un Lee Marvin, et une arrière-grand-mère qui se prenait pour Lady Bird Johnson[2] et passait son temps à se mettre à poil dans les fontaines des centres commerciaux. Au-delà d'un certain âge, personne ne vous traitait plus de menteur. Personne ne vous accusait plus d'exhibitionnisme. On disait que vous souffriez de démence sénile et on attribuait votre comportement à des facultés déclinantes.

---

1. Ville imaginaire où se déroulait *À poil en civil*, premier épisode des aventures de notre héros, Manuel « Manny » Rupert, et dans lequel il fit la connaissance de Tina.

2. Claudia Alta Taylor « Ladybird » Johnson (1912-2007) : épouse du président Lyndon B. Johnson.

J'avais entendu un médecin à la télé dire qu'on avait découvert le gène de la maladie d'Alzheimer. Si Mengele l'avait, il tenait bien le coup. Ou alors peut-être avait-il localisé le gène de la sénilité en pleine éclosion dans son vieil ADN de quatre-vingt-dix-sept ans, et avait-il trouvé un moyen de le détruire, l'éliminant complètement de la race des seigneurs.

Pour moi, les choses étaient asscz claires. Mengele était dément.

Mais il n'était pas sénile.

8

L'Ange de la mort

Dans un monde parfait, je serais retourné sur la scène du crime (le délit de fuite à L.A., pas le camp de la mort en Pologne). J'aurais entendu les témoins. Déterré des éléments sur la femme qu'il avait écrasée, recherché si le coupable et la victime se connaissaient, trouvé où Ullman-Mengele vivait et à qui il avait parlé après le coup de pare-chocs.

N'importe quel accro au crack ayant TiVo[1], sachant se débrouiller avec Google ou disposant d'une carte de bibliothèque pouvait trouver suffisamment de choses sur les camps pour pouvoir se faire passer pour un ancien d'Auschwitz plus vrai que vrai.

Je me plongeai dans le reste de ce que Zell m'avait donné sur Mengele : une douzaine de feuilles de papier carbone baveuses qui détaillaient les différentes et pour le moins perturbantes procédures-qui-devaient-sauver-la-race.

À Auschwitz-Birkenau, il avait cousu ensemble des jumeaux. Il s'était dit que, s'ils fusionnaient, le superjumeau qui en résulterait pourrait travailler deux fois plus pour moitié moins de nourriture. Il avait expérimenté les douches à l'acide hydrochlorique et

1. TiVo : système vidéo américain qui permet de programmer la télé et d'enregistrer des programmes.

les radiations scrotales comme moyens économiques de stérilisation.

Zell avait retrouvé une poignée de pages du journal intime de Mengele. L'extrait que je lus au hasard débordait d'autosatisfaction guindée. Mengele écrivait comme un type qui se décernait à lui-même des médailles.

« Il y a deux moyens de sauver la race : en éliminant les races inférieures, et en améliorant la race supérieure. C'est le devoir de tout scientifique du Reich — un devoir que moi, Mengele, ai rempli ! »

Dans sa quête des moyens de fabriquer un meilleur Aryen, il s'était spécialisé dans les transplantations oculaires, remplaçant les banals yeux marron par des bleus. Incapable de reconnecter les nerfs optiques, le docteur laissait ses victimes sanglantes et aveugles.

Sur sa technique de transplantation oculaire : « Si les pauvres diables avaient pu voir, ne serait-ce qu'un instant, ils m'auraient remercié pour le magnifique bleu ciel qui embellissait leurs visages. »

Après ça, il avait essayé les teintures, mais le résultat en avait été que les yeux étaient restés marron et aveugles.

Les notes continuaient.

Sa plus grande passion, c'étaient les jumeaux. Les jumeaux détenaient selon lui les secrets de la fertilité et du contrôle génétique.

Ses autres amours, après *die Zwillige*, étaient les malformés, puis les nains. En tant que *Selektor*, il pouvait choisir les spécimens dans les trains. Si les nazis avaient gagné, Mengele aurait posé comme ça pour le timbre à son effigie : le fringant *Haupsturmführer* debout sur la rampe, décidant de qui vit et qui meurt.

Le nombre de ceux que Mengele avait envoyés à la mort variait entre cent mille et un demi-million. L'horreur, pour les juifs, c'était que c'étaient des juifs qui se faisaient exterminer. Le reste du monde — Amérique comprise — avait plus ou moins fermé les yeux. Jusqu'à la toute fin.

En 1939, les États-Unis refoulèrent le *Louisa*, rempli de réfugiés juifs. Le président Roosevelt s'inquiétait des répercussions négatives que pourrait entraîner sur l'opinion le fait d'aider des juifs (« *C'était le New Deal, pas le Jew Deal !* »). Le bateau était retourné à Hambourg et ses passagers, envoyés *illico* dans les camps. Le Département d'État avait créé une colonie juive à Sosua, à Saint-Domingue. Le Président local, Trujillo, trouvait que ses concitoyens étaient d'une manière générale trop noirs de peau. Il souhaitait que des Blancs viennent s'installer et améliorent le ratio racial. Je ne dirais pas que j'étais supercalé en histoire, mais j'étais insomniaque, et les nazis figuraient parmi les sujets favoris des programmes nocturnes des chaînes de documentaires, Discovery, History, Biography et Military.

Et les détails glauques s'étaient incrustés dans mon cerveau.

*

La seule possibilité de la présence de cet homme donnait aux faits (le « triage », les expériences, les écharpes parfumées) une nouvelle force.

Je continuai de lire.

Sa prose gémellaire dégénérait du grandiose au bucolique : « Avec quel lustre la matrice d'une seule femme est-elle capable de s'épanouir et de donner deux, trois ou quatre fleurs ? » À d'autres moments, ça sonnait comme un spot publicitaire traduit : « Mon objectif était d'améliorer ce qui était bien, d'éliminer ce qui était mauvais. D'embrasser la Splendeur nordique. De dire non aux infirmes, aux juifs, aux Tziganes, aux becs-de-lièvre et aux autres saletés qui polluent l'héritage génétique ! »

Une grande part des « recherches en fertilité » de Mengele incluaient des dissections d'organes génitaux. Il disait que les résultats étaient meilleurs lorsque les filles étaient vivantes.

Un de ses sujets secondaires préférés était l'étude de la douleur qu'un humain peut supporter.

Les enseignements tirés de ses expérimentations sur la « vermine » pouvaient prolonger la vie de la Race supérieure. Pourquoi travailler sur des souris ?

J'avais besoin d'air.

Je mis la tête à la porte du *trailer* puant. Fis semblant que ce n'était pas pour épier mon ex-femme, batifolant dans la nuit avec son étalon de prison — ou pour me rendre compte que j'avais halluciné le tout. Qu'est-ce que cela révélait de moi ? Je succombais à mes tourments intimes, alors que j'avais devant moi, étalées comme des cartes de tarot, les preuves du viol d'un peuple tout entier.

Je restai dehors l'espace d'une minute vide. Il était 3 heures du matin passées. Aucun signe de vie du côté du baisodrome. Des veilleuses, en haut des tours, atténuaient l'architecture inhospitalière, à l'arrière-plan. Leur lueur habillait les bâtiments rétro d'une sorte de bourdonnement diffus, comme un insecte, et ça faisait penser à Edward Hopper.

Je ne pouvais pas dire si le bourdonnement venait d'insectes ou des grillages électrifiés (ce qui me rappela comment, lorsque les camps furent libérés, certains prisonniers étaient tellement fous de bonheur qu'ils coururent vers les barrières. Leur premier acte libre fut de s'électrocuter).

*

À la télé, vous entendez tout le temps parler de viols en prison, mais je n'entendais aucun cri. Mis à part ceux à l'intérieur de mon propre crâne.

Je pissai — sur mes pompes, comme je m'en rendis compte — et pensai que Mengele avait passé ses années de gloire à proximité d'une clôture électrifiée, avec des gardes en uniforme, des miradors et des prisonniers. Et il y était revenu. Il y avait une grosse différence par rapport à Auschwitz : les nazis maintenaient leurs prisonniers dans un état d'extrême faiblesse. Dans les camps de concentration, c'était les forts contre les mourants. Dans les prisons américaines, les prisonniers faisaient du bodybuilding. Donc c'était, le plus souvent, les forts contre les musclés.

Je remontai ma braguette et rentrai.

J'avais toujours un peu honte d'avoir été trop faible pour m'attaquer carrément aux dossiers et d'aller directement lire celui du docteur. C'était un sentiment auquel j'étais habitué. J'avais ardemment désiré y découvrir que tout ça n'était qu'un canular, auquel cas je pourrais repartir d'ici aussi vite que j'étais venu. Je n'avais pas voulu admettre la réalité de ce à quoi je m'étais engagé. Quelle ou quoi qu'ait pu être ma proie, j'allais devoir faire face. Et je n'aimais pas faire face. Ce qui, assez bizarrement, était une qualité pour un flic. Pour le reste, ça donnait une vie basée sur l'évitement. Chaque calcul que j'avais pu faire avait toujours eu pour but d'éviter quelque chose. Une vie régie par la peur. Je n'avais pas grand-chose en commun avec le pasteur Rick Warren[1] : la paranoïa, pour moi, n'était pas tant la preuve d'une maladie mentale qu'un effet secondaire d'une conscience élevée.

Mener des criminels en bateau, quelles que soient les circonstances, c'était une mauvaise idée. Mais le faire ici me rendait tellement nerveux que je n'arrivais pas à me mettre à lire le dossier Mengele. Je devais attendre qu'il apparaisse entre mes mains.

Le stress me fit bâiller et je me retournai. À présent, toute possibilité d'évitement avait disparu.

À l'intérieur, je m'assis à la table poisseuse et inscrivis de grands X à côté des passages dont je pensais qu'ils pourraient m'être utiles.

Dans une interview, le fils de Mengele avait annoncé que son père se sentait spolié de la reconnaissance que son travail méritait. Papa pensait que c'était parce qu'il n'avait pas utilisé d'anesthésiques. Les esprits étroits ne parvenaient pas à comprendre

1. Richard D. (Rick) Warren (né en 1954) : pasteur fondateur de l'Église évangéliste de Saddleback (20 000 membres), en Californie. Personnage populaire, mais aussi controversé pour ses prises de position très conservatrices (il a comparé le mariage gay à un inceste et l'avortement à l'Holocauste). Proche de George W. Bush, il a été élu par *Newsweek* une des quinze personnalités les plus importantes des États-Unis, et a aussi, de manière surprenante et qui a suscité une certaine polémique, été choisi par Obama pour prononcer la « prière d'investiture » à la Maison Blanche.

que c'était de la science, pas du sadisme. Ils ignoraient les découvertes miraculeuses qu'il avait faites, les résultats qu'il s'impatientait de révéler au monde. Mais le monde, avec ses cohortes de petits esprits, préférait souffrir et mourir de maladies mortelles plutôt qu'admettre que Mengele avait trouvé le remède. Rolf, qui était devenu un politicien modéré, affirmait être horrifié par ce que son père avait fait.

Selon Mengele le jeune, son père avait emporté dans sa fuite trois boîtes de notes de laboratoire, qui l'avaient suivi de pays en pays. La dernière lettre de papa à son fils, longue d'une seule phrase, traduisait sa détestable tendance à l'autoapitoiement et au narcissisme : « L'histoire a choisi de me juger, pour ne pas avoir à se juger elle-même. »

Il y avait plus : Mengele souffrait d'une maladie rare. Rare pour un humain, en tout cas. Parce que avec son habitude de se mâchouiller la moustache, des poils s'étaient accumulés dans ses intestins et y avaient provoqué une excroissance qui répondait au nom de bézoard. Il avait subi une opération en 1957, à Caracas, afin de retirer ce qui n'était, si on ne tournait pas autour du pot, qu'une boule de poils.

Où Zell avait-il bien pu déterrer tout ça ?

Je ressentis des émotions indéfinissables en fixant des photos de deux jumelles gitanes : des adolescentes dont les mains avaient été amputées et échangées avant d'être recousues, et qui tenaient des sucettes. Le choc et la douleur avaient effacé toute expression de leurs visages. Puis je réalisai que ce que je fixais en réalité, c'était leurs épais poils pubiens. J'étais à deux doigts de m'évanouir, tellement je me détestais. Il se foutait de qui, *Herr Doktor* ? Pourquoi elles étaient à poil ?

Les notes de Zell disaient que Mengele (avec l'aide d'IG Farben) avait utilisé la peau de vraies femmes pour créer sa « partenaire hygiénique », attrayante et facile à nettoyer. Une poupée d'amour pour soldats. Les caractéristiques étaient incluses. « Borghilda est souple, élastique, anthropomorphique, et capable de faire les mêmes choses que votre petite amie ou dévouée *Mutti*, qui vous attend à la maison. » Et elle avait la même forêt pubienne que les malchanceuses gitanes. Mais blonde.

« Nous, les Allemands, nous voulons des femmes, des vraies. Nous ne voulons pas qu'elles se rasent le bas. Nous ne sommes pas des enfants. À la différence des Américains, qui veulent que leurs femmes aient des seins surdimensionnés et des vagins sans poils, pour avoir Maman en haut et une petite fille en bas. J'ai conçu ma *Rhinemaiden*, Borghilda, conformément à ce que la nature a voulu. »

Je poursuivis : il avait plongé des bébés dans de l'eau glacée. Il avait joué la Sérénade de Schubert au violon. Il avait trouvé une pianiste hongroise pour l'accompagner et il avait entraîné un chien de garde pour la mordre lorsqu'elle faisait une fausse note. La salle de musique était dans le Bâtiment 10, à côté du laboratoire. Qu'est-ce qui était le plus dur à croire : qu'il transplantait des mains ? Qu'il pensait vraiment que des mains transplantées seraient capables de jouer du violon ? Ou qu'il pouvait avoir toutes les mains qu'il voulait ?

9

La Croix-Rouge est là !

« Feh ! Houuu, Arrrh ! »

J'émergeai, vaseux, et avec le nez qui coulait comme pas permis. Les documents sur Mengele étaient éparpillés tout autour de moi.

Pendant la nuit, une équipe de chirurgiens avait réussi, je ne savais pas comment, à s'introduire dans le *trailer* et à mettre un rectum de porc très malade et hautement radioactif dans la cavité crânienne où s'était auparavant trouvé mon cerveau. D'après la pâteusité de ma langue, il ne faisait aucun doute qu'ils étaient passés par ma bouche, m'avaient introduit le truc dans les sinus, puis l'avaient logé derrière mes yeux pas bleus. Je pouvais le sentir, niché juste au-dessus de mon cortex cérébral, comme une charogne au bout d'un bâton. J'avais une furieuse envie de me tirer sur la langue au maximum et de me la couper avec les dents.

Rêves mengelesques.

J'avais besoin de me cogner contre quelque chose. Je me filai des baffes sur la tête et heurtai une vieille boîte de la Croix-Rouge. À ma grande surprise, elle s'ouvrit, découvrant une série de seringues en métal en parfait état, avec des ampoules scellées. J'en attrapai une et reconnus le logo : Bayer, 1919. À cette époque-là, l'héroïne était légale. L'aspirine était la dernière invention du diable, la drogue dont il fallait se méfier. Encore des miettes de documentaires.

Je plissai les yeux pour mieux voir l'étiquette, et je lus, calligraphié à la mode des années 1920 : MORPHINE SULFATE.

Le petit coup de fouet que ça me donna, rien qu'à voir ces mots, m'étonna.

Jusqu'à cet instant, je n'avais pas pensé à la drogue. Mais à partir du moment où je la vis, j'en eus besoin. Et pas seulement à cause de ma gueule de bois. Ce n'était pas ma première. Mais je n'en avais jamais tenu une pareille, avec l'élancement mortel que le vin en carton et la moisissure ambiante m'avaient laissé dans la tête. Je visualisai mon cerveau, extrait à la petite cuiller de mon crâne, flottant dans un bocal, saignant encore un peu du tatouage récent à l'effigie de la femme nue dont j'avais cru qu'elle me sauverait. À chacun de mes mouvements, mes poumons étaient percés par la boîte de conserve de la soupe de mes chagrins.

Mais voilà où je voulais en venir : la douleur était tout à fait supportable, jusqu'à ce que je voie l'antidote. C'est la définition même de l'addiction. Je fus instantanément en manque.

Venue de nulle part, une possibilité qu'une personne normale n'aurait jamais considérée m'apparaissait à moi parfaitement raisonnable (les gens normaux ne ressentent pas non plus l'irrépressible envie de finir les verres à cocktail à moitié bus dans les bars des aéroports, quand personne ne regarde. Demandez à un poivrot : s'il répond non, ce n'est pas un vrai alcoolo).

Si vous vous sentez vraiment mal et que vous avez le moyen d'éradiquer ce malaise, vous commencez par l'éradication, et vous vous souciez des conséquences plus tard. Si vous êtes un junkie, votre boulot, c'est l'éradication. Vous avez un vide à combler. Sans parler de l'autoapitoiement et de la possibilité de se débarrasser d'une peur qui vous broie les couilles.

J'entendis crisser des pneus sur le gravier, au loin. Puis je vis mes mains manipuler la seringue comme si elles avaient fait une école d'infirmière en 1910. Rien que de tenir le bazar, ça me faisait palpiter les entrailles. Mes doigts laissaient des traces graisseuses sur le tube de verre. Je le glissai dans son support en métal comme une balle dans un chargeur, introduisis l'aiguille dans la fente de l'autre côté. Et regardai, admiratif, le résultat.

Le crissement sur le gravier se rapprochait.

Ça faisait dcs annécs quc jc nc m'étais pas piqué, mais mes veines étaient toujours dures comme du bois. Respirant lentement, j'attendris une autoroute à sang comme au bon vieux temps. Mais je n'étais pas encore sûr de le faire. Et là : BANG-BANG-BANG !

« Il y a quelqu'un ? »

Sans réfléchir, j'appuyai sur le piston.

Merde !

« J'arrive ! », coassai-je.

La morphine centenaire mit quelques secondes à exploser. Ça déboula comme une vague chaude et humide. Comme si mon cœur s'était pissé dessus.

Par réflexe, je démontai le barda et cachai la boîte de la Croix-Rouge sous l'évier, où semblait être sa place.

Rincin toqua encore une fois.

« Allez, mon vieux, qu'est-ce que vous foutez, là-dedans ? »

Ma voix venait de très loin.

« Juste une minute, chef !

– Pas de problème. Ça vous embête si j'entre ?

– Attendez ! »

J'avais oublié que, pour les agents de la force publique, « Attendez ! », ça voulait dire : « Allez-y, entrez ! »

Je regardai la poignée tourner avec une fascination mesurée. Avais-je aussi oublié de fermer à clef après les réjouissances de la nuit dernière ? Rincin avait-il la clef ? La panique m'attaqua, puis battit en retraite. La drogue faisait effet. Mais je savais que la douleur qu'elle avait tuée ressusciterait plus tard. Cette pensée disparut elle aussi en un instant et la porte s'ouvrit en grand. Rincin entra et me fit un clin d'œil. Peut-être n'avais-je en réalité ressenti que les effets des conservateurs.

« Je suis en avance, dit mon nouveau pote. Faut que j'aille aux gogues. Deux gorgées de flotte et j'ai tellement envie de pisser que j'en chialerais. » Il me passa devant, fonça dans les chiottes cabine téléphonique et grogna. « Hé ! Vous avez oublié ? »

Quelque chose rebondit sur ma poitrine. Je l'attrapai et sentis l'emballage en plastique craquant. Le gobelet teste pisse. Mon estomac se serra.

Je tournai le robinet de la cuisine. Libérai quelques gouttes d'un liquide qui, au goût, avait l'air inflammable. Une goutte me tomba dans l'œil et ça piqua, mais je continuai de boire.

Rincin parlait depuis les toilettes. Il ne s'était pas embêté à fermer la porte. Son jet fouettait bruyamment la cuvette en métal et il grognait comme s'il tenait le rôle principal dans un mauvais film porno : « Oh ouais ! Oh mon Dieu ! Putain, ce que c'est bon ! Comment c'est bon, putain ! »

J'essayai de ne pas penser à ce que la morphine préhistorique pourrait faire à mon foie. Ça m'était arrivé de m'injecter du cirage à chaussure, et j'avais survécu. Qu'est-ce que ça pouvait faire, une goutte de plus ou de moins dans le Love Canal[1] ?

Rincin soupira bruyamment depuis les toilettes.

« Oh, boudiou de boudiou ! »

Son jet surpuissant se mua en une légère cascade. Il sortit des toilettes en se remettant les couilles en place dans son uniforme kaki.

« Vous vous habillez, mon vieux ? Faut qu'on dépose votre gobelet à pisse et qu'on aille voir vos étudiants.

– Ça prend combien de temps ?

– Ça prend combien de temps quoi ?

– Le test de la pisse.

– Pourquoi, vous flippez ?

– Pas si la bière n'est pas devenue illégale ! »

Ça me semblait être un truc que dirait un mec normal. Rincin me scruta.

---

1. Love Canal, banlieue de Niagara Falls, dans l'État de New York. À l'origine, un canal creusé par l'entrepreneur William Love, à la fin du XIXe siècle. Dans les années 1970, un journal révéla que la société Hooker Chemical, qui l'avait racheté, y avait déversé illégalement plus de 21 000 tonnes de produits toxiques qui avaient pollué irréversiblement les sous-sols. C'est depuis une zone interdite.

« Vous avez un parkinson ?, il demanda, en remontant sa braguette. Vous avez l'air plutôt agité.

– Nuit difficile.

– J'ai connu ça, grand Dieu ! Et puis j'ai arrêté les frais. »

Je le frôlai en allant aux toilettes.

Les spores sombres qui poussaient sur le miroir me faisaient un visage plein de points noirs. C'était comme d'avoir de nouveau quatorze ans, à part pour un fantôme de tache jaune dans l'œil, et les profondes rides que le temps et une vie supersaine m'avaient gravées dans les joues, comme des initiales sur un tronc d'arbre. Ma fille appelait ces parenthèses autour de ma bouche mes « traits de marionnette ».

À son âge à elle, je n'aurais jamais cru que je me ferais un jour de la bile pour une histoire de pisse propre. Si je me faisais gauler le premier jour, en tant qu'expert ès drogues, c'était sûr qu'il y aurait des conséquences.

« Idiot, murmurai-je à mon reflet.

– Vous me parlez, Rupert ? »

La voix de Rincin m'arrivait à travers la cloison, plus assourdie que vraiment indignée.

« Je chantonne », répondis-je, avant de ramasser le gobelet et d'en déchirer l'emballage plastique.

À travers un siècle de poussière, j'amorçai la descente postopiacée.

J'étais à deux doigts d'abandonner, mais dans un moment d'ingénieux je-m'en-foutisme, je repérai un filet d'urine que Rincin avait laissée sur le sol. Heureusement, le lino faisait de profonds replis, suffisamment pour que je puisse en extraire de quoi remplir un gobelet.

« Bon, allez, allons-y, dis-je en essayant de sourire, en sortant des gogues.

– Allons-y où ? » Rincin regarda le gobelet sans réel enthousiasme. « À moins que vous ne vouliez vous la jouer à la Gandhi et que vous le buviez, je serais vous, je mettrais un couvercle.

– Gandhi buvait son pipi ?

– C'est le secret du succès de la non-violence », Rincin parlait par-dessus son épaule. « Faire en sorte que votre haleine pue la pisse, et, pendant les négociations, s'asseoir tout près. »

Il sortit du *trailer*, et je titubai derrière lui.

« Vous venez de l'inventer, ça, hein ?, demandai-je.

– Diplômé en histoire. Humboldt Junior College. À propos, vous pensez quand même pas que l'Holocauste a vraiment eu lieu, si ?

– Je n'ai pas encore tranché, dis-je en haussant les épaules, sans aucune hésitation. Pourquoi cette question ?

– Oh, je sais pas », Rincin déverrouilla la portière côté conducteur d'une Crown Vic marqué CDC. « Quand je bosse avec un mec, j'aime bien savoir ce qu'il pense.

– C'est bien naturel », dis-je bêtement.

Je ne savais pas si je devais m'inquiéter de notre petit échange. Ou pas. Nous étions juste deux types ordinaires, qui parlions de l'Holocauste.

La montée d'opium était bien finie. La paranoïa était revenue. Mais coupée à la désorientation et à la bouche sèche. Je me posai vaguement la question de savoir si des erreurs de jugement pouvaient avoir une origine bactériologique.

« Montez. » Rincin claqua sa portière et tapota le siège passager. « Prenez la place du mort. »

Trois prisonniers avec des râteaux sur l'épaule qui passaient par là jetèrent un coup d'œil dans la voiture. Rincin les chassa d'un geste et gueula dans son talkie-walkie : « Le paquet est en route. Dix-quatre.

– Le paquet ? » La sensation d'être pris dans un guet-apens noya les dernières traces d'euphorie.

Rincin me fit un clin d'œil.

« Vous avez bien un paquet, non ? Je parie que vous êtes monté comme un âne. »

Je ne mordis pas à l'hameçon. Si c'en était un. À la place, je regardai des salopettes orange qui marchaient en rond à la promenade par grappes de deux ou trois. La moitié des détenus avaient l'air de types qui étaient descendus au mauvais arrêt de bus. L'autre moitié avait l'air de types qui avaient tué le conducteur dudit bus pour trois fois rien ou rien du tout. Quelques-uns — les joues roses et rasées de près — donnaient l'impression qu'ils avaient dévoré leurs propres mères.

« Mes excuses pour la remarque sur l'âne. » Rincin baissa la tête, sincèrement contrit. « La qualité des gens dans le coin, ça fait baisser le niveau, question conversation. »

Il se rangea sur un parking en terre, et resta assis avec les mains sur le volant. Il regardait droit devant lui, vers l'arrière du Bloc nord, la partie condamnée.

« Par ici, le diable gagne plus qu'il ne perd, si vous voyez ce que je veux dire ?

– Pas vraiment.

– Je vais reformuler, monsieur le juge. Vous croyez que ça existe, un bon prisonnier ?

– Vous êtes mieux placé que moi pour répondre. Et vous, vous croyez que les gens peuvent changer ?

– Oh oui, ils peuvent changer. J'en ai vu. Le problème, c'est qu'ils persistent à toujours changer en la même chose. » Il avait dit ça en me gratifiant d'une vue pleine face de son permasourire. « Est-ce qu'il y a déjà eu des détenus célèbres que les gens du dehors adoraient ? Sûr. Bon Dieu, ce sont ceux sur qui on fait des films. Mais les gardes, eux, ils savent.

– Mon préféré, c'est *Le Prisonnier d'Alcatraz.*

– Vous déconnez, là ! »

Pour la première fois depuis que nous nous connaissions, Rincin enleva ses lunettes de soleil, découvrant des yeux vert pâle d'une luminosité tellement étincelante que je me demandai s'il ne portait pas des verres au mercure simplement pour ne pas que les condamnés à perpète les voient.

« Sans vouloir dénigrer Burt Lancaster, il poursuivit, le vrai nom du personnage, c'était Robert Stroud. Stroud était à Leavensworth[1] quand mon grand-oncle y était gratte-papier. Oubliez les oiseaux. Tout ce qu'il faisait, c'était écrire des lettres à des gamins où il disait ce qu'il avait envie de leur faire.

– Le prisonnier d'Alcatraz était un pédophile ?

– Ils l'ont pas mis dans le film, ça.

– Merci d'avoir éclairé ma lanterne, dis-je. J'avais dans l'idée d'engager un "perpète" pour babysitter mes gosses, mais plus maintenant. Je vous revaudrai ça. »

Les lunettes de nouveau sur le pif, Rincin secoua son sourire.

« Vous êtes un petit marrant, vous. Tout ce que je veux dire, c'est qu'en sortant de votre réunion d'aujourd'hui, vous aurez peut-être l'impression que vous avez rencontré des mecs géniaux. Mais souvenez-vous, ils ne sont pas là pour des contredanses.

1. Établissement carcéral du Kansas.

– Bien compris, dis-je, en regardant un bâtiment bas à côté de la promenade, où un groupe de détenus s'étaient déjà réunis. Vous savez pourquoi je suis ici ? »

– Pour faire du bien, je suppose. » Il s'assura que je le verrais cracher. « On dirait que vos élèves vous attendent. Peut-être que l'un d'entre eux vous aura apporté une pomme. »

Il fit le tour jusqu'à ma portière et me saisit le bras lorsque je sortis.

« Je vous fais marcher, pour la pomme. S'ils vous apportent quoi que ce soit à bouffer, à votre place, je vérifierais qu'il n'y a pas de matières fécales ou de verre pilé dedans.

– D'accord », dis-je, flippé à l'idée du verre pilé.

Est-ce qu'il voulait me faire savoir qu'il savait comment ma seconde femme avait rectifié son premier mari ? Qu'il savait tout de moi ? Est-ce que tout le monde savait tout ? Est-ce que tout ça n'était que coïncidences ?

Merde.

« On est dans l'ancienne fabrique de meubles. Il y a une petite salle de conférences dans un angle. »

Et c'est là que ça me frappa : je n'avais rien préparé. Je m'étais focalisé sur Mengele et je n'avais pas la moindre idée de ce que j'allais dire.

Monsieur le spécialiste de l'addiction.

Nous passâmes devant le garage des pompiers, ouvert. Un tout petit type bodybuildé avec de grosses bottes noires était debout sur le pare-chocs avant d'un

camion de pompiers Mack du milieu des années 1960. Il était penché sur le capot, une main dans un gant en peau de chamois. Il frottait lentement, en faisant de petits cercles serrés, comme s'il caressait un cul dont il ne se lassait pas.

« Ça va commencer !, siffla Rincin. On va se marrer ! »

Je me retournai, mais ce n'était pas à moi que Rincin parlait. Il parlait au pompier. Le mini-Schwarzenegger me vit regarder et sourit, mimant de la main, avec son petit gant, une petite fessée.

10

Un Billy Idol[1] de deux cents ans

À part Davey, le gars avec le demi-visage, je ne reconnus aucun de mes stagiaires. Mengele n'était pas là. Je n'avais pas imaginé cette possibilité. Lui absent, je n'avais plus aucune raison de faire semblant d'être compétent, sinon empêcher quiconque de se rendre compte que j'étais incompétent.

Si j'avais eu à choisir un endroit où faire le con avec de la drogue, aurais-je pu mieux tomber qu'un pénitencier d'État, après avoir montré à des détenus comment eux aussi pouvaient parvenir à vivre une vie de rêve, *clean* et sobres ?

J'étais à moins deux secondes de partir en dérapage incontrôlé.

Une porte à l'autre bout de la pièce s'ouvrit bruyamment. Un fauteuil roulant entra, avec assis dedans un vieil homme maigre et un peu bossu, la peau luisante, des cheveux blonds peroxydés de part et d'autre d'une raie impeccable, avec sourcils et moustache assortis. Il ressemblait à Billy Idol, mais

1. Billy Idol (né en 1955 sous le nom de William Broad) : chanteur issu de la scène punk rock anglaise, célèbre pour ses cheveux peroxydés, sa moue à la Elvis et quelques hits planétaires dans les années 1980.

à deux cents ans. Je ne pouvais pas le quitter des yeux. Il était poussé par Movern Dinkle, le type qui avait été libre pendant six heures.

Les joues rebondies de Movern surmontaient un cou et des épaules comme des haricots, comme si son visage avait besoin de faire un régime et le reste de son corps, de cocktails nutritionnels. Je hochai la tête et lui aussi. Pas amical, mais pas non plus inamical. Professionnel.

Les chaises formaient un cercle. Je pris la première, à côté de Davey, dont ce qui lui restait de visage semblait étrangement joyeux. Il s'était rasé le crâne.

« Salut, je m'appelle Manny, dis-je, la main tendue. Vous devez être Davey.

– Comment vous avez deviné ? Ma belle gueule ? »

Indépendamment du fait que le bas de son visage avait été arraché, on lui avait recollé suffisamment de bouche pour qu'il puisse parler normalement, quoiqu'un peu à la Tom Brokaw[1]. Il avait dû être beau gosse. Au-dessus de la catastrophe de cicatrices et de greffons de peau, là où aurait dû se trouver son menton, il avait les caractéristiques de la beauté typiquement américaine. La chirurgie reconstructive l'avait plus rafistolé que reconstruit. De près, on voyait les cicatrices toutes fraîches. Le dernier à avoir tenté sa chance avait essayé d'arranger ses lèvres de manière qu'elles couvrent ses gencives. Mais la greffe n'avait pas vraiment pris, et sa lèvre pendait un peu, comme du papier peint qui se serait décollé. En gros, il n'avait pas de lèvres.

---

1. Tom Brokaw (né en 1940) : célèbre journaliste et présentateur de télévision américain, à la diction caractéristique.

Je lui lâchai la main et me tournai de l'autre côté, vers un Afro-Américain maigre, entre deux âges, avec des cheveux coiffés à l'ancienne, écroulé sur sa chaise, les mains croisées sur la poitrine.

« Même pas en rêve, dit-il. Paraît que vous êtes flic. »

Mon étonnement dut se voir.

« Y a pas de secret dans cette turne. La première chose qu'on apprend, c'est comment reconnaître un infiltré. Juste après, c'est comment ne pas perdre sa virginité anale et ensuite comment faire venir ses copines à la visite. »

Ça commençait bien !

Un rasta blanc grassouillet avec des lunettes en fer se laissa tomber sur la chaise en face.

« Sans te manquer de respect, calme-toi un peu, putain, André. »

Mon voisin se redressa instantanément.

« Enculé, j'te l'ai d'jà dit, j'm'appelle pas André. J'm'appelle Révérend D. »

Donc le Rév. D. était le mystérieux dossier vide, André Duquesne.

Le crâne du petit Blanc qui l'avait chauffé dégueulait des *dreads* comme des brocolis. Quelques-uns d'entre eux se dressaient à la verticale sur au moins vingt centimètres. Il ne ressemblait pas à sa photo.

Sans doute une autre façon qu'avait le directeur de me rappeler à quel point tout ça l'intéressait.

Le rasta blanc mit la main devant sa bouche et ricana.

« Je m'appelle Jimmy. J'avais pas de *dreads* quand on m'a tiré le portrait. Vous êtes un flic sympa, hein ?
– J'étais.
– Vous avez déjà shooté quelqu'un ? »
Les gens me posent toujours cette question. Je réponds toujours : « Je me souviens pas. »
Ce qui m'acheta quelques secondes supplémentaires pour étudier mes nouveaux amis.

Je reconnus Roscoe, le Black Panther qui avait viré philosophe. Beaucoup plus vieux que tous les autres, son bouc poivre et sel ornait un visage mince, serein et qui ne souriait pas. Il aurait pu passer pour un yogi noir.

Un solide *ese* sur ma gauche était assis et tapait des doigts sur sa table en se mâchouillant les lèvres. Si c'était Cranky, le Mexicain qui essayait de se sortir du crank, il avait manifestement fait beaucoup de muscu. Peut-être que c'était ce que faisaient les Mexicains qui marchaient au *speed*, par ici. Sa chemise bleue s'ouvrait sur un marcel qui laissait dépasser la moitié supérieure d'une Vierge de Guadalupe.

« Je m'apprêtais à marcher de long en large, à vous parler un peu de moi, vous dire qui je suis, toutes ces conneries, mais après tout, démarrons avec cette histoire de shoot. C'est une bonne question, et je veux vous donner une bonne réponse. »

Je regardai encore Mengele. Je ne pouvais pas résister. Sous les cheveux à la Rutger Hauer époque *Blade Runner*, ses yeux anthracite étaient perçants et suspicieux, la peau tendue sur son visage étonnamment lisse. Mais ce qui me faisait vraiment flipper, c'étaient ses biceps sphériques. Pas tant à cause de leur taille que de leur aspect compact. Je pensai aux jumelles avec leurs mains échangées et me demandai : un chirurgien peut-il se faire une transplantation de bras à lui-même ? Évidemment, pas les deux le même jour. Il n'y avait pas moyen de voir une cicatrice, il aurait fallu qu'il porte un T-shirt à manches courtes, mais d'après sa chemise bien repassée boutonnée jusqu'en haut et ses ongles vernis, il n'avait pas l'air d'être le genre à mettre des trucs sans manches.

Nos regards se croisèrent et je crus deviner ce qu'il y avait dans la tête de Mengele : « Danse, petit singe juif, danse. »

Le scientifique des races avait fait sa thèse de doctorat sur la manière de reconnaître les juifs aux plis de leurs oreilles. Dix secondes avec un pied à coulisse sur un lobe, et plus la peine de vérifier les prépuces. Il avait dû être un vrai boute-en-train.

Je déchirai le voile de mes divagations et regardai dans les yeux tous ceux qui étaient présents dans la pièce, puis passai en mode mitrailleuse.

« Vers la fin, ça ne me gênait plus trop d'émerger avec du sang sur ma chemise et une touffe de cheveux collée sur le tableau de bord. Ce genre de petits trucs…

– Si c'est ça qu'il appelle petit, Movern va se chier dessus quand on en sera au gros. » Movern rigola à sa propre vanne, mais personne ne l'imita.

« Movern, ta bouche », dit Rincin de son poste, au fond. Il fit du bruit avec des pièces de monnaie dans sa poche et claquer une bulle de chewing-gum. Je me rendis compte que je ne planais plus du tout. Je me rendis aussi compte que je ne parlais plus.

Mais j'étais un professionnel. Je savais comment faire passer un blanc pour une pause.

« Une fois, j'ai émergé et il me manquait deux chargeurs pour mon 9. Il y avait aussi une flaque de sang sur la banquette arrière. Mais personne n'est venu toquer à ma porte. »

Je regardai chacun d'entre eux, en fronçant les sourcils pour montrer que c'était profond.

« Vous savez de quoi je veux parler. Comme quand vous rentrez chez vous en voiture en pleine défonce, et le lendemain, votre pare-chocs est démoli, et il y a une chaussure à talon haut aplatie et des collants collés à la roue avant. Vous avez la trouille et la gueule de bois, alors qu'est-ce que vous faites ? Que croyez-vous que vous allez faire ? Vous collez l'épave au garage ou alors vous volez des plaques d'immatriculation sur le parking d'un Denny's[1] pour faire un échange ? Le délit de fuite, c'est vraiment un crime de *loser*, dis-je en regardant Mengele, qui était là pour ça. La lie de la terre. Mais il y a des gens qui n'ont pas de *self-control.* »

Qu'est-ce que je foutais à essayer de démasquer un meurtrier de masse en l'insultant pour un homicide automobile ? Je passai la main sur ma barbe naissante et grimaçai à l'odeur de l'eau du *trailer* sur mes doigts. J'avais davantage besoin d'être passé à la vapeur que d'une douche.

Roscoe, qui jusque-là n'avait rien dit, me regarda avec douceur. Sans me juger. Ce qui faisait que je me sentais encore plus jugé.

1. Chaîne de restaurants.

« Pourquoi diable suis-je ici en train de vous raconter les trucs de dingue que j'ai pu faire ?

– Parce que vous êtes cinglé ? », proposa André, *alias* le Révérend D.

Davey demi-face observait. Je remarquai que ses cils étaient aussi épais que ceux de Bambi, et c'était comme une compensation pour la tragédie, au-dessous.

« Lcs gars, dis-je, bon soldat, cinglé, c'est cinq crans au-dessus de là où j'étais. Et parfois ça l'est encore, mais c'est une autre histoire. »

Silence.

Le côté névrosé, ça ne faisait pas recette en taule.

Cranky s'agita : « Arrête, *homes*, t'es flic. » Il avait tout le temps besoin de s'arrêter de parler pour grincer des dents et se mâchouiller les lèvres. « Ton gang à toi, ce sont les flics. » *Mâchouille. Grince.* « Ils vont pas te balancer. » *Grince, grince.* « Et c'est pas comme si t'allais défoncer ta propre porte et te passer les bracelets à toi-même, putain. » *Grince, grince. Mâchouille, mâchouille, grince, mâchouille.*

« T'as l'air plutôt furax, Cranky. Tu as déjà eu des problèmes avec la drogue ?

– Mon nom c'est Ernesto, mec. Cranky, c'est pour ma famille.

– Moi aussi[1], dis-je, et le Lexapro n'a pas aidé. Je continuais d'avoir la haine. Cette merde, c'est supposé être des antidépresseurs, mais comment ne pas se sentir déprimé quand le truc vous transforme la queue en bouton de porte ? »

1. Jeu de mots sur le nom « Cranky », qui signifie aussi de mauvaise humeur, râleur.

Mais ferme ta gueule ! me hurlai-je à moi-même dans ma tête, avant de me demander si je l'avais dit à voix haute. Ça n'avait aucune importance, en tout cas ça n'en avait pas pour Cranky. Il s'était tortillé sur lui-même pour s'assurer que Rincin écoutait, me donnant ainsi l'occasion de voir le XIII tatoué sur sa nuque. Pour la treizième lettre de l'alphabet. M. *La Eme*. Qui avait juste décrété que la meth était passible d'une dérouillée.

« Pour faire simple, dis-je, la voix grave pour avoir l'air sérieux, à défaut d'être tout à fait cohérent, si vous voulez vous en sortir, il vous faut d'abord trouver pourquoi vous avez commencé. Il faut que vous pensiez à tout ce qui a pu vous donner envie de planer, pour éviter d'affronter... »

C'est alors que le rasta blanc augmenta les enjeux : « Je peux parler que pour moi-même, mais je ne me défonçais pas pour ça, moi. Moi, c'était parce que j'aimais bien me taper deux putes en même temps pendant toute la nuit sans m'arrêter, avec de l'herbe de première et de la coke. Et un peu de Hennessy pour quand le soleil se levait.

– Exactement, lui fit écho le Révérend D. Sauf que tu devrais oublier l'alcool, fils. Les femmes, tu peux t'éclater avec elles jusqu'à tes quatre-vingts barreaux, mais faut oublier la boutanche. Mon vieux, une fois, j'ai eu une petite Chinoise...

– Une seconde, Rév. » Je savais qu'il fallait que j'intervienne ou que je renonce à contrôler quoi que ce soit. « Ce que je voudrais savoir, Jimmy, c'est comment tu te sentais quand tu ne pouvais avoir ni les putes ni la came. »

Ça sonnait vraiment très scolaire, même pour moi.

J'étais si peu préparé que Nancy Reagan aurait pu me prendre en défaut.

J'avais consacré tout mon temps à Mengele. Si jamais quelqu'un m'interrogeait sur les poupées d'amour nazies en peau véritable, j'assurerais à mort.

Jimmy étendit les bras et interpella le groupe : « Regarde-moi bien, mec, les putes et la came, j'en avais autant que je voulais. Et quand il y en avait plus, il y en avait encore.

– Alors pourquoi t'es ici ?

– À votre avis ? Un stage sur l'addiction, ça va faire rudement bien quand ils étudieront ma conditionnelle.

– C'est quand ?

– 2029.

– Bon, ben, te précipite pas trop. »

Quelqu'un lâcha un prout sonore et sifflant, après quoi Mengele s'étira dans son fauteuil roulant et déclara : « C'est le truc le plus intelligent que j'aie entendu aujourd'hui. »

Ce qui obtint quelques ricanements.

« Une blague de prout, merci ! »

Je fis semblant d'être vexé. Supérieur. J'essayai un ton dont j'imaginais qu'un homme orgueilleux pouvait s'offusquer. « Et vous, monsieur Burgmeister, vous êtes tombé pour quoi ? Des *Bratwurst* et de la bière ? »

Mengele se raidit : « C'est Docteur.

– C'est ça, oui, dis-je. Et le Docteur aurait-il quelque chose dans son passé qui pourrait lui donner envie d'oblitérer ses souvenirs ? »

Mengele me rendit mon regard avec assurance : « Je n'ai rien fait de regrettable. On m'a fait des choses regrettables, à moi.

– Comme quoi ? »

C'était juste lui et moi, maintenant. La pièce disparut. Je ne m'étais pas attendu à être si intime si rapidement.

« On m'a refusé la reconnaissance qu'auraient dû me valoir mes travaux ! J'ai fait des sacrifices considérables.

– Ça ressemble à de la haine, ça. Vous avez la haine ? Y a pas de honte à ça. Ça arrive à tout le monde. Le problème, c'est que la haine, c'est comme de prendre du poison en espérant que quelqu'un d'autre en mourra.

– Vous ne savez pas de quoi vous parlez. »

Il frappa de la main sur l'accoudoir de son fauteuil roulant, faisant sursauter Movern qui commençait à s'assoupir.

Rincin s'éloigna en douceur de la porte. Une main sur son Taser.

« Doucement, doc. »

Mengele leva un sourcil peroxydé vers lui, la lèvre supérieure retroussée dans un rictus plein de mépris et de lassitude.

Son accent n'était pas insurmontable, une fois les échardes métalliques retirées des oreilles.

« Personne dans ce pays ne sait comment on dirige une prison. Vous vous rendez compte des ressources que vous gaspillez ? Des avantages à côté desquels vous passez ?

– Hé, moi, j'ai les soins dentaires gratuits, intervint Rincin. Et même l'appareil de ma fille.

– Pas ce genre d'avantages, répondit Mengele, tendu.

– Vous voyez, dit Movern en secouant la tête, Rincin essaie toujours de nous embrouiller. »

Mengele l'ignora et reprit, d'une voix qui était un mélange guttural de prière et de mépris. Il ne disait pas tant les mots qu'il les poignardait et les balançait ensuite élégamment par-dessus bord.

« Votre peuple peut encore être sauvé.

– Vous voyez ? Le doc sait. Il parle du Jugement dernier. »

Mengele rit, une sorte de demi-note sèche, puis toussa un coup.

« Le Jugement dernier, c'est rien d'autre qu'un complot terroriste, ourdi par le Christ au lieu de Ben Laden. Et c'est qui, Jésus-Christ ? Le bâtard d'une pute juive.

– Doucement », dit le Révérend D., qui essayait de placer un mot.

Cranky se croisa les mains sur la tête comme s'il essayait d'empêcher ses pensées de s'envoler.

« Attendez, attendez ! Vous avez pas vu cet épisode de *La Quatrième Dimension*, où les extraterrestres débarquent avec leur livre magique *Servir les hommes*, et tous les terriens font comme qui dirait des pieds et des mains pour embarquer sur leur vaisseau spatial, à part ce gusse, qui leur court après en criant "Revenez, bande d'idiots ! C'est un livre de cuisine ! *Servir les hommes* !" C'est comme si le Messie était cannibale. Oh, merde ! Peut-être que les gens qui sont partis, en fait, ils servent juste d'ingrédients. »

Movern secoua sa grosse tête d'avant en arrière, avec ses mâchoires à la Gary Coleman[1].

---

1. Gary Coleman (1968-2010) : acteur américain surtout connu pour le rôle d'Arnold qu'il a tenu enfant, dans la série TV *Arnold et Willy* et qui a par la suite défrayé la chronique judiciaire, jusqu'à son décès.

« Oh non ! Oh non ! Oh non, non, non, non, non ! » Il croisa les bras sur son torse de moineau. « C'est la deuxième fois que le nom de mon Seigneur est calomnié dans cette pièce.

– Ah ! J'ai lu des trucs sur ton Seigneur dans *L'Apocalypse*. »

Mengele mâchouilla sa moustache et ricana avec jubilation.

« Lorsque Jésus le Guerrier reviendra, il invitera les Justes au ciel. Et il précipitera les incroyants dans un lac de feu.

– Sans blague !, dit le Révérend, en tapant dans la main de Roscoe, l'ex-Black Panther professoral, qui sourit faiblement derrière ses verres cerclés de fer. Le vieux pond des théories, maintenant. Il se la joue Christopher Hitchens[1]. »

Mengele se repaissait de l'attention, la moustache brillante de salive.

« Qu'est-ce donc que le Jugement dernier sinon un génocide divin ? La seule différence entre Jésus et Hitler, c'est qu'Hitler a vraiment existé. Et à la place d'un lac de feu, on a eu les fours.

– Mec, l'interrompit Jimmy le rasta blanc, sans te manquer de respect, Jésus était vachement mieux coiffé. »

Mengele regarda Jimmy du coin de l'œil. Le rasta blanc pâlit. Il n'avait pas besoin de savoir qui était le vieux pour avoir peur. Les vieux yeux du criminel de guerre irradièrent quelque chose qu'ils ne pou-

1. Christopher Hitchens (né en 1949) : écrivain et journaliste britannique vivant aux États-Unis, athée, militant antireligieux, a écrit des livres polémiques sur Henry Kissinger et Mère Teresa et sur les ravages qu'ont causés les religions monothéistes.

vaient pas dire avec des mots. On ne pouvait que le ressentir.

Et pourtant…

En voyant Mengele, j'étais moins surpris de la banalité du Mal que de sa volubilité. Mengele avait des idées qu'il pensait importantes. Il parlait comme s'il était sur une estrade, ou à proximité d'un train, à discourir devant un public captif.

« Le Troisième Reich, c'est une histoire sur laquelle les nouveaux Allemands ne veulent pas trop s'appesantir. Parce que c'est arrivé. Le Jugement dernier, c'est une histoire sur laquelle les évangélistes passent leur temps à s'appesantir. Parce qu'ils veulent que ça arrive. Ce n'est pas la Solution finale, c'est le grand finale. Que pèsent six millions, comparés à l'holocauste de l'*Apocalypse* ? "Ceux qui Le rejetteront seront précipités dans un lac de feu." *Mein Gott*. Chaque homme, femme ou enfant sur la Terre qui n'aura pas accueilli la Bonne Parole : jetés dans les flammes. Moines bouddhistes, adorables bébés pas encore baptisés, juifs, musulmans, hindous, baha'i… Tous ! » Les yeux de Mengele se vrillèrent sur moi. « Vous appelez ça la Parousie. Moi, je dis que c'est attendre que Jésus allume les fours. Hitler avait lu la Bible, lui aussi.

– Oh, hé, non ! » Movern agita le doigt. « Là, vous voyez ça ? Là, à l'instant ? Ça, c'est franchir la putain de ligne. »

Roscoe bougonna : « Les soi-disant vertueux croient toujours très bien savoir qui mérite de mourir.

– Faux, dit Mengele. C'était de la science. Pour que les élus puissent survivre, des millions doivent être livrés aux flammes.

– Rien de nouveau sous le soleil, alors, hein ? », dis-je. Je pensai qu'une sorte d'approbation ferait qu'il m'aurait à la bonne.

« Pépé souffre parce que c'est pas lui aux commandes », dit le Révérend D.

Mengele siffla : « Je ne suis pas votre pépé.

– Allez, allez, dit le Révérend D., avec un sourire qui lui permettait d'exhiber ses fausses dents en or, vous êtes sûr que vous vous êtes jamais tapé un petit cul *schwarz* ? Un type sophistiqué comme vous ? »

Cranky claqua des doigts, aspirant le sang de ses lèvres crevassées.

« Oh, merde ! Le Rév. est en train de se payer le vieux ! »

Même Rincin cessa de jouer avec ses clefs pour regarder.

Mengele, si c'était bien Mengele, était assis, parfaitement immobile, les yeux comme des fentes vicieuses. La manière dont il ne bougeait pas vous faisait croire qu'il était dangereux d'une manière tout à fait insoupçonnable pour un vieillard.

Les prisons sont remplies de gangsters et de tueurs à gages, mais ce sont tous des gagne-petit. Les vrais praticiens de masse, ce sont ceux qui dirigent les pays. J'avais le sentiment que le vieil Allemand était d'accord.

Mengele s'autorisa une grimace pleine d'amertume — juste ce qu'il fallait pour montrer qu'il n'était pas à sa place.

« Nous nous éloignons de notre sujet, dis-je. Nous sommes supposés parler d'addiction. Alors mettons-nous-y. Au début, l'homme prend de la drogue, et à la fin, c'est la drogue qui prend l'homme. »

J'avais assisté à suffisamment de réunions des AA — soit comme participant, soit pour le boulot — pour être capable de débiter ma part de clichés prétendus salvateurs. Pour un flic qui doit faire ses quotas, les sous-sols des églises pleins de junkies en désintox et d'ivrognes repentants étaient des endroits idéaux pour aller à la pêche à ceux qui enfreignent les termes de leur liberté conditionnelle. Des tas de camés s'échouaient sur les rivages de la sobriété avec des mandats d'arrêt au cul, bien que ça n'ait été une opinion généralement répandue parmi les forces de l'ordre que les membres des AA et des NA[1] ne se balançaient pas entre eux (pour les SLA[2], c'était apparemment une autre histoire, mais mon expérience avec eux était limitée).

« Un c'est trop, un millier pas assez », dis-je, répétant une vieille rengaine prosobriété.

Je dois reconnaître qu'il y eut quelque chose de profondément gratifiant à voir Movern et le Révérend opiner.

Je continuai avec un autre slogan : « Nous ne sommes malades que de nos secrets. Ce que nous devons faire, c'est nous mettre à parler de ce à quoi on essayait de s'empêcher de penser en se défonçant. »

Je pointai le doigt vers l'homme qui pouvait être Mengele.

---

1. Narcotics Anonymous : organisation calquée sur les Alcooliques anonymes pour les drogues « dures ».

2. Sex and Love Addicts Anonymous : équivalent des Alcooliques anonymes, pour les « drogués du sexe ».

« Vous trouvez ça raisonnable, monsieur… Excusez-moi, je n'ai pas retenu votre nom ? Monsieur Mongol ? »

Il bouillonnait.

« C'est Docteur. Docteur Mengele !

– Docteur Mendel ?

– Mengele ! Vous êtes débile ou quoi ?

– Excusez-moi. Docteur, la drogue, ça vous faisait quoi ? Vous étiez un… un quoi, déjà ? »

Il me lança un regard furieux et je souris innocemment.

Une partie de moi se mit à hurler. *Dénonce-le ! Appelle la police !* Mais une autre partie avait envie de le faire chier. Pas pour mon plaisir personnel. Pour ma *race*. Mais le faire chier, c'était de la gnognotte, vu le crime.

Laissé à moi-même, je manquai de la lucidité nécessaire pour faire plus intelligent que lui racler la gueule dans la merde, pour le faire crier « Je suis un sale petit nazi ! » six millions de fois.

Mengele mordillait sa moustache. Je pouvais voir le conflit qui se jouait en lui : enclin à s'autopromouvoir, mais conscient qu'il donnait de la confiture aux cochons de San Quentin. Il me fixait à mi-distance, comme s'il regardait un film sur sa vie avec Tom Cruise dans le rôle principal.

« Il y a très, très longtemps, j'étais un homme important. Je conduisais d'importantes recherches. Dans des conditions très difficiles. Il y avait des fois où il ne dépendait que de moi que quelqu'un vive ou meure.

– Vous étiez dans les services ?, lui demandai-je.

– On dirait que c'était un ponte, dit le Révérend.

– J'étais un scientifique.
– Où travailliez-vous ?
– À la fin, une petite ville, en Pologne. »
J'attendis, les yeux agrandis par un intérêt poli.
« Auschwitz. »

Entendre le mot en vrai, en direct, et non pas dans un quelconque documentaire, me mit les nerfs en pelote. *La Eme* observait la règle du KOS contre les membres de l'ALS : *Kill on sight*, tuer à vue. Quelles règles les juifs observaient-ils lorsqu'ils rencontraient des docteurs des camps de la mort ?

« Je procédais à la sélection. J'étais le seul à pouvoir faire ce travail à jeun. Les autres ne tenaient pas le coup. Ils buvaient. Prenaient de la morphine et de la cocaïne et s'adonnaient aux pratiques sexuelles les plus dégradantes avec les prisonniers. Ils n'avaient aucune discipline. La SS requiert de la discipline.

– Vous étiez dans les SS ? », demandai-je de la même façon qu'on demanderait à son voisin s'il était déjà allé à Cleveland. Je levai le bras et me tapotai l'aisselle. « Vous avez le tatouage ? » J'expliquai aux autres. « Quand on entrait dans les SS, ils tatouaient le groupe sanguin sous le bras. »

Jimmy pouffa derrière ses mains.

« Mec, t'en sais un peu trop long sur tous ces trucs de nazis.

– J'aime bien étudier, admis-je.

– Ça demande pas d'études, renifla Cranky. Les tatouages de gang, c'est des tatouages de gang.

– Et regardez un peu, dit Mengele, où ça vous a mené d'avoir votre affiliation sur votre cou. Non, je n'ai pas été tatoué. »

Davey tapa du poing sur le bureau.

« Cessez d'interrompre mon docteur.

– Cessez d'interrompre *votre* docteur ? »

Mengele rayonnait.

« Merci, David. »

Le suicidé raté baissa les yeux et battit de ses cils à la Bambi.

« Vous auriez dû voir David lorsque je l'ai rencontré, pas vrai, David ? »

David réussit un sourire sans lèvres.

« Che barlais gomme za.

– Vous devez être très fier de vos progrès, dis-je sans aucune sincérité. Mais… Attendez… Vous avez été opéré ici ? »

Mengele se réjouit de mon ébahissement.

« Doc, dit Rincin de son coin, se tapotant encore le bord de son nez, n'oubliez pas que ça balance quand ça souffle. »

Mengele se carra dans son fauteuil, impérial. Content de lui-même.

« Mengele n'a pas peur des balances. »

Il jeta un coup d'œil plein de reproche à Davey, tendant un bras devant lui comme s'il était déjà en train d'enlever et de remplacer.

« Je vais faire de lui un Nordique. »

Je déglutis.

« Chirurgie esthétique ?

– Transplantation, répondit Mengele presque rêveusement, parlant pour lui-même plus qu'à moi. Tout ce qu'on peut faire, quand on a le matériel…

– Super, Kaiser ! » Jimmy rasta pompa du bras. « Mon pote était soldat. Hé, on a tous fait des trucs qu'on aimerait oublier. Sans la drogue et l'alcool, il n'y aurait rien pour retenir les souvenirs. Ces merdes remontent comme dans des toilettes bouchées. Pareil pour tous ces vieux mecs qu'ont fait le Vietnam, qui dorment sous les ponts. Et les gusses d'Irak, et l'autre là, la Fghanistan.

– Non, mais voyez un peu ça, dis-je, issus de mondes si différents, et déjà en symbiose totale ! »

Cranky hélitreuilla latéralement et verticalement son cou décharné de camé, comme s'il voulait mordre le plafond.

« Vous mettez pas à nous la jouer cours du soir, *homes*. Encore un peu, et vous allez nous sortir que l'addiction ignore la couleur de la peau ou ce genre de connerie.

– On dirait que vous avez déjà entendu tout ça.

– L'aumônier de la prison est venu, il nous a raconté que si on priait, Jésus ferait disparaître le manque.

– Eh, oh ! » Le Révérend D. hocha la tête. « C'est exactement ce qu'Il peut faire. Je le sais, parce qu'Il m'a aidé. En plus, aumônier, c'est un marché porteur. »

Cranky essuya la sueur de son visage.

« Si Jésus avait vraiment voulu filer un coup de main, Il aurait pu descendre du ciel et me filer trois ou quatre grammes quand j'en bavais. »

Movern, qui laissait reposer ses joues volumineuses sur ses bras maigrichons, reprit soudain vie.

« J'ai fait des trucs que je ne peux pas admettre moi-même. Pour de vrai. J'ai des pensées dans la tête que je ne m'autorise pas à avoir. »

Mengele fit son retour dans la conversation.

« Aucun de vous ne comprend. Vous ne pouvez pas comprendre ! »

Son petit sourire était suffisant et sans joie.

« Hé, *guten Tag*, mon pote ! » Jimmy le rasta essaya de taper dans la main de Mengele, qui l'ignora. « Je sais pas quelle sorte de trucs tordus t'as pu faire, mec, mais on en a tous fait des bien dégueu, tu peux me croire, putain. Mais bon, y a rien dont tu ne peux pas te soulager, mec. Une fois que t'as commencé, c'est pas si dur d'oublier. »

Mengele se prit sa tête peroxydée aux tempes enfoncées à deux mains.

« Je ne veux rien oublier. Je veux me souvenir. Mais je sens que ma mémoire m'abandonne. »

Ses mots sortaient usés, comme s'il les avait prononcés des milliers, des millions de fois. Face à des miroirs quand il y en avait, ou dans sa tête lorsqu'il n'y avait rien d'autre qu'un lit et une chaise.

« J'ai des dossiers, des bloc-notes. Des expériences, jusque dans les moindres détails. En soixante-sept ans, je n'ai jamais quitté mes archives des yeux. Maintenant, je veux que le monde entier sache. J'ai trouvé le moyen d'éradiquer les maladies congénitales, de vacciner contre les défauts d'élocution, tout un tas de choses. »

Son visage se durcit, les tendons de son cou se crispèrent comme du fil à plomb. Je me préparai à ce qu'il crie. À la place, sa voix se réduisit à un murmure, une faible plainte.

« J'ai quelque chose à apporter au monde. Aux enfants…

– Aux enfants !, répétai-je. Ooooooh ! »

Cette fois-ci, son éternuement était artificiel. Mais ses yeux auraient pu lancer une giclée d'acide de batterie.

« On m'a traité de monstre, mais mes expériences pourraient sauver des générations d'enfants ! Il y avait une raison, pour que je leur retire leurs organes. »

Ce qui rendait son numéro très impressionnant, c'était que ça n'avait pas du tout l'air d'un numéro. Il aurait pu être debout au beau milieu d'un bidonville à Santiago, à faire la manche pour le Christian Children's Fund[1] avec Sally Struthers[2], en mode post *All in the Family* — nourrissons les affamés. Un peu forcé, mais sincère. Il parlait comme s'il y croyait.

« L'Holocauste, ça a pas existé, déclara Jimmy platement. C'est comme le voyage sur la lune. Bidon. Sauf que pour l'Holocauste, quelqu'un a mis en scène les photos des cadavres et des cheminées. Et voilà, putain. Les juifs obtiennent leur propre État et plus de fric qu'on en donne à tous les autres pays réunis. Lisez David Black[3]. Peut-être que quelques milliers sont morts, max. Et devinez quoi ? Ils se sont probablement entretués. Exactement comme les gitans qui arrachent les bras de leurs enfants pour que les cons leur filent plus d'argent. »

Je jetai un coup d'œil à Rincin. Il approuvait de la tête ce que disait le David Duke[4] à dreadlocks.

---

1. Organisation caritative chrétienne pour les enfants des pays pauvres.

2. Sally Struthers (née en 1948) : actrice américaine rendue populaire par une sitcom, *All in the Family*, et qui s'est par la suite investie dans les œuvres caritatives.

3. David Black : négationniste américain.

4. David Duke (né en 1950) : politicien américain, ancien élu de l'État de Louisiane, ancien membre du Ku Klux Klan, négationniste, antisémite, militant du suprématisme blanc, auteur d'un livre sur le « complot sioniste international », grâce auquel il fut invité en Iran à un colloque sur l'Holocauste.

« Les gars, dis-je, revenons à l'addiction, pas à l'histoire.

– C'est la même chose, jeune homme. » Roscoe, encore. Il parlait sans rancœur. « Vous comprenez, l'homme blanc a fait en sorte que l'addiction fasse partie de l'histoire de l'homme noir. Et de la sienne, aussi. Addiction au génocide, addiction à la destruction de la planète. Addiction à la peur. Addiction…

– On a compris, Roscoe, c'est…

– Oh, là, il commence à peine, me prévint Movern.

– Pas grave, continua Roscoe. Je viens de lire dans *Harper's Magazine*, ils ont superposé le plan d'un navire négrier qui traversait l'Atlantique à celui de la prison à sécurité maximale de Pelican Bay. Ça correspond presque exactement ! Ça nous dit quoi ? En définitive, l'addiction, c'est rien d'autre que de l'esclavage. Et ce pays a été construit sur l'esclavage. C'est pour ça que je dis que ce pays est accro à l'addiction. »

Movern recommença son numéro de contradicteur bidon : « Répète-le, Roscoe. Le pays se défonce à l'addiction.

– Ferme ta gueule, dit Cranky.

– Ou alors quoi, pédé ? »

Movern sourit. Pour eux, c'était une conversation normale.

« Les gars ! » Je tapai sur la table. « Vous pouvez échanger vos conneries n'importe quand. Là maintenant, vous m'écoutez, moi ! »

La pièce devint silencieuse. Même Rincin se redressa. Si j'étais allé trop loin, je n'avais plus d'autre choix de toute façon que de continuer à avancer.

« Définition d'un junkie, jetai-je. Un mec qui vous vole votre portefeuille, et après passe une heure à vous aider à le chercher… »

Je sentis leurs regards sur moi. Réalisai que je transpirais abondamment. M'essuyai le visage avec ma manche. Sentis ma bouche aller dans une direction et mon cerveau dans une autre. Les tubes au néon grésillaient comme s'ils savaient quelque chose. Quelque part au loin, une porte en métal se ferma en claquant.

Soudain, j'eus du mal à respirer, comme si quelqu'un s'écrasait contre moi, empêchant mes poumons de se gonfler. Comme si cent étrangers nus s'entassaient dans une pièce qui pouvait en contenir vingt-cinq.

C'était une crise de panique — sauf que ce qui me faisait paniquer était déjà arrivé, mais pas à moi.

Lorsque le gaz sortait des orifices dans le sol, il montait si lentement qu'on avait le temps de le voir. Le nuage tapissait la pièce, flottait paresseusement vers le haut. Les gens essayaient de s'escalader les uns les autres pour échapper au poison ascendant. C'est pour ça qu'on retrouvait leurs corps empilés.

Je clignai des yeux vers les visages qui me faisaient face, en pensant que Mengele avait probablement fabriqué le gaz, et peut-être l'avait-il rendu psychotrope ou psychédélique.

La dernière chose que je me souviens d'avoir dite, c'était : « Qui a réussi quelque chose de bien et peut le raconter ? »

11

Des yeux bleu pâle

Lorsque je revins à moi, mes lèvres étaient en train de remuer et j'étais toujours debout, devant mon groupe de drogués de San Quentin. On aurait dit une sorte d'épisode extracorporel — ou alors j'avais eu un trou noir, mais j'avais continué de parler.

Comme je l'ai déjà dit, l'effet mirifique de la boîte de premier secours s'était évanoui avant même que je ne sorte de mon *trailer* pour monter dans la Crown Vic de Rincin, mais je continuai d'avoir de petites montées résiduelles. Des frissons aléatoires. Qui savait quel genre de *trip* opiacé j'allais encore me taper ? De drôles de choses arrivent, quand vous êtes votre propre cobaye. Alors que je n'aurais jamais fait d'expérimentations sur un autre être humain, je m'étais injecté tout un tas de très mauvais projets scientifiques dans les bras.

« Le truc, m'entendis-je annoncer, c'est qu'ils veulent que vous vous chargiez. »

Cranky roula des yeux.

« Et c'est qui, ces putains de *ils* ?

– C'est la vraie question, ça, non ? »

Ma trouvaille ne rencontra que les regards vides qu'elle méritait.

Qu'est-ce que je croyais ?

J'avais salement besoin d'aller pisser. Le stress. Mais Rincin parvint à ne pas capter mon regard implorant. Il fit une bulle avec son chewing-gum, grosse comme la tête d'un bébé. Soudain, la porte s'ouvrit et la bulle lui éclata à la figure.

Un bodybuilder blanc, couvert de tatouages de l'ALS de la tête aux fers qu'il avait aux pieds, entra les épaules en avant dans la pièce, comme s'il avançait face à un vent violent. Deux gardes en tenue antiémeute le tiraient, ce qui justifiait l'illusion du vent. Les gardes avaient abaissé leurs visières protectrices, dissimulant leurs visages derrière du PRTM — Plexiglas Résistant à Toutes les Merdes. Tout le monde retint son souffle.

« Bernstein, chuchota Movern.

– C'est lui, Bernstein ? »

Le juif raciste était méchamment musclé, un mètre soixante-quinze, avec un visage tendu de chouette, encadré de lunettes à épaisses montures noires fournies par l'administration, et un bouc parfaitement entretenu. Peut-être avait-il été pâle cinq ans plus tôt. Maintenant, même la peau au sommet de son crâne rasé était d'un gris crémeux et translucide (l'avantage de ne pas voir le soleil pendant plusieurs années, c'était qu'on évitait tous les rayons UV — bien que la peau de bébé des visages des tueurs en série vieillissants eût quelque chose de déconcertant).

Bernstein se tourna immédiatement vers moi, et Movern murmura derrière sa main : « Fais gaffe à tes miches, fils. »

Le garde blanc me jeta un regard inquiet, mais le Noir se renfrogna. Les deux affermirent leur prise sur la chaîne qui ceinturait leur prisonnier. L'acier noir passait par un anneau de métal au niveau de l'estomac — qui faisait à peu près la largeur de celui d'un buffle — et pendait entre ses jambes, pour s'attacher aux fers qu'il avait aux pieds.

Bernstein serrait les dents, mais chaque pas était douloureux. Avec un peu d'imagination, on aurait dit qu'il retenait les gardes depuis une sorte de char invisible. Comme Charlton Heston dans *Ben-Hur*, si Heston avait joué un cheval.

Voilà quelqu'un que je n'avais vraiment pas envie d'énerver : un Sémite enchaîné, tellement sauvage qu'il avait réussi à se hisser au sommet d'un gang qui n'existait que pour l'exterminer, lui et toute sa parentèle.

À mon grand soulagement, Bernstein parcourut la pièce du regard. Il s'arrêta lorsqu'il vit Mengele et poussa un sincère « *Sieg Heil !* ». Puis, traînant les gardes casqués derrière lui comme des vassaux, il s'approcha en cliquetant. C'était un peu comme regarder une joute médiévale.

« Docteur, c'est un honneur. J'ai fait beaucoup de chemin pour vous serrer la main. » Bernstein parlait avec une solennité obséquieuse. « Honneurs aryens. »

Cette voix ! Je le savais ! J'avais entendu cette voix la nuit précédente. Elle aboyait à mon ex nue, devant le *trailer* des visites conjugales. Alors c'était lui, le malabar qui prônait la suprématie des Blancs, avec qui Tina s'était recasée ? Je ne pouvais toujours pas me faire à cette idée-là. Tina n'était pas une de ces femmes qui aiment les mauvais garçons, et encore moins les mauvais garçons violents. Elle m'avait plus d'une fois expliqué son raisonnement sur la question : il n'y avait que les filles sages qui trouvaient les soi-disant mauvais garçons attirants, et c'était seulement parce qu'elles voulaient faire chier papa. D'après elle, les pires coups du monde, c'étaient les bikers. Toute cette bière… Alors pourquoi aurait-elle épousé le caïd néo-nazi qui faisait maintenant dérailler mon stage bidon ?

Bernstein baissa son crâne rasé et offrit à Mengele ses deux bras couverts de tatouages à la gloire de la supériorité de la race blanche. On aurait dit un diplomate qui montrait ses accréditations : des symboles runiques, des doubles S, un 88 (8 pour H, la huitième lettre de l'alphabet, comme dans *Heil Hitler*) ; un guerrier nordique et sa femme aux cheveux blonds, avec leurs casques à cornes de Vikings… Une croix gammée de la taille d'un CD ornait le haut de son avant-bras droit, et une étoile de David s'étalait fièrement, symétrique, à gauche.

Le chaos avait une certaine logique, dans le chaos.

Mengele serra ses fines lèvres. Silencieux. Bernstein leva les yeux et, ravalant son émotion, s'abîma dans un respect douloureux.

« Vous, mon seigneur, êtes le dernier maillon vivant. » Il pointa deux doigts en l'air, serrant ses sourcils l'un contre l'autre pour faire ressortir le chiffre 14 en caractères gothiques tatoué sur son front. « Les quatorze mots », dit-il, et dans la foulée il entonna le serment correspondant : « Nous devons garantir l'existence de notre peuple et un futur pour les enfants blancs. »

J'aurais sans doute pu apprécier le côté théâtral de tout cela, s'il n'y avait pas eu l'interlude nocturne avec mon ex-femme. J'essayai de comprendre ce que Tina avait bien pu trouver à ce type-là.

Évidemment, Bernstein était un chef suprême de niveau quatre des suprématistes blancs dont le statut de KOS[1] avait fédéré les Crisps et les

1. *Kill On Sight* : tuer à vue.

Bloods[1] en une rare unité. Mais un juif est un juif. Quelque part, entre la valkyrie à l'épée qui chevauchait son torse et le 666 enflammé qui lui barrait le dos, son cœur pompait du sang qui au bout du bout remontait jusqu'au *shtetl*. Je savais bien que Tina avait un petit faible pour les fils de Moïse, mais je n'arrivais toujours pas à me l'imaginer avec Haïm MacSvastika.

Mengele étudia son acolyte une minute. Finalement, il parla : « La première chose qu'on faisait à la vermine dans les camps, c'était leur raser la tête. Juste après, on les tatouait. On les marquait. Et vous savez pourquoi ? Non ? Eh bien, laissez-moi vous le dire. *Parce que c'étaient des esclaves*. Et vous, vous vous marquez *volontairement* ? » La poitrine du vieillard montait et descendait sous le coup d'une indignation croissante. « Et vous osez dire que vous êtes un nazi ? Vous osez porter la croix gammée du Reich ? »

L'expression de Bernstein évoquait une Cocotte-Minute de rage et de froideur.

Rincin m'avait parlé du juif suprématiste. Quatre ans plus tôt, quelqu'un lui avait passé un *trazor* et des clefs de menottes sur le chemin des douches. Il avait fait un trou dans l'aorte d'un des gardes et embroché la pomme d'Adam d'un autre. Depuis ça, il avait passé vingt-trois heures par jour bouclé dans le Centre d'ajustement. Au trou. Même s'il ne devait jamais en sortir, il avait encore du poids, assez en tout cas pour s'acheter une balade de l'isolement à

1. Crisps et Bloods : deux gangs rivaux de Los Angeles qui se sont longtemps mené une guerre sans merci. Ils se reconnaissaient aux couleurs des vêtements qu'ils portaient, bleu pour les Crisps, rouge pour les Bloods.

la salle de conférence dans l'ancienne fabrique de meubles.

Quoi qu'il en ait coûté à Bernstein, il n'avait pas fait tout ça pour qu'on lui manque de respect. Et surtout pas un vieux de quatre-vingt-dix-sept ans peroxydé. Il fit un petit signe de tête à un garde, qui tendit le bras et lui remonta ses lunettes sur le nez. Il redirigea son regard neutre vers Mengele, en respirant lentement. Et soudain, il fit un brusque mouvement en avant avec ses chaînes, faisant tomber le garde sur sa gauche à genoux.

« Tu es chez moi, ici, vieil homme ! »

La langue de Mengele darda par-dessus ses poils subnasaux. En vrai, il ressemblait moins à Jack Lemmon qu'à James Mason, avec un goût fétide dans la bouche. Il observait le juif nazi comme il aurait pu observer un nain albinos.

En génétique, les anomalies présentaient toujours beaucoup d'intérêt.

« Mon grand œuvre, déclara Mengele, c'est de préserver la race !

– C'est moi, la race, maintenant, enculé !, hurla Bernstein tandis que les gardes le soulevaient du sol. Toi, t'es juste un *has been* avec un scalpel ! »

Deux autres gardes attrapèrent Bernstein par ses bras à la Popeye. Rincin se rapprocha et, presque affectueusement, lui fila un coup de Taser. Bernstein encaissa le choc en gardant les dents serrées, les poings fermés, et on aurait dit que Rincin le rechargeait plutôt qu'il ne l'électrocutait. Puis il lui fila un direct au menton qui lui fit poser un genou à terre.

J'étais le témoin d'une guerre de générations. Le vaste rebut de l'histoire. Godzilla le juif aryen contre le docteur King Kong de la Race des seigneurs. Ça aurait fait un tabac sur le câble.

« Ça sent la choucroute morte, persifla Bernstein, crachant les mots comme autant de lames de rasoir. C'est moi le chef, dans cette taule ! »

Pour la première fois, Mengele sourit, découvrant ses dents espacées, telles que je les avais vues sur la photo dans ma chambre.

« Vous êtes le chef ? Bien ! Alors donnez-moi une clef. »

Il se mordilla la moustache, ravi, tandis que Bernstein, maintenant horizontal, frétillait comme un marlin tout juste pêché. Mengele fit un geste large du bras vers les autres détenus, hilares. Ce n'était pas que son sourire illuminait la pièce, plutôt qu'il vous donnait envie d'en sortir lentement à reculons.

« Donnez-nous des clefs à tous ! Le but de la race est de se multiplier. Si vous avez trouvé le moyen pour que vos frères se reproduisent en passant par-derrière, je vous en supplie, montrez-le-moi. En tant que scientifique, ça m'intéresserait d'étudier la sodomie reproductive.

– Et probablement de regarder, aussi », dit Cranky.

Rincin boucla une muselière sur la bouche de Bernstein comme on le ferait à un pitbull enragé. Il émettait des jurons étouffés pendant qu'un infirmier avec des lunettes de soleil lui plantait en vitesse l'aiguille d'une seringue dans le cou. Lorsqu'ils firent passer la porte à la légende vivante, elle avait le visage totalement relâché. Inconsciente. J'étais presque jaloux.

Rincin crachota dans son talkie-walkie et un jeune gardien avec des oreilles en chou-fleur déboula en courant. Il fit faire demi-tour au fauteuil roulant de Mengele.

Mengele choisit ce moment-là pour conclure : « Vous vous amusez bien, monsieur Rupert ?

– Je vais devoir faire un rapport d'incident, soupira Rincin à l'antique mais étonnamment nerveux et vigoureux Allemand. Vous savez bien que je vais devoir faire une déclaration.

– Vous voulez une déclaration ? Très bien. » Mengele fit à peu près tout sauf claquer des talons. Le visage en avant, les épaules en arrière, il récita : « Je suis un scientifique, spécialiste de la génétique. Je crois en l'amélioration de l'espèce, protégée et rendue plus forte par la biologie appliquée. »

Roscoe leva les mains et fit taire le gardien.

« Biologie appliquée ? » Le calme de son attitude démentait l'intensité de ses mots. « Si je regarde dans un dictionnaire allemand, est-ce que je vais trouver "génocide" ? »

Les yeux de Mengele se firent menaçants.

« Si un homme trouve de la vermine dans sa maison et l'empoisonne, est-ce que ça fait de lui un meurtrier de masse ou quelqu'un qui prend soin de sa famille ?

– Et voilà, dit Roscoe, la définition du pouvoir politique : qui doit décider qui est la vermine…

– Oh non !, intervint le Révérend. Oh ! Oh ! » Il secoua vigoureusement la tête. « Là, vous vous engagez vraiment sur ce qui s'appelle une pente glissante. Et je parle pas d'une pute chinoise lubrifiée. Je parle de ça, là. Pasque là, c'est vraiment bouffer des conneries de malades ! »

Mengele haussa les épaules.

« Peut-être bien, oui, mais ce sont pas les nazis qui les ont cuisinées.

– Qu'est-ce que c'est supposé vouloir dire, ça, putain ? »

Maintenant c'était au tour de Cranky de s'agiter.

« Je croyais qu'on devait parler de comment ne pas se défoncer ? »

Mengele le réduisit au silence.

« Vous n'auriez pas besoin de vous défoncer si vous n'étiez pas des ignorants. Ce pays tout entier est un pays d'ignorants.

– On est retourné à la cuisine, là ? » Le Révérend ne se laissait pas impressionner. « Vous passez un peu du coq à l'âne. Je me demande si vous ne nous feriez pas un petit Altzy, doc. Voyez ce que je veux dire ? Peut-être bien que vous êtes malade. De ce que j'ai entendu dire, Hitler était un cinglé unicouilliste. »

Avant que je ne puisse m'interposer pour jouer les pacificateurs, Mengele frappa du poing sur son accoudoir.

« Je vais ignorer la remarque sur l'unicouillisme. Mais cinglé ? Non. Je voudrais que vous écoutiez quelque chose. »

Mengele ferma les yeux et leva le bras comme un chef d'orchestre agitant une baguette invisible.

« "Il est préférable pour le monde entier que la société empêche ceux qui sont manifestement inaptes à engendrer de prolonger leur lignée, au lieu d'attendre d'exécuter leur progéniture dégénérée pour ses crimes." »

Il abaissa la baguette invisible et ouvrit les yeux, mettant ses mains devant son cœur, pour communiquer sa profonde émotion.

« Sans vous manquer de respect, dit le Révérend, ça, c'est vraiment des conneries.

– Ces conneries, siffla Mengele, c'est l'opinion de votre juge à la Cour suprême Wendell Holmes, en

1927. Bell contre Buck. La question, c'était la stérilisation forcée. Est-ce que je continue ?

– Oh oui, s'il vous plaît, dis-je.

– "Le principe qui soutient la vaccination obligatoire est suffisamment large pour englober de ligaturer les trompes de Fallope." On dirait de la poésie, non ?

– Ça rime pas », dit Jimmy.

Mengele l'ignora.

« Où croyez-vous que Hitler a trouvé l'idée que les sous-hommes — les alcooliques, les syphilitiques, les juifs — étaient une maladie qu'il fallait éradiquer ? »

Mengele se souleva. Des décades de réprobation morale donnaient à ses mots une sorte de fureur justificatrice positive, qui cachait presque l'autoapitoiement, juste dessous.

« Vous nous avez inspirés ! L'Amérique nous a inspirés. Vous ne me croyez pas ? Je voulais aller à Auschwitz. Pour mener des recherches et sauver la race d'une manière inédite. »

Son visage se colorait sous l'effet de la passion.

« La génétique, c'était le futur. » Il essaya de sourire. « C'était comme — comment dites-vous, déjà ? — comme votre Silicon Valley, dans les années 1990… »

Jimmy le rasta blanc se couvrit la bouche et ricana.

« C'est ça, ouais. La génétique, c'était un vrai piège à gogos.

– Des go-gos ? Comme des bottes de danseuse de go-go ? » Le Révérend D se frotta à travers son pantalon. « Des danseuses de go-go avec des bottes ! Le Révérend a la trique rien qu'à le dire ! Sans dec !

– Okay, dis-je. Nous nous éloignons du sujet. Nous sommes ici pour parler de pourquoi on prend de la drogue ou on boit de l'alcool. Qu'est-ce que ça vous a apporté ? Qu'est-ce que ça vous a fait ? Nous devons tous nous habituer à parler des choses auxquelles beaucoup d'entre nous ont essayé de ne pas penser en se chargeant. Une façon d'y arriver est de comprendre que tous les secrets se valent…

– La merde sera la merde, dit Movern d'un ton endormi.

– C'est profond, ça », répondit le Révérend D.

Je n'arrivais pas à savoir s'ils déconnaient ou s'ils participaient. Ou s'ils tuaient le temps en attendant que quelqu'un donne le signal du jetons-le-junkie-juif-en-travers-d'une-chaise-et-chevauchons-le-comme-une-Harley-Davidson. Je nageais dans des sables mouvants. Il fallait que j'aie l'air de savoir ce que je faisais.

Mengele serra les poings. Avec ce qui semblait être un énorme effort de volonté, il se calma et, à ma grande surprise, s'excusa auprès de ses détracteurs.

« Je suis désolé, dit-il, il y a très longtemps que j'attends l'occasion d'apporter mon témoignage. S'il vous plaît… »

Il avait dit cela avec quelque chose comme de la nostalgie. Quelque chose qui ressemblait à de l'humanité. Je ne pouvais pas imaginer quelque chose de plus savoureux : un Mengele humain.

« Si vous voulez que le monde sache qui vous êtes, lui demandai-je, pourquoi ne l'avez-vous pas tout simplement annoncé ?

– Ah !, dit-il avec un sourire contrit. Je m'apprêtais à le faire, lorsque la police est venue toquer à ma porte, comme vous dites. Mais peut-être… » Sa voix dérailla puis retrouva de la vigueur, comme un train peine dans une côte, à l'approche du sommet, et reprend de la vitesse dans la descente. « Peut-être est-ce mieux ainsi. Si je parviens à convaincre le personnel d'ici, je pourrai convaincre le monde.

– Je ne crois pas que vous aurez à les convaincre, dis-je. Ils seront plus que contents de croire qu'ils vous ont trouvé vivant, pour pouvoir vous exécuter.

– À mon âge, une exécution serait une redondance. Pourquoi abattre un avion en plein vol quand il est déjà en train de tomber en vrille ? »

Le Révérend hocha la tête.

« Je vais le redire encore un coup : profond.

– Vous voulez du profond ? » Mengele semblait assoiffé de compréhension, et affamé de partager sa passion. « Je ne vous ai pas cité la fin de la déclaration de votre juge Holmes : "Trois générations d'idiots, ça suffit." Comprenez-vous ce que cela signifie ? Nous, dans la mère patrie, nous avions besoin d'un moyen scientifique de nous débarrasser des inadaptés. Et ici, aux États-Unis d'Amérique, ce pays tellement en avance, vingt-neuf États ont passé des lois pour stériliser les inadaptés. Vous nous avez montré le chemin ! L'Amérique a donné à l'Allemagne les allumettes, et Hitler a allumé le feu.

– Passez-moi un .357, et je vous allume un putain de feu, se vanta Cranky, passant à côté du cœur du discours de Mengele.

– J'en ai marre de toutes vos conneries, se plaignit Movern, suscitant un assentiment audible.

– Et voilà, dit Mengele, dégoûté. L'Amérique en a marre. Pendant ce temps, l'ennemi de l'Amérique, Al-Qaïda, colle des bombes télécommandées sur le dos de mongoliens et les lâche dans le monde. Ça, c'est du pur génie ! Pourquoi éliminer les débiles quand vous pouvez vous en servir comme armes ! Ça, c'est de la vraie écologie !

– Yo !, dit Movern. Comment on dit "ferme ta putain de gueule" en allemand ?

– Laissez-le finir », dis-je.

Je savais que je consacrais un temps fou à un vieillard. C'était le problème avec le boulot d'infiltré… Lorsque vous êtes sur le point de réussir, c'est exactement le moment où vous risquez le plus de vous faire repérer. Ma couverture était foireuse, de toute façon.

« Les camps !, cria Mengele. Dans les camps, des centaines de milliers, et davantage, ont pu être "traités". À Auschwitz, on a pu détruire plus d'un million de microbes ! C'était ma chance de contribuer. D'apprendre. De devenir grand. » Il leva le visage en disant cela, et se mit de profil, comme s'il posait pour une pièce de monnaie. Puis il recommença à mâchouiller sa moustache, suçotant les poils humides avec une satisfaction amère. « Pendant cinq décennies, j'ai évité la capture. Et maintenant que je veux qu'on me trouve… Arh ! »

C'était ma porte d'entrée.

« Pourquoi voulez-vous être retrouvé maintenant ?

– Pourquoi ? Pour revendiquer les honneurs qui me reviennent de droit ! » Un peu d'écume s'échappa de sa bouche. « Cette pute de Wernher von Braun dirigeait des camps d'esclaves et vint ici parce que l'autre priapique, là, JFK, cet imposteur atteint de la maladie d'Addison, était plus intéressé par la ridicule conquête de la lune que par la lutte vitale pour sauver sa propre race ! Parce que, et c'est la blague la plus cruelle de la nature, les inutiles prolifèrent comme des asticots. De nos jours, les Blancs ont des cliniques de fertilité. C'est Mengele qui les a inventées, ces cliniques de fertilité ! Auschwitz était la première. Mon travail de généticien a toujours consisté à améliorer le bien, et à éliminer le mauvais : les nains, les androgynes, les difformes, les maladifs. Aujourd'hui, on a les tests génétiques. Vous trouvez le gène défectueux et vous l'éliminez !

– Ouais, putain ! »

Cranky opina et applaudit le délire de Mengele. Je n'étais pas trop sûr de savoir à quel point il était réellement si enamouré du style du vieil exterminateur.

« C'est comme *La Eme*, mec. Quand on monte sur un contrat, on dit "AHDC". "Aucun humain dans le coup". Ça veut dire on s'en branle, on tue tout le monde, y a personne du quartier dans le coin, y a personne de chez nous. AHDC.

– Qu'est-ce que la vie ?, demanda Mengele. Tuer les faibles pour sauver les forts. S'il faut un procès pour révéler mes accomplissements — pour recevoir les honneurs qui me reviennent, en tant qu'homme de science — eh bien, tant pis ! Allons-y ! Maintenant ! »

C'était ça. Il ne voulait pas seulement se faire prendre. Il voulait des félicitations. Être — je sentais le visage bulbeux du docteur Phil[1] qui essayait de regarder par-dessus mon épaule — aimé. Ou même *Heryet*, vénéré.

---

1. Philip Calvin « Dr Phil » McGraw : personnalité très connue de la télévision américaine, depuis ses débuts dans les années 1990 aux côtés d'Oprah Winfrey. Il présente depuis 2002 une émission médicale nommée *Dr Phil*, qui connaît un grand succès.

La voix de Mengele monta dans les aigus.

« C'est l'Amérique, ici. J'ai droit à un procès dans les meilleurs délais, et je le mérite ! Vous violez mes droits ! »

Rincin fit signe au jeune garde aux oreilles en feuilles de chou, et montra de la tête Mengele qui crachotait.

Et tout fut fini.

Aussi mystérieusement qu'il était arrivé, Movern poussa le fauteuil roulant dehors.

Pendant quelques instants, personne ne dit rien, puis Cranky se demanda à voix haute : « Il dit qu'il est qui, le vieux débile, là, déjà ? »

Le Révérend D. répondit : « Il dit qu'il était dans les SS à Auschwitz.

– SS ? Comme dans Super Sport ? Ils fabriquent des Chevy, en Allemagne ?

– Cranky, dit le Révérend, personne n'est ignorant à ce point-là.

– Ignorant, hein ? Il y a un truc que je sais, *homes*, faut pas déconner avec Bernstein. »

Je m'étais toujours demandé comment ce serait d'être prof. Là, j'avais vraiment envie de rentrer en vitesse à la maison et de passer mes diplômes.

Davey, qui avait gardé la tête baissée pendant la plus grosse partie des échanges, se releva d'un coup.

« Je ne peux pas supporter toute cette violence.

– Je sais, dis-je. Je n'aime pas ça non plus. La violence déclenche des tas de choses chez des tas de gens. »

Je ne savais pas si c'était vrai ou pas, mais j'avais un besoin urgent de dire quelque chose qui m'aiderait à remettre un peu tout ça dans une sorte d'ordre conforme à un stage sur l'addiction à la drogue.

J'étais à deux secondes de demander à chacun de choisir l'animal qu'il pensait être — un grand classique de la réhabilitation — lorsque la porte s'ouvrit. Rincin revint dans la pièce, le visage sombre, et, du doigt, me fit signe d'approcher.

Fin de la classe.

12

Toutes sortes d'ordures

Le directeur était en train de regarder ses mains jointes en forme de flèche lorsque j'entrai. Il me vit et bascula ses doigts, la pointe vers moi.

« Vous me visez encore, hein ? »

Je pouvais, à l'époque où j'étais flic, jouer les dealers, les gros bras, les tueurs à gages, les revendeurs de porno, à peu près toutes les sortes d'ordures, y compris les magouilleurs du *Garmento*[1], mais il y avait un truc qui n'était pas dans mes cordes, c'était le mec normal. Je n'aurais pas dû essayer.

« Assis », dit le directeur.

Tout était codes et signaux. Il m'informait qu'il savait quelque chose sur moi que je ne savais pas qu'il savait. Il souleva une tasse de thé et souffla dessus délicatement.

« Camomille. Ça apaise les nerfs. Vous en voulez ?

– Mes nerfs vont très bien, merci. Je ne les sens même pas.

1. Le Garment District est une partie de Downtown Los Angeles qui est essentiellement consacrée au commerce des vêtements et des tissus, mais aussi de tout un tas de trafics et de marché noir. C'est aussi un quartier maintenant essentiellement hispanique, où la criminalité est élevée — d'où l'hispanisation du nom.

– Aaaah. »

Le directeur aspira avec délectation.

« D'après ce que j'ai entendu, vous avec eu un premier jour divertissant.

– Je ne savais pas que Bernstein allait venir. Vous ne m'aviez pas donné son dossier.

– Hon, hon. J'avoue, j'ai toujours été fasciné par l'infiltration. La façon dont quelqu'un peut vivre dans le mensonge. Jouer un rôle, tout en faisant autre chose.

– Je suppose qu'on s'y habitue.

– Vraiment ? Il n'y a rien d'autre que vous aimeriez me dire, monsieur Manuel Rupert ? »

Je secouai la tête, mais il ne bougea pas.

« Cette histoire avec Mengele, c'est extraordinaire, dit-il. C'est digne du *Reader's Digest*.

– J'essaie juste de faire mon boulot, dis-je. Vous en pensez quoi ?

– Ce que j'en pense ? S'ils croyaient vraiment que c'est lui, ils l'arrêteraient. Et s'ils se trompent, qu'il les attaque. Il a quatre-vingt-dix-sept ans. Mais ce n'est pas moi qui décide. Il y a autre chose.

– Zell vous a dit quoi ?

– Zell ? Je ne suis pas sûr de… »

Je lui coupai la parole.

« Il m'a dit que vous étiez au courant de tout, lorsqu'il m'a engagé. Il a dit que vous étiez la seule autre personne à l'être. Peut-être pourriez-vous me dire ce que vous savez ?

– Ce n'est pas moi qui fais des cachotteries, Rupert. » Il prit une feuille de papier et l'agita. « N'oubliez pas, nous avons les résultats de vos analyses d'urine. On ne cherche pas que les drogues, vous devez le savoir. Quoi que ce soit qui sorte de l'ordinaire est repéré. Toujours certain qu'il n'y a rien dont vous voulez parler ?

– On pourrait parler de mon logement. Je ne suis pas un maniaque de l'hygiène, mais les moisissures dans l'évier remuent.

– Mignon, dit le directeur, en appuyant sur un bouton sur son bureau comme un cadre des années 1950. Annabel, envoyez-moi Colfax. Avec Rincin. »

Le directeur savoura une autre gorgée de thé aromatisé.

« Aucun problème avec votre escorte ?

– Aucun problème. Il a l'air d'un mec vraiment super. »

Le directeur m'observa avec curiosité.

« Vous savez, j'évolue parmi des tueurs et des déviants à longueur de journée. J'aime à penser que je sais percer les gens à jour.

– Ah oui, vraiment ? »

C'était le signal pour que je lui demande ce qu'il avait lu en moi. Avant que j'aie le temps de ne pas le faire, il me fit partager une autre de ses Profondes Pensées.

« Plus un homme a de choses à cacher, plus ça se voit.

– Peut-être, dis-je. En partant du principe que les gens font attention. »

Colfax entra et s'arrêta devant le bureau du directeur.

« Ah ! Colfax », dit le directeur. Ils échangèrent un salut rapide qui avait quelque chose d'inquiétant. « Et où est Rincin ?

– Présent et bien là », dit Rincin.

Il entra en touillant un beignet dans une tasse marquée *SAN QUENTIN — LES MEILLEURS PANCAKES DU MONDE !*

Il enfourna la pâtisserie dégoulinante, prit place à la gauche de Colfax, et salua la bouche pleine. Le directeur renifla l'odeur du café.

« Vous buvez toujours du café, hein, Rincin ? Pourquoi vous ne donnez pas directement un bain d'acide à votre prostate ? »

Rincin en rajouta en prenant une autre grosse lampée et en clappant.

Le directeur se tortilla dans son fauteuil.

« Deux cents huiles toxiques dans un seul grain. Ça revient à vous la sortir avec des pinces et à vous la frotter sur une râpe à fromage. »

Colfax s'éclaircit la gorge et le directeur changea de sujet.

Le petit jeune plein d'acné semblait conseiller son patron sur les bonnes manières.

« C'est pas grave, dit le directeur. C'est votre corps. Moi, je l'aime bien, ma prostate, mais c'est juste moi. Je peux baiser. J'aime ma femme. »

Rincin rougit, mais sans jamais se départir de son sourire.

« Ben, monsieur, la mienne s'est tirée avec le plombier. J'avais envie de lui mettre une puce dans le cou, comme on fait avec les chiens, pour pouvoir la retrouver. J'avais même trouvé un éleveur coréen qui m'avait dit qu'il le ferait. Mais la garce s'est tirée avant que j'organise le truc. »

Colfax se passa les doigts sur le cou, et Rincin rerougit.

« Excusez-moi. La caféine me rend bavard comme une pie. Oubliez ce que je viens de dire. »

Le directeur se tourna vers moi et je ressentis la même panique que dans le bureau du principal, quand j'étais au lycée, à l'époque où les châtiments corporels étaient encore en vigueur. Le directeur était exactement comme un principal, mais avec des gardiens armés et une chaise électrique.

« D'accord, Rupert. Ne tournons pas autour du pot, dit le directeur. On a vos résultats. »

Rincin essaya de réprimer un rot mais rata son coup, et le directeur lui fit les gros yeux. Je jetai malgré moi un regard à Rincin. Il ressemblait de manière frappante au cliché du gardien de prison de série D, avec la brioche par-dessus la ceinture. Je m'étais arrêté à la moustache réglementaire et aux lunettes de soleil destinées à faire peur, mais maintenant j'étais jaloux. Dans une situation comme celle-ci, on appréciait mieux la sagesse qu'il y avait à se fondre dans le décor.

« Vous savez, continua le directeur, San Quentin a été un des premiers établissements à reconnaître les détenus transsexuels. Après l'opération, ils sont transférés dans une prison pour femmes. Et en attendant, on les isole.

– C'est pour ça que vous voyez des détenus avec des petits nénés qui poussent, ajouta Rincin, pour aider. Vous savez, des "FAB". » Il se planta les mains sur la poitrine et remua les auriculaires. « Filles à bites. On les surnomme les Momones.

– C'est quoi, une Momone ?, demandai-je, simplement pour savourer les derniers moments où je participais à la conversation sur un pied d'égalité, avant qu'ils ne m'accusent de quelque chose.

– De l'argot pour hormones. Et un mot assez répugnant, à mon avis, dit le directeur en jetant un regard rempli de mépris à son subordonné. Ce n'est pas obscène, mais c'est sale.

– J'ai entendu pire, dis-je. Mais je croyais que vous parliez de mes analyses. Pourquoi me parlez-vous de transsexuels ? »

Colfax toussa encore un coup et détourna le regard. Rincin se passa la langue sur les lèvres et toucha du doigt un bouton tout frais dans son cou.

« À propos de vos analyses... »

Le directeur renifla sa camomille et observa la paume de ses mains pendant un bon moment avant de continuer.

« C'est pas grave, Rupert. On sait.

– Vous savez quoi ?

– On a trouvé l'œstrogène, fiston. On a trouvé le Dilantin et le Prozac. Et on a trouvé le Naltrexone.

– Ça cache les opiacées, compléta Rincin, coopératif. Vous essayez de régler le problème, c'est ça qui compte. »

Avant que j'assimile tout ça, Colfax s'en mêla.

« J'avais un oncle qui prenait du Dilantin. Il n'arrêtait pas d'avoir des crises au volant de son semi. Ça l'a bien aidé. »

Le sourire de Rincin s'élargit encore.

« Hé, moi-même, je fais un peu d'épilepsie. Vous, moi, et Jules César, mon pote.

– Et, euh, pour le reste... », dit le directeur.

Je sentis comme une drôle de chaleur dans mon cou.

« Le reste ?

– Les hormones femelles », murmura le directeur discrètement. Il posa une main sur mon poignet et se fabriqua une expression compatissante. « C'est pas grave, Rupert. On comprend. »

Si j'avais vraiment été en train de changer de sexe, j'aurais été touché. Mais là, sa pitié était affligeante.

« Pris !, soupirai-je. Je suis un trav épileptique qui essaie de ne pas replonger dans les drogues dures. Et en dépression.

– Ben voilà, dit le directeur. C'est toujours mieux d'être honnête. »

Je mourais d'envie de leur dire qu'ils étaient en train de parler des analyses de Rincin. Mais je ne pouvais pas. Il fallait que je joue le jeu.

« Je vais vous dire ce qui ne me déprime pas, dis-je en souriant courageusement. Je n'ai pas le chirurgien qui a bossé sur le visage de Davey. Je veux dire, sans manquer de respect ni rien, mais ça me fait peur d'imaginer ce que ça donnerait pour un changement de sexe. Vous faites appel à des externes ?

– Ils ne montrent pas tout, sur les prisons, à la télé », dit Rincin, cryptique.

J'attendis des précisions, mais le gardien décida plutôt d'avaler le reste de son brûle-prostate. Une accalmie, puis le directeur claqua des doigts devant mon visage. Sans réfléchir, j'attrapai sa main.

« Arrêtez ça. »

Je me rendis compte que je serrais fort lorsque je le vis qui regardait fixement son poignet. Quand je le lâchai, le directeur bascula son fauteuil en arrière contre le mur, et posa ses bottes en serpent sur le bureau. Il se lécha une goutte de camomille au coin de sa bouche et sourit.

« Je ne sais pas ce qui se passe entre vos jambes, mais vous avez des couilles. Ça, je vous le concède.

– Pas pour longtemps, hennit Rincin.

– D'accord, dis-je. Arrêtons de rigoler. Pour votre information, je prends ça contre la calvitie. »

C'était risqué, mais qu'est-ce qui ne l'est pas ? Je baissai la tête et m'arrachai une touffe de mon épaisse chevelure gris souris.

« Pourquoi vous croyez que j'ai une toison pareille ? Je me mettais à trouver des touffes sur mon oreiller. Alors j'ai essayé, comment ça s'appelle déjà, merde, le nom m'échappe…

– *Great Day* ?

– Non, ça, c'est une teinture. » Essayait-il de me coincer ? « Je parle du truc qui fait repousser les cheveux. Vous voyez, la raison pour laquelle les types perdent leurs cheveux, c'est un excès de testostérone, alors pour contrer l'excès d'hormones mâles, on prend des hormones femelles.

– Et on y gagne de chouettes petits nénés, compléta Rincin, qui croisa le regard du directeur et fit marche arrière. Désolé, patron ! »

Je fixai Rincin. Je n'arrivais pas à savoir s'il évitait mon regard. Et je me mis à m'interroger. C'était moi, ou ses hanches s'étaient élargies ? C'était possible ?

En se frottant le poignet là où je l'avais saisi, le directeur s'invita dans ma rêverie rincinienne.

« L'État oblige tous les employés de l'administration pénitentiaire à suivre des stages de sensibilisation. Personnellement, je ne juge pas un homme sur ce qu'il est, mais sur ce qu'il fait. Nous avons tous nos démons. Moi, avant, j'avais l'habitude de boire jusqu'à me mettre salement minable. Mon souci, c'est que vous fassiez bien votre boulot et que vous ne vous mêliez pas du nôtre.

– Merci », dis-je en essayant de ne pas me tortiller trop visiblement.

Colfax leva les pouces en signe de soutien. Puis Rincin tourna son visage vérolé vers moi.

« Un jour à la fois, pas vrai ? Moi-même, je suis aux OA. Boulimique.

– Et le beignet, c'était une rechute ?, blagua le directeur.

– Je ne ris qu'en apparence », dit Rincin, impassible, les yeux verrouillés sur les miens.

Avait-il compris que j'avais volé son urine ? Ou bien pensait-il qu'il avait rencontré un autre futur possesseur de vagin ?

Le directeur choisit ce moment-là pour se mettre debout. Colfax me prit la main gauche et Rincin la droite. Sa paume était douce comme la tête d'un nouveau-né. On forma un cercle.

« Manny, pouvez-vous dire la prière de la sérénité ?

– Moi ? Euh, bien sûr… Dieu… », commençai-je faiblement, et une sirène retentit.

Il se passait quelque chose quelque part, mais on continua de prier.

Une jolie Latina avec des jambes couvertes d'un fin duvet noir et d'une tache de naissance rougeaude apparut d'un coup, et disparut aussi vite qu'elle était entrée.

Le directeur sourit.

« Pas de problème. Dulce m'a déjà vu prier. Terminez, Rincin.

– … Le courage de changer ce qui peut l'être », entonna Rincin, me glissant un regard lourd de sens.

Qui étais-je pour douter du pouvoir de la prière ?

Jusque-là, je n'avais jamais réfléchi au courage qu'il fallait pour se faire couper le pénis. Quelle foi !

On en était aux « amen » quand je pris pleinement conscience que ces trois-là étaient persuadés que j'étais une femme coincée dans un corps d'homme. Et je dois dire qu'ils étaient irréprochables. Pas même le moindre début de sourire moqueur derrière mon dos.

« J'ai essayé Jenny Craig[1], me confia Rincin lorsque nous nous lâchâmes les mains, mais je ne parvenais toujours pas à exprimer mes sentiments. J'avais vraiment besoin du programme. »

Peut-être les hormones le rendaient-elles émotif.

La sirène retentit encore un coup et le directeur me donna une claque dans le dos.

« On dirait qu'on a un problème », dit-il. Il se dirigea vers la porte, puis s'arrêta. « J'ai oublié de vous demander, Rupert. Vous avez pensé à un nom ?

– Un nom ? Pourquoi ?

– Pour votre nouveau vous, pour quand vous ferez la transition en il-elle ou homme-femme, ou quelle que soit la façon dont vous autres vous appelez maintenant.

– Je crois que le terme, c'est transsexuel, le corrigea Rincin.

– Oups !, dit le directeur, léger. Je blague. On dirait que quelqu'un a besoin de réviser son stage de sensibilisation. Alors vous pensez à quoi, comme nom ?

– Mindy, sortis-je de nulle part.

– Mindy, c'est mignon. » Il se tapota un doigt sur sa mégamâchoire, pensif. « Mais comme vous avez commencé dans la vie en Manuel, pourquoi vous ne prendriez pas Manaloa ? ça veut dire "beau".

– Dans quelle langue ?

1. Jenny Craig (née en 1932) : fondatrice et dirigeante de Jenny Craig Inc., qui s'occupe de mettre au point des régimes pour les gens qui souhaitent perdre du poids, et qui commercialise des nutriments.

– Honolulu, dit-il avec un large sourire.
– Ouah ! C'est pas mal.
– C'est cadeau, dit-il.
– Merci ! »

Le directeur fit un petit coucou de la main et j'aperçus une ombre dans son regard. En dépit de tout le baratin politiquement correct, je le soupçonnais d'être profondément dégoûté — sans doute avait-il peur que je me mette à danser le french cancan ou à me peloter les nichons.

C'était insupportablement embarrassant, et j'avais dû mobiliser toute ma force de volonté pour ne pas mettre les choses au clair avec un peu d'honnêteté : « Pour l'amour de Dieu, les gars, j'ai assez de mal comme ça à vivre *avec* une femme, alors vivre *dans* une femme… ! »

Mais j'étais allé trop loin pour faire marche arrière. Ce qui comptait, c'était ma mission, pas mon image. Si le patron de San Quentin croyait que je me shootais aux hormones et que je m'apprêtais à me faire castrer, il allait falloir que je fasse avec.

« Parfait, parfait, dit le directeur, refaisant coucou. Le travail m'appelle. »

Aussitôt son chef disparu, Rincin se transporta jusqu'à moi et posa sa main dans mon dos.

« C'est bien que nous ayons eu cette conversation, dit-il, en me glissant une carte dans la poche de ma chemise. Si vous avez besoin d'aide, appelez-moi. Quelle que soit l'heure.

– J'ai l'air d'avoir besoin d'aide ?

– Vous connaissez quelqu'un dont ce n'est pas le cas ? »

13

Le sexe à la Viêt-cong

J'entendis sa voix avant d'entrer dans le *trailer*.

« Qu'est-ce qui s'est passé ? Y avait plus de place au bloc D ?

– Tina ? »

Mon ex-épouse était à genoux sur le comptoir de la kitchenette, dans des collants noirs à larges mailles et un haut siglé CDC, le derrière bien cambré. Elle nettoyait les vitres au-dessus de l'évier. Si son cul avait pu parler, il aurait crié : « Barre-toi ! »

Avant qu'il ne puisse le faire, Tina se retourna et me fit face, toujours sur le comptoir, écartant nonchalamment les jambes. Elle tira sur ses collants pour les resserrer sur ses hanches, fit un crochet avec ses doigts, les fila, puis regarda les dégâts.

« Oh, zut alors ! Regarde un peu ce méchant gros trou ! »

Si excitant que tout cela ait pu être, ce n'était pas facile de profiter du spectacle à cause des vapeurs de moisissure. Je tendis la main au-dessus de sa tête et tentai d'entrouvrir la fenêtre. Au début, elle ne voulut pas bouger, puis le Plexiglas se détacha et tomba dehors. J'en avais rien à foutre. J'inspirai de grandes goulées d'air marin, comme si je venais d'échapper à la noyade.

Tina me prit le visage à deux mains et éclata de rire.

« Tu peux arrêter de bricoler et m'écouter ? Tu vas adorer !

– Si c'est sur toi et Bernstein, ça m'étonnerait. »

Tina se traînait un passé assez démentiel, mais qui était une mine d'histoires géniales. Sauf que jusque-là, ses contes véridiques de débauches tragiques concernaient des gens que je ne connaissais pas — exception faite de Leonard Cohen (quand elle avait seize ans), que je ne connaissais pas directement, et un *performance artist* belge nommé Zik qui s'habillait en caoutchouc et la fouettait. Ces derniers temps, il tenait un bar dans West Hollywood. On était tombés sur lui en allant y boire un *smoothie*. Dans la voiture, Tina m'avait raconté pour le fouet, la combinaison en caoutchouc et les chaînes qu'il lui attachait aux chevilles pour qu'elle ne puisse pas quitter son loft.

« Ça me payait ma drogue, et il me laissait recevoir des amis, m'avait-elle expliqué, comme si j'étais un gros crétin d'avoir demandé pourquoi elle avait accepté ça. Mais en vérité, m'avait-elle dit en aspirant les dernières gouttes avec sa paille avant d'écraser son verre, il filait de gros pourboires et il était pas mal célèbre. Ça compte, ça, quand tu as dix-sept ans. »

Mais maintenant qu'il ressemblait à un Barry Manilow boursouflé, quoi qu'ait pu faire faire Zik à Tina des années et des années plus tôt, ça n'avait plus d'importance.

Ce qui nous ramenait à Bernstein.

« Crois-moi, il ne s'est rien passé, m'assura-t-elle. Le plus près qu'on a été de baiser, c'est quand il m'a montré une photo de Golda Meir en bas résille.

Il la garde dans une boîte en acajou, avec un certificat d'authenticité qui a l'air tout bidon. Il voulait que je regarde la photo avec lui.

– Est-ce que je devrais demander si elle était nue ?

– Non, bon Dieu !, répondit-elle, comme si j'avais vraiment de sérieux problèmes pour ne serait-ce que poser la question. Mais on voyait vraiment bien ses jambes.

– Je crois que j'ai la nausée. »

Je m'appuyai sur un coffre une seconde, mais le bois céda et je me cognai le genou en essayant de ne pas tomber.

« Oh, merde ! »

Tina éclata de rire et mit la main devant sa bouche. Elle avait bon cœur, mais ça ne l'empêchait pas d'aimer les petits films sur YouTube avec les ivrognes qui tombent de leur chameau, ou titubent à poil au milieu des voitures.

« Excuse-moi, parvint-elle à dire alors qu'elle rigolait encore. Ça va ? Tu devrais mettre de la glace. Je vais t'en chercher.

– Tina ! NON ! » Avant que j'aie pu l'en empêcher, elle ouvrit le frigo et s'étrangla. Je le refermai d'un coup de pied. « Pas branché, suffoquai-je. C'est ça qui pue. » J'attrapai un tire-bouchon rouillé sur le comptoir. « Rouvre-le, que je l'attrape. »

Elle rouvrit le frigo et, retenant mon souffle, je piquai un truc qui ressemblait à un asticot de la taille d'un ballon de football et jetai le tout par la fenêtre manquante.

« Bon Dieu !, dis-je. Je veux même pas savoir ce que c'était ! »

Lorsque je me retournai, le congélo mort était toujours ouvert. Tina avait les yeux fixés sur les moisissures multicolores à l'intérieur du frigo et récitait :

« Nous sommes tous conçus dans d'étroites prisons ; dans le ventre de nos mères, nous sommes en prison ; lorsque nous naissons, nous sommes... encore prisonniers, même si nos cellules sont plus vastes. » Tina claqua la porte du congélateur et dit : « John Donne. » Puis elle remonta sur le comptoir, plia les genoux et les entoura de ses bras, face à moi, de sorte que je ne pouvais pas rater le trou dans ses collants, ni les poils de sa chatte qui s'en échappaient comme une touffe d'une oreille velue.

C'est nous, ça, pensai-je. On est comme ça.

« Eh ! Le roi du stress ! Ça va pas ?

– Tout va bien. Renifle un peu. Tout est parfait. Je suis à San Quentin dans une caravane qui pue la gangrène avec mon ex-femme que j'aime toujours. Ah, et au fait, merci pour le spectacle, hier soir.

– Manny, tu veux bien m'écouter ? »

Mais je continuai, comme un chien qui poursuit sa queue.

« Tu devais savoir que je pouvais voir d'ici. Les coïncidences, c'est pas trop ton genre. Je veux dire, c'est quoi cette merde ?

– Tu as fini ?

– Non. Donne-moi un an et demi que je me file des baffes dans la tronche.

– Il y a le mélodrame, et puis il y a le Manny-drame. »

Tina plongea la main dans son sac et en sortit une bouteille sombre. Hycodan. Un sirop pour la toux à l'hydroquinone. Et but au goulot. Exactement ce dont j'avais besoin.

« Tu es quoi ? Une rappeuse de Houston ? Tu marches à la bouteille pourpre, maintenant ?

– D'accord, j'ai franchi le pas, dit-elle, en reprenant une lampée. Et toi ?

– *Clean* et content de l'être, mentis-je.

– C'est ça, ouais, dit Tina. Moi, je commence à m'éclater et toi, tu te la joues prof de gym.

– Tu as baisé avec ? Le juif qui se prend pour un gestapiste ?

– Je te l'ai déjà dit : non. »

Je touchai le sommet de mon crâne. J'avais toujours mal. Deux fois plus que depuis que j'étais tombé dans les pommes sous le *trailer* en décomposition.

« Je n'arrive pas à croire qu'on est en train de parler de ça », dis-je.

Elle revissa le bouchon.

« Tu veux vraiment savoir ?

– Absolument pas. Donc n'oublie rien. »

Tina haussa les épaules.

« Il m'a dit que son papa lui avait parlé des filles Viêt-cong qui cachaient des lames de rasoir dans leur minou. Quand les GI's y collaient leur bite, coupe-coupe ! Je lui ai dit : "Viêt-cong ? Ton papa t'a dit de pas baiser à cause de quelque chose qui est arrivé à des types au Vietnam ? C'était il y a longtemps, mon chou." Je veux dire, ce mec, il se donnait tellement de mal pour avoir l'air d'un gros dur, mais moi, je pouvais voir ce qu'il y avait derrière. »

Elle s'arrêta, prit une rasade de sirop, et reprit : « Les types comme ça, il faut pas leur faire de cadeaux. Je lui ai dit : "Et contre quoi d'autre ton papa t'a-t-il mis en garde ? Les chattes afro ? Mais tu dois pas connaître ça, toi, les chattes afro, non ?" "Oh, je connais, il m'a répondu. Je connais." Alors je lui ai dit : "Mon petit, est-ce que tu as souillé la race ?" Les gros durs comme ça, dès que tu les appelles "mon petit", ils te prennent pour leur mère, même si on est plus jeune qu'eux. Alors il est devenu vachement sérieux, et il a dit : "Moi, jamais, m'dame ! J'ai vu des photos. C'est pour ça que je sais." Alors je lui ai fait : "Que tu sais quoi ?" Et là, Bernstein — on aurait dit un gosse — là, Bernstein, il a dit : "Je peux pas." »

Tina s'arrêta encore, sortit ses Newport, en attrapa une, arracha le filtre et l'alluma. Rien qu'en s'en souvenant, elle éclata de rire à travers un nuage de fumée de Newport. À moins que ça n'ait été à cause du sirop pour la toux.

« Alors Bernstein... Ah ! Mon Dieu, Manny, t'aurais adoré. Alors Bernstein... » Elle essaya de continuer mais rigola encore un coup. Finalement, en secouant la main, elle parvint à finir son histoire : « Alors Bernstein a dit : "C'est comme ça que je sais qu'il y a du négroïde en vous. Je sais que vous êtes à moitié négroïde." Tu le crois, ça ? "À moitié négroïde" ?

– Ben tu es un quart noire. Il avait raison.

– J'ai pas dit qu'il avait tort, espèce de connard. » Elle écrasa la Newport sur le comptoir et la jeta par la fenêtre. Je m'attendais à moitié à entendre une explosion. « Je sais ce que je suis, dit-elle, son hilarité se muant en contrariété. Ce que je veux dire, c'est que personne m'avait jamais traitée de négroïde. Ça fait penser à une glande. »

Elle chercha une autre cigarette dans son sac à main et soupira : « Tu vois, c'est exactement le genre de chose que j'oublie quand je crois que tu me manques : les chamailleries, les chipotages.

– C'était juste pour parler », dis-je.

Elle me jeta sa cigarette dessus.

« Eh ben, tu devrais arrêter de parler, putain, et dire franchement les choses, merde.

– Tina… »

Elle m'écarta. Puis elle se toucha entre les jambes.

« Tu penses parfois à comment on s'est rencontrés ?

– À ton avis ? »

Je la regardai se caresser et pensai aux mantes religieuses. C'est quoi, le truc qui faisait que les mantes religieuses mâles désiraient les femelles ? Ils devaient bien être au courant de ce qui les attendait. Mais ils y allaient quand même. Il devait y avoir des rumeurs. *Hé, mec, t'as entendu parler de l'autre, là, qui s'est fait arracher la tête pendant qu'il baisait ?* Ils savaient forcément. Mais ça les arrêtait pas. C'est ça, vraiment désirer quelque chose : c'est qu'on en a tellement besoin qu'on s'en fout si ça nous tue.

Tina se caressait toujours.

« J'ai rien fait du tout, mon petit cœur. Même quand j'aurais pu, puisqu'on n'est plus ensemble. Désolée de te décevoir, mais il s'est rien passé. »

Je ne dis rien, ce qui la rendait toujours folle de rage.

« Pour l'amour du ciel, Manny, qu'est-ce que tu crois ? Tu sais que tu es le meilleur coup au monde. Tu baises comme si tu voulais tuer la mort.

– Ferlinghetti ? Tu déconnes, là ?

– Non, c'est de moi. » Elle bouda l'espace d'une seconde, puis se reprit. « Me dis pas que tu penses aux mantes religieuses. »

Quand quelqu'un nous connaît trop bien, c'est comme un aphrodisiaque un peu désagréable.

« À peine une seconde, admis-je. Ouais. J'ai pensé aux mantes quand elles baisent. Mais juste avant ça, je pensais à ces GI's, à Saigon. À ton avis, combien d'entre eux avaient l'intention de dire en rentrant "j'ai rien fait" — jusqu'à ce qu'ils aient de la saucisse en tranches dans le calcif ? Pas facile de mentir avec la queue en lambeaux.

– Ah, tu crois que je mens ? » Son ton était à moitié amusé, à moitié coquin. « Qu'est-ce que tu vas faire ?, dit-elle, provocante. Tu vas m'étrangler ? Tu vas me filer des baffes ? »

Elle fit une pause suffisamment longue pour pêcher une autre Newport, en arracher le filtre et l'allumer.

« Merde ! Mets ton uniforme !

– J'ai pas d'uniforme. Je suis ici en sous-marin. Du moins je l'étais… » Puis j'eus un accès de sentimentalisme. « La première fois qu'on a baisé, tu m'as dit : "Essaie de me rendre heureuse, mais ne laisse pas de marques." Je ne savais pas que c'était tiré d'un film.

– *Je t'embrasserai quand tu seras mort.* C'est un film culte. Est-ce que tu veux bien la boucler et me faire mal ?

– Et ça, c'est de toi ou ça sort d'un autre film ? »

Parfois, quand on faisait l'amour, avec Tina, je pensais à cette scène, dans *Le Parrain*, quand, dans le bordel, le sénateur du Nebraska tout recroquevillé dans son caleçon essaie d'expliquer la pute morte à côté de lui à Robert Duvall : « On l'avait déjà fait un millier de fois… Elle aimait ça. »

Exactement comme au bon vieux temps.

Jusqu'à ce que Tina me tende une perche tordue et murmure : « Dis-moi que je suis la petite pute de Satan. »

Elle fit glisser ses mains le long du mur, cambra les fesses et cria dramatiquement : « Si une femme ne se garde pas pure, elle ne pourra connaître le Seigneur. Mais le Diable a un portail ! Fais de moi une pute de Satan !

– Mais qu'est-ce que tu racontes ? »

Elle dit à voix basse, à peine audible : « Prends-moi par le cul.

– Par le cul ?

– Tu adorais ça, avant.

– J'ai pas dit que j'aimais pas. » Maintenant, c'était moi qui chuchotais. « La dernière fois que nous avons commis la sodomie selon les règles divines, je me suis chopé ce truc bactérien, là. Quatorze semaines de Flagyl.

– Oooh, papa ! », elle cria encore un coup, m'excitant encore plus. « Garde-moi pure ! Donne-moi une fessée ! Fais de moi une vierge pleine de sperme. »

Je la vis qui regardait par-dessus mon épaule.

Et c'est là que j'ai repéré l'objectif qui dépassait de la couchette dépliée.

« C'est quoi cette merde ? » Je me redressai pour mieux voir. « Une caméra cachée ? Tu veux me faire chanter ? C'est pour ça que tu te comportes comme si tu avais pris du crack ? »

Tina prit l'air blessé.

« C'est pas comme ça que je me comporte quand j'ai pris du crack ! Et c'est pas du chantage. J'allais t'en parler, de toute façon.

– Me parler de quoi ?

– T'énerve pas. C'est ce site Internet, *Salopes bibliques*. Je sais que c'est ridicule. Mais ça paie. Tout ce qu'il y a à faire, c'est réciter les Écritures pendant que tu... Tu vois... Fais le spectacle. Pourquoi tu me regardes comme ça ?

– Et tu as beaucoup de copains bibliques ? »

Elle prit l'air insulté.

« Arrête, je le ferais avec personne d'autre que toi.

– Et à quel moment tu avais l'intention de me dire que j'allais être la star de ton spectacle chrétien ?

– Je pensais que ça serait marrant. J'avais vraiment envie de baiser avec toi.

– Tu m'as quitté, tu te rappelles ?

– J'avais une maladie qui nécessitait toute mon attention. On peut parler d'autre chose ?

– D'accord. Tu ne m'as toujours pas dit pourquoi tu es ici.

– Le Révérend a fait jouer ses relations.

– Le Révérend D. ? » Je m'éloignai d'elle — pour autant qu'il était possible de le faire dans une boîte à chaussures. « Et où tu as rencontré un casier judiciaire ambulant comme lui ?

– Aux NA. Nous y étions tous les deux par obligation judiciaire. » Tina se mordit le pouce. « Tu sais, ça a pas toujours été très facile pour moi, depuis qu'on s'est séparés… J'avais besoin de gagner de l'argent. Il avait du boulot.

– Du boulot ? »

Elle déchiffra mon expression et dit : « Écoute, il n'y avait pas de sexe. Je veux dire, pas de *vrai* sexe. C'est comme ça que j'ai pu payer mon traitement. C'est pas ce que tu crois. Je trouvais que ça aurait été marrant de faire un truc avec toi.

– Tina, pour l'amour du ciel ! » Je n'avais pas eu l'intention de crier, mais c'était impossible de ne pas le faire. « Je t'ai vue, là-bas, tu te souviens ? Avec Bernstein. À poil.

– Si j'avais su que tu étais dans le public, je t'aurais fait coucou.

– Comment savais-tu que j'étais ici, putain ?

– Une fille, ça sait des choses. Je t'ai dit, j'ai accepté ce boulot pour te surprendre.

– C'est réussi. En fait, je suis plus que surpris. Je suis pulvérisé. Qui t'a embauché pour passer la nuit avec le nazi casher ?

– Ah bon, je te l'ai pas dit ? Le vieux bonhomme. »

Elle se mit à faire glisser ses jambes gainées dans des bottes qui lui arrivaient aux genoux, très lentement, comme une de ces greluches qui se désapent devant leur webcam. Ce genre de salace.

Puis, d'un seul coup, je fis le rapprochement et criai : « Golda Meir ! »

Tina interrompit son spectacle et me regarda.

« C'est pas exactement la réaction que j'attendais, mon chéri.

– Non, dis-je. Je parle des bas de Golda Meir, sur la photo fétiche de Bernstein.

– C'était plutôt tordu.

– Exactement. L'obsédé des icônes mortes. Ça correspond parfaitement aux montages que Zell a mis sur ma commode. Moon en maillot deux pièces et toute l'équipe. »

Tina passa un doigt sous l'élastique de ses collants.

« Et ça, ça te dit quelque chose, mon chéri ? » Elle tira sur l'élastique, l'éloigna de son ventre, pour me montrer les profondes empreintes en forme de diamants qu'avaient laissées sur sa peau les mailles des collants, écrasant ses poils pubiens, ce qui donnait l'impression qu'elle s'était appuyée contre une moustiquaire.

Quelle sorte de traumatisme ancien pouvait bien rendre tout cela nécessaire ?

« Ça me dit que le taré qui t'a donné Golda Meir s'est introduit dans ma chambre et y a laissé une photo de Sun Myung Moon en bikini. »

Tina lâcha et l'élastique se détendit en faisant un gros *smack*.

« Ouille !, cria-t-elle en touchant la marque rouge toute fraîche sur sa peau. Recommence ! »

14

Comme un camé

Une heure plus tard, je m'allongeai, la tête sur un journal plié, en guise de protection contre les suintements du *trailer*, et je regardai Tina s'habiller.

Tina avait une manière de mettre ses vêtements qui était encore plus lascive que lorsqu'elle les enlevait. Elle cachait tout, mais vous saviez ce qu'il y avait en dessous.

Lorsqu'elle eut terminé, elle se maquilla, avec un poudrier, dans la kitchenette puante.

« Alors réexplique-moi, dis-je.

– Quoi donc ?

– Pourquoi il fallait que tu voies Bernstein. »

Elle ferma le poudrier avec un claquement sec.

« Je t'ai dit, le vieux bonhomme, Zell, voulait que je lui remette un message et un paquet.

– Quel genre de paquet ?

– Du cash.

– Je ne pige toujours pas. Pourquoi toi ?

– Je connais le Révérend. Le Révérend et Harry font des affaires ensemble.

– Ah bon, maintenant c'est Harry ? »

Tina roula des yeux.

« Le vieux est dans les affaires. La distribution. Il possède une part de l'agence d'escort girls du Révérend. *Chrétiennes superbonnes*. Elles jouent dans des films et elles sortent aussi parfois avec les clients. Ils font des trucs sur le Web…

– Du porno intégriste ?

– Juge pas trop vite, Manny. Tu as fait pire pour moins.

– Je ne juge pas, je demande. Je veux savoir. Putain, Tina, tu te pointes à San Quentin. Tu fais… Ce que tu as fait. Après, tu t'amènes dans ce taudis. Dis-moi juste ce qui se passe.

– Tu as des problèmes de mémoire ? J'avais un message pour Bernstein.

– C'était quoi ?

– "L'aigle s'est posé."

– Tu déconnes ?

– D'accord, c'est pas original. Écoute, Zell m'avait dit que j'aurais pas à baiser avec le nazi.

– Et tu l'as cru ?

– Hé, je suis une grande fille. Et il m'avait pas menti. Je te l'ai déjà dit, Bernstein et moi, on est juste restés là un moment. Il n'a qu'un seul centre d'intérêt, non, deux : son biceps droit et son biceps gauche.

– Et toi, t'y gagnes quoi ?

– À part de l'argent ? » Elle caressa la bosse sur mon crâne qui me lançait toujours, puis descendit vers ma bouche, et mes lèvres. « Ben, Zell m'a dit que tu serais ici, alors… Je me suis dit que je pourrais te voir. Je me suis dit que ça serait excitant. Attends ! » Elle se redressa. « C'est à cause du truc sur Alterna.com ? C'est à cause de ça que tu flippes ?

– Si je savais ce que c'était, je suis à peu près sûr que c'est ce que je ferais.

– T'as pas vu le site ? Que du fétichisme extrême et de la dépravation. C'est comme de l'anthropologie, mais en glauque. Ces bonnes femmes y mettent des images où elles font des trucs déments. Après, quand un type envoie des photos de lui en trav ou en sadomaso, elles récupèrent son adresse et le font chanter. C'est le Révérend qui m'en a parlé.

– Eh ben dis donc, on n'est plus ensemble depuis à peine six mois et je vois que tu fais vraiment des étincelles. Tu ne pouvais pas être serveuse dans un restaurant ?

– Tu rigoles ? Je viens de passer six semaines dans une clinique de désintoxication pour boulimiques. J'avais besoin de faire quelque chose de mon temps libre pour payer la cure. C'est pas comme si j'avais une mutuelle ou quoi que ce soit. Je t'ai pas demandé un sou, en plus, si tu te souviens bien.

– J'aurais préféré que tu le fasses. Et donc, quelqu'un a hacké leur serveur ou quoi ? Comment vous récupérez leurs adresses ?

– Sur leur permis de conduire. Quand ils se pointent au rendez-vous, la première chose qu'on fait, c'est vérifier leur permis. La seconde : on se tire.

– Attends ! Vous les rencontrez vraiment ? Et après vous allez au lit avec eux ?

– Ce que ces types-là font, ça implique pas souvent un pieu. C'est pas leur truc. De toute façon, l'embrouille Alterna.com, c'est juste un à-côté. J'adore que tu sois jaloux, mais moi, en fait, je suis standardiste.

– Pour une agence d'escort girls ?

– Ouais, mais pas des putes normales. C'est un service chrétien. Toutes les filles se réservent pour Jésus. » Elle sortit une Newport toute neuve, arracha le filtre, mais arrêta son geste avant d'allumer le briquet. « Est-ce que la flamme va tout faire sauter ? Je connais pas bien l'odeur du méthane.

– Tu en as déjà fumé à peu près quatre-vingt-dix, dis-je, mais peut-être que la prochaine pourrait déclencher l'Apocalypse. » Je lui enlevai la cigarette de la main et la jetai dans l'évier. « Mieux vaut prévenir que guérir. »

Tina me lança un regard qui aurait pu guérir le cancer. Elle savait quinze façons différentes de se mettre à genoux.

« Pense à tous les mecs qui paieraient pour faire les trucs que je veux que tu me fasses.

– Je croyais que tu ne couchais pas avec eux ?

– J'ai pas dit que je le faisais. J'ai dit pense à tous les mecs prêts à me payer pour que je le fasse. Maintenant explique-moi ce que tu fabriques ici. »

Elle me regarda dans les yeux. Baissa ma braguette en douceur. Je la remontai.

« Chérie, s'il te plaît. J'ai juste besoin que tu m'écoutes. »

Je lui racontai le reste de la saga : de Révérend Moon au directeur, mon imminent et accidentel changement de sexe, et la came que j'avais trouvée dans le *trailer*, jusqu'au sujet de mon investigation... Quand je prononçai son nom, Tina pâlit et se laissa doucement glisser le long du mur.

« Joseph Mengele ? C'est vraiment... C'est vraiment un truc de malade. »

Elle se remit debout, marcha l'air absent jusqu'au matelas humide et s'assit.

Ses yeux s'assombrirent.

« J'ai eu ma période Shoah quand j'étais au lycée. Je lisais tout ce que je pouvais là-dessus. Ça me touchait beaucoup. J'étais une ado tourmentée.

– C'était ton boulot de l'être.

– Ouais, mais j'étais aussi anorexique. » Elle tira sur sa Newport, souffla vite la fumée, puis mit son poing devant sa bouche et le mordit. « Alors toutes ces photos de corps émaciés, ça me touchait. C'était comme du porno, mais sur la torture. *Regarde comme on peut être maigre et quand même vivant.* J'étais tellement obsédée par le dépérissement que je ne découvris le reste que lorsqu'ils nous passèrent un film, à l'école. Ça parlait de Mengele. Les expériences. Après, j'allais tout le temps à la bibliothèque. Tu sais ce que ce malade a fait ?

– À part injecter le typhus à des enfants de trois ans et mettre des écharpes parfumées le matin pour aller sur les quais décider qui aurait droit au Zyklon B ? Oui, je vois à peu près. »

Tina devint encore plus livide.

« Mais le reste… » Elle tira sur sa lèvre inférieure et la tordit, comme pour se faire mal et atténuer la douleur due à ce qu'elle décrivait. « Son obsession pour les jumeaux. Il obligeait des jumelles à coucher avec des jumeaux. Si c'étaient des faux jumeaux, il les obligeait à coucher ensemble. Pour voir lesquels auraient des jumeaux. Il les disséquait vivants. On en revenait toujours à l'extraction de leurs petits organes identiques. Il leur retirait l'utérus et le conservait dans un bocal.

– Recherches sur la reproduction des jumeaux. Mengele dirait qu'il essayait de sauver sa race.

– Et je pourrais t'arracher le cœur et dire que je fais des études sur les lames de rasoir. »

Tina trembla un peu et je passai un bras autour de ses épaules. Elle parlait à voix basse.

« Est-ce qu'on peut se recoucher ? Je me sens pas bien. »

Soudain je remarquai à quel point elle avait les yeux creux.

« Ma chérie, dis-je, du ton le moins accusateur possible, est-ce que tu as pris un peu soin de toi ? Comment ça va, avec la nourriture ?

– À ton avis ? »

Elle jeta sa cigarette par terre, l'air presque déçu que tout ne prît pas feu.

« Junkie, au moins, ça a un certain cachet. Se shooter dans les chiottes d'une station-service, c'est stylé, comparé à y dégueuler. On se sent pas comme une sorte de hors-la-loi défoncé, juste comme un taré pathétique. Tu peux pas faire plus minable que manger un quatre-quarts de chez Sara Lee dans ta bagnole, même pas décongelé. Et après aller chez Arby's t'enfiler trois milk-shakes et dégobiller le tout. J'ai tenu presque neuf mois, mais hier, j'ai craqué. »

Je sais que je l'ai déjà dit, mais pendant presque tout le temps où nous étions mariés, je n'avais rien su de la boulimie de ma femme. C'était comme si elle avait vécu dans un univers parallèle. Lorsque je le découvris, j'avais eu l'impression de m'être fait avoir. Comme si elle m'avait fait ça à moi. C'est sûrement pour ça que les narcissiques font de mauvais ambulanciers.

Les yeux cernés de Tina soutinrent mon regard.

« J'ai mangé cinq repas surgelés de chez Zone et une boîte de gâteaux.

– Arrête un peu de frimer, s'il te plaît », dis-je.

C'était une réponse comme une autre, mais elle eut le mérite de la faire rire. Jusqu'à ce que les sanglots prennent le dessus.

Elle se colla contre moi et pleura sur ma poitrine. Et en dépit de toute cette tristesse et de tout ce sordide, je ne l'avais jamais aimée davantage. Ni ne m'étais senti plus seul.

Je me demandai comment il était possible que j'aie entraîné quelqu'un dans ce genre de bordel. Peut-être était-ce parce que je n'avais jamais eu à lui expliquer quoi que ce soit. Avec Tina, je pouvais me détendre.

Et puis une pensée étrange se faufila dans mon cerveau. Tina me prit la main.

« Quoi ?

– Rien.

– Quoi ?

– D'accord. Si tu veux savoir, je pensais au fait que les gens comme nous, on n'a pas besoin de Mengele. On fait nos propres expériences médicales : toi tu vides ton corps, et moi, je bourre le mien de produits chimiques coupés et d'héro mexicaine. Et puis je pense à mon père…

– Ton père ? Tu parles jamais de lui.

– Il a laissé le moteur tourner, dans le garage. Il s'est flingué au monoxyde de carbone. Bordel de merde, sa famille l'avait sauvé des nazis quand il avait dix ans, et qu'est-ce qui arrive ? Trois décennies plus tard, il se gaze lui-même. » Je me passai les mains sur le visage. « Est-ce que ça en fait une sorte de rétro-collaborateur ou quelque chose comme ça ? Tu sais, comme les kapos juifs dans les camps ? »

Mon regard divagua. Je revis le visage de mon père — à jamais ironique, gentiment triste — et tout d'un coup la pointe du manque me ravagea si profondément qu'un couteau dans le cœur n'aurait été qu'un chatouillis en comparaison.

La baffe qu'elle m'administra me ramena à la réalité.

« Chéri, dit-elle, tu es à des années-lumière. J'ai besoin de toi ici. T'as pris quoi, bordel ?

– Moi ? Tu déconnes ? On était en train de parler de toi. » Rien ne m'indignait davantage que lorsqu'on m'accusait de me droguer. Particulièrement quand c'était vrai. « Alors d'après toi, pourquoi tu as rechuté ?

– À ton avis ? J'en étais à huit mois et vingt-sept jours d'abstinence. J'avais tout fait bien, et où est-ce que ça m'est arrivé ? Coincée dans un baisodrome à San Quentin, avec une sorte de supernazi casher défoncé au *crank*, à essayer d'empêcher ma peau de se tailler de sur mon corps. Donc, ouais, j'étais tout à fait débarrassée de tout. Drogue, alcool, nourriture. Youpi ! Et regarde ce que ça m'a rapporté. Je veux dire, regarde un peu ça. » Elle montra du geste la cage puante dans laquelle nous étions assis. Elle soupira. « Et merde.

– Et merde quoi ?

– Et merde. En primaire, j'étais la petite fille qui dessinait dans ses cahiers des licornes avec des capotes.

– Tu dessinais des licornes avec des bites ? »

Tina eut un mouvement de recul.

« Quoi ? Non ! Tu es malade ? La capote était sur la corne. Extralarges. Les mêmes que papa. »

Comme d'habitude, je me sentais responsable de ses problèmes, même si je n'y étais pour rien, y compris le saccage systématique de son enfance, qui continuait à influencer son comportement de différentes façons qui toutes me brisaient le cœur.

Ça faisait six mois que nous ne nous étions pas parlé et notre première dispute postconjugale suivait très exactement le même schéma que toutes celles que nous avions eues du temps où nous étions mari et femme.

« Tu m'aimes que parce que je suis démolie, dit Tina. Tu crois que ça te sauve.

– D'accord. Je suis désolé que ton enfance ait été horrible. Je suis désolé qu'on ne soit pas au Ritz. Je suis désolé de bosser sur une affaire. Je suis désolé d'avoir à travailler pour gagner ma putain de vie. Tu crois que ça me plaît, cette merde ?

– Oh, du mélodrame ! » Maintenant, Tina était joyeuse. Elle s'épanouissait dans le conflit. « Hé, au moins, toi, tu avais une carrière à foutre en l'air. Moi, je fais tous ces trucs, l'arnaque aux fétichistes, les *Chrétiennes superbonnes*, ce séjour à San Quentin, et je me demande tout le temps pourquoi je fais pas quelque chose de mieux que ça, dans la vie.

– Je ne sais pas, dis-je. Un problème d'estime de soi ?

– Mais je t'emmerde, moi !

– Je t'emmerde aussi. Bienvenue dans la réalité. Tu es une artiste, qui essaie de survivre. »

Le visage de Tina s'éclaira.

« Tu le penses vraiment ?

– Bien sûr. Qui sait ce que le futur te réserve de génial ? Et rien ne pourrait arriver si tu n'étais pas passée par tout ça. »

Tina sourit, avec une surprise sincère.

« Parfois, tu arrives à être vraiment rassurant.

– Bah ! Je t'aime, c'est tout, dis-je. Sans parler de goût ou de préférence (je n'avais pas voulu hausser le ton), putain, qu'est-ce qui t'a pris d'accepter de faire semblant d'être mariée avec Bernstein ?

– J'avais besoin d'un boulot qui nécessitait pas de CV.

– Alors où est-ce que tu as caché l'argent que tu lui as apporté ?

– Où, tu crois ? Entre mes jambes.

– Ah bon ? Même en billets de cent, dix mille ça fait un sacré rouleau.

– J'ai bien eu la place pour toi, non ?

– C'est malin, ça. » J'en avais marre de parler, et je n'avais plus qu'une seule question à poser. « Est-ce que Zell t'a donné ta part ? »

Tina se donna une claque sur le front, comme les bonimenteurs de supermarchés qui font l'article pour les jus multifruits bons pour la santé.

« C'est ça, ce que je voulais te demander. Tu t'es renseigné sur lui ? »

Maintenant, c'était mon tour de ramer.

« J'ai cherché à gauche à droite », dis-je, plutôt vague.

J'avais effectivement fouiné du côté du DMV[1] — illégal, mais pas impossible, avec un billet de cent et un fonctionnaire disposé à chatouiller quelques touches sur son ordinateur et à imprimer quelque chose sur un bout de papier. Après, j'avais aussi été voir le CLC, le registre du commerce, les registres des impôts de Los Angeles, l'AARP[2], le gaz

1. Department of Motor Vehicles : organisme qui gère les permis de conduire, qui tiennent lieu aux États-Unis de papiers d'identité.

2. American Association of Retired Persons : organisation non gouvernementale dont le but est de défendre les intérêts des gens âgés de plus de cinquante ans en leur procurant des avantages afin d'améliorer leur qualité de vie.

et l'électricité, le NCIC[1] — là, il n'y avait rien à son nom — et jusqu'aux registres des taxes foncières et immobilières, l'armée, la DBA[2]… J'avais creusé dans une demi-douzaine de directions, essayant sans trop de conviction de cerner l'identité de l'homme qui me payait.

– Tu as fouiné ?, répéta Tina. Super. Et t'as trouvé quoi ?

– Rien.

– Rien ?

– C'est pas grave. J'ai toujours marché à l'instinct.

– Ah ouais ? Et ça t'a réussi ? »

Là, elle m'avait eu.

« Tu as bien eu l'air de penser que tu pouvais accepter de bosser pour lui.

– Exactement. Il y a que les types comme lui pour engager des gens comme nous. Tu crois pas que tu aurais pu au moins savoir ce que Zell a l'intention de faire lorsque tu l'auras coincé, l'Ange de la mort ?

– Je le ferai.

– Quand ? Manny, je suis sérieuse, là. S'il existe ne serait-ce qu'une chance que ce soit effectivement Mengele, il faut que tu le tues. Tout de suite. Tabasse-le avec quelque chose et appelle les flics. Fais-le payer.

– Je suis persuadé que c'est ce que Zell a l'intention de faire. Il veut juste être sûr.

– Ah ouais ? Et il t'engage, toi ?

– D'accord, d'accord ! » La came antédiluvienne m'avait fait me sentir vraiment mal, mais là, elle me

1. National Crime Information Center : registre informatique des données touchant à la délinquance et à la criminalité (créé en 1987).

2. Doing Business As ; registre des raisons sociales.

manquait déjà. « Peut-être qu'il y a des pièces du puzzle qui ne collent pas. »

Tina retira la cigarette de sa bouche pour y mettre son pouce. Elle se le mordit et leva sur moi un regard douloureux qui avait l'air de signifier « Qu'est-ce que tu attends de moi, bordel ? » Ça faisait de petits gougloutements de chaton, quand elle se le mordillait. Je l'avais rarement vue dans cet état. D'habitude, c'était elle qui était forte. Maintenant qu'elle n'était plus boulimique, tout ce dont elle ne se gavait plus se répandait partout.

C'est un des truismes les plus tristes de la vie : lorsque vous croyez que vous pouvez mener une vie normale en étant dépendant, c'est parce que la dépendance vous permet de mener une vie normale.

Un de ces jours, j'écrirai un livre là-dessus. Ça s'appellera « Comme un camé ». Je m'achèterai un beau costard et j'irai chez Charlie Rose[1]. Je lui demanderai où il achète ses cheveux et à quoi il marche (personne n'arrivera à me faire croire qu'il n'est pas au moins alcoolo). Je m'investirai vraiment.

Je rapatriai mon cerveau de ces visions millionnaires de développement personnel et de baisers volés à Marianne Williamsom[2] dans les couloirs de séminaires sur la Prise de pouvoir totale.

1. Charlie Rose (né en 1942) : journaliste et présentateur très populaire aux États-Unis, qui propose tous les soirs et depuis de nombreuses années des entretiens plutôt austères avec des personnalités de tous horizons.

2. Marianne Williamson (née en 1952) : militante de plusieurs causes humanitaires et auteur de best-sellers.

Tina me dévisagea comme si elle essayait d'apercevoir des fourmis dans un feu de bois.

« Ma chérie, à quoi penses-tu ?, lui demandai-je avec une culpabilité diffuse.

– Mengele. » Elle prononçait le nom comme s'il avait baigné dans l'huile. « Avoir quelque chose à faire, même de loin, avec quelqu'un comme ça, et pas le détruire... C'est impardonnable.

– J'ai dit que je m'en occuperai.

– Et je t'ai demandé quand.

– C'est quoi, là ? J'ai l'impression qu'on est encore mariés. Il y a une autre réunion demain, d'accord ? À propos, tu comptes passer la nuit ici ?

– Non. »

J'essayai de ne pas bouder.

« Pourquoi non ? Tu as rendez-vous avec un autre représentant juif du Troisième Reich ? Tu sais, le dernier ne s'est pas si bien entendu que ça avec Mengele, si c'est Mengele. Je t'ai raconté ? Les gardiens ont dû l'évacuer. Bernstein aurait massacré le vieux merdeux s'il n'avait pas été enchaîné.

– C'est incompréhensible. Ça n'a aucun sens.

– Crois-moi, les chaînes qu'il portait, elles, elles prenaient toute leur signification.

– Je te parle pas des chaînes. Je te parle de Bernstein qui voulait tuer Mengele. Il en parlait comme si c'était une vraie rock star.

– Tu le connais depuis longtemps, Bernstein ?

– Une nuit. Mais une nuit, ça fait long, si le type fait que blablater. Crois-moi, si ce débile avait pris un tant soit peu plus de meth, il se serait mis à parler à l'envers. Il idolâtre le vieux SS.

– C'est le problème quand on rencontre ses idoles. On est souvent déçu. »

Elle ne répondit rien. Se contenta de prendre une autre lampée de sirop pour la toux et regarda par la fenêtre manquante.

« Regarde la lune, finit-elle par dire, en se léchant quelques gouttes sur les doigts. C'est la même qui éclairait les camps. Et qu'est-ce qu'elle a fait ? Rien ! Regarde-la. C'est comme une merde blanche dégoulinante collée dans le ciel.

– On chie blanc quand on est malade du foie », dis-je.

Tina opina.

« Eh bien, c'est ce que tu es lorsque tu as l'occasion de débarrasser la planète de quelqu'un comme Mengele et que tu la saisis pas : une merde blanche dégoulinante.

– On peut arrêter avec les métaphores lunaires ? Pourquoi tu ne dors pas avec moi, merde ?

– J'ai pas dit que je le ferai pas, dit-elle en s'écartant prudemment de la mousse du *trailer*. Mais pas ici. L'odeur rendrait un poisson mort malade.

– Je n'ai aucune idée de ce que c'était, le truc dans le frigo, dis-je. On aurait dit une main dans un gant.

– Allons chez moi.

– Ah bon, tu as un chez-toi ?

– Il faut bien que les filles dorment quelque part.

– C'est où ?

– Deux places plus loin. Le minivan. Pose pas de questions. »

15

Coach de vie, gardienne d'hymen

Baignée dans un clair de lune pâle, je distinguai la croix sur la porte du minivan. Tandis que nous nous en approchions sur le gravier craquant, je pointai mon stylo-torche. Le véhicule de Tina n'était pas orné seulement d'une croix. C'était la Crucifixion tout entière qui y était peinte à l'aérographe dans des tons pastel. Trois Marie-Madeleine bien roulées — une Noire, une Asiatique, une blonde — joignaient leurs mains en une muette supplique, agenouillées aux pieds d'un Jésus bodybuildé. Le Fils de Dieu avait l'air de reluquer leurs décolletés. Au-dessus du tableau s'étalait la signature ourlée et flamboyante du Révérend D. Au-dessous, en lettres gothiques : « La chasteté n'est pas une vertu… c'est une récompense ! »

« Provocateur, dis-je.

– Tu parles. » Tina pointa son bipeur et les portes du minivan se déverrouillèrent avec un *cronk* satisfaisant. « Si tu regardes de plus près, Jésus porte une couronne de bites. » Tenant toujours le porte-clefs bipeur devant elle, elle se retourna vers moi. « Une des filles a été appelée par Mengele, une fois. Tu devrais lui parler. Elle s'appelle Cathy.

– Tu es sérieuse ? Quand ?

– Je ne sais pas. Il y a un mois, peut-être. » Son regard se perdit au loin, comme si elle voyait quelque chose qu'elle n'avait pas envie de voir. Tina différait de moi en ce que les opiacés ne la rendaient pas plus heureuse. Donc évidemment, elle en prenait davantage. « Bon Dieu, Manny, j'étais *clean* quand je bouffais et que je dégueulais. Je veux dire, je me brûlais la luette jusqu'à ce qu'elle ait la taille d'un chicot, mais je prenais rien et je buvais pas. Maintenant je suis abstinente et regarde l'état dans lequel je suis.

– Rechute temporaire. Tu es stressée, tu essaies d'amortir le coup. Ce n'est pas comme si tu avais un bidon de trois litres de morphine et que tu en arrosais tes gaufres chez IHOP[1].

– Peut-on parler d'autre chose que de nourriture ?

– Excuse. Tu as raison. Déplacé. Alors, comment as-tu… C'est pas grave. »

Je trouvai la poignée et poussai la porte coulissante sur le côté. Mes radars à paranoïa étaient en alerte rouge. Rester debout à discuter, même à l'extérieur du mur d'enceinte, ça devait attirer l'attention, ou carrément provoquer une mise sous surveillance. J'essayai de la pousser gentiment dans le minivan mais elle ne bougea pas. À la place, elle me donna un coup de poing dans la poitrine.

« Comment j'ai quoi ?

– Rien.

– Vas-y, Manny.

---

1. International House of Pancakes : chaîne de restaurants très populaire aux États-Unis, où on sert surtout des pancakes, des gaufres et des œufs, en grandes quantités.

– D'accord, mais entre. On ne devrait probablement pas rester dehors. »

Elle finit par céder et entra. Je me pliai en deux à sa suite et fermai la portière en la faisant glisser derrière moi. Il faisait nuit noire.

« Tina ?

– Vas-y !, dit-elle.

– D'accord. » Je ne pouvais pas la voir, ce qui rendait les choses plus faciles. « Dis-moi la vérité. Le truc des salopes chrétiennes, là, et l'arnaque d'Alterna.com… Est-ce que tu, tu sais, est-ce que tu en es toujours ?

– Si j'en suis ? Non ! je t'ai déjà expliqué.

– Merci, ma chérie. »

Je tendis le bras vers elle, attrapai le vide et me penchai sur le côté pour réessayer de la toucher.

Rien.

Je l'entendis qui passait sur la banquette arrière. Ou la deuxième banquette arrière. Je ne savais même pas combien il y avait de rangées de sièges là-dedans.

« Bon Dieu, il fait plus noir ici que dehors.

– Verre fumé. Les gens voient des gros nichons et Jésus, ça leur donne envie de mater à l'intérieur. Attends. » Elle ouvrit son sac à main. Protégea la flamme d'un briquet. Puis il y eut la lueur orange d'une Newport. « Pour répondre à ta question, le Révérend D. m'a demandé de rester pour faire bosser les filles.

– Quel genre de boulot ? »

La lueur se renforça. Elle tirait dessus par saccades. Soufflait des cercles de fumée dans le noir.

« Le Révérend vend des vierges.

– Quoi ? Genre des Ukrainiennes de neuf ans ? Il maquereaute des pucelles ? Putain ! Je l'aurais pas cru dégueulasse à ce point-là. Et toi, bordel, comment tu as pu bosser avec lui ?

– Non ! Non ! Je t'ai déjà expliqué. Ce sont des évangélistes. Et elles ont toutes plus de dix-huit ans. C'est juste qu'elles veulent pas laisser les hommes introduire leur membre dans leur sanctuaire à enfantement. Techniquement, elles sont vierges.

– Techniquement ?

– Je n'ai pas dit qu'elles étaient niaises. J'ai juste dit qu'elles n'avaient pas été déflorées. »

Étrange conversation, dans l'obscurité.

« Donc elles ne baisent pas. »

Je sentis ses doigts qui me chatouillaient paresseusement la nuque.

« Pas vaginalement. Mais elles veulent bien faire des séances de prières collectives à poil. Et des cravates de notaire, des branlettes espagnoles, des pipes sans capotes ou des éjacs faciales.

– Comme ça, les clients se sentent vertueux.

– La pureté, ça n'a pas de prix.

– Et toi, tu faisais quoi exactement ? »

J'étais content qu'on soit dans le noir, finalement. Ça atténuait toute cette nouvelle réalité.

« Je leur montrais comment garder leurs organes génitaux inexplorés. Comme le Révérend aime à le dire : "Il faut un vrai homme pour apprendre à une fille à faire l'amour, mais il faut une vraie femme pour lui montrer comment ne pas le faire."

– Barry White croisé avec Dr Laura[1], en somme. Et ton titre, c'était quoi ?

1. Dr Laura Schlessinger (née en 1947) : animatrice de radio et de télévision spécialisée dans les émissions de conseils en tous genres aux auditeurs et téléspectateurs. Elle est aussi l'auteur de plusieurs livres de développement personnel, parmi lesquels le best-seller au titre évocateur *The Proper Care and Feeding of Husbands* (littéralement : « La bonne façon de s'occuper et de nourrir les maris »).

– Conseillère de vie et gardienne d'hymen.

– Et ça rapporte, ça ? »

Elle m'embrassa l'oreille. Par-derrière.

« T'imagines pas. J'ai été engagée comme consultante dans sept États différents. Le Révérend s'y entend comme personne pour récupérer des financements des associations familiales et des subventions gouvernementales. Il avait un petit baratin bien au point pour les mecs en costards qui se pointaient, ceux qui avaient le chéquier des bigots. » Elle se mit alors à imiter d'une manière particulièrement réussie le Révérend, en y ajoutant une petite touche d'Isaac Hayes.

« "Des vierges dans le ghetto. Jésus lui-même ne pourrait pas accomplir plus grand miracle". »

Évangélicieux !

« Laisse-moi deviner. Après, il leur faisait faire des pipes, c'est ça ? » Je me rendis compte de ce que je disais, et rectifiai le tir. « Pas à Jésus. Le Révérend… Les filles lui auraient parlé d'un vieux crado nazi, non ?

– Elles auraient pas eu besoin. Le Révérend D. prenait lui-même tous les appels. C'est lui qui a pris le rendez-vous. »

Je sentis l'impact au moment où elle rampait par-dessus le fauteuil à côté du mien.

« Attends. Rembobine… Alors Zell découvre qu'il y a un criminel de guerre à Reseda[1]. Qu'est-ce qu'il fait ?

– Ça dépend. »

Jésus, Marie, Joseph, j'adorais ce que ses doigts faisaient à mon cou. Elle mit ses mains sur mes

1. Reseda : district de Los Angeles, dans la San Fernando Valley.

oreilles. Maintenant, je n'avais plus ni le son ni la lumière.

« C'est trop bon, dis-je, grognant en répondant à mes propres questions. Soit il le fait arrêter, soit… Peut-être qu'il veut lui faire faire quelque chose. Quoi que ce soit, il lui faut en avoir le cœur net. Donc il se débrouille pour que Mengele aille quelque part où il pourra l'observer… »

Tina ne dit rien. Elle appuya un peu plus fort sur mes oreilles, jusqu'à ce que j'entende l'océan. Puis elle se colla contre moi, par-derrière.

« … Après, il m'envoie moi, pour l'observer. Ce qui n'a toujours aucun sens. Si on n'a ne serait-ce qu'un soupçon, on le fait arrêter. À moins que… Zell soit pronazi. Mais s'il avait vraiment voulu aider cet enfoiré, il l'aurait fait retourner en douce au Brésil avant qu'un Israélien surentraîné ne se pointe et ne se la joue Judas Maccabée. Je n'arrête pas d'y réfléchir, encore et encore… »

De doux doigts me caressèrent la joue. Je crus deviner une odeur… de lavande.

« Mmmhh… »

Les doigts sur mon visage étaient comme ceux d'une enfant. Tellement délicats.

Malgré moi, j'eus devant les yeux les visages graves des petites Viennoises après que le Dr M. les avait amputées de leurs mains. L'horreur. Sur l'écran de ma mémoire, elles ressemblaient à deux petites Tina jumelles. Je pensai *transplantations* et me propulsai en avant en poussant un cri étranglé : « Tina ! »

Je me retournai d'un coup, en battant l'air. Un avant-bras en travers de la gorge.

« Poilu », pensai-je bêtement, et je sus que ce n'était pas Tina.

Les premiers suspects appartiennent toujours au cercle de la famille proche.

J'essayai de filer un coup de pied mais me cognai les orteils contre ce qui semblait être un tuyau en plomb dans une chaussure, coincé contre le siège de devant pour prendre appui.

Je criai encore : « Ti… »

J'entendis le haut de mon crâne craquer avant de le sentir. Pensai « coquille de cacahuète ». Mes yeux clignèrent sur du blanc brûlant.

Des visages dégoulinants flottèrent au-dessus de moi, les traits déformés, comme s'ils étaient soumis à une énorme force gravitationnelle.

Une tête s'approcha, au-dessus de moi.

J'aperçus une moustache faite d'asticots remuants.

Je frappai à l'aveugle, entendis un craquement.

Un jet de sang m'inonda la joue, et je ne pouvais pas voir ce que j'avais touché. Peut-être une tomate avec des os.

Puis ce fut moi, la tomate. Coincée dans une boîte de conserve. Dans le noir le plus complet, à l'étroit.

La sonnerie s'arrêta.

On dira ce qu'on veut des légumes, mais au moins, ils sont calmes.

16

Les mains-barbaques

Je repris connaissance la tête sous un lavabo, les mains menottées derrière le dos, dans une pièce trop petite pour que je puisse étendre les jambes.

J'essayai de bouger et ma bouche racla contre de la rouille froide.

Un rayon de lumière passait au-dessus d'une porte fermée. La sonnerie dans ma tête faisait que ça me faisait mal de penser. Je me concentrai sur la dernière chose que j'avais vue : la lune toute blanche, malade du foie... Le minivan... Ma conversation dans l'obscurité avec Tina. Mais cette obscurité-ci était différente. Seule l'odeur fétide me permettait de savoir où j'étais. Et aussi les viscosités sur mes bras. De la merde de *trailer*. J'étais chez moi !

Beurk.

Lorsque je gigotai, j'eus l'impression que j'avais été plongé dans de la vaseline pourrie. Presque accidentellement, mon poignet gauche s'échappa des vieilles menottes. Ce fut plus difficile de dégager le droit. De deux choses l'une : soit c'était mieux serré de ce côté-là, soit j'avais le bras qui avait gonflé. Je dus gratter une couche de truc gluant sur le mur, en enduire le métal, puis le faire tourner dans tous les sens. Et le bracelet m'arracha quand même la peau des doigts en partant.

Enfin libre, je roulai sur moi-même et repérai un rayon lumineux qui sortait d'un trou dans le sol. Je me mis dos au mur, au cas où la lumière allait vers le haut.

Ma chemise s'était d'une manière ou d'une autre retrouvée relevée sur mes épaules, et ma peau, là où elle avait été au contact de la cloison, émit un bruit, quelque chose comme un gros baiser.

Je restai immobile. Puis quelque chose heurta le sol du *trailer* et je me cognai la tête contre les chiottes en métal. Le coup me laissa face contre le lino odoriférant. La puanteur était hallucinogène. Je me mis à voir des étoiles jaune pourri et à entendre des voix.

« Pourquoi ils ont mis la came dans des boîtes de la Croix-Rouge ?

– Parce qu'elles étaient déjà là, pauvre con. »

Le deuxième homme parlait avec une sorte de chuchotement rauque que j'aurais dû pouvoir identifier, je le savais. Sauf que je n'arrivais pas à me concentrer. En plus de l'alarme anti-incendie stridente dans mon crâne et de mes efforts pour ne pas dégueuler, je devais combattre une irrépressible envie d'arracher un pied de table et de me fracasser la tête avec, juste pour avoir le soulagement de perdre connaissance. J'avais envie de prier, mais pour quoi faire ? Ma première nausée faisait maintenant figure de bon souvenir.

Je n'avais jamais trop bien compris ce que les gens voulaient dire par « avoir le cœur au bord des lèvres », mais là, j'avais les entrailles qui fonçaient plein nord à grande vitesse, grossissant à chaque inspiration, comme une sorte de tsunami de bile et de peur parfumé à l'acide. Je sentis sur ma tempe gauche un ganglion de la taille d'un œuf de poule qui me lançait, et j'eus peur que l'effort que je produisis pour ravaler la vague montante n'aggrave les vibrations jusqu'à me faire exploser la tête comme un pneu trop gonflé.

Le chuchotement rauque continuait, mais les mots ne faisaient que passer.

« Pendant la Première Guerre mondiale, les détenus... wah, wah, wah... faisaient ces boîtes de la Croix-Rouge... fin de la guerre wah, wah soustraitants... wah, wah, wah... entreposés près du donjon. »

Je me mordis la lèvre jusqu'au sang, mais l'alarme anti-incendie ne s'arrêta qu'un bref instant.

« Ou peut-être, intervint une autre voix qui semblait appartenir à quelqu'un de plus âgé, que les pauvres diables dans le donjon avaient besoin de beaucoup de premiers secours. »

Soudain, j'eus envie d'éternuer. Et quand j'éternuais, j'éternuais fort. Je me pinçai le nez pour étouffer le bruit. Et, toujours en pinçant, éternuai encore, et encore plus fort. La pression me vrilla les tympans. Au cinquième éternuement, je crus que mes yeux allaient jaillir de leurs orbites comme des comètes sanglantes. Après le onzième, ça s'arrêta, mais je continuai de me pincer les narines, avalant de petites gorgées d'air par la bouche, pour amoindrir les odeurs de pisse et de pourriture et les seize variétés fongiques moisies autour de moi.

Quand j'étais debout, je devais inhaler la puanteur. Là, par terre dans le *trailer*, je baignais dedans, comme une sorte de jambon gélifié de l'enfer. Pire, je me rendis compte en regardant par le trou de rouille dans le plancher qu'il n'y avait pas de réservoir sous les chiottes. Ils se vidaient directement sur le sol, dehors. Et ça restait là. Juste un ingrédient de plus dans le pot-pourri du festival de puanteurs de la caravane.

« Écoute, déclara l'homme au chuchotement rauque, le grand nettoyage, c'est pour demain, là où c'était stocké à l'origine. Ils ont balancé ça en même temps que tout le reste. Au cas très improbable où quelqu'un le trouverait, tout le monde penserait que c'est juste quelques vieux médicaments. Le Boche a bidouillé la dope. Si quelqu'un avait l'idée de l'analyser, les tests diraient qu'elle a cent ans. »

J'entendis ça et la première chose à laquelle je pensai, ce fut : « Je me suis envoyé de la vraie bonne came, alors ? » La seconde : « Mais putain pourquoi j'en ai pas pris plus ? » C'est le genre de choses qui arrivent quand votre fibre de camé se ramollit. Vous relâchez votre vigilance. Bien que j'aie su, grâce à des années d'études, qu'il ne fallait vraiment pas grand-chose pour retourner à l'état de junkie complet, je savais aussi qu'après le premier *fix* ou le troisième tout le temps que vous avez passé à vous tenir à carreau aurait aussi bien pu ne jamais exister. Un jour vous êtes irréprochable, le lendemain vous êtes vautré dans une salle de bains puante, tout à votre extase.

« De ce que je sais, c'est vraiment de la spéciale, dit le premier type que j'avais entendu, et que je soupçonnai être le plus jeune. De ce que je sais, le vieux connard fabrique une sorte de came nazie plus forte que ce qu'on trouve dans la rue. »

J'entendis un bruit de baffe et le chuchotement rauque qui m'était familier mais que je ne parvenais toujours pas à reconnaître.

« De ce que je sais, espèce de taré, si je te surprends en train d'y goûter, tu vas te retrouver avec une seringue remplie d'acide de batterie dans le cou pour t'apprendre à pas recommencer. »

J'en avais assez. J'écartai d'un coup de nez un carré de lino humide et regardai par le trou de rouille. J'avais besoin de savoir qui parlait. Mais j'avais besoin de me servir de mon nez, parce que mes mains étaient toujours inutilisables, à cause des menottes. Engourdies, mais pas comme si j'avais des fourmis. Engourdies comme de la barbaque : pendantes comme des animaux écorchés, au bout de mes poignets. Je devais me débrouiller en attendant qu'elles retrouvent leurs sensations. Mais peut-être que les sensations, c'était quelque chose de très surfait, finalement.

Tout ce que je pouvais voir, c'étaient des mains blanches et des godasses d'ouvrier. Les hommes grognèrent, soufflèrent des jurons étouffés, lorsque le placard en fer cogna contre le bas du *trailer* pourrissant.

À chaque heurt, je tressaillais. Ma grande peur était qu'un angle se coince dans le trou gros comme mon poignet, épluchant le métal complètement rouillé sur lequel j'étais allongé comme le couvercle d'une boîte de sardines à l'envers, me propulsant la tête la première dans le merdier dehors et en dessous. Je bandai tous mes muscles, essayai de léviter. Mais ils traînèrent le casier au loin sans autre dommage.

Je me penchai plus près du trou dans le sol. Pas seulement pour jeter un coup d'œil — je me doutais, pour une raison ou pour une autre, que ces hommes étaient des gardiens — mais surtout pour respirer. J'avais manœuvré ce qu'il fallait pour inspirer un bon coup lorsque l'un d'eux dit : « Et merde, mec ! » et balança une pleine pelletée d'immondices. Quelque chose d'ignoble rebondit jusque sur mes lèvres, et je reculai brutalement.

« Et merde, mec. Ça pue plus que la culotte d'une pute accro au crack, ici.

– Et tu t'y connais, vu que tu faisais la lessive de ta mère. »

Après ce *bon mot*[1], ils se tirèrent. J'entendis le gravier crisser sous leurs pieds, et j'essayai d'essuyer ce que j'avais sur la bouche. Une seconde plus tard, une voiture démarra, roula doucement, s'éloigna presque sans bruit.

J'attendis une minute, me dépliai rapidement, manœuvrai pour me remettre debout, et essayai d'actionner la poignée de la porte avec mes mains-barbaques. Je pouvais déjà bouger mes doigts. Mais ça ne m'aidait pas des masses, alors j'ouvris la porte d'un grand coup de pied. Jetai un coup d'œil pour voir si quelqu'un m'attendait pour me fracasser encore le crâne. Tombai par terre et avalai l'air comme si c'était du nectar.

1. En français dans le texte.

*

Libéré des émanations du *trailer*, mon cerveau s'éclaircit à moitié, me permettant de me mettre à paniquer de manière beaucoup plus rationnelle. Comme je me remettais à respirer normalement, je m'interrogeai : où était Tina ? Quelle était l'implication de Mengele ? Qu'avaient-ils planqué d'autre que de la drogue ? Et, par pure curiosité morbide, qui c'était, dans le minivan ? Et pourquoi m'avaient-ils assommé et menotté au lavabo, nom de Dieu ?

Plus ou moins rafraîchi, je remontai péniblement à l'intérieur pour faire le point sur ma situation.

Penché sur l'évier de la kitchenette, je tournai le robinet et m'aspergeai le visage d'eau. Je fermai les yeux à double tour, au contact de la brûlure pas si déplaisante que cela des solvants industriels et du PCB qui me resserraient les pores.

Je sentis mon corps se détendre, je me souvins de quelque chose que Roscoe avait dit, pendant le stage : « Quand ça se passe vraiment mal, il faut trouver une chose qui nous fait éprouver de la gratitude. Une chose. Sinon, il faut passer en mode minimal. »

Je n'étais pas trop sûr de ce que passer en mode minimal voulait dire, mais j'avais l'impression que c'était ce qui était en train de m'arriver. Lorsque la vie se réduisait à un calcul permanent pour savoir comment on allait survivre aux cinq prochaines minutes, ça devait être ça, le mode minimal.

En temps normal, j'évitais les formules creuses, mais celle-ci venait d'un tueur de flic emprisonné, sans aucun espoir de libération anticipée, plus serein qu'un Bouddha sous Xanax.

Tout danger immédiat éloigné, l'adrénaline retomba et les effets de tout ce que mon corps et mon système nerveux avaient subi depuis que j'avais signé pour la mission Mengele commencèrent à se faire sentir. Par chance, l'unique miroir de l'endroit avait été brisé avant mon emménagement, donc je ne pouvais que soupçonner les dégâts, au lieu de les constater *de visu*.

Je touchai d'un doigt le sommet de mon crâne, m'attendant à des éclats de noisette ensanglantés. À la place, il n'y avait qu'une petite bosse de rien du tout. Pas de sang. Et voilà : une chose dont je pouvais être reconnaissant. Mon cou tuméfié rendait la déglutition douloureuse. Donc, bien entendu, je ne pouvais pas m'arrêter de déglutir. Ma tempe gauche me lançait toujours. Ici et là, ma peau me brûlait, en souvenir de la gélatine chimique qui enduisait l'intérieur de mon *trailer*. Quelque chose d'autre me faisait mal, un peu plus bas, sous les côtes, à droite. Mon foie. Mais ça, ça ne m'inquiétait pas trop.

Cette douleur-là était comme un vieux copain qui voudrait me tuer.

Sans en avoir eu l'intention, je m'assis à la petite table et m'évanouis. Lorsque ma montre-réveil sonna midi, j'étais toujours assis. Le stage sur la drogue commençait à 13 h 15.

J'avais à peu près dix minutes pour essayer de me remettre en état. Je me reniflai et retombai pratiquement dans les pommes. Je trouvai du déodorant pas cher qui datait de l'époque Clinton sous l'évier et m'en aspergeai les aisselles, par-dessus ma chemise, devant et derrière le pantalon, et le long des jambes.

Mon premier choix, cela va sans dire, aurait été un pressing et une douche chaude. Mais dans cette vie, on fait avec ce qu'on a.

J'inspectai mes fringues à la recherche d'éventuelles taches et réfléchis à ce que j'allais faire après. J'aurais pu, bien sûr, me tailler en douce aussi loin que possible de toute cette absurdité. Mais, comme j'avais déjà beaucoup fui par le passé, j'avais maintenant tendance, dans ma trentenarité bringuebalante, à trop m'attarder.

Donc, comme j'en avais eu l'intention depuis le début, je décidai de me rendre dans ma salle de classe.

Il me fallut quelques minutes pour remettre la main sur mon cartable et les copies des dossiers des détenus. Lorsque je les attrapai, une serviette en papier légèrement chiffonnée et sale s'échappa de la pile. Dessus, par chance, se trouvait le sujet auquel j'avais pensé et que j'avais noté, mais que j'avais aussitôt oublié : AVEZ-VOUS DÉJÀ PRIS UNE MAUVAISE DÉCISION ALORS QUE VOUS ÉTIEZ SOUS L'EMPRISE DE LA DROGUE ? DÉVELOPPEZ.

Il y en aurait pour un moment.

17

Des nazis élevés au grain

Je franchis les portes jumelles des Admissions et m'engageai vers la cour avec une méfiance toute neuve.

Je ne savais pas si retourner à mon stage sur la drogue était la meilleure chose à faire, après m'être fait assommer et enlever par quelqu'un avec des mains de poupée dans un minivan. C'était, en tout état de cause, la plus improbable. Ce qui est parfois le mieux. Les gens essayaient toujours de se comporter intelligemment. Parfois, la stupidité pouvait s'avérer plus payante.

Je tins la porte à une jeune gardiennette à longs cils et permanente style choucroute, le temps qu'elle signe ses formulaires en triple exemplaire. Ça lui prit plus de temps que ce que je pensais. Je ne savais si je devais juste lâcher la porte, ce qui me semblait mal élevé, ou rester là et attendre, ce qui n'était pas agréable — allait-elle croire que j'essayais de la draguer ? — et pouvait durer des heures.

Je me demandai si je n'allais pas finir par attirer l'attention. Mais je me rendis aussi compte que ma perception des choses était faussée. Quelle qu'ait été la friandise narcotique dans la boîte de la Croix-Rouge, elle m'avait procuré une euphorie éphémère qui s'était vite métamorphosée en une légère désorientation, une demi-dépression et une tenace démangeaison au nez. Et puis…

D'un côté, depuis que j'étais arrivé à San Quentin, j'étais parvenu à me vautrer dans mon *trailer* fétide et à rejouer ma version du pauvre du mini-héros-à-la-Joe-Campbell[1] — qui-tombe-en-enfer-et-remonte-la-pente-à-la-seule-force-de-ses-poings. D'un autre, j'avais déjà tellement merdé que j'aurais de la chance si je ne finissais pas par recevoir mon courrier ici pendant les dix prochaines années.

Ce que j'avais vraiment envie de faire, c'était regarder la coiffure à la Ronettes. Est-ce que c'était pour faire rétro, ou bien est-ce que le temps s'était arrêté en 1967, question mode, ici, à San Quentin ? J'avais vu des tas de délinquants juvéniles de l'époque de James Dean, entre soixante et soixante-dix ans. Ils arpentaient la cour, arborant la banane, les cheveux courts gominés ou bien à la Chicago Boxcars (rasé sur les côtés, plat au sommet, et parfaitement arrondis tout autour). À mon avis, la permanentée derrière moi jouait la carte rockabilly plus que celle de grosse gouine.

J'étais tellement absorbé par mes considérations capillaires que je commis un des péchés cardinaux de la vie pénitentiaire : j'entrai en collision avec un détenu. Dans le cas présent, un insulaire du Pacifique, avec casquette de base-ball et sweat-shirt aux manches coupées, qui découvraient des bras comme

1. Joseph Campbell (1904-1987) : auteur d'un livre sur les techniques d'écriture, *Le Héros aux mille et un visages*, dans lequel il théorise le « voyage » du héros de fiction en neuf points.

des jambons à partir des épaules. Le droit était décoré de palmiers caressés par le vent sur une île, au-dessus desquels s'étalaient des lettres qui semblaient courbées comme les palmiers : 100 TONGAN.

« Bon Dieu, 'scusez », marmonnai-je en alerte maximale, guettant une lame.

Mais la montagne tongienne ne m'adressa même pas un regard. Il passa son chemin.

Je ne remarquai le morceau de papier dans ma main que lorsque je touchai mon œuf de pigeon sur le crâne, quelques pas plus loin, pour m'assurer que j'avais toujours mal.

Le papier avait été plié plusieurs fois, jusqu'à atteindre les dimensions d'un timbre-poste. Ouvert, il révélait trois mots : PARLOIR, et AMENEZ BOÎTE.

L'écriture avait l'air d'être de deux mains différentes. Je l'étudiai tout en faisant semblant d'ajuster ma cravate — un ajout vestimentaire de dernière minute. Le bon accessoire pouvait contrebalancer les effets de la dépravation chimique (il faudrait que je m'en souvienne pour le mettre dans *Comme un camé*, au chapitre sur l'habillement : « En tant que camé, votre vie dépend d'une totale insaisissabilité — fringuez-vous en conséquence ! »).

Je n'avais pas la moindre idée de comment me rendre au parloir. Et dans un endroit comme celui-ci, vous n'aviez pas du tout envie de vous perdre. Par chance, je me retournai et vis derrière moi le Samoan. Il fit un très petit signe de tête. Et tout en gardant ses mains sur sa taille, il pointa ses deux index vers l'est. Vers le bâtiment condamné ? Vers l'administration ? Il recommença, puis s'en alla lorsqu'il vit que j'avais fait demi-tour.

*

Il y avait la queue au guichet du parloir. J'étais onzième, ce qui me donnait tout le temps d'admirer l'humanité assise dans les chaises en plastique orange. Mères et copines tenaient des bébés, vérifiaient leur maquillage, causaient avec d'autres femmes qui avaient fait le déplacement. Leur beauté semblait extrême, peut-être parce que leur dévouement était tellement nu. *Me voici, je me suis tapé neuf heures de bus pour te voir, mon amour*. Les enfants coloriaient des livres à colorier. Les hommes qui leur faisaient face semblaient bizarrement usés. On ne voyait plus trop de gangsters. Plutôt des petits garçons aux regards tristes et des hommes vieux et fiers.

Un Noir de treize ans qui approchait déjà du mètre quatre-vingts était entouré d'une cour de nouveaux venus plus jeunes, devant la fresque peinte par les détenus. Il montrait tel ou tel détail, arbres, montagnes, biche, ou autres merveilles bucoliques. Tout était marron et vert, comme une illustration de manuel de géographie, mais douloureusement chatoyant comparé au plastique et à l'éclairage pénitentiaires.

Une Afro-Américaine d'un certain âge, portant une toque, un châle blanc tricoté à la main par-dessus un manteau de fourrure rapiécé, lisait un gros bouquin noir que je supposai être le Nouveau Testament, mais qui s'avéra être *Blackwater*, par Jeremy Scahill[1].

1. Livre paru en 2008 qui étudie les agissements et les méthodes de la très controversée société militaire privée Blackwater, dirigée par des hommes de l'extrême droite religieuse et impliquée dans de nombreux abus dans les conflits irakien et afghan. Elle a changé de nom et s'appelle maintenant Xe.

Dans d'autres circonstances, j'aurais adoré lui demander si ça ne lui foutait pas les boules de savoir qu'il y avait des mecs qui se défonçaient et flinguaient des gens et qui s'en tiraient sans pépin, juste parce qu'ils bossaient pour des boîtes de sécurité privées de droite politiquement protégées, tandis que d'autres, parmi lesquels probablement son fils, mari, frère ou fiancé, n'avaient aucune chance de se tirer où que ce soit d'autre qu'à la promenade.

Une femme blanche guindée et surmaquillée m'accueillit au guichet avec une haleine de frites pimentées. Son badge disait SERGENT DARNELL. Ses joues pleines, ses lèvres écarlates de Grosse Belle Femme et ses sourcils peints exprimaient une surprise permanente.

« Visite à un détenu ? C'est au Centre d'ajustement. »

Est-ce que j'avais l'air d'un condamné qui visite ?

« Je rends visite à, heu, un non-condamné. Je m'appelle Manuel Rupert.

– Votre nom n'apparaît pas sur mes listes.

– Essayez Manuel.

– Merci de m'aider à faire mon travail, monsieur. Êtes-vous sûr d'avoir soumis votre demande ? »

Je ne savais pas si elle était sarcastique ou si elle lisait un papier scotché sur le bord de l'écran de son ordinateur. Je ne savais qu'une chose : il avait fallu moins d'une minute pour qu'elle me déteste.

« Il y a un délai de six à huit semaines pour traiter les demandes de visite, monsieur. Si vous n'avez pas reçu de réponse, cela ne signifie pas que votre demande a été rejetée, seulement qu'elle n'a pas encore été traitée.

– D'accord, d'accord, balbutiai-je. C'est comme qui dirait une visite à l'improviste. Comprenez, je dirige une formation, ici, sur la prévention contre la drogue. Et puis je me suis souvenu que j'avais un cousin ici, alors… »

Qu'est-ce que je croyais ? Comment pouvais-je me pointer la bouche en cœur au parloir sans savoir qui j'allais voir ? Vous pouvez faire des erreurs idiotes au guichet de vente à emporter du Taco Bell, mais pas au parloir de San Quentin.

Je croyais avoir assimilé la période d'adaptation, mais manifestement, ce n'était pas encore le cas.

« Ainsi que je le disais, monsieur, il y a un délai de six à huit semaines pour traiter les demandes. Toutes les visites doivent faire l'objet d'une validation préalable. On ne fait pas pour le jour même.

– Vous ne faites pas pour le jour même ! On se croirait dans une blanchisserie chinoise ! »

Colfax se fraya un chemin et interrompit ma négo mal engagée.

« Comment ça se passe ?

– Eh ben…, dis-je, pour dire la vérité…

– Reçu cinq sur cinq, mon grand. »

Il posa sa main sur mon bras, serrant juste ce qu'il fallait, du moins c'est ce que je pensai, pour me faire comprendre que ce serait une bonne idée que je ferme ma bouche. Après, Colfax se baissa pour que son visage arrive au niveau de celui du sergent Darnell.

« Hé, mate un peu ça, Darlene. » Il ouvrit son portefeuille, lui montra quelque chose que je ne pus voir. Ça aurait pu être un billet de cinquante dollars ou une patte de singe. « Te fie pas aux apparences, l'entendis-je murmurer. Manny est de la maison.

– Sans déc' ?, dit-elle, me toisant de bas en haut d'une manière qui me donna envie de vérifier si j'avais bien mon pantalon. J'aurais cru qu'il était de San Francisco. »

Il était clair que cela voulait dire quelque chose pour Colfax et sa copine de l'autre côté de la vitre blindée. Et que ce que ça voulait dire n'était pas exactement flatteur. Débilement, je fus à deux doigts de protester. Hé, je suis pas de San Francisco ! Avant de me rendre compte que je n'avais rien à gagner à essayer de persuader des gardiens de prison que j'étais un mec *cool*.

Comme si elle pouvait voir directement à l'intérieur de mon cerveau, le sergent Darnell attrapa quelques boucles sur son front qui s'étaient échappées de sa mise en plis et les replaça dans l'espèce d'ananas rouge qu'elle portait sur la tête.

« Monsieur Rupert, ici, vous êtes à San Quentin, dit-elle, me gratifiant de son sourire méprisant le plus sarahpalinesque. C'est pas un lycée avec option injections mortelles.

– Supervanne, dis-je. Vous arrivez à la sortir combien de fois par jour ? »

Nos regards s'affrontèrent quelques instants, moi essayant d'exprimer l'impassibilité la plus impersonnelle face à son hostilité, elle me faisant comprendre qu'on était sur son territoire, et de ne pas me fier aux gros nichons et à la permanente : elle avait de plus grosses couilles que moi.

« Un sacré numéro, cette Darlene, hein ? », rigola Colfax.

J'avais cru au premier abord qu'il m'était seulement venu en aide — aplanissant un nouveau moment de tension carcérale — mais lorsque je vis l'expression qu'avaient ses grands yeux marron vache marqués d'acné, je compris que c'était autre chose.

Lorsque le sergent Darnell détacha son regard de moi pour le poser sur Colfax, son visage rondouillard s'adoucit en une discrète affection. Inconsciemment ou pas, elle mit son pouce par-dessus son alliance. Ce n'est pas parce que leur bureau s'occupait de meurtriers, de crimes aléatoires, d'incarcération et de mise au trou qu'une romance ne pouvait pas y naître et y prospérer. Colfax fit à peu près tout sauf léviter à trente centimètres du sol et battre des cils vers son corpulent amour. Je me demandai si tant d'ardeur était récompensée ou si nous nous trouvions plutôt dans le domaine de la galanterie à l'ancienne, où ce qui comptait était le dévouement et les désirs insatisfaits — par opposition à la consommation dans le baisodrome pendant une heure volée de visite conjugale. La seule chose dont j'étais vraiment certain, c'était que si nous restions là plus longtemps, des petits cœurs rouges de dessin animé allaient se mettre à jaillir de la poitrine du gigantesque gardien. Et la file des visiteurs, fatigués, énervés, compréhensiblement fâchés, derrière nous, pourrait devenir violente.

« Permis de conduire », dit le sergent Darnell.

Je le fis glisser sous la vitre blindée. Elle me le reglissa d'un auriculaire ganté de plastique et me dit où signer.

Lorsque je posai le stylo, elle me dit : « Le détenu neuf-six-cinq-sept-six est en ce moment même assis en face du micro-ondes.

– Celui avec le panneau hors service », ajouta Colfax, en claquant des doigts et en en pointant un, genre revolver, vers sa douce et tendre. Je le vis qui lui effleura les doigts lorsqu'elle me glissa mon passe visiteur par la fente. « Darlene, déclara Colfax, jetant un regard autour de lui pour s'assurer que personne d'importance ne pouvait l'entendre, je vais décrocher le téléphone et appeler le gouverneur. Tu es fanta-subli-stique.

– Merci, mon chou, dit Darlene, souriant déjà derrière lui à la vieille maman et au vieux papa d'un prisonnier derrière nous. Comment ça va aujourd'hui ?, leur demanda-t-elle gentiment. Et vos adorables petites-filles ? »

Si la subite indifférence de sa dulcinée avait peiné Colfax d'une manière ou d'une autre, cela ne se vit pas. Il m'entraîna loin du guichet et me montra Jimmy. Le rasta blanc fit signe du fond de la pièce, bras écartés sur deux chaises, devant un micro-ondes avec la porte ouverte et une pancarte *hors service* écrite à la main scotchée sur la vitre.

« On dirait que Jimbo a besoin de conseils personnalisés, dit Colfax.

– Et de place, dis-je. J'ai comme l'intuition qu'il a mis cette pancarte là lui-même.

– Les Mex l'appellent BMB. Le Bob Marley Blanc. Ils ont tous des surnoms.

– Et Bob-le-Blanc peut organiser des visites comme il veut ?

– Hé, moi, je ne fais que bosser ici », dit-il.

Je m'attendais à ce que Colfax se dirige tout droit vers Jim le rasta. Au lieu de ça, il obliqua à gauche et je manquai lui rentrer dedans. Nous nous dirigions vers les distributeurs automatiques de bouffe.

« Sandwich, fruits, sodas, chips, bonbons, pop-corn, énuméra Colfax par-dessus son épaule. Il faut faire le plein de snacks avant de s'asseoir. C'est comme ça que ça se passe. Vous avez des billets de un dollar ? »

Je farfouillai dans mes poches. En sortis un billet de vingt défraîchi, avec une sorte de pelure blanche qui en pendouillait. Je secouai le billet, la pelure en tomba, et j'essayai de m'essuyer les doigts sur mon pantalon sans que ça se voie trop. C'était comme si je me métamorphosais en mon *trailer*. Pour ce que j'en savais, je sentais la même chose que la caravane, et j'étais tellement habitué à l'odeur que je ne m'en rendais même pas compte. En patrouille, on appelait ça le nez SDF.

Ma main était à mi-chemin de mon autre poche lorsque Colfax y déposa une fine liasse de billets.

« Trente de un, dit-il, tout en gardant un œil sur les autres invités. Il ne font pas la monnaie. Votre meilleure option, ce sont les *nachos*, mais mettez les poivrons dedans avant de les passer au micro-ondes.

– Le micro-ondes a l'air pété.

– C'est pas mauvais froid, non plus. »

Colfax me serra l'épaule d'une poigne virile et s'éloigna, sans doute pour retourner badiner avec Darlene. Pour ce que j'en savais, les gardiens de prison menaient une double vie de cavaleurs et d'adultères. Qui pourrait le leur reprocher, après avoir passé huit heures par jour à essayer de ne pas se prendre un sac plein de pisse, ou pire ? La sortie du gardien costaud me laissa livré à moi-même face aux distributeurs. Ils étaient tous en état de fonctionner — un des avantages de la vie en prison.

Je dus marcher précautionneusement pour ne pas renverser la montagne de saloperies que je ramenais, M&M's, boules de marshmallow, maïs caramélisé, bretzels géants et chips goût barbecue. J'ajoutai une pomme toute flétrie pour la valeur nutritionnelle, quoiqu'elle ait eu l'air plus nocive que n'importe lequel des trucs emballés.

Jim le rasta ne se montra pas franchement reconnaissant.

« Vous croyez que je mange ces merdes ? Et vous foutiez quoi avec Dudley-Do-Right ? » Il baissa de ton et se pencha en avant. « Je suis du FBI, connard.

– Avec une coiffure pareille, à votre place, je traiterais personne de connard, dis-je. Et vous n'êtes pas du FBI, à moins que leur mutuelle ne couvre plus les soins dentaires.

– C'est des fausses. Vous croyez que ce sont mes vrais cheveux ? Il faut que je les retire le soir et que je les promène avec une laisse.

– Je marche toujours pas. »

Bien dans son rôle, il pencha sa tête sur le côté et il fixa les tubes fluorescents au plafond comme s'ils lui disaient de manger de la cervelle. J'eus peur qu'il ne se mette à baver.

« 202-44-EAGLE. Dites que l'agent Carol vous a dit d'appeler. Vous aurez mon supérieur. »

Il vit que je ne le croyais pas, alors, quand personne ne nous regardait, il fit glisser ses *dreads* sur son front, et les remit en place, découvrant de la toile à beurre, en dessous.

« Pas mal, dis-je. Mais à moins que ce soit écrit "propriété du gouvernement des États-Unis" dessus, ça ne me convainc pas. Et vous savez que je ne peux pas appeler maintenant. Pas de portables.

– Rupert, bordel de merde, vous savez de combien de manières le gouvernement fédéral peut vous faire chier ? » Il avait toujours la tête sur le côté, à faire semblant de délirer sur les mystères fluorescents. « On peut vous coller un contrôle fiscal. Écouter votre téléphone. Lire vos emails. Vous envoyer de la pédopornographie et vous arrêter parce que vous en avez. »

J'ouvris une boule de marshmallow et mordis dedans.

« Vous me teniez à contrôle fiscal.

– Connard. » Il cracha sur mon bonbec. « Maintenant parlez-moi de Zell.

– Vous savez pourquoi il m'a engagé, dis-je, cherchant à savoir ce à quoi l'argent de mes impôts avait servi. Qu'est-ce que vous en déduisez ?

– Faites pas le malin, d'accord ?

– C'est pas moi qui fais le malin. » Je lui collai une serviette en papier dans les mains. « Et essuyez-vous la bouche. Vous avez de l'écume blanche sur les lèvres. C'est une prison, ici. Vous en avez après qui, en fait ?

– Un criminel de guerre. Vous voyez qui ?

– C'était pas si dur, finalement. Vous croyez que c'est lui ? »

Jimmy quitta le mode rasta planant suffisamment longtemps pour m'ausculter du regard avant de reprendre la pose.

Une partie de moi-même voulait lui dire que Tina avait disparu et qu'il fallait qu'il la fasse rechercher, mais l'autre moitié ne voulait rien lui lâcher dont il pourrait se servir contre moi par la suite. Je ne savais pas exactement de quelle manière il pouvait me baiser, mais il appartenait à la police fédérale. Il pouvait me faire bien plus de choses que je ne pouvais lui en faire. Même pour un catastrophiste chronique, la pléthore soudaine de possibilités toutes plus épouvantables les unes que les autres était alarmante. Je changeai de fréquence et passai de l'émotion à la morale. Et si, à cause d'une de mes conneries éventuelles, Josef Mengele s'évadait ? Encore ?

Je tendis la main vers son col.

« Si vous croyez que c'est lui... »

L'agent Carol trait d'union Le Bob Marley Blanc se redressa vite. Je ramenai mes mains sur la table. Recalibrai ma voix de sifflement à murmure.

« S'il n'y a ne serait-ce qu'une petite putain de chance, comment pouvez-vous ne pas le serrer ? Maintenant ? »

En mode rasta déjanté, il pencha sa tête de l'autre côté et me servit la version fédérale d'un ricanement ganjaïque, avant de sortir l'artillerie lourde.

« Vous avez déjà entendu parler de l'évaluation d'une menace ? Comme par exemple quelles sont les chances que je puisse faire un signe maintenant là tout de suite et qu'un détenu vous arrache un doigt avec ses dents ? Le Mossad le tenait à Buenos Aires en 1960 mais l'a laissé filé pour ne pas compromettre l'enlèvement d'Eichmann. Les Israéliens avaient fait une évaluation et avaient décidé qu'un tiens vaut mieux que deux tu l'auras. »

Avant que je puisse lui demander pourquoi ils n'avaient pas passé les broussailles au napalm, il en ajouta une couche.

« On a identifié cinquante juifs sérieux qui paieraient pour le privilège de buter Mengele. Si ça s'ébruite, ils vont rappliquer. Vous y avez pensé, à ça ? Ce que ça demanderait comme sécurité ? Je parle de chasseurs de nazis professionnels. Sans compter tous les Wiesenthal du dimanche. Avant que je ne puisse l'embarquer, il faudrait que je lance une alerte maximale. IFEVC — International, Fédéral, État, Ville, Comté. On parle d'un truc à la Lee Harvey Oswald puissance dix, là. Si on doit attendre un peu pour éviter un nouveau Jack Ruby — de son vrai nom Rubinstein — ça vaut le coup. Qu'est-ce que vous apportez de concret, vous ?

– Mais de quoi parlez-vous ? »

Pas loin, un *Sureno*[1] — avec une larme tatouée sous l'œil et un 13 rouge sang qui transformait l'arrière de son crâne chauve en panneau publicitaire pour criminel — vint chercher, tout joyeux, quelques biscuits au fromage pour sa famille. Je voulus lui offrir mon butin, mais le rasta m'attrapa par le poignet.

« Non.

– Pourquoi ?

– Ça se fait pas. Alors dites-moi.

– Quoi ?

– C'est pas pour ça que vous êtes ici ? Zell ne semble pas savoir qui vous êtes. Si vous vous servez de lui comme prétexte, alors c'est que vous faites du free-lance, et la seule manière que ça vous rapporte de la thune, c'est que vous descendiez la cible.

– Exact. Je suis ici pour le buter. Mort. Mais faut que je le fasse d'une seule main, parce que de l'autre, il faut que je tienne la caméra sans bouger. C'est une Elph. Ça va directement sur l'iMac.

– Ça va, ça va, dit-il, retournant d'un raclement de gorge à son rôle de Bob Marley blond plein d'herbe. Expliquez-moi ça : à qui cela profite-t-il que Mengele soit vivant en prison ? Qui se réjouirait de

1. Un *Sureno* est un membre d'un gang de *Surenos* (« ceux du Sud », en espagnol). Les *Surenos* sont des gangs de rue composés d'Américains d'origine mexicaine, issus des plus vieux quartiers de Californie du Sud, mais qui ont essaimé au-delà de leurs villes d'origine.

sa mort ? Et pourquoi n'a-t-il pas déjà été arrêté, montré, et collé devant une caméra comme le dernier survivant des responsables de l'Holocauste ? À moins qu'il ne sache quelque chose. Ou qu'il n'ait quelque chose.

– Quelque chose — je ne fais que surenchérir — comme une photo du Docteur et d'autres notables prenant le frais à Auschwitz ? Attendez : s'agirait-il de Prescott Bush[1] en train de manger un bébé juif ?

– Les gens savent que plusieurs de nos familles les plus éminentes croyaient qu'Hitler était leur ami. Mais il y a d'autres choses — d'autres personnes — qu'aucun historien ne connaît. On ne sait pas jusqu'où ça va. Mais des éléments convergents existent.

– Que savez-vous ? »

Il me regarda de son regard d'agent fédéral, sous sa moumoute rasta. Mais lorsqu'il parla, on aurait dit un pilote de la Southwest annonçant qu'il y aurait du retard à Phoenix.

« Disons simplement que ça ne serait pas bon pour l'Amérique.

– Alors, dis-je, vous allez me faire lanterner longtemps, ou bien vous allez m'expliquer de quoi on parle ? » Je détestais les secrets des autres gens.

« Si je vous le disais, dit-il, je serais contraint par la loi de me descendre moi-même. Personne ne le touche jusqu'à ce que j'en reçoive l'ordre.

---

1. Prescott Bush (1895-1972) : grand-père du président George W. Bush et père du président George H. Bush. Il a, dans les années 1930, été directeur de l'Union Banking Corporation, impliquée dans le financement de l'effort d'armement de l'Allemagne nazie, ainsi que dans diverses opérations au bénéfice de l'Allemagne (collectes de fonds, transfert illégal de technologies…).

– Qu'est-ce que ça veut dire, alors ? On le laisse filer ? Peut-être bien que j'ai pas envie de collaborer.

– Moins fort, Manuel.

– Qui sait que Jo… »

Il mit la main sur ses lèvres.

« Je ne vais pas vous le dire deux fois. »

Nous nous affrontâmes virilement du regard, puis la conversation reprit.

« Qui est au courant ?, continuai-je, la voix raisonnablement basse.

– Théoriquement, juste vous, moi, le directeur et M. Zell. Mais comme vous l'avez probablement remarqué, l'Homme Qui Voulut Être Mengele est déterminé à répandre la nouvelle. Vous savez ce qu'on dit : il n'y a pas de secrets en prison. » Il secoua un doigt vers ma poitrine. « Et donc, le coup du travelo, je pige pas.

– Vous voulez parler de mon régime d'hormones transsexuel ? Vous rigolez ? J'ai l'air d'un mec qui a envie d'avoir des nichons ?

– C'est un sujet qui me met un peu mal à l'aise, Rupert. J'espère que vous pouvez le comprendre. Quelle que soit la bouche d'égout dans laquelle vous vivez, je respecte vos choix, mais je n'ai aucune envie de connaître les détails de votre vie privée.

– Si vous étiez vraiment du FBI, vous sauriez que vous n'êtes pas le seul à être infiltré.

– J'ai fait vos urinalyses, mon pote.

– Genre en hobby, ou c'est un cours qu'ils donnent à Quantico[1] ?

– Vous avez une nature de dégénéré. Ce n'est pas votre faute. C'est génétique.

1. École où sont formés les agents du FBI.

– Un peu tard pour stériliser ma mère, dis-je. Elle a eu une hystérectomie. En plus, elle est morte. »

Ce n'était pas que je ne voulais pas lui dire que j'avais chouré l'urine de quelqu'un d'autre, juste que je ne voulais pas balancer Rincin. Je ne connaissais pas vraiment mon chaperon au sourire compulsif. Je n'étais même pas trop sûr de bien l'aimer. Mais je ne voulais quand même pas lâcher qu'il était un trans en devenir si je n'y étais pas absolument obligé.

Jimmy perdit tout intérêt pour mon urine fertile et changea de sujet.

« Regardez ça ! » Il farfouilla dans la boîte pleine de bouffe sur la table. Renifla la pomme flétrie et fronça les narines. « Dieu sait quels conservateurs ils ont pu mettre là-dedans. Un mérite qu'on n'a jamais reconnu aux nazis, c'est la qualité de la nourriture. Hitler a essayé de faire abandonner à tout le monde la viande et les produits laitiers. J'ai vu des images de ses repas. Exactement la même chose que ce qu'on avait à la maison.

– Où ça ? Dans la Ruhr ?

– Bountiful, Utah.

– Ah ouais, FBI — vous êtes mormon.

– Vous pouvez dire ce que vous voulez des mormons, mais nous au moins on bouffe des produits frais. Du bio. Et vous, vous avez l'air de quelqu'un à qui ça ferait du bien de manger quelque chose de sain.

– Montrez-moi où je peux trouver du bacon bio, et je vous suis.

– Très drôle. Je ne suis pas en train de dire qu'il y a quoi que ce soit d'autre que j'apprécie chez eux, mais ils ont pratiquement découvert le blé complet et les graines de soja. Ils les appelaient les "graines nazies". Hitler s'y connaissait en protéines.

– Bob, ou Jimmy, ou quel que soit votre nom, je ne suis pas très sûr de où tout ça nous mène. Josef Mengele n'était pas Gregor Mendel[1]. Il ne torturait pas des graines.

– Exactement. Faut pas salir les gentils. Les horticulteurs. Les champions du blé complet. C'est tout ce que je veux dire. Les États-Unis font sûrement plein de choses en votre nom qui ne vous plaisent pas.

– Ça c'est une opinion assez risquée. Vous êtes sûr que vous êtes bien du FBI ?

– Affirmatif. Et en tant que tel j'aime bien savoir à quel genre d'Américain j'ai affaire. Il se trouve que j'aime mon pays. Ça ne change rien au fait que les nazis ont interdit le plomb dans le dentifrice cinquante ans avant nous. Je ne dis pas qu'il faut ignorer ce qui a été mauvais, je dis qu'il faut aussi regarder ce qui a été bon. Durant la Seconde Guerre mondiale, les femmes au foyer américaines étaient occupées à teindre la margarine en jaune. Pendant ce temps-là, les scientifiques du Reich découvraient que le colorant jaune du beurre était cancérigène. IG Farben était le plus important fabricant de colorants alimentaires — et ils ont accepté d'arrêter d'en produire. Ils plaçaient la pureté avant le profit.

– Et pourquoi pas ? Ils ont probablement récupéré ce qu'ils ont perdu dans les colorants alimentaires grâce aux déportés-esclaves. »

---

1. Johann Gregor Mendel (1822-1884) : moine et botaniste tchèque considéré comme le père de la génétique. Auteur de ce qu'on appelle aujourd'hui les lois de Mendel sur la transmission des gènes.

Jimmy sursauta comme si je l'avais frappé — et qu'il voulait me le rendre.

Bien.

J'étais au-delà d'épuisé. Je fumais. Si mon foie avait eu une bouche et un portable, il aurait déjà appelé un avocat.

« Vous n'êtes qu'un Fed avec une coupe à la *sinsemilla* », dis-je.

S'il voulait de la baston, peut-être que j'arriverais à l'avoir avec une chaise. Sinon, au moins ça ne durerait pas longtemps. Je me raidis, lui faisant savoir que j'étais prêt.

Naturellement, j'avais mal interprété.

« Vous êtes cinglé ou quoi ? » Son chuchotement était aigu. « Vous croyez que je vais faire quoi que ce soit au parloir ? Calmez-vous un peu, mon vieux. Je ne dis pas que les nazis n'étaient pas des monstres. Je dis que le fait qu'ils étaient des monstres n'oblitère pas qu'ils étaient des végétariens précurseurs. La sale bouffe et les produits chimiques étaient bannis. Hitler était obsédé par le cancer. Il avait même interdit le café. Il estimait que la caféine était du poison.

– Il n'en avait pas besoin. Son médecin le piquait aux amphétamines. Il lui plantait une aiguille dans le cul tous les matins.

– Vous ne comprenez pas. Personne n'est parfait. Ce qu'Hitler voulait, c'était se débarrasser des toxines. C'est à ça que servaient les camps, aussi. Il avait interdit le Coca-Cola !

– Pas étonnant qu'on soit entrés en guerre, alors. Les États-Unis pouvaient tolérer les camps de la mort, mais Hitler aurait dû savoir : faut pas déconner avec Coca-Cola.

– Il ne l'a pas fait.

– Vous venez de dire que…

– Quoi ? Vous croyez que les sociétés ne savent pas se cacher ? Le Troisième Reich buvait du Fanta. Orange. Fanta était une filiale de Coca-Cola. Mais c'était un secret. Ce truc-là est toujours populaire en Europe et au Brésil.

– Pourquoi sommes-nous en train de faire la causette, dis-je, alors que vous devriez coffrer un mutilateur de masse ? C'est une sorte d'épreuve ? J'ai besoin de prendre des notes, pour le stage. »

J'allais pour me lever, mais il coinça sa jambe dans les pieds de mon fauteuil pour qu'il ne bouge pas.

« Quoi, encore ?, lui demandai-je.

– Rien n'est noir et blanc, dit-il, ignorant ma question. Vous avez entendu parler de l'Opération Paperclip[1] ? Nous avons accueilli les scientifiques nazis s'ils avaient quelque chose que nous voulions. Pourquoi croyez-vous que vous n'entendez jamais parler des Mengele japonais ? Parce qu'il n'y en avait pas ? Réfléchissez. Renseignez-vous sur le colonel Ishi — mais pas après manger. MacArthur a signé son immunité totale en échange du partage de ses recherches avec les scientifiques américains. Sans faire de bruit. Sans Nuremberg.

– Pourquoi ?

– Nous avons puni les gens qui ne nous servaient à rien.

– Et maintenant vous pensez que Mengele peut être utile ?

– Je ne dis pas qu'il ne mérite pas d'être pendu. Mais sans ses études sur l'absorption des calories

---

1. Exfiltration d'environ mille trois cents scientifiques allemands par les États-Unis entre 1944 et 1957, désireux de s'approprier leurs connaissances.

nous n'aurions sans doute pas aujourd'hui nos régimes sans féculents.

– On en est revenus aux conseils de minceur des camps de la mort, là ? Vous êtes cinglé ou quoi ?

– D'accord. Oubliez les féculents. Hitler a interdit le tabac dans les années 1930. Est-ce que ça fait que ne pas fumer est une mauvaise idée ? Lisez George Bernard Shaw : "Les idées ne sont pas responsables des gens qui les adoptent."

– Ils enseignent ça à BYU[1] ?

– J'en sais rien. J'ai fait Yale. Les mormons aussi peuvent faire de bonnes études, vous savez ?

– Ouais, vous et Mitt Romney.

– Le mec sur le gâteau de mariage homosexuel ? Ce n'est pas parce qu'il est de chez nous qu'on l'aime forcément. À propos de Yale, c'est là que j'ai rencontré votre ex.

– Vous connaissez Tina ?

– Connaissais. Pas des masses de *Yalies* finissent comme elle.

– Elle ne parle pas de cette partie de sa vie.

– Marvin, c'était ce mec qui vendait de l'ecsta à New Haven. Je n'arrivais pas à croire qu'elle s'était mariée avec lui. Elle déjouait tous les pronostics. Elle obtient une bourse de Nullepartville et qu'est-ce qu'elle fout ?

– Elle ne m'a jamais rien raconté de tout ça.

– Ouais. Je suppose que quand vous l'avez rencontrée, elle devait déjà en être très loin.

– Pas une conversation que j'ai envie d'avoir là tout de suite. Pourrions-nous recentrer le débat sur

1. Brigham Young University, en Utah, école pour mormons, fonctionnant selon leurs règles, où l'alcool est par exemple interdit.

vous, qui n'arrêtez pas Mengele quand vous en avez l'occasion ? »

Jimmy le rasta ignora la question et poussa la petite montagne de sucreries vers moi.

« Mangez des trucs au fromage, là, ou autre chose. Ça fait bizarre si on ne touche à rien. »

J'avais attendu le bon moment. J'enfournai une pleine poignée de pop-corn et parlai à travers : « Je ne crois toujours pas que vous êtes infiltré.

– J'en ai rien à branler de ce que vous croyez ou pas. Tout ce que je veux savoir, c'est comment vous en êtes arrivé à nouer une relation avec Harry Zell. »

La table à côté de la nôtre se remplit d'une famille nombreuse de Latinos. Quatre garçons récurés de frais faisaient la queue pour montrer leurs bulletins scolaires à papa.

« Je n'entretiens pas de relation, dis-je. J'ai un arrangement. Il m'a engagé, en faisant légèrement pression, pour m'acquitter d'un boulot.

– Donc vous travaillez pour lui ?

– Eh ben, vous pigez vraiment tout, vous.

– S'il vous plaît, monsieur Rupert. Connaissez-vous Zell ? Je sais que vous avez fait vos recherches comme on vous l'apprend à l'école de détectives privés.

– J'aurais pu en faire davantage.

– Ça n'aurait rien changé. Zell a tout fait effacer. Quelque chose de première force. Documents gouvernementaux, Google, toute la paperasse — tout a disparu. Ça nécessite des relations et beaucoup d'argent, un truc pareil.

– Je ne comprends rien à ce que vous me dites. On peut payer pour être introuvable ? Pourquoi ne pas simplement prendre un faux nom ?

– Parce que dans ce cas-là les gens pourraient creuser à partir de votre faux nom ? »

Là, il m'avait eu. Mais j'avais quand même du mal à avaler ça.

« Je sais pas trop. Ce truc d'effacement... Ça fait un peu légende urbaine.

– C'est ce qu'on veut que vous croyiez, mon pote. » J'avais du mal à identifier l'expression sur le visage de mon partenaire de grignotage. « Tout ce que vous avez vraiment besoin de savoir, c'est que Harry Zell a vu le truc arriver. Cet homme est un visionnaire.

– Qu'est-ce qu'il a fait ?

– Qu'est-ce qu'il a fait ? Il a inventé la téléréalité en prison. Il savait que la prison, c'était le nouveau porno. Il a bloqué les droits de filmer en taule avant même d'avoir vendu l'idée de *Lockup* à MSNBC ou d'*Inside* à NGC.

– C'est quoi ?

– National Geographic Channel. Vous savez, c'est moins chiant qu'avant. Terminées les tribus africaines avec les nichons à l'air. Maintenant, ils passent des documentaires sur les gangs en taule. Ça fait beaucoup plus NGC. Et chaque minute tournée et diffusée est fournie et possédée par Zell. Zell savait. Il était comme Bob Hope quand il a racheté San Fernando Valley quand tout le monde n'y voyait que des plantations d'orangers. Avant Zell, tout ce que les gens voyaient lorsqu'ils regardaient une prison, c'était... une prison. Pas Zell. Il a regardé, et il a vu le futur. Il achetait du terrain de premier choix en 10 avant LC.

– 10 avant LC ?

– Dix ans avant Le Câble.

– Donc il s'est très bien débrouillé. Ça ne m'explique pas pourquoi il aurait eu besoin de se faire totalement effacer, ou quelle que soit la façon dont on dit. Pas que je ne croie pas que vous ne soyez pas en train de me baratiner complet, hein. Quel était son grief, contre Mengele ?

– Mengele voulait tout révéler, apparemment. Le vieillard voulait qu'on lui rende les honneurs qui lui étaient dus avant de passer l'arme à gauche.

– Il trouve qu'il n'a pas eu ce qu'il méritait ?

– Victime des circonstances. Il fait une fixette sur Wernher von Braun.

– C'est ce que j'ai cru comprendre.

– Remarquez, dit l'agent infiltré, je ne peux pas lui en vouloir. Von Braun construit les V2 dans des camps d'esclaves et finit par faire copain-copain avec John Kennedy avec qui il joue les playboys. JFK était davantage préoccupé d'aller sur la lune que d'entretenir des Aryens de pure race. Qu'est-ce que ça pouvait faire si Wernher avait conçu les V2 qui devaient raser Londres ? Vous connaissez la chanson de Ray Charles des années 1950 ? "*Shoulda been me — with that real fine chick. Shoulda been me — eatin ice cream and cake*[1]." C'est Mengele. Il était en avance sur son temps.

– À vous voir, je ne vous aurais pas cru fan de rhythm & blues.

– Que voulez-vous ? Moi, je ne vous aurais pas cru digne de confiance et pourtant je vous confie tout ça. Maintenant, à vous de me donner quelque chose.

– Vous donner quoi ? Je ne comprends toujours pas ce que Zell a à perdre si Mengele tombe. C'est

1. « Ça aurait dû être moi, avec cette fille canon. Ça aurait dû être moi, qui bouffe des glaces et du gâteau. »

quand même complètement dingue que vous ayez à réfléchir avant de coincer un meurtrier de masse. Des tas de types font semblant d'être des anciens du Vietnam. Ou du Koweit. Ils veulent capter un peu de la gloire. Le docteur allemand est trop vieux pour ça. Alors il vient ici pour passer ses années de vieillesse et faire le gros dur. Il aurait pu tomber plus mal que sur Mengele.

– Vous n'êtes pas sérieux, là.

– Pourquoi pas ? peut-être qu'il voulait juste prendre le nom d'une célébrité nazie. Ou pas.

– Le truc, c'est que, en supposant pour le moment que Mengele est Mengele, Zell va perdre de l'argent s'il se fait arrêter maintenant.

– Pourquoi ? Non, ne me dites pas. Il fait de la téléréalité avec Mengele.

– Pas tout à fait. Zell veut les droits exclusifs de la capture.

– Pourquoi la police se soucierait-elle de ce que Zell veut ? Qu'est-ce que vous, vous en avez à foutre ? »

Jim le rasta ne me gratifia pas d'une réponse. Mais l'absence même de réponse révélait l'évidence : Mengele était une star de la mort que même d'innombrables rediffusions sur A&E Biography ne pouvaient pas banaliser. C'était comme ça.

Le type que je prenais toujours pour Le Bob Marley Blanc soupira et déchira un sachet d'amuse-gueules.

« Vous saviez qu'ils enlevaient tous les cadeaux surprises ? Pas de cadeaux surprises en taule.

– Pourquoi ? Ils pensent que les criminels ne méritent pas de cadeaux surprises ?

– Il y a de ça. Mais c'est surtout qu'ils sont souvent en plastique. Les détenus peuvent les faire fondre, les aiguiser sur le sol en béton. En moins de deux, votre petit Spiderman ou Barbapapa devient un troue-aorte de six centimètres.

– Rien à foutre, des cadeaux surprises. Répondez à la question. Alors le gouvernement ne veut pas arrêter Mengele ? C'est ce que vous êtes en train de m'expliquer ? Donc on en revient à comment Zell les tient.

– Ah, on dirait que vous avez pris des cours du soir.

– Vous allez me dire ce que c'est ? Ou bien est-ce qu'on va rester ici jusqu'à ce que je fasse une overdose de graisses saturées, démontrant que les nazis avaient raison au sujet des aliments complets ?

– Je vais vous donner un indice. San Quentin reçoit beaucoup d'argent de l'industrie pharmaceutique.

– Ils font des expériences sur les détenus ? »

Il finit par craquer et déballa un paquet de biscuits au beurre de cacahuète. Il en mit un dans sa bouche.

« Je dis ça, je dis rien. Mais qui s'y connaît davantage en expériences sur sujets humains ? » Il entortilla sa *dread* la plus haute, celle qui s'élevait tout droit comme le sommet d'un sapin de Noël, sans l'étoile. « D'après ce que j'ai compris, c'est un truc qui existe depuis quelque chose comme la Première Guerre mondiale. Mais bien sûr, c'est juste une rumeur. Aucune preuve. Rien du tout. Juré craché.

– J'ai entendu parler de trucs comme ça, dis-je. J'ai lu un livre, *Acres of Skin*[1], sur les tests de parfum que des médecins ont conduits sur les détenus de la prison d'État d'Holmesburg, en Pennsylvanie. Ils leur

1. Littéralement, « Des acres de peau ». Livre d'Allen Hornblum (1998), sur les expériences non thérapeutiques conduites en prison entre 1951 et 1974, dirigées par le docteur Kligman, dermatologue.

mettaient des produits chimiques sous la peau. On a des images. Au bout d'un certain temps, les pauvres connards avaient le dos comme des échiquiers. Ça a duré des années.

– Vous avez lu un livre, hein ? Vous n'êtes pas trop con, pour un flic d'un trou perdu avec un goût discutable en matière de femmes et des problèmes avec la drogue.

– Est-ce que je devrais vous demander pourquoi vous en savez autant sur moi ?

– Vous devriez me demander comment. Le trou perdu, c'est dans votre dossier. La drogue, je regarde vos pupilles. Vous avez jamais pensé à porter des lunettes de soleil ?

– J'espérais que Mengele pourrait me teindre les yeux.

– Ouais. Le vert, ça trahit, dit-il. Tout est dans les pupilles. Et, mon pote, je dois vous dire, avec les vôtres, on pourrait s'occuper d'une poupée vaudou de Baby Doc comme il faut.

– Dans ce cas, vous savez où j'ai besoin d'aller.

– En désintox ?

– Presque. Il faut que j'aille animer ma formation sur la drogue, vous vous souvenez ? Où je crois que je dois vous revoir. Peut-être qu'à nous deux on pourrait boucler le truc. »

Mon drôle d'agent fédéral se retourna vers moi.

« Écoutez-moi bien, Rupert. Si Mengele ne se fait pas traiter de la même façon que von Braun, il menace de tout balancer. Ils ont lu les lettres qu'il a essayé d'envoyer. Ça ne fait pas plaisir à certaines personnes. Les expériences en prison — c'est-à-dire, vous voyez, si jamais ça existait — seraient une florissante entreprise d'État. Et si on regarde les choses en face, par les temps qui courent, des entreprises d'État florissantes, on ne peut pas dire qu'il y en ait beaucoup. Prenez Abu Ghraïb. Vous croyez que le scandale, c'était Lindsey England[1], les laisses et les cagoules ? Non, ça, c'était de la gnognotte. Le gros truc, ça aurait été que le *New York Times* publie une histoire dans laquelle une énorme société pharmaceutique aurait organisé tout le merdier pour tester de nouveaux tranquillisants. Pareil à Guantanamo. Mais ça n'arrive pas, ça, pas vrai ? Aucune preuve. Alors, hé, c'est que des racontars de cinglés. Aucun élément, de près ou de loin. Oubliez même que j'en ai parlé.

– Vous avez l'impression d'être tout le temps stressé ? Essayez Guantanamax !

– Vous avez fini de jouer au con ? Si Mengele balance, ça va être trop gros pour le coller sur le dos de deux ou trois lampistes. Je ne dis pas qu'on ne pourrait pas faire porter le chapeau à quelqu'un. Plus probablement, ils feraient buter le vieil emmerdeur avant qu'on n'en arrive là. Trop en jeu, vous comprenez, avec des racines qui courent jusque sous des portes bien trop respectables.

– Ça fait beaucoup d'information, ça, dites.

– C'est quoi, beaucoup d'information ? » Il me fixa comme si j'étais fou. « Vous m'avez entendu dire quoi que ce soit ? Vous devez avoir des hallu-

---

1. Lindsey England (née en 1982) : militaire américaine impliquée dans le scandale de la prison d'Abu Ghraïb et qui a été condamnée à plusieurs années de prison ferme pour sa participation aux mauvais traitements infligés à des prisonniers irakiens. Elle a été considérée comme un « fusible » dont la médiatisation permettait de détourner l'attention de dysfonctionnements et d'abus bien plus nombreux et plus graves, dont la responsabilité remonterait au sommet de la hiérarchie militaire.

cinations auditives. Ça fait ça, le stress, parfois. Infiltré, ça peut jouer de vilains tours aux nerfs.

– Je sais, dis-je. J'aurais bien besoin d'un tranquillisant moi aussi, là, maintenant. »

On se leva en même temps.

Jim reprit son rôle d'agent infiltré, le *rastaman* blanc, et fit deux pas de danse reggae en ramassant les restes.

Lorsqu'on se serra la main, il tint la mienne quelques secondes supplémentaires et me regarda dans les yeux.

« Je sais ce que c'est, d'être infiltré. Ce qui est difficile, c'est pas d'y aller, mon frère, c'est d'en revenir sans en garder de traces.

– Merci du conseil — et des infos, dis-je. Si vous ne coffrez pas ce vieil enculé décoloré d'ici à demain, je vais me faire un sacré paquet en déballant le tout à l'*Enquirer*[1]. J'en ai rien à branler de qui tombera avec lui. »

Jim le rasta s'arrêta net. Pour la première fois, je pouvais imaginer à quoi il ressemblait sans ses cheveux de clown — sous la façade de hippie du vingt et unième siècle se dessinaient les traits fins et réguliers d'une vedette de *soap opera* du matin.

Il lâcha un petit ricanement planant à destination d'éventuels témoins, et dit le reste à voix basse : « Laissez-moi vous donner un conseil, camé : ne montrez jamais votre main avant d'être sûr qu'elle est toujours bien attachée à votre bras.

– Judicieux, comme conseil. »

Il ne plaisantait pas. J'étais content de ne pas lui avoir dit que je m'étais fait assommer et que je

1. Journal à scandales américain.

m'étais réveillé attaché à des chiottes, ni que mon ex-femme avait disparu. Il aurait pu se faire du souci pour moi.

Le fed déguisé me dit au revoir *sotto voce*.

« Merci pour les friandises. À plus tard, au stage, Mindy. »

Je m'arrêtai.

« Qui m'a balancé ? Ou alors vous avez mis des micros dans le bureau du directeur ? »

Le Bob blanc sourit.

« Si vous faites quoi que ce soit pour court-circuiter, entraver ou de quelque manière que ce soit faire capoter mon affaire, je vous jure que je m'assurerai que le monde entier soit au courant pour l'œstrogène. »

Je haussai les épaules.

« Faites ce que vous avez à faire. Peut-être même que ça me gagnera une nouvelle clientèle. Les trans ont eux aussi des problèmes. »

Avant de lui rendre sa main, je la retournai. Les phalanges étaient épaisses, recouvertes de poils épais, couleur gingembre.

« Qu'est-ce que vous faites ?

– Je cherche des petites mains de poupée, dis-je.

– Mon vieux, si vous prenez des psychotropes, je vous conseille d'en changer. Si vous n'en prenez pas, je vous suggère fortement de l'envisager.

– Qu'est-ce qui a marché, pour vous ? » lui demandai-je.

Notre petit échange fut interrompu par un cri. Une très belle jeune Philippine s'était mise debout d'un coup, et avait balancé du café bouillant au visage de son petit ami. Il cria et tomba de son fauteuil. Elle s'agenouilla et lui remonta son T-shirt au-dessus de la tête, et lui laboura avec ses ongles son dos nu, précisément là où était tatouée une phrase en lettres ourlées : SA MAARI BUHAY AY SAY MAPOOT.

Jim lut et traduisit : « Être vivant, c'est haïr.

– Vous parlez le philippin ?

– Un truc de gangs. J'ai côtoyé des tas de *Flips*[1]. Regardez sa main gauche.

– Ya-bang !, cria la Philippine. Ya-bang !

– Ça veut dire fierté », me chuchota Jim par-dessous le chaos.

Avec sa main droite, la fille gifla et contre-gifla le visage de son pauvre petit copain. Il ne moufta pas, mais des larmes montèrent. Puis, avec une dernière baffe avant que les gardes n'arrivent, elle enfonça sa main gauche jusqu'au coude dans le froc de son fiancé, et l'en sortit si vite que je n'étais même pas sûr d'avoir bien vu.

Tout l'endroit était sens dessus dessous.

« Vous avez vu ?, me cria Jim en dépit du vacarme. Elle l'a "fourré" ! Tout le monde pensera que c'est une pauvre chochotte, mais le *Flip* va sûrement se faire mille dollars sur ce coup-là. »

Je me tournai pour voir deux gardiens emporter le Philippin haineux et torse nu, horizontal. Un autre gardien, l'inévitable Colfax, accompagnait la fiancée en colère vers la sortie, une main ferme dans son dos. Je pouvais presque l'entendre la gronder.

« Mais ma petite dame, qu'est-ce qui a bien pu vous passer par la tête, hein ? »

Lorsque je me retournai vers Jim, il n'était plus là.

---

1. Argot pour Philippin.

L'espace d'une seconde, je restai debout à me demander quel genre de drogue la Philippine pouvait avoir planqué dans le rectum de son homme. Mais j'avais de plus gros problèmes. Je n'avais toujours pas la moindre idée de ce qui avait bien pu arriver à Tina.

Presque aussi effrayant, dans quinze minutes, il allait falloir que j'entre dans une pièce remplie de criminels endurcis, parmi lesquels quelques-uns pourraient être des agents de police, et que je leur fasse partager ma conception des choses en matière d'addiction et de guérison.

Si j'avais du bol, je ne m'écroulerais pas suite à une réaction différée au truc de la boîte de la Croix-Rouge.

Mourir, ça ne me posait pas de problème, mais je détesterais donner le mauvais exemple.

18

Deuxième chance

Les regrets me lacéraient le cerveau comme un chat qui se fait les griffes sur un canapé.

L'embrouille avec Jim le rasta défiait l'imagination la plus déjantée. Et elle ne m'aidait aucunement à apaiser mes terreurs jumelles : savoir pourquoi Tina était toujours introuvable, et d'autre part avoir l'occasion d'attraper Mengele par ses cheveux peroxydés et de le démasquer, sauf que je ne l'avais pas fait. Et maintenant il fallait que je me demande pourquoi. Comment fait-on pour distinguer la peur de la prudence, exactement ? Est-ce que c'est comme ça que se sentait Roosevelt lorsqu'il se demandait s'il fallait bombarder les camps ou pas ? Mengele vivant, le ciel bleu était un affront.

Je croisai un groupe d'hommes avec attachés-cases. Nous nous jaugeâmes réciproquement. Seraient-ils restés là s'ils avaient su Mengele dans les parages ? J'évitai leurs regards, et pensai aux iris du docteur de la race supérieure : noirs et absorbant la lumière. Six cent mille, il en avait tué. Personnellement. J'imaginai l'énergie comprimée que représentait la peur de ses victimes, un peu comme un essaim d'abeilles. Mais qui le miel nourrissait-il ? Les morts ou les vivants ?

*

Approchant la salle de classe, je m'arrêtai et respirai un grand coup. Le rasta du FBI était derrière moi. Il tenait une tasse de café dans une main et un sachet rempli de friandises dans l'autre. Il tint le sachet dans la bouche pour pouvoir me donner une tape dans le dos. Puis il le reprit pour pouvoir me parler.

« Ça va, mec ? Z'avez l'air un peu tendu.

– Ça va bien, Jim. » Je lui rendis sa tape dans le dos et me penchai vers son oreille. « Alors, est-ce qu'il y a un département spécial, genre un sous-secrétariat à la non-capture de cinglés génocidaires ? »

Jim le rasta me re-retourna ma tape dans le dos qu'il augmenta d'une étreinte virile.

« Concentrez-vous sur vos domaines de compétence. La drogue et les hormones. On y va ?

– Une minute. C'est là que j'aime bien en griller une et rassembler mes idées.

– Pouvez pas fumer.

– C'est pour ça que je suis nerveux. »

J'aspirai une dernière fois, jetai un coup d'œil à la promenade et aux maisons éparpillées sur les collines au-delà.

Ça doit être quelque chose, d'avoir un pénitencier d'État à deux pas de chez soi. Je me demandai si les résidents s'asseyaient dans leur jardin, les pieds sur leurs chaises longues, les jumelles sur les yeux, une bière fraîche à la main, à mater les bastons à coups de couteau et les émeutes. Pas très différent de regarder la formule 1 à la télé, à attendre les crashs.

Je ne m'étais pas attendu à être aussi content de revoir les gars : Roscoe, Davey, Cranky, Movern, Jim le rasta-fed, et même le pote pornographe chrétien de Tina, le Révérend D. Lui et moi, on partageait maintenant une sorte de bizarre relation d'affaires. Suffisamment bizarre pour que je me précipite un peu en saluant les autres et que j'essaie d'avoir l'air parfaitement normal lorsque je me baissai vers lui pour lui susurrer à l'oreille : « Alors, bordel, où est Tina ? » Il sourit ce qu'il fallait pour montrer l'or incrusté dans ses dents. Les nazis s'étaient fait des millions en récupérant les métaux précieux dans les bouches des victimes des camps. Ils auraient adoré le Révérend D.

« Pas de bonjour ?, dit le Révérend. Pas de comment vous vous en sortez pour rester *clean* et sobre dans un environnement anxiogène et malsain ? »

Je fis de mon mieux pour me plaquer un sourire insouciant sur le visage.

« Arrêtez les conneries, Rev. J'ai besoin de savoir ce que vous savez.

– Sexe et fric, soupira-t-il. Neuf fois sur dix, c'est le cul et le fric qui ramènent les mecs du mauvais côté de la défonce. »

Roscoe s'approcha et scruta mes yeux comme s'il lisait le journal.

« J'croyais qu'vous alliez nous baratiner encore un coup », balança Jim le rasta du fond de la pièce. De nouveau dans son rôle. « Qu'on allait se marrer, quoi. »

Le Reverend D. en rajouta une couche : « C'est vrai. Vous devriez faire gaffe, tout seul comme ça dans une pièce pleine de criminels et tout. Z'êtes comme Siegfried et Roy[1], là, mais sans Siegfried.

– Un tigre blanc lui a bouffé la gueule, à Roy !, cria Movern, soudain passionné. Ça se dompte pas, un tigre blanc. Les fauves seront toujours des fauves.

– Mec ! » Le rasta Blanc repoussa du geste cette idée. « C'était pas le putain de tigre. C'était Siegfried. Il a donné le signal secret d'attaque. »

Movern frappa la table.

« Et pourquoi il ferait ça, putain ? Toi t'es toujours là à planer et à balancer des trucs comme si t'avais plein d'infos supersecrètes. Comme si tu savais quoi que ce soit sur quoi que ce soit. T'es qu'un camé qui raconte tout le temps des conneries sans queue ni tête.

– Pas besoin que ça ait une queue et une tête. C'était une baston de pédés, dit Jim le rasta. Demande à n'importe quel flic, il te le dira. Un homo poignarde un autre homo, il ne le fait jamais une seule fois. Il le plante genre quatre-vingt-dix fois, et après il lui file des gifles pendant qu'il saigne. On parle d'un corps d'homme, mais d'émotions de bonne femme.

– Tu parles de toi, là, non ? » Movern repoussa sa chaise en arrière si fort qu'elle tomba lorsqu'il se mit debout. Il tendit le doigt vers Jim le rasta. « Ouais, c'est ce que j'ai dit. Qu'est-ce que tu vas faire, pédé ?

– Ça chauffe, dit le Révérend. Et vous êtes là, dans la même cage que les bêtes sauvages. Vos chances sont encore pires que celle de Roy, mon pote. »

---

1. Duo de magiciens très populaires dont la carrière s'est brutalement interrompue en 2003 lorsque au cours d'une représentation un tigre blanc a attaqué Roy et l'a laissé paralysé à vie.

Je compris ce que voulait dire le Rév. : pas de Rincin. Si l'un de ces criminels violents n'était pas content de la façon dont je menais mon affaire — et avait sur lui une lame — j'aurais du mal à m'en dépatouiller. Cette pensée me fit taper le cœur contre les côtes, comme un prisonnier qui frappe les barreaux de sa cellule avec sa cuiller. On voulait tous les deux sortir de là.

« Il reste quelques minutes avant qu'on commence », dis-je à personne en particulier.

Je fis semblant d'étudier quelques gribouillis dans mon cahier. Si je me taillais en courant maintenant, j'aurais l'air d'un faible. Mais si je restais, je pouvais finir en écumoire.

Le Révérend D. se pencha assez près de moi pour chuchoter avant que je ne m'asseye : « Tina m'a dit de vous dire qu'elle allait bien. »

Le Révérend était un maître de la menace en passant. Mais lancée comme la conversation l'était, c'était toujours mieux que de rester assis là à me demander si j'allais pouvoir empêcher le chaos avec un stylo-bille et une agrafeuse.

« Pourquoi est-elle partie ? » Ma voix était un peu cassée.

« J'en sais rien, de ça, dit le Révérend, en me regardant de travers. Mais il y a un truc que je sais. Cathy, la petite qui s'est tapé le Docteur, elle m'a dit qu'il aimait qu'elle se déshabille, qu'elle aille là où il lui disait d'aller et qu'elle fasse des trucs.

– Quel genre de trucs ?

– On s'en fout quel genre de trucs. C'est pas ça qui compte — c'qui compte, c'est qu'il les lui faisait faire. Le vieux voulait se souvenir de ce que ça faisait, d'avoir du pouvoir.

– C'était pas un truc sexuel ? »

Le Révérend inclina la tête et me regarda.

« Tu te fous de ma gueule, mec ? Tout est sexuel.

– Parfois, une pipe à crack, c'est juste une pipe à crack, dis-je.

– Si tu fumes du crack, intervint Cranky, c'est comme si tu suçais une bite en verre.

– Non ! C'est comme si tu suçais Satan. » Movern était remonté comme jamais. « Le Diable a distribué le crack dans le ghetto pour transformer nos femmes en putes. »

J'attendis que Movern ait fini de s'exprimer pour répondre tranquillement au Révérend.

« Quelle que soit la façon dont vous appelez ce qu'elle a fait, si la petite Cathy l'a fait avec Mengele, il faut que je lui parle. Mais j'ai besoin de Tina, d'abord.

– Chaque homme a besoin de quelque chose, dit le Révérend. Tout ce dont *vous*, vous avez besoin, c'est d'un peu de foi.

– Ça c'est sûr. Merci. »

Je n'avais pas envie d'entamer une discussion sur ce dont j'avais besoin. Trop de choses se bousculaient déjà dans ma tête.

J'avais besoin de savoir ce que j'allais bien pouvoir raconter au groupe. J'avais besoin de savoir si j'avais un plan ou si un parasite s'était introduit par mon ecchymose sur la tête et y avait pondu des œufs. J'avais besoin d'en savoir plus sur Zell. J'avais besoin de parler à la pute chrétienne de Mengele, Cathy. J'avais besoin d'en savoir plus sur son délit de fuite. J'avais aussi besoin d'en savoir plus sur Bernstein.

Ce dont je n'avais pas besoin, c'était de l'insistante paranoïa que je ressentais depuis mes échanges avec J. Edgar Rastaman. Que j'étais en train de mettre le doigt dans une espèce d'embrouille interservices, au centre de laquelle se trouvait le boss de Jim, concoctée par le FBI et Interpol, Scotland Yard, le MI5, le Mossad et l'équipe de vigiles du McDo d'Addis-Abeba. Et qui d'autre encore ?

Ma décision était prise. Il allait falloir que je trouve un moyen d'aller à L.A. et que je sois de retour pour le cours de demain. En espérant que je sorte vivant de celui-ci.

Et avant et après toute chose, il y avait aussi l'insondable mystère Tina.

Le Révérend interrompit mes réflexions, avec un clin d'œil encore plus crade que les magazines qui avaient failli me décapiter.

« Vous aimez la chatte chrétienne ?

– J'ai jamais réfléchi à la question.

– Ben, dit le Révérend, voilà votre chance d'y remédier. »

S'il vit le geste de Cranky, il n'en tint aucun compte. Beaucoup plus mac que balance, il me donna des détails au sujet de la fille qui s'était occupée du Docteur.

« Elle est vraiment coquine, mais elle est *clean*. Elle garde sa chatte pure pour Jésus. Elle est toujours vierge. Mais elle a pas peur d'utiliser la porte du Diable, si vous voyez ce que je veux dire ? L'entrée principale est bouclée, mais la sortie de secours est entrouverte. Cette fille est une vraie bigote.

– Je veux pas un rencard. Je veux savoir ce qu'elle sait.

– Quoi que vous vouliez, elle est à L.A.. Dans la *Valley*. Si vous voulez y aller, je peux vous arranger un rendez-vous. Tina la connaît. Elle vous a dit qu'elle aidait, pour l'éducation des filles ?

– Elle y a fait allusion. » Il fallut que je me verrouille la mâchoire pour m'empêcher de lui hurler : “Si tu sais quoi que ce soit de ce qui lui est arrivé, dis-le-moi, bordel de merde !” »

Le Révérend sourit.

« Laissez-moi vous raconter un miracle, dit-il. J'étais dans la queue, au réfectoire de Folsom[1], à attendre des céréales, lorsque le Seigneur m'est apparu et m'a dit : “Jeune homme, tu dois secourir les femmes perdues.” Un jour, Manny Rupert, le Seigneur vous fera signe.

– Vous croyez ? »

Peut-être qu'Il me faisait signe maintenant ! L'espace de quelques enivrantes secondes, j'imaginais que je partageais mes récentes expériences, comme dans un récit initiatique.

Faites-moi confiance, vous êtes peut-être à des années de votre dernier fix — mais vous n'êtes qu'à deux secondes du prochain.

Ça aurait peut-être des vertus cathartiques.

« Dépendance, démarrai-je, en tapant dans mes mains. Quelqu'un a des problèmes ? »

Trois mains se levèrent. Davey Demi-Face — qui était arrivé à la bourre —, Cranky et Jim le rasta du FBI. Cranky agitait sa main d'avant en arrière au-

1. Prison de Californie.

dessus de sa tête comme un maternelle moyenne section qui a envie de faire pipi.

Je lui fis signe.

« Vas-y Cranky.

– Okay. J'ai un putain de problème, mec. Quand j'étais à Chino[1], j'ai appris le nettoyage à sec, tu vois ? Je me suis dis je vais m'inscrire et apprendre un truc. Mais ces cons là-dedans ils faisaient tremper la ouate dans le liquide de nettoyage à sec et ils appelaient ça du PCP. » Il tapa sur sa chaise, pour appuyer son propos. « Sérieusement. Ils roulaient cette merde et la vendaient à la promenade en la faisant passer pour du *sherm*[2]. J'vais t'dire, mec, le *sherm*, c'était comme du lait pasteurisé à côté de ce truc. Mais tu sais quoi ? Je savais ce que c'était, cette merde, eh ben je la fumais quand même. »

Cela lui valut des sourires approbateurs des foies valides présents.

« C'est ça, dit Roscoe, avec un sourire bouddhesque. Ce que les gens ne comprennent pas : la dépendance n'est pas une substance. La dépendance est un comp-orte-ment. En trois syllables. Tant qu'on n'aura pas compris la nature du problème, peu importe ce qu'on y fait. On ne le résoudra pas.

– Euh, bof, dit Cranky. J'ai pas de problème avec la drogue. J'ai un problème avec moi-même. »

À ce moment-là, Mengele entra, amené par Rincin et Colfax. Plus de chaise roulante. Peut-être avait-il trouvé une paire de jambes à se transplanter. Pour

1. Ville de Californie, dans le comté de San Bernardino, où se trouve une prison fameuse.

2. *Sherm* : cigarette ou joint qui a été trempé dans le PCP.

lutter contre l'obsession, je fis signe de la main à Rincin.

« Content de vous voir. Si je me souviens bien, ce qu'on dit ici ne sort pas de cette pièce, pas vrai ?

– Je suis gardien de prison, dit Rincin. Quand un gardien de prison fait un rapport, ce n'est pas la même chose que balancer. »

Roscoe sourit de son sourire sage.

« Vous voyez comment ils font ? Faut toujours que les matons essaient de nous embrouiller. »

Cranky, saisi d'une panique soudaine, se prit la tête à deux mains.

« Hé, mec, tu vas pas me balancer, non ? Le liquide de nettoyage à sec, ça compte pas comme une drogue, non ?

– C'est le PCP du pauvre, dit Rincin. À dire vrai, je viens juste d'arriver. »

Cranky baissa la tête.

« Alors vous allez me charger ? »

Le sourire de Rincin le rendait à la fois menaçant et agréable.

« Ça va dépendre de comment sera mon uniforme quand j'irai le chercher la prochaine fois. Si je trouve des taches, je dirai que c'est toi qui déconnes avec les produits chimiques.

– Fais gaffe à ton cul, répliqua le Révérend, encore un peu et tu vas devoir te taper tout le boulot et faudra qu'il soit haut de gamme.

– Écoutez, les interrompis-je. Souvenez-vous que ce n'est pas ce que vous faites qui compte, mais pourquoi vous le faites. Que la question, c'est le vide que vous essayez de combler.

– Vous voulez parler de vide ? » C'était encore Davey. Un demi-visage mais mille watts d'intensité. « Pour moi, c'est pas la drogue.

– C'est pas nécessaire que ce soit de la drogue pour que ce soit une drogue, entonna Roscoe, en parlant si doucement que nous devions tous tendre l'oreille pour l'entendre.

– C'est ce que je dis ! » La voix de Davey trembla. Ses yeux se remplirent de larmes. « Je ne parle pas de came ou de *Pruno*[1]... C'est comme si je pouvais pas m'arrêter — vous voyez, c'est... autre chose.

– Dites-le, dis-je. Si vous le formulez, ça perd de sa force. »

Davey tordit ce qui lui restait de visage. Il mit sa main devant sa bouche sans lèvres, comme pour en arracher les mots.

« Je suis accro au porno.

– Grand bien te fasse, dit le Révérend. Achètes-en et éclate-toi.

– Révérend, s'il vous plaît, dis-je.

– Je ne parle pas des trucs habituels. Je parle des trucs vraiment glauques. Sur Internet. Pour moi, c'est le porno, mec.

– Belzébuth a tissé une toile, et l'homme l'a appelée le Web, dit le Révérend.

– Qu'est-ce que tu veux dire, comme *JailBabes.com* ?, rigola Jim, bien dans son rôle. Ces salopes sont dingues !

– Nan, mec, *JailBabes*, c'est *La Petite Maison dans la prairie*, comparé à ça. Je parle des websites personnels. Y'en a un, *Alterna.com*, carrément dément. J'ai vu une vidéo d'une blonde qui s'enroulait une corde autour des nichons. Elle avait fait des nœuds japonais tellement serrés que ses loches ont gonflé tout bleus comme s'ils allaient éclater. C'était horrible, mec,

1. *Pruno* : vin distillé en prison avec les moyens du bord.

mais en même temps, c'était bandant. J'étais comme possédé. »

J'arrêtai d'écouter. Si je découvrais que Dave se branlait sur mon ex-femme, alors quoi ?

Je me repassai dans ma tête les films de notre tête-à-tête dans mon *trailer*, mais je ne me souvins d'aucune brûlure de corde sur ses seins.

En faisant un effort, il y avait effectivement toujours quelque chose dont on pouvait se sentir reconnaissant.

Davey se précipita, s'essuyant sa bouche sans lèvres et s'agitant sur sa chaise, méga-agité.

« C'est celui avec les trucs individuels, avec les bonnes femmes qui veulent se mettre des pinces à linge sur les tétons et ce genre de trucs. Mon pote, c'est chaud comme tout, pasque tu piges, c'est pas posé, c'est pas du porno-porno. Ça leur plaît. Et c'est même pas vraiment que ce qu'elles font m'excite, tu vois. C'est que c'est ce qu'elles ont envie de faire ! Je suis assis là, à me couper les ongles des doigts de pied, et il y a une greluche du Kentucky qui ressemble à ma mère dans la webcam, qui broie un avocat avec le fion. Dans son profil, elle dit : "Tous les trous sont la propriété de Master Don, Hollywood, Floride." Je suppose que c'est le gars qui a le droit d'introduire l'avocat. Et à la fin, elle dit : "Je suis prête à faire la niche." Je ne sais même pas ce que ça veut dire, mais je suis sûr que ça doit être bien dégueu. Et le truc, c'est que ce sont des gens normaux. Pas des acteurs. *Spankhappy72* cherche partenaire pour entraînement au chenil. » Davey avait l'air sincèrement effrayé. « Sérieux, mec, tout ça c'est pas du bidon. J'ai cru que ma tête allait exploser !

– Ta tête a déjà explosé, dit Cranky.

– Cranky, dis-je, arrête, tu veux ? »

Mais Davey était parti trop loin pour entendre.

« Nan, mec, je suis sérieux ! » De la sueur lui recouvrait le visage, donnant un aspect un peu plus lustré aux morceaux chirurgicalement rafistolés. « C'est tellement glauque, mais en même temps, ça me donne une sorte d'espoir bizarre. Genre, nom d'un petit Jésus, il y a des nanas qui ont envie de boire la pisse du facteur ou de lécher les couilles d'obèses accroupis au-dessus d'elles. Peut-être bien qu'il y a une fille pour moi quelque part. »

Le Révérend D. laissa échapper un soupir.

« Un vrai romantique, notre Davey. Si c'est pas mignon, ça ? »

Ça se calma un peu, à part Jimmy qui ricanait derrière sa main.

Davey gémit.

« Ça me bouffe, mec. Je suis sur l'ordinateur, je suis supposé me préparer pour mon équivalent du bac…

– Ah, dis-je, et est-ce que je devrais demander comment vous avez des ordinateurs ? »

Rincin fit non de la tête.

Je dis : « Oubliez ma question.

– Je peux le dire, renifla Davey. J'ai droit à trois heures par jour, grâce à mon statut d'étudiant.

– Et ce n'est pas surveillé ?

– Je crois que le mec qui est supposé nous surveiller s'éclate au moins autant que moi avec ces trucs de cul de malades.

– Vous voyez ?, dit Roscoe. Et vous prétendez rester debout là et demander à ce Noir ici présent comment il sait qu'il y a un Créateur tout-puissant et omniscient — béni soit-Il sous n'importe lequel de

Ses mille noms. Essayez même pas ! Pasque la dépravation est un virus qui se fout pas mal de la couleur de la peau. »

Davey regarda droit devant lui, son lambeau de mâchoire s'agitant furieusement. Il approcha un poignet maigre d'un œil, comme pour y déloger quelque indicible image d'autodégradation vue sur le web. *Mignonne, couleur caramel, cherche fête du fist...*

Maintenant, tout le monde parlait. Sauf Mengele. Il avait les yeux fermés. Mais ce n'était pas grave. Des tribus qui n'entraient pas facilement en contact communiquaient. Peut-être que c'était la formule pour la paix dans le monde : le langage universel du cul crade et de la chatte.

Et à la fin, Davey en arriva au cœur du problème.

« J'ai la queue à vif comme si je me l'étais frottée sur une râpe à fromage.

– Fiston, dit le Révérend, ça fait combien de temps que t'es ici ? T'as pas entendu parler des lotions ?

– Je peux pas me servir de lotions, ducon. Cette merde bousille les claviers. »

Le prenant en pitié, Jim glissa à Davey un Twinkie de son stock. Mais l'enragé du porno au demi-visage était tellement remonté qu'il le serra dans ses mains, jusqu'à ce que la crème en jaillisse.

« Regardez ça, il en étrangle même son Twinkie. »

Davey s'essuya les mains sur son pantalon, trop désespéré pour se vexer.

« T'y connais rien, mec. Être en manque de crack, c'est rien comparé à ça, parce que ça c'est sans fin, mec... Tu y vas et tu commences à mater des trucs bien crades, il y a un autre lien vers un autre truc encore plus crade, et il y a encore un autre lien vers un autre truc encore plus crade… C'est comme le balai dans *L'Apprentie sorcière*, tu vois, le film de Disney, là.

– *Fantasia*, dit Jim le rasta.

– Ouais, ouais, *Fanazia*. Et avant de piger ce qui arrive, t'es là les yeux exorbités à mater une salope de Hueto, North Dakota, les nénés coincés dans le pommeau de la douche avec un sandwich au jambon qui lui sort de la chatte. Genre, c'est même plus du sexe. »

Là, Cranky remonta sa chemise et se frotta le ventre.

« Moi, je me ferais bien un bon sandwich au jambon. La viande, dans cette turne, on dirait du raton laveur ou je sais pas quoi. Ils nous disent que c'est du jambon, mais la seule chose qu'elle a de jambonesque, c'est qu'elle nous est servie par des porcs. » Il se retourna sur sa chaise. « Je déconne, gardien.

– Ben, on verra si moi aussi, dit le gardien, cryptique.

– Je suis toujours en train de m'ouvrir, là », se plaignit Davey.

Le Révérend D. sauta de sa chaise.

« Laisse sa chance à quelqu'un d'autre. C'est quoi ton putain de problème ?

– J'ai pas de problème. C'est toi qui sautes de ta chaise. »

Roscoe intervint.

« Fiston, t'avais quel âge quand t'es arrivé ici ?

– Dix-neuf.

– Et t'as eu combien de femmes ? »

Davey me regarda, réprimant ses larmes. Je me mis vite debout et tapai dans mes mains.

« Je trouve que ce que Davey vient de faire est très courageux.

– Qu'est-ce qu'il a fait d'autre que pleurnicher et sortir des trucs de pervers, bordel ?

– Il a établi la relation entre dépendance et comportement, dis-je, très *Welcome back, Kotter*[1]. « Il a compris que la dépendance n'est pas une substance, mais une démarche.

– Ça vous l'avez déjà dit la dernière fois, chef. »

Movern ouvrit un magazine qui était à l'intérieur de son calepin. Ça ressemblait à quelque chose comme *Jeunes Mariées*.

« Je suis accro à le dire, dis-je. Être accro, ça peut être n'importe laquelle de nos actions, si on la reproduit compulsivement, même si on n'en a pas envie, et même si on est conscient que ça va nous faire sentir supermal, et qu'on est impuissant à s'en empêcher. Ça peut être de la drogue, ça peut être le sexe, ça peut être mater du sexe, ça peut être n'importe quoi, du moment qu'on n'a pas envie de le faire mais qu'on n'arrive pas à arrêter. »

Cranky caqueta : « Hé, mec, ça veut dire que ma grand-mère est une accro ? Elle a toujours envie de bouffer des *churros*, tu vois ? C'est une vieille toute maigre, mais genre elle bouffe des *churros* du matin au soir.

– J'ai plutôt l'impression qu'elle est boulimique.

– Y a pas de quoi se marrer, dit le Révérend D. Je connais des tas de filles qui font du 36, et quand elles se regardent dans la glace elles y voient Queen Latifah, putain. C'est la faute aux médias. »

Soudain, Mengele, que j'avais réussi jusqu'à maintenant à tenir à l'écart, me regarda et tapa sur sa table, furieux.

« Ce que je ne comprends pas, ce sont les trucs de nazis. »

---

1. Sitcom américaine des années 1970, dans laquelle le personnage principal est un professeur caustique.

Quelle entrée en matière !

« Vous voulez dire, genre : *Ilse, la louve des SS* ?

– Ouais ! Vous avez vu ça ?

– Oui. En réalité, ça a été tourné dans les décors de *Papa Schultz*[1], pendant les week-ends. »

Il ignora ma cinéphilie galopante et fit claquer sa langue. Comment Josef Mengele aurait-il pu connaître *Papa Schultz* ?

« Ilse n'était pas du tout comme ce… ce personnage. C'est exactement ce que je veux dire. Les Américains ignorent mon travail. C'est une insulte permanente. » Il crachotait comme si les torts qui lui avaient été faits étaient trop nombreux pour être énumérés. « Vous avez toujours tout faux. Quelque chose d'aussi simple que les décorations des Waffen SS… Les uniformes. Toujours les deux petits éclairs. Les femmes avec des bottes de cuir… arrhh !

– Moi, j'ai rien du tout contre les femmes en bottes de cuir », dit Movern.

Mengele grimaça.

« J'ai guéri l'influenza. Ce que vous appelez la grippe. Et vos supposés vaccins contre la grippe ? Vous feriez aussi bien de suspendre du papier tue-mouche pour essayer d'arrêter des balles de revolver !

– On dirait que quelqu'un va remporter ce prix truc bidule, là, plaisanta Movern.

– Quel prix ? » Mengele voulut savoir, affamé de tout et n'importe quoi.

1. Série américaine (titre original : *Hogan's Heroes*), comédie qui se déroule dans un stalag, et qui ridiculise les Allemands, notamment à travers les personnages du chef du camp, le colonel Klink, et de son gardien-chef, Schultz, bonne poire et souffre-douleur des prisonniers alliés emmenés par Hogan.

« Vous savez, celui qu'on donne pas aux chèvres, là, le no-bêle. » Roscoe crachota un rire qui faisait kik kik kik. « Le prix No-bêle. »

Mais Mengele était sincère.

« Je ne veux pas le prix Nobel. Je veux contribuer… Je veux que mes travaux soient lus. Je veux que mon travail soit reconnu. »

Seize mots me vrillaient encore et toujours le cerveau : *Lève-toi de ta chaise, fais trois pas, et plante-lui un stylo dans le cœur*. Pourquoi pas ? Après tout, j'avais déjà des copains en prison.

La frustration de Mengele s'exprima dans un soupir : « Je veux faire le bien.

– File-moi cinquante dollars, dit le Révérend. Ça, ça serait superbien. »

Jim rigola derrière sa main.

Movern se mordit la langue.

Davey s'embrassa lui-même.

Je vacillai : je voyais ce nonagénaire décoloré avec sa moustache mâchouillée et je l'imaginais plus jeune, en élégant monstre au scalpel, dont la légendaire cruauté était la raison pour laquelle j'étais ici.

L'Histoire venait de s'inviter. Je ne parvenais pas à me concentrer. Ma tête était pleine de sonneries de téléphones portables qui disaient *Heil Hitler* et d'écrans d'iPhone tournoyants, chacun diffusant des éléments aléatoires ayant trait à Mengele : les nains châtrés, les opérations chirurgicales sur les vagins des jumelles, les sélections. Les blessures délibérées. Les bébés disséqués, leurs intestins. Les meurtres, meurtres, meurtres, meurtres, meurtres, meurtres, meurtres, meurtres, meurtres, meurtres, meurtres, meurtres, meurtres, meurtres, meurtres, meurtres, meurtres. *Celui qui a fait ça est ici.*

Mais moi, qu'est-ce que j'étais supposé faire ? J'aurais pu envoyer des SMS aux journaux, alerter CNN, envoyer un *post* à Huffington[1]. Entouré de détenus de San Quentin.

Je pensai aux autres prisonniers, ceux qu'il transférait directement des trains aux fours.

Rincin, remarquai-je, avait la main sur sa matraque. Je parvins à envoyer un regard mesuré à Mengele.

« Alors, euh, qu'est-ce que c'est qui vous embête, déjà ? »

Ne jamais lui témoigner de respect.

« En dehors du fait que des dégénérés ont perverti l'idée la plus noble du vingtième siècle et en ont fait une connerie masturbatoire ? L'ont réduit à une dominatrice avec son fouet, habillée en SS ? Ce qui m'embête, c'est quand ils montrent des soi-disant soldats SS.

– Et en quoi ça vous embête ? »

J'allais devoir mettre la main sur la pute chrétienne pour savoir s'il était qui il disait qu'il était. En attendant, il y avait quelque chose de vertigineux à essayer de le canaliser.

Je crus qu'il allait dire « irrespect », et déblatérer sur les juifs qui dirigent Hollywood. Au lieu de ça, il dit : « Ils se trompent. Les vêtements, les insignes. Ils confondent les têtes de mort et les doubles S comme si ça ne signifiait rien. Mais si vous connaissiez la Wehrmacht ou les SS, c'est un peu comme de coudre une tête de doberman sur un corps de chèvre. »

---

1. *The Huffington Post* : journal d'information exclusivement diffusé sur Internet, créé par Arianna Huffington, très marqué à gauche de l'échiquier politique américain.

Rien que cette analogie suffisait à me convaincre que c'était bien lui. Mais j'avais besoin de davantage.

« Vous avez essayé ça, demandai-je. La chèvre et le Dob ?

– C'est une blague ? »

Sa colère n'était terrifiante que parce que j'étais calé en histoire. L'Histoire était terrifiante. Surtout lorsqu'elle n'était pas finie.

Une boule de honte se forma dans ma gorge : étais-je un collaborateur, au fond ? Que serais-je prêt à faire pour sauver ma peau ? Que ferais-je pour sauver Tina ?

Si vous étiez un juif hongrois, en 1943, est-ce qu'il valait mieux monter dans le train, sachant où il allait ? Ou était-il préférable de ne pas savoir ce qu'il allait advenir de vous ?

« Il y a trente sortes de doubles S ! », aboya Mengele. Il écarta les bras, pour l'emphase. Ses paumes luisaient du même bleu translucide que ses tempes, la peau comme du papier à cigarettes. Il passa ses longs doigts de pianiste dans ses cheveux.

Pas le genre de doigts qu'on trouve au bout des bras des poupées.

« Ces gens-là ne savent pas faire la différence entre l'insigne du couvre-chef des Waffen SS et la croix de fer de première classe dont Hitler a décoré Henry Ford[1]. Dans vos films de guerre insidieux, à un moment donné, un SS va arborer la médaille dorée

1. Henry Ford (1863-1947) : fondateur de Ford Motor Compagny. Il a introduit le travail à la chaîne et la production de masse, et a augmenté sensiblement les salaires des ouvriers. Ses positions très antisémites et ses sympathies pronazies ont fait débat. Ford est cité par Hitler dans *Mein Kampf*, qui a dit s'être inspiré de lui et de la Ford T pour créer la Volkswagen.

des soldats du rail norvégiens, et juste après, il porte l'insigne à tête de mort des *Totenkopf* !

– C'est pas un muffin anglais, ça ?, voulut savoir Movern.

– Pour votre information, les *Totenkopf* étaient les SS qui gardaient les camps. Ce qui n'était d'ailleurs pas, et je le déplore, une affectation prestigieuse.

– Est-ce que c'est vraiment important ? » Je me demandai à quoi pouvait ressembler Mengele, s'il pétait les plombs.

« Est-ce que c'est important ce qui est tatoué sur le cul d'une pute avec un chapeau de la Gestapo ? Bien sûr que oui ! On est en Amérique ! Les films sadomaso avec des nazis, ce sera peut-être la seule leçon d'histoire qu'ils auront de toute leur vie. C'est pour ça que ça me chagrine de constater les inexactitudes. Une fois, j'ai vu une merde pornographique dans laquelle, juste avant que le gestapiste n'honore la *hausfrau* de sa semence, on avait un gros plan de la broche de la Himmler Lebensraum Mutter au revers de la veste du soldat. Une broche de la Mutter ! Qu'on n'accordait qu'aux *Rhinemaidens* racialement pures qui s'accouplaient avec des SS pour donner naissance à des héros ! Cela signifie que celle qui la porte a eu des bébés de la plus grande pureté raciale. "Toute mère au sang pur est un bien sacré de notre existence." C'est une honte ! »

Il avait peut-être raison. Mais ça ne m'aidait pas du tout. La seule façon dont j'allais pouvoir confirmer son identité, c'était de parler avec la pute intégriste. Mais j'avais besoin de le tenir en haleine jusqu'à ce que je puisse me tirer d'ici.

« Est-ce que vous y avez jamais pensé, demanda poliment Roscoe, à l'époque ?

– Est-ce que j'ai jamais pensé à quoi ? »

Je m'attendais à ce que Mengele traite les Afro-Américains comme des chiens doués de parole. Mais il n'était ni plus méprisant ni plus sarcastique qu'avec qui que ce soit d'autre.

« Est-ce que vous avez jamais pensé, demanda Roscoe plaisamment, que toute l'idéologie du Reich allait un jour se réduire à un rayonnage de sex-shop ? Qu'est-ce que ça fait, de voir vos symboles adorés recyclés en tatouages pour la racaille blanche de prison ? Le vieil Adolf croyait que le monde entier était sa pute. Et maintenant, qui c'est qui porte la robe rouge ? »

Jim le rasta se mordit l'extérieur du poignet, hochant la tête de bas en haut.

« Oh, merde !

– C'est moche », dit Movern.

Je n'étais pas sûr que Mengele répondrait. Il avait une manière particulière de demeurer parfaitement immobile. Apprise, je le suspectais, pendant des années passées à observer les lézards à Sao Paolo, où il dirigeait une plantation de café.

J'essayai encore de le fixer dans mon esprit. Concilier le blond bien conservé avec le séducteur beau gosse qui sifflotait du Puccini et qui pouvait faire tomber en pamoison une juive en route pour la chambre à gaz.

« Non, dit-il. Je m'attendais à la défaite, mais pas à au déshonneur. »

En plus de la peau de bébé et de la teinture punk, je remarquai que son cou n'était pas ridé. Peut-être s'était-il fait un lifting lui-même. Sa main gauche se balançait nerveusement de gauche à droite, comme dans un spasme. À la Hitler, période bunker. Et de temps en temps, ses lèvres faisaient du bruit, de leur propre chef aurait-on dit, comme si elles mangeaient toutes seules.

« Okay. Arrêtons les conneries, doc. À quoi étiez-vous accro ? C'est tout ce qui nous intéresse, ici. Alors, c'était quoi ?

– Vous croyez quoi ? Un stimulant. Les Allemands ont inventé les amphétamines. La toute première s'appelait Pervalit. »

Movern frissonna.

« Vous êtes tous des gros perv-alit-ers, de toute façon.

– On peut oublier les Allemands un instant ? Les années 1940, c'est fini. Soyons plus précis. Jusqu'où êtes-vous allé à cause des drogues ? Quel a été le point le plus bas, celui que vous n'auriez jamais cru atteindre ? »

Mengele leva le menton. Mâchouilla sa moustache en reniflant pour montrer toute l'estime qu'il me portait, à moi et à nous tous qui nous trouvions là.

– J'en ai marre, dit-il, de vous parler. C'est pire que les pelleteurs de merde paraguayens avec qui j'ai dû vivre à Asunción. J'habitais dans une cabane toute pourrie pas loin de Nouvelle Allemagne, ce trou perdu fondé par Elisabeth, la sœur de Nietzsche, et son mari, Bernhard Förster. Ils croyaient qu'il suffisait d'être des Aryens et de haïr les juifs pour survivre dans la jungle. Toute la colonie mourut de faim en essayant d'élever des lamas et de faire pousser de l'herbe à maté. L'Amérique du Sud, c'est pas un endroit pour les Aryens ! Il n'y a que des races impures qui peuvent supporter un soleil pareil.

– Les albinos doivent y être des dieux, dis-je.

– Ah ! Personne ne sait reconnaître la grandeur !, martela-t-il. Vous — tout votre pays — vous préférez mourir des maladies que je peux guérir plutôt que de reconnaître que vous aviez tort de ne pas me laisser les soigner ! Je m'offre à vous, maintenant, et avec tous les risques qu'une telle proposition comporte. Et regardez ! Regardez — regardez où ils me mettent ! Avec qui !, cracha-t-il, indiquant le groupe. Avec ça, ça, ça, et ça ! »

Sa voix montait. Il montra Roscoe, qui semblait perplexe, puis, un par un, Davey Demi-Face, Movern, Cranky, le Révérend D., Jim le rasta, Rincin et moi.

Retrouvant son calme, Mengele regarda sa montre, sortit une petite boîte et y prit une pilule marron et une grosse capsule rouge.

« Ha !, caqueta-t-il. Ce qu'il y a dans cette pilule pourrait protéger une génération entière des maladies cardio-vasculaires et du diabète. J'ai les artères d'un fœtus, moi. Mais à cause de votre ignorance, vous souffrez, et moi, je dois respirer les flatulences de sous-hommes. »

D'un geste large, il engloutit la pilule. Cinglé ou pas, son numéro était captivant. Pas étonnant que Zell ait pensé qu'il pourrait se faire une fortune avec le vieux génocidaire. Son narcissisme effréné le rendait impossible à ne pas regarder.

« Flatulences de sous-hommes, répétai-je, sans avoir rien de particulier à ajouter.

– M'a tout l'air d'une bête pilule contre les putains de coups de froid, genre paracétamol », renifla le Révérend.

Depuis que j'avais parlé avec Tina, je n'étais plus qu'à moitié inquiet de savoir si c'était lui ou pas.

Mais j'avais besoin de la pute pour en être sûr. J'étais davantage préoccupé de ce que Zell voulait faire de lui. Et de pourquoi j'avais été choisi comme intermédiaire. Je manquais de détails, mais un scénario dans lequel le truc intelligent, tout bien considéré, serait de l'éliminer pourrait être le plus plausible. Dieu sait que ça n'aurait pas été difficile à organiser. La moitié des hommes hébergés à San Quentin étaient des éliminateurs professionnels.

Tina avait raison. Je m'étais précipité.

Il n'y avait qu'une seule et unique façon de savoir qui protégeait qui. Je me levai de ma chaise et marchai vers Mengele, enfonçant ma main dans mon pantalon comme pour y attraper une lame. Avant que j'aie fait deux pas, Jimbo était debout, Cranky s'était éjecté de sa chaise, Rincin avait dégainé sa matraque et trois membres de l'équipe des « extracteurs » avaient débarqué avec leur bouclier d'attaque. En général, on les appelait pour extirper de leur cellule les prisonniers des quartiers de haute sécurité quand ils ne voulaient pas aller à la douche.

« Tout le monde à terre ! », cria l'un d'eux.

Tout le monde plongea. Je réussis à me retourner vers les « extracteurs », montrant le paquet de chewing-gums dans ma main, pour que les six défenseurs de Mengele puissent le voir.

« Et merde », dit Rincin, en rangeant son arme, puis il s'approcha pour me glisser six mots à l'oreille. « Rien ne doit arriver au vieux.

– 'Scusez », dis-je à la cantonade.

Les extracteurs relevèrent la visière de leurs casques, uniformément énervés.

« C'est ma faute, dis-je. Je voulais juste offrir un chewing-gum au Docteur. »

Jim non plus n'avait pas trop l'air content. Rincin avait l'air de bouillir derrière son sourire. Je n'étais pas trop surpris d'avoir débusqué ces deux-là, mais Cranky, le speedé de *La Eme*, je ne l'avais pas vu venir. Aussi bien, tout le monde dans le groupe pouvait bosser en sous-main pour quelqu'un d'autre.

À part Mengele. Et peut-être qu'il était bidon...

« Très bien. La récréation est terminée, dis-je, en attendant que les extracteurs sortent. Reprenons. Je voudrais commencer avec un exercice. Chacun réfléchit à quel genre de film ressemble sa vie. Beaucoup de ce qui nous pousse à boire ou à nous droguer est lié à l'image de nous-mêmes qu'on essaie de projeter. Donc, si votre vie était un film, ce serait lequel ?

– Docteur Patch[1], répondit aussitôt Mengele.

– Docteur Patch ? Ah bon ?

– J'adore les enfants, comme Patch, dit Mengele. J'ai aussi entendu dire que votre Jerry Lewis a fait un film basé sur moi. » Il renifla. « *Der Tag der Clown Weinte*, *Le Jour où le clown pleura*[2] ». Il fit courir sa langue sur sa moustache comme s'il se chatouillait lui-même. « J'ai fait des recherches. Le vrai nom de Jerry Lewis, c'est Jerome Levitch. Comme moi, il se préoccupe des maladies infantiles. Dystrophie musculaire. Chaque année, il collecte des mil-

1. *Patch Adams* : film de Tom Shadyac (1998), avec Robin Williams. Raconte l'histoire vraie d'un médecin précurseur de la thérapie par le rire et qui se déguisait en clown pour soigner les enfants.

2. *The Day the Clown Cried*, film américain (1972) réalisé et interprété par Jerry Lewis d'après le roman du même titre, mais qui n'est jamais sorti, en raison de la polémique déclenchée avant même qu'il ne soit diffusé. Il met en scène un clown qui se retrouve déporté à l'époque de l'Allemagne nazie.

lions. Je dispose de données dont je crois qu'il les trouverait très, très utiles. Je suppose qu'il serait prêt à payer pour les avoir. »

Sans changer d'expression, il fit semblant de jouer du violon un instant, puis s'expliqua.

« Parfois, avec *der Kinder*, lorsque je savais qu'une expérience allait être douloureuse, je leur jouais du violon. Une valse, ça peut être tellement apaisant ! Je n'utilisais pas d'anesthésiants. Certains jours, exceptionnellement, je m'habillais en clown pour opérer. Un clown juif de Budapest m'avait montré comment me maquiller. Moishe Moishe. Il m'a gentiment laissé son matériel lorsqu'il a expiré. La grippe. » Soudain, son expression s'assombrit. « Grâce à Moishe — et ses généreux poumons — j'ai trouvé le remède.

– Z'êtes un grand homme ! », dit Jim le rasta, le Bob Marley Blanc.

Mengele accepta le compliment avec une grimace.

« Ce n'était pas que la grippe. J'ai aussi trouvé le remède contre le cancer. Un vaccin. » Il pointa un doigt manucuré et légèrement raide vers moi. « Quand un Américain meurt du cancer, il devrait vous accuser de ne pas m'avoir laissé présenter mes découvertes dans ce pays. Ils disent que je suis un monstre ? Et ceux qui ne me laissent pas partager mes remèdes — les millions qu'ils condamnent à mort ? Ce sont eux, les tueurs, maintenant. Et qui sait combien de millions de victimes ils ont fait ?

– J'appellerais bien mon député, dis-je, mais il ne croit même pas en l'avortement.

– Vous blaguez !, gronda-t-il. Vous blaguez ! »

Le sourire de Mengele était plus fin qu'une pelure d'oignon. Il se leva et mit ses mains sur mes épaules, laissant un doigt s'aventurer sur ma gorge. Il était osseux, sans chair, comme en acier et — et c'est ce qui me crispa — chaud.

Que Mengele puisse dégager de la chaleur humaine rendait le fait d'être humain révoltant.

Il semblait vouloir me terroriser, alors je m'efforçai d'avoir l'air de m'ennuyer. Réprimai un bâillement. De près, sa chemise exhalait une odeur de lavande. Son haleine sentait la menthe. Je pouvais voir les racines blanches sous les cheveux à la Billy Idol.

Je repoussai sa main et il la leva à la hauteur de mon visage.

« Vous autres Américains, il faut que vous jugiez. Mais laissez-moi vous donner une petite sucette qui s'appelle la vérité. »

Il fit semblant d'en tenir une dans sa main. Je jouai mon rôle, regardant sa main d'un air dédaigneux.

« Une sucette ? Est-ce que je ressemble à un enfant de trois ans qui n'a pas mangé depuis une semaine ? Vous croyez que mentir à des gamins prépubères traumatisés, c'est ça être puissant ? Pourquoi ne mettez-vous pas un nez rouge, et n'essayez-vous pas de voir s'il y aurait des candidats ici pour que vous leur coupiez les couilles et leur transplantiez des testicules de singe ?

– J'ai opéré des tas d'adultes. Je suis docteur en médecine.

– Ça s'appelle médecine, si vous vous en foutez que vos patients meurent ? Bon, revenons à la drogue. »

J'aurais sans doute pu en faire davantage pour ramener le sujet de l'apprentissage de la gestion du manque sur le tapis plus rapidement. Mais a-t-on souvent l'occasion d'insulter un des personnages les plus vils de la planète ? Ça avait quelque chose d'addictif, et il y avait aussi quelque chose d'assez vil à l'admettre.

Le Révérend D. chuchota à Jim quelque chose derrière sa main. Encore une fois, des ennemis naturels qui suspendaient leurs antagonismes pour partager. Ça donnait envie de retenir son souffle.

« Okay, dis-je. Qui veut parler des mauvaises décisions prises sous l'effet de la drogue ? »

Mengele me lança un regard plein de haine.

« Vous êtes un jeune homme très mal élevé.

– Se sentir blessé, c'est une autre des caractéristiques des dépendants. Heureusement que vous êtes là, docteur, vous êtes mieux qu'un livre. »

Movern voulut nous faire profiter d'un peu de sa sagesse.

« Dès qu'j'me sniffais de la coke, j'croyais que les gens y parlaient de moi. Et si j'm'en sniffais un peu plus, j'me mettais à croire qu'y disaient des trucs pas sympa.

– Tous les couillons se croient le centre de l'univers, dit Davey. C'est comme un syndrome. »

Movern renifla.

« Qui tu traites de couillon, petit Blanc ? »

Rincin passa un doigt en travers de sa gorge. Mon cœur battit la chamade, puis je compris qu'il ne voulait pas dire que j'allais me faire égorger, mais que le temps était écoulé.

Du moins c'est ce que j'espérais.

« Messieurs, dis-je, j'espère que vous êtes guéris et que vous êtes prêts à transmettre à d'autres ces paroles bienfaisantes. Sinon, je reviens demain. »

Roscoe se leva le premier.

« C'était super », dit-il.

J'attendais qu'il — ou n'importe qui d'autre — dise quelques mots avant de partir.

Comme si j'avais apporté le moindre début de solution à quoi que ce soit.

« Okay, les gars, dit Rincin, Colfax vous attend dehors. »

Je devais aller à San Francisco attraper un avion pour le Sud. Mais avant, il fallait que je cause avec le Révérend D. Pendant la réunion, j'avais réussi à ne pas céder à ma peur au sujet de Tina. Maintenant, je bouillais.

« Révérend, dis-je d'une haute et intelligible voix, que n'importe qui à portée d'oreille pouvait entendre. Je me demandais si je pourrais vous parler une seconde, au sujet de ce que vous m'avez dit tout à l'heure.

– Et qu'est-ce que j'ai dit ? » Le Révérend n'avait pas l'intention de faire quoi que ce soit pour me faciliter les choses.

– Vous savez, ce que vous avez dit, dis-je, en tournant le dos pour que Davey, qui faisait assez pathétiquement semblant de refaire ses lacets, ne comprenne pas. Sur ce qui est arrivé à Tina ? »

Le Révérend me regarda avec quelque chose comme de la curiosité.

« Si c'est votre femme, c'est vos oignons.

– Elle travaillait pour vous.

– Ouais, et quand elle bossait, elle était mes oignons. Mais c'était boulot-boulot, vous me comprenez ?

– Écoutez, Révérend, quelqu'un m'a assommé, et quand je suis revenu à moi, elle n'était plus là.

– Quand on tourne le dos à une bonne femme…, dit le Révérend. Vous vous attendiez à quoi, putain ? »

Rincin se tenait debout près de la porte. Il observait. Son sourire ne faiblissait jamais.

« Vous voulez dire que c'est Tina qui m'a assommé ?
– Je veux dire : soyez un homme. Demandez-lui vous-même, bon Dieu. Si elle a envie qu'on la trouve…, dit-il sans aucune bienveillance, vous finirez par la trouver.
– D'accord, dis-je, voilà ce que vous allez faire… »

L'idée me tomba du ciel. Comme la plupart des camés, qu'ils continuent ou pas de se défoncer, je me battais toujours mieux le dos au mur. Le cul sur le gril. Lorsque chaque jour est une bagarre qui se termine toujours par une défaite contre une douleur qui vrille les os, la créativité devient une fonction surrénale. Comme au bon vieux temps.

« Si Tina vous contacte, dis-je au Révérend, dites-lui que je serai à L.A.. Dites-lui que je vais m'occuper de quelque chose, et après aller chez Zell. Dites-lui de m'y attendre. »

Le Révérend n'eut pas l'air enthousiasmé. Mais il ne m'envoya pas balader.

« Et c'est où, ça, gros malin ?
– Je ne sais pas. » Mon cœur coula à pic en entendant mon plan exposé à voix haute. « Je trouverai lorsque je serai là-bas.
– Voyez-vous ça », dit le Révérend.

Je n'avais jusque-là pas remarqué à quel point mon estomac se tordait. J'étais heureux d'enfin sortir de là. Mais je n'avais pas fait cinq pas que Rincin se mit en travers de mon chemin.

« Quelle journée fascinante pour le monde des idées, dit-il.

– Sergent Rincin, j'ai vraiment un besoin urgent d'aller aux toilettes.

– Si ça vous gêne pas d'uriner au grand air, vous pouvez le faire dans les buissons derrière la promenade.

– Malheureusement, dis-je, j'avais en tête quelque chose d'un peu plus substantiel. »

Rincin soupira.

« Ça c'est une chose que les civils ne comprennent pas. Quand on fait ce boulot, on apprend à se retenir. Votre corps ne peut pas juste lâcher du lest quand ça lui chante. »

De la façon dont il avait dit ça, ça me donnait envie d'attraper mon corps et de lui filer des baffes pour manquer à ce point de discipline. Mais j'avais des trucs à faire. Il fallait que j'aille à Burbank, que j'interviewe une pute chrétienne, et que je sache si Harry Zell m'avait confié un boulot normal ou une mission suicide.

Et si j'avais encore un peu de temps, je pensais dégoter des chaussures de clown et un gros nez rouge pour Josef Mengele.

Mais ma véritable mission, si douloureux que cela pût être, c'était de retrouver Tina.

Maintenant qu'elle était mon ex-femme et qu'elle avait disparu, il ne me restait plus que les bons souvenirs.

19

La grande maison hassidique

Une grappe de gardiens de prison s'agglutinait à la porte Est sous un mirador en verre. L'un d'eux, un vieux bourru certainement déjà en poste quand le gouverneur Ronald Reagan était venu en visite, se mit au beau milieu de la route avec une pancarte TRANSFERT D'ARMES. Je ne savais pas trop ce que ça voulait dire, mais à l'œil nu, personne ne transférait quoi que ce soit, à part les deux énormes sacs en papier de vente à emporter Taco Bell que deux jeunes types transportaient.

Les têtes pivotèrent à toute vitesse. Je suivis le mouvement et vis le directeur avec une délégation de caméras et de types en costards. Parmi ceux-ci, il y avait un mec vraiment costaud. Le directeur les mena tous au bâtiment H, sans aucun doute pour frimer en leur montrant les alignements de lits qui donnaient vraiment à l'endroit un look d'entrepôt propice à la réinsertion.

Rincin m'expliqua que le directeur ne crachait pas sur les opérations destinées à récolter des fonds. Simplement, il aurait préféré ne pas avoir à faire faire autant de visites. Depuis *Oz* et tous les documentaires carcéraux, les civils mouraient d'envie de vivre l'expérience magique.

« Ce à quoi les gens ne pensent jamais, sourit Rincin, ce sont les odeurs. Une centaine de mecs entassés, ça vous fait un sacré paquet de culs et de pieds. Et ça pue suffisamment là-dedans sans qu'on y ajoute les politicards de Sacramento. » D'après les « Ouh ! » et les « Ah ! », je me demandai si le costaud n'était pas Schwarzenegger. (Connaissait-il Mengele ? Et son nazi de père, l'avait-il connu ?)

Je n'étais qu'un pion, mais je ne savais pas à quel jeu on jouait. Je savais cependant à quoi on ne jouait pas : un simple boulot d'identification. Plus maintenant, en tout cas.

Tina m'avait dit que lorsqu'elle était au pied du mur, elle essayait la RI. La Réflexion Inversée. Considérer que tout ce qu'on sait est faux, et partir de là.

Peut-être que le but de tout ça n'était pas que je trouve le Grand M. Peut-être que c'était de le laisser me mettre la main dessus. Ça me semblait assez convenablement parano. Était-ce de Zell dont j'aurais dû me méfier depuis le début ?

Raison supplémentaire pour que je me traîne à L.A. et que je creuse un peu.

Il y avait une cabine téléphonique à l'ancienne, à proximité de la boutique de souvenirs. J'appelai le numéro sur la carte de Rincin. Laissai un message au sujet de la crise cardiaque de ma mère, que je venais juste d'apprendre. Dis que je serais de retour demain à temps pour le stage. Puis j'allai à l'arrêt de bus et essayai de décrypter les horaires. Un groupe d'écolières s'y trouvait déjà, dans des uniformes bleus tous identiques.

La seule Blanche, une rouquine à queue-de-cheval avec à la main une bible et un magazine *people*, fit une bulle avec son chewing-gum et me cria : « Pédé ! »

Il n'y avait aucune raison de risquer quoi que ce soit pour sauver la face devant une homophobe de douze ans, donc je ne ramassai pas de pelle pour lui fracasser le crâne. À la place, je me planquai dans la boutique de souvenirs pour attendre. Selon les horaires scotchés sur la porte, le prochain bus était dans un quart d'heure.

Twitchy le caissier releva la tête de son ordinateur et regarda par-dessus ses doubles foyers fournis par l'État, pas trop content d'avoir un client. J'observai une peinture, une grange rouge, et il replongea dans son écran.

Toujours en mode inversé, à la Tina, je me repassai tout ce qui s'était passé et essayai de voir ce qu'il y avait derrière. Comme par exemple : peut-être que le bizness de documentaires carcéraux de Zell n'était qu'une façade. Pourquoi sinon se rendrait-il tellement invisible ? Même si ça cartonnait, peut-être que ça cachait quelque chose d'encore plus gros. Ça lui permettait d'entrer et de sortir des prisons partout dans le pays. Peut-être qu'il filmait les expériences que Mengele faisait en prison. De l'or en barre pour le câble !

Avant que je ne puisse aller plus loin, Twitch s'avança de derrière son bureau.

« C'est vous le type de la drogue ? »

Avant que je puisse le féliciter sur son réseau de renseignement, il releva ses manches de jean bien repassées.

« Regardez ça.

– Félicitations. Depuis combien de temps ?

– Il est quelle heure, là ? » Son rire se mua en une toux grasse qui me fit prendre mes distances pour éviter d'éventuels glaviots. « J'ai été en DR la semaine dernière. Avec le Schleu.

– Je ne vous suis pas », dis-je, en regardant par la fenêtre un hassidique qui serrait contre lui un attaché-case et jouait avec les clefs d'une Mercedes noire.

– Désintoxication Rapide, dit-il. Ils ont amené le vieil Allemand. Le Docteur. Ils vous attachent, vous mettent dans les vapes, et ding-dingue-dong, on se réveille, on est *clean*. Carrément décroché. Et on ressent pas le moindre manque.

– Et c'est le vieil Allemand qui fait ça ? Vraiment vieux, avec des cheveux blonds ?

– Un vrai nazi de chez nazi, dit Twitch. Avec l'accent et tout pour le prouver. C'est pour ça que je lui ai fait confiance, d'ailleurs. »

Désintox rapide. Une pièce supplémentaire du puzzle Mengele, un puzzle aux bords tout tordus. J'envisageai de lui dire que le Docteur s'était fait la main en inoculant la malaria à des bébés, entre autres choses, à une époque où Twitch n'était même pas encore sorti des couilles de son père. Mais je décidai de rester dans la bonne humeur.

« Et vous vous sentez bien, alors ?

– Je ne me suis jamais senti mieux. 'Scusez. »

Il repartit en sens inverse à toute vitesse et dégueula dans un petit seau sous le comptoir. Lorsqu'il eut fini, il s'essuya la bouche avec un Kleenex Junior et sourit béatement.

« J'ai pas encore bien le pied marin.

– D'après ce que je sais, ça revient. Prenez soin de vous. »

Quelqu'un laissait Mengele exercer dans un bâtiment de l'État — si toutefois abrutir un pauvre abruti, le gaver de Narcan et purger ses cellules de la drogue qu'il avait prise pouvait être considéré comme exercer. Ce même quelqu'un devait aussi lui fournir un local et des instruments.

« Continuez comme ça ! », dis-je, et reculai vers la porte tout en gardant un œil sur le hassidique qui se débattait maintenant avec le coffre de sa Benz. « Un seau à la fois ! »

Twitchy m'attrapa le poignet avant que je ne puisse sortir.

« Le truc, dit-il, c'est que j'ai l'impression bizarre qu'il a laissé quelque chose à l'intérieur. Là, regardez. »

Il me prit la main et l'appuya sur un endroit pas plus grand qu'un timbre-poste, sur sa nuque. Au toucher, c'était dur et métallique.

« Ça pourrait être une puce GPS, dis-je. Si vous vous évadez, ils peuvent vous localiser avec un satellite. »

Twitch opina, assimilant l'information.

« Je parie que le Président en a une comme ça. »

La tournure que prenait la conversation ne me plaisait pas. Je lui dis au revoir de la main, sortis de la boutique, descendis la petite colline en trottinant, et fis un peu peur au hassidique qui disait une prière pour sa voiture de location.

« 'Scusez-moi, dis-je, en m'efforçant de ne pas avoir l'air d'un évadé, vous allez à Auschwitz ?

– Quoi ? » Le jeune Hassidique tortillait ses papillotes nerveusement.

« À l'aéroport. Je voulais dire à l'aéroport. » C'était quoi, mon problème ? « À l'aéroport », martelai-je, et montrai ma gorge du doigt, comme pour expliquer mon comportement. « Je fais un syndrome de La Tourette de l'Holocauste.

– La douleur », dit-il. Ses yeux s'humidifièrent derrière ses lunettes. « Alors vous allez à l'aéroport, c'est ça ?

– Oui. C'est ça. Mais… »

Visiblement, la perspective de m'emmener lui faisait autant envie que des côtes de porc.

Tout en parlant, il essayait d'ouvrir son coffre. Pointait sa clef-télécommande sous différents angles, accroupi, debout, au-dessus de sa tête. On aurait dit un torero.

« Ce n'est pas un problème de géométrie. » Je fis un pas et lui pris la clef. « Il n'y a plus de jus, dis-je.

– Impossible, la radio marche.

– Pas la batterie de la voiture, la pile là-dedans. »

Je me baissai pour introduire la vraie clef dans la serrure du coffre et l'ouvris.

Mon nouveau copain orthodoxe avait beau être habillé comme une star du *shtetl*, c'était moi le juif débrouillard.

« Alors, il est à quelle heure, votre avion ? »

Il balança son attaché-case dans le coffre et le ferma. Devant la portière côté conducteur, il mit la main sur la poignée sans ouvrir. Il voulait que je m'en aille, mais sa conscience l'empêchait de le dire carrément. La culpabilité, c'est quand même un sentiment très utile.

« C'est vraiment gentil de votre part. J'ai une urgence familiale à Los Angeles. »

Il ne posa pas de question, ce qui m'allait très bien. Aussi joyeux que je pouvais l'être de m'échapper de San Quentin, ce n'était pas non plus un voyage d'agrément : j'avais moins de vingt-quatre heures pour mettre la main sur une pute intégriste, essayer de démêler les fils du bizness d'Harry Zell dans la téléréalité holocaustique, et, plus embarrassant, découvrir la vraie raison pour laquelle je m'étais vu confier la tâche de vérifier l'identité du docteur nazi.

Ça, et retrouver la femme dont j'aurais voulu ne pas divorcer.

« Alors, dis-je tandis que nous flottions sur le Golden Gate Bridge, où est-ce que vous trouvez vos costumes, vous autres ?

– Ça ? » Il tira sur les pans de sa longue veste noire. « C'est un *rekel*.

– C'est pas mal, dis-je.

– Celui-ci a le bouton caché, selon la tradition Bobover.

– Si je peux me permettre, ça se passe comment, à San Quentin, quand vous vous pointez habillé comme ça ?

– Il y a cette femme, aux visites, une Latina…

– Darlene ?

– Vous la connaissez ?, dit-il, l'air déconfit comme s'il venait d'apprendre que la femme de ses rêves était pleine d'herpès.

– Si je la connais ? Nan. Je me souviens juste de son visage. Elle a les sourcils à la *cholita*[1], c'est ça ? Peints ? Très séduisante.

1. Équivalent féminin d'un « cholo », qui est un membre d'un gang latino.

– Je trouve aussi. Elle a quelque chose d'exotique, non ? Elle n'est pas comme les filles Loubavitch. Elle, elle veut tout le temps toucher mes *tzitzit*. »

Il vit mon expression et joua avec les franges de son pardessus.

« Ce sont ces petits nœuds, là. Ce fil bleu, ça vient d'un animal, le *chilazon*, qui n'existe même plus. »

Lorsqu'on quitterait l'autoroute, j'aurais eu un cours complet sur la mode hassidique.

« Il n'y a pas grand monde à qui la toque en fourrure va, mais vous, vous la portez bien. »

Je regrettais déjà le plan qui était en train de prendre forme dans ma tête. Mais je n'avais pas le choix.

« Hé, une station-service, dis-je. Laissez-moi faire le plein.

– Vraiment ? »

Il eut l'air surpris lorsque je fis le tour de la voiture jusqu'à sa portière avec la pompe à essence.

« Le réservoir est de l'autre côté », dit-il. Et puis il vit le briquet et comprit. Sa réaction fut moins de la surprise que de la résignation.

« Baissez la vitre », dis-je.

Il secoua la tête. Je ne voulais pas crier, alors je collai mon visage à la vitre, écrasant mes lèvres contre le carreau.

« Mon ami, je veux que vous sachiez qu'il ne s'agit en aucune façon d'antisémitisme. » Je ne voulais pas qu'il croie que je ne l'aimais pas, même si j'étais sur le point de lui foutre sa journée en l'air. « J'ai juste besoin de vêtements. Je n'ai pas envie de vous asperger d'essence et d'y mettre le feu. Ce n'est pas mon genre.

– Vous voulez mes vêtements ? Pourquoi ne pas simplement le demander ? » Il avait l'air perplexe. « C'est quoi, des vêtements ?

– Vraiment ?

– Je suis content d'aider un coreligionnaire. »

Je refis le tour en courant et montai. L'hassidique tenait un .22 et me le pointait sur l'estomac.

J'enfonçai sa main qui tenait l'arme dans mon ventre.

« Appuyez, dis-je, avec un sourire amical. Allez-y. J'ai un gilet pare-balles. Votre pistolet de gosse ne me fera même pas une égratignure. »

Je ne sais plus dans quel film j'avais pêché ça, mais je crois que c'était une tirade d'Elisha Cook[1]. En noir et blanc. C'était insuffisant pour lui faire baisser son arme. Mais je vis ses yeux s'agrandir et je lui mis une droite au visage avant qu'il ne reprenne ses esprits.

« Garez-vous derrière la pompe à air. Donnez-moi tout.

– Ouille. D'accord ! Désolé, pour le flingue.

– Pas la peine, dis-je. J'aime pas frapper les gens que j'aime bien. L'arme m'a facilité les choses. »

Une famille de touristes se gara à côté de nous, et je me rendis compte que faire se déshabiller un juif orthodoxe dans une station-service, ça pouvait prêter à confusion.

« Changement de programme, Rabbounet. On se gare derrière les toilettes. »

---

1. Elisha Cook Jr (1903-1995), acteur américain dont la carrière s'étend sur plus de soixante ans. Spécialiste des rôles de méchants, de traîtres et de faibles. On se souvient notamment de lui dans *Le Faucon maltais* de John Huston, *Le Grand Sommeil* de Howard Hawks, et *L'Ultime Razzia* de Stanley Kubrick.

Comme c'était moi qui tenais le flingue, les choses étaient beaucoup moins compliquées. N'empêche, maintenant qu'il ne lui restait plus que son tallith, j'avais des remords. Il tenait les franges à pompons et souriait tristement.

« C'était à mon grand-père, de Lituanie.

– Ça va, ça va, dis-je. Vous savez où je peux en acheter à L.A. ? »

Il sortit une carte de visite et griffonna une adresse au dos.

« Dites à Solly que vous venez de ma part. » Puis il releva la tête. « Mais pourquoi je vous l'écris ? Je pourrais aussi bien vous y emmener. Rendez-moi mes vêtements, on va y aller ensemble. Je vous aurai des prix.

– C'est tentant, dis-je, mais désolé, je ne peux pas me trimbaler avec un mec en sous-vêtements.

– À San Francisco, si.

– Marrant, dis-je.

– Vous trouvez ? Je suis avocat, mais je fais aussi de la scène. Vous savez, comme comique.

– Je pige. Vous êtes le nouveau Seinfeld[1]. Maintenant écoutez. Il y a des trucs que je dois faire, avec lesquels vous seriez sûrement d'accord mais dont je ne peux pas parler. Vous faisiez quoi, à San Quentin, au fait ?

– Je défends Larry Boiget. Un juif. Il voudrait pouvoir manger casher.

– C'est pour la bonne cause, dis-je. Dans la lignée de Kasher Mosher.

– Vous êtes au courant de ça ?

1. Jerry Seinfeld (né en 1954) : acteur comique américain, dont la sitcom *Seinfeld* a connu un succès phénoménal dans les années 1990, pendant neuf saisons.

– Absolument. Alors je peux juste prendre un tallith comme ça dans la boutique ?

– Oui, oui. Mais à propos de… »

Il observa les jambes maigrichonnes qui sortaient de son caleçon comme s'il découvrait seulement maintenant de quoi son corps avait l'air, et s'enfonça un peu plus sur son siège. Je me dis que j'aurais dû faire tout ça dans les toilettes pour hommes. Mais c'était la première fois que je volais ses vêtements à quelqu'un.

« Vous allez me laisser là, comme ça ?

– Vous n'auriez pas dû mettre tout ces *Massengills* bleus.

– Ça s'appelle *Chilazon.*

– *Chilazon.* C'est ce que je voulais dire. » Je braquai son pistolet à bouchons sur lui. « Dehors. »

Une minute plus tard, il était sorti de la voiture, recroquevillé entre le gazole et le sans-plomb. Je pouvais lire l'incrédulité sur son visage, comme si rien dans sa vie ne l'avait jamais préparé à voir un juif lui mentir.

« Je sais, c'est une galère de se faire virer de sa propre voiture en caleçon. Mais peut-être que ça vous fera réfléchir au fait d'exterminer une espèce pour pouvoir avoir de la teinture à *tallith.* Exterminer, c'est exterminer.

– Vous plaisantez ?, dit-il. Qu'est-ce que vous y connaissez, vous, à l'extermination ?

– Passez-moi le chapeau, dis-je.

– Pas le chapeau ! »

Une paire de bikers passait par là. L'un d'eux avait en selle derrière lui une fille obèse avec son tatouage de pouffiasse visible là où son jean taille basse découvrait le haut de sa raie des fesses. Elle vit le hassidique et cria comme si elle venait d'apercevoir une licorne.

« Hé, Ernie, regarde ! En voilà un ! »

Tandis que mon nouveau copain étudiait les possibilités qui s'offraient à lui, je lui arrachai le *spodik* de la tête. À ma grande surprise, les papillotes sur les côtés vinrent avec, attachées avec des épingles à nourrice à l'intérieur de la toque en fourrure. Sans elles, le crâne rasé lui donnait une énorme insignifiance.

« Vous êtes vraiment un comique, vous !, dis-je.

– C'est une longue histoire, répondit-il.

– J'espère. Mais maintenant, je me sens moins coupable de vous planter là en caleçon. Et la barbe ?

– Je ne peux pas l'enlever comme ça. »

Je tendis le bras et l'attrapai — avec un imposteur, dans mon esprit, tout était légitime — mais il se frotta rapidement les mains pour créer une sorte de friction, et se l'arracha d'un geste, comme un gros morceau compact de poils.

« C'est pas très hygiénique, de la coller directement sur la vôtre, dit-il.

– Je m'aspergerai de Bactine plus tard. » Un petit attroupement commençait à se former. J'attrapai le truc, qui était déplaisamment chaud. « Peut-être que vous pourrez en faire un sketch », dis-je avant de sauter dans la Mercedes.

Deux pâtés de maisons plus loin, je me garai et tournai le rétroviseur. J'ajustai le *spodik* et la perruque hassidique sur mon crâne. Magique. Transformé. De trentenaire crado mal rasé à grand garçon élève modèle d'une *Yeshiva*.

J'avais envie de me pincer les joues et de m'offrir des macarons.

*

À l'aéroport, je m'observai dans les toilettes pour hommes. Le hassidique qui me renvoyait mon regard dans le miroir était tout à fait interchangeable avec tous ceux que j'avais l'habitude de voir déambuler sur Beverly Boulevard en pardessus de satin les samedis par trente-cinq degrés. J'étais d'un coup devenu invisible. Parfait !

En plus du reste, j'avais pris le portefeuille du faux hassidique.

Myron Goldman.

Les crimes les meilleurs sont ceux qu'on commet involontairement. L'improvisation : une approche nouvelle de la délinquance.

Je montrai le passeport et le billet d'avion de Goldman à la sécurité. Je fus saisi par la haine à peine silencieuse qui se dirigeait contre moi. En tenue complète d'orthodoxe, je ressemblais aux caricatures de juifs que dessinait Julius Streicher[1] pour la propagande nazie.

Un petit blondinet à taches de rousseur me vit dans la file d'attente et me montra du doigt.

« Regarde, maman, un diable ! »

---

1. Julius Streicher (1885-1946) : ancien instituteur, leader d'extrême droite ayant participé à la tentative de putsch avec Hitler en 1923. Élu député en 1933, il fut surtout célèbre pour son violent antisémitisme, auquel il donna libre cours à la tête du journal *Der Stürmer* dont il fut le directeur entre 1933 et 1945. Condamné à mort lors du procès de Nuremberg et exécuté en 1946.

20

Satin, fourrure et drap troué

Je sentis sur moi les regards des autres passagers. Ceux déjà assis, à côté desquels il y avait des sièges vides. Leur expression d'effroi et leur répugnance au passage du mélange ambulant de satin, de fourrure et de franges.

Pourvu qu'il ne n'asseye pas ici... Pourvu qu'il ne s'asseye pas ici... Pourvu qu'il ne s'asseye pas ici...

Une grande blonde capiteuse, dont je devinais qu'elle avait été *cheerleader* il n'y avait pas si longtemps de ça, se pourlécha les babines lorsque je posai mes fesses estampillées *étalon du shtetl* à côté d'elle, en 9A. Elle ferma son livre de manière que je puisse en lire le titre : *Exodus.* Ce qui dénotait de nets penchants philosémites. Ses dents affichaient une santé parfaite de magazine, ses yeux bleus dardaient une intelligence quelque peu perturbée. « Mais qu'y a-t-il donc sous tout ce satin et toute cette fourrure ? », semblaient-ils demander.

Dès que j'eus ouvert mon exemplaire gratuit d'*USA Today*[1], elle se pencha vers moi et chuchota : « Est-ce que c'est vrai ?

---

1. Quotidien américain, distribué gratuitement dans les aéroports et les hôtels.

– 'Vous demande pardon ? » Mon crâne me démangeait, mais j'avais peur de me gratter, des fois que mes papillotes tombent.

« Vous savez, continua-t-elle, est-ce que c'est vrai, pour le drap ? Que vous ne faites ça qu'à travers un trou dans un drap, une fois par semaine ? Votre Dieu, il serait pas un peu pervers, non ? »

Je la regardai faire tourner son alliance, essayant soit de la garder, soit de s'en débarrasser.

« Vous n'avez pas idée », dis-je.

Elle avait déjà descendu quelques gins dans les salons de l'aéroport. Trois Beefeaters plus tard (au cours d'un vol de cinquante minutes), elle m'avait appris qu'elle s'appelait Dinah, à cause de Dinah Shore[1], ce qui aurait dû lui mettre la puce à l'oreille quant à l'homosexualité de sa mère. Maman lesbienne avait largué papa et avait emménagé avec la factrice, Denise. Qui avait trois filles plus âgées, Daisy, Dot et Deborah. Qui toutes la détestaient. Les vies des gens… Dinah me confia aussi qu'elle avait quarante-deux ans, qu'elle avait été mariée à un « gros beauf » nommé Ned qui travaillait dans le magasin de sport de son père, et qu'elle avait très, très envie d'essayer le drap troué. Je n'étais pas familier de l'expression.

« Vous savez, gloussa-t-elle, essuyant quelques gouttes de gin de son pantalon beige, le sexe à la juive. À la mode orthodoxe. Faire ça kasher, quoi.

1. Dinah Shore (1916-1994) : vedette de la chanson américaine dans les années 1940 et 1950. Elle est ensuite devenue une des personnalités les plus populaires de la télévision dans les années 1960 et 1970. Sa vie amoureuse a été émaillée d'histoires avec Gene Krupa, James Stewart, le général Patton, George Montgomery, Frank Sinatra, Rod Taylor, Dean Martin et Burt Reynolds.

– À la mode orthodoxe, c'est pareil que kasher ?

– Je veux. »

Elle trempa son doigt dans une petite flaque de gin sur son estomac, l'approcha de ses lèvres et le lécha. J'étais enchanté. C'était ce que Davey avait obsessionnellement évoqué, exactement les délires fétichistes qui l'avaient fait triquer sur *Alterna.com*. Ce n'était pas ce qu'elles faisaient qui les rendait excitantes — c'était qu'elles voulaient le faire.

« Est-ce que vous la mettez dans le trou et vous vous allongez après, ou bien est-ce que vous mettez le drap sur moi et vous bougez le trou jusqu'à ce qu'il soit en face de mon berlingot ? »

Interprétant mon silence pour de la gêne, elle me prit par le bras. Une pointe d'inquiétude se lisait dans ses iris bleus aryens.

« Je suis une grande, grande supportrice du peuple d'Israël.

– Merci. »

Que pouvais-je dire d'autre ? Existait-il un nid de blondes-à-bagels assoiffées de sexe dont j'ignorais l'adresse ?

Elle voulut toucher mon *spodik*.

« Je peux l'essayer ?

– Non !, dis-je, lui saisissant la main.

– Qu'est-ce qui vous prend ?

– C'est un chapeau d'homme. Seuls les hommes peuvent le toucher.

– Ouah-ouh ! »

Nous regardâmes tous les deux ma main qui tenait la sienne. Elle la dégagea et la rangea contre sa poitrine, comme pour protéger sa vertu.

« Ouah-ouh, répéta-t-elle.

– Oui, c'est dans la Bible, mentis-je. Seulement les hommes. »

Je frissonnai à l'idée de ce qui se serait passé si elle avait soulevé mes bouclettes et qu'elle avait découvert que j'étais déguisé en Bobover.

Sa cuisse frotta contre la mienne.

« Je connais un motel près de l'aéroport. Je n'arrive pas à m'arrêter de penser aux draps, là-bas. Du coton égyptien — ou est-ce trop… musulman ? Je suis sûre qu'ils ont de la percale. » Elle me prit par l'épaule avec une énergie renouvelée. « Est-ce que vous faites le trou vous-même, ou bien ça existe déjà tout prêt dans les magasins juifs spécialisés ? »

Ça ne changeait rien, que Dinah soit « mon genre » ou pas. Le simple fait qu'elle soit excitée — et la particularité de son détraquement — ça suffisait à me faire galoper à la *Wild Kindgom*[1].

Après avoir décliné l'invite, je jetai un œil dans sa pharmacie portable déguisée en sac à main Marc Jacobs, qu'elle avait laissé sur son siège pour aller « faire un petit pipi ». Depakote, Lithium, Lexapro, Boniva, Valium. J'envisageai de lui chourer son Valium. Mais vu comment elle avait renversé son verre, ça me semblait criminel de priver cette femme de toute assistance.

Il faudrait que je me supporte.

J'avais toujours le réflexe de voler des médicaments, même si je n'avais pas l'intention de les ingurgiter.

---

1. Émission de télévision américaine des années 1960 à 1987, sponsorisée par une compagnie d'assurances. Dans cette série documentaire, un naturaliste nommé Marlin Perkins parlait à distance tandis que Jim Fowler, son assistant, se débrouillait sur le terrain avec des animaux sauvages, et se retrouvait parfois dans des situations dangereuses. En argot, *Wild Kingdom* est devenu synonyme de situation incontrôlée.

La première année où j'avais décroché, j'avais continué de dépouiller les armoires à pharmacie par principe. Je n'en étais pas fier. Je me sentais tellement minable, je n'avais même pas envie des médocs. C'était juste que je ne voulais pas que qui que ce soit d'autre en profite. J'étais le *Grinch*[1] des médocs. Je savais que si je voulais survivre avec une quelconque sérénité, il fallait que je desserre le poing qu'était devenu mon cœur d'ex-camé, juste pour arriver à vivre dans un monde où d'autres êtres humains se défonçaient et pas moi.

Dinah revint en titubant et tomba dans les vapes aussitôt assise. Elle bava mignonnement jusqu'à l'atterrissage.

*

Manger à San Quentin avait été problématique. J'avais acheté une valise à l'aéroport de San Francisco et claqué une petite fortune pour une salade de fruits, des sandwichs Starbucks à moitié rassis et quelques paquets de noix de cajou qui avaient été conditionnés quand j'étais à l'école maternelle. J'avais fourré mes provisions dans la valise et l'avais fermée avec la fermeture Éclair. Elle avait des roulettes, mais je la portai quand même. J'en avais déjà eu une, à Cincinnati, dont la poignée télescopique s'était bloquée en position ouverte. Je n'avais pas pu la ranger dans le compartiment à bagages au-dessus de ma tête, dans le minuscule coucou qui devait m'emmener à Akron, et j'avais dû descendre de l'avion pour

1. Référence au personnage de la série de livres pour enfants *Dr Seuss*.

prendre le bus. Alors maintenant, je portais. Je me disais qu'elles devaient toutes être cassées.

La première chose que je fis à l'aéroport de Burbank fut de trouver une cabine téléphonique et d'appeler les cinq numéros que j'avais pour Tina (j'avais laissé tomber les téléphones portables, qui finissaient immanquablement comme les lunettes de soleil : perdus, écrabouillés ou oubliés quelque part dans les soixante-douze heures suivant leur achat). Sur les trois premiers, les voix de deux femmes et un homme me proposèrent de laisser un message. Je laissai le même sur les trois : « Réponds, Tina. » Puis je dis que j'étais « en ville pour rencontrer notre ami ». Sur le quatrième numéro, quelqu'un répondit, ne dit rien et raccrocha, ce qui était bien dans le style de Tina. Et le dernier sonna dans le vide. Aussi son style.

Je reposai le téléphone. Je n'avais pas vraiment cru que je la trouverais comme ça. Ce qui comptait, c'était la foi (quand on n'avait plus rien d'autre). Et maintenant, je me fabriquais la conviction que si je pouvais mettre la main sur Zell et trouver son point faible, les forces cosmiques me récompenseraient en me rendant Tina. Si je parvenais à dénicher Zell, elle en était aussi capable. Ce que je ne pouvais pas faire, c'était rien du tout.

Sans savoir où j'allais, je sortis de l'aéroport de Burbank et un collègue hassidique un peu plus âgé que moi essaya de me prendre ma valise des mains. Il recula lorsque je résistai. Il me dévisagea avec horreur, tandis que les passagers passaient en nous évitant, comme s'il m'était poussé des cornes et une queue.

« Quoi ?, dis-je, jouant l'indignation. Vous êtes mon chauffeur ?

– Je m'appelle Jack, commença-t-il, avec un accent russe tellement épais que je pouvais sentir le bortsch. On m'a dit de venir chercher — Attendez ! Où est votre *tallith* ? »

Il mit sa main devant la bouche, horrifié.

« Mon *tallith* ? »

Je baissai les yeux. Pas de franges.

« Tu vois ce qui se passe ? », me dis-je. Si je n'avais pas joué les bons samarijuifs avec Myron, j'aurais eu un *tallith* complet et je serais assis dans une voiture, à l'heure qu'il est. Je ne savais pas où je serais en train d'aller, mais au moins, je serais en train d'y aller. Dix-neuf heures, c'était pas très long, et c'était tout ce que j'avais avant de devoir prendre le chemin du retour. Je n'avais pas vraiment fait une liste de courses. Pas grave. J'étais maintenant à l'aéroport, occupé à mentir à un type que je connaissais depuis deux minutes à peine.

Je n'avais pas bien soupesé les conséquences de partir sans mes franges.

« Volées, dis-je. Longue histoire. »

Je repoussai l'envie de sortir une photo de Tina et de me mettre à la brandir aux visages des passagers qui arrivaient.

« Volée ? »

Le chauffeur me dévisagea.

« C'est pas grave », dis-je, ramassant ma valise et le poussant vers la sortie.

Une foule de passagers que je reconnus comme ceux de mon vol nous dépassa. Jack et moi étions habillés exactement de la même façon, et nous nous faisions face.

« Deux juifs qui se disputent pour une pièce de cinq *cents* », entendis-je un cadre rougeaud en imper Burberry dire dans son téléphone portable. Son regard croisa le mien. Il savait que j'avais entendu, mais il ne se démonta pas.

Les juifs n'étaient pas réputés pour leurs éruptions soudaines et imprévisibles de violence. Je supposai qu'il n'avait jamais vu Bernstein en action. Je ne répondis rien à son insulte et il passa son chemin.

« Quelle sorte d'homme, demanda le chauffeur, vole ses vêtements à un autre homme ? » Et puis, comme s'il avait puisé au fond d'un puits d'amères expériences personnelles, il répondit à sa propre question : « Un *schmuck*. C'est ça, la réponse. Un *schmuck*. »

Vu la façon dont il me scrutait, je me demandai s'il se rendait compte que mon *spodik* était volé. C'était sûrement très arrogant de penser que je pouvais naviguer dans un monde dont j'ignorais tout, mais ça me semblait toujours une bonne idée d'essayer. Si on me regardait, on ne voyait qu'un juif orthodoxe. C'est ce que j'aurais vu, moi. J'allais devoir aller à des endroits où je n'avais aucune raison d'aller. Des endroits avec des réceptionnistes et des femmes de ménage et des gardes. Si ça tournait au vinaigre, autant qu'ils pensent à *Un violon sur le toit*[1]. Et puis ce n'est pas comme si les gens avaient l'habitude de voir des cambrioleurs hassidiques.

1. *Fiddler on the Roof* : comédie musicale jouée sur Broadway dans les années 1960, adaptée au cinéma en 1971 par Norman Jewison, qui met en scène dans la Russie tsariste un père de famille juif dont le monde s'écroule : il essaie de maintenir les traditions familiales et religieuses alors que ses enfants s'en éloignent et que le tsar édicte des lois antisémites.

« Un *schmuck* », répéta le chauffeur lorsque nous montâmes dans la voiture, consolidant mon intention de tenir le cap de mon vol de *rekel.*

Je me souvins de la carte que m'avait donnée Myron Goldman et la sortis.

« Mendel & Mendel, lus-je, avant qu'il ne puisse me demander qui j'étais supposé être, au service du quartier de Fairfax depuis trente-sept ans.

– Solly Mendel ? Vous vous mariez ?

– Pourquoi ? » J'ouvris le portefeuille volé, vis une liasse de billets de cent et le refermai en vitesse.

« Solly fait des costumes de mariage. Maris. Témoins. Son père a continué de coudre jusqu'à ses cent vingt ans environ. Il avait des yeux d'aigle casher.

– Pas de mariage, dis-je tandis que nous nous dirigions vers le parking courte durée. Juste un costume. »

*

Pas loin de deux heures plus tard — dont la moitié dilapidée dans un bouchon sur la 10-Est, ralentis par des voyeurs qui prenaient des photos avec leurs téléphones portables d'un camion de bière renversé — Solly Mendel se grattait ses quatre mentons et grimaçait. C'était un gros homme dont le *rekash* noir lustré lui allait comme de la peau de phoque à un phoque.

« Ça n'est pas vous, ça », dit-il en essayant d'attraper mon *spodik.*

Pourquoi diable tout le monde voulait-il m'enlever mon chapeau ?

« C'est bien moi, dis-je en m'agrippant à deux mains aux bords de mon couvre-chef. Je veux la même chose, mais neuf. »

Il grimaça en jetant un coup d'œil à mes manches qui s'arrêtaient juste au-dessous de mes coudes, à la Johnny Knoxville[1].

« Et cette fois-ci, vous le voulez à votre taille ?

– On peut toujours rêver. »

Tina, mais tu es où, bordel ?

« Ah ah, grogna Mendel. Tallith ?

– Aussi. Je veux faire une surprise à ma grand-tante, dis-je, comme si ça expliquait tout. Je veux juste que ça soit comme ça doit être.

– Peut-être qu'il vous faut aussi une kippa. On fait les meilleures kippas de toute la ville.

– Tous les juifs importants ! », gazouilla une vieille dame, que je ne voyais pas.

Je la repérai, sur une chaise pliante, derrière la caisse, entre des rangées de pantalons.

« Maman, s'il te plaît, supplia Solly. Monsieur s'en fiche. J'essaie de travailler. »

Il fit monter ses épaules jusqu'à ses oreilles, à la Zero Mostel[2], version parodique.

« Ma mère. Qu'est-ce que j'y peux ? Je voudrais vous montrer quelque chose. »

Solly tendit le bras et baissa la tête, comme s'il présentait un personnage important.

« Peut-être quelque chose comme ceci. » Il se pencha et sortit délicatement une boîte à chapeau

1. Johnny Knoxville (né en 1971) : humoriste américain principalement connu pour la série télévisée *Jackass* sur MTV et les films du même nom.

2. Zero Mostel (1915-1977), corpulent acteur comique américain. Blacklisté sous le maccarthysme. On se souvient surtout de lui pour ses rôles dans *Le Prête-Nom*, de Martin Ritt avec Woody Allen, ou dans *Les Producteurs* de Mel Brooks. Il a également interprété le rôle principal de *Un violon sur le toit* au théâtre, à Broadway.

d'une étagère sous la caisse. « Ouvrez-la », dit-il. Je m'exécutai et découvris une luxueuse kippa en satin, couleur lie-de-vin, posée sur une boule dorée à l'envers. « Mieux que tous les *alta kockers* de Beverly Boulevard. »

J'essayai de m'imaginer sortir avec un truc pareil sur la tête.

« Pas tous les jours, dit-il, lisant dans mes pensées aussi clairement que si je lui avais envoyé un texto. Seulement pour *Rosh Hashana* et *Yom Kippour*. Maintenant, retournez-la », dit-il en bougeant les mains. Je retournai la calotte et vis ce dont il parlait : à l'intérieur, discrètement cachées sur un côté, brodées en anglais en style hébraïque, les lettres PLUS JAMAIS.

« Vous la portez de manière que ça soit sur votre tempe », dit-il.

Nos regards se croisèrent dans le miroir. Le sien, triste depuis deux mille ans, le mien, jaune et vitreux.

« Vous avez besoin de ça pour vous souvenir ?

– Pas pour se souvenir. Pour rendre hommage. Pour l'honneur. »

Rien que d'entendre le mot « honneur », ça me fit grimacer.

« On fait tous les juifs importants », cria de nouveau la vieille dame.

Mendel reprit la kippa, claqua le couvercle de la boîte et la rangea derrière la caisse. Il roula des yeux pour montrer ce qu'il fallait qu'il endure, et cria : « Ils étaient importants il y a vingt ans de ça, maman. »

Je souris à la vieille, juste pour occuper mon visage à quelque chose.

Ce que je pensais, c'était : *Si j'étais Tina, où irais-je ?* Tout dépendait si elle se croyait suivie et pourchassée.

*

Ma hassidisation fut indolore. Lorsqu'il trouva un manteau, Solly le tint en l'air, tendit les bras et baissa la tête. *Idem* avec le pantalon et les *tzitzit*. Miraculeusement, tout m'allait très bien.

Solly emballa les vêtements que je portais en entrant dans du papier marron qu'il tirait d'un rouleau accroché au plafond, comme chez un boucher. Il attacha le tout avec de la ficelle et jeta un coup d'œil à sa mère, qui marmonnait toujours.

« Elle ne comprend pas. De nos jours, si vous ne faites pas les slips du filleul de Steven Spielberg, vous n'êtes personne. » Son sourire était amer. « Ils ne veulent plus acheter de costumes chez Mendel & Mendel. Très bien. Mais vous savez ce qu'ils achètent à la place ? Hugo Boss. Vous connaissez Hugo Boss ?

– Pas dans mes moyens.

– Tant mieux. Hugo Boss a dessiné les uniformes des SS. Célèbres pour leur coupe près du corps. Et devinez qui les cousait ? Exactement. Le matin, un Tzigane ou un juif pouvait coudre les épaulettes sur les vestes. Et le soir, le salopard de la Gestapo qui les traînait dans la rue dans la neige et les tuait à coups de pied les portait peut-être. Hugo Boss[1]. Je suis allé à la première de *Shoah*. La moitié des

---

1. Hugo Ferdinand Boss (1885-1948) : fondateur en 1923 de l'entreprise qui porte encore son nom, devenu membre du parti nazi en 1931. De 1933 à 1945, il confectionne les uniformes des SS, des Jeunesses hitlériennes et de la Wehrmacht, en ayant recours à des travailleurs forcés, ainsi qu'à des déportés. En 2000, la firme a versé 500 000 livres au fonds de compensation des anciens travailleurs forcés.

machers présents dans la salle avaient leurs *tuchs* dans des costards nazis. »

Lorsqu'il me tendit le paquet, on aurait dit qu'il m'évaluait. Je me demandai, l'espace d'une seconde un peu nerveuse, s'il n'était pas lui aussi un infiltré. Peut-être que la mafia russe voulait mettre la main sur les magasins hassidiques de confection pour hommes. Ou alors peut-être que c'était une façade, comme les magasins de fournitures médicales de West Hollywood, avec leurs vitrines pleines de prothèses poussiéreuses. Lorsque les *don* de la vodka en ont pris le contrôle, on pouvait tout d'un coup trouver des fausses jambes à tous les coins de rue.

Solly sortit un crayon noir de la poche de sa chemise et fit quelques calculs sur un sac en papier. Il parla sans relever la tête.

« Monsieur, je ne sais pas quel genre d'ennuis vous avez, mais d'après la façon dont vous *schvitz*ez, ça n'a pas l'air bon. Je vais vous dire ce que je vais faire, dit-il. Je vous fais le juif intégral — manteau, chapeau, pantalon, kippa, *tallith* — pour mille huit cents dollars.

– Mille quatre cents.

– Quinze cents, dit-il, et j'ajoute les papillotes. Vous avez besoin de boucles sur les tempes. »

Sa mère se leva de sa chaise — pas plus grande debout qu'assise — et se mit à farfouiller au fond du magasin. Elle disparut par une porte qui laissa entrer un fumet de poitrine de bœuf.

Mémoire sensorielle !

Ma grand-mère faisait du bacon en cachette à 3 heures du matin et le mangeait toute seule.

Je sortis douze billets de cent dollars de mon portefeuille, suivis d'une poignée de billets de cinq et de un, que je dépliai lentement sur le comptoir.

« Mille trois cent quatre-vingt-cinq, dis-je. À moins que vous ne vouliez me suivre pour chercher des pièces entre les sièges de ma voiture. »

J'avais planqué le reste de la liasse de Myron dans mes chaussettes, quand j'étais dans la cabine d'essayage, pour que mon portefeuille ait l'air vide. Mais Solly était malin. Il montra la limousine, dehors.

« Dans ce truc-là, ça vaudrait peut-être le coup.

– Vous croyez que je paie pour la limo ? Vous rigolez, mon hassidique ami ! »

*

Voler n'était pas, en règle générale, mon *modus operandi*. J'avais trouvé le portefeuille dans le manteau, ce n'était pas la même chose.

Solly ramassa les billets rapidement.

« *Mazel Tov*. Portez-les en bonne santé ! »

La transaction terminée, je posai le paquet ficelé sur le comptoir.

« Rendez-moi un service, demandai-je, sur une soudaine inspiration et en sortant la carte de Goldman de ma chaussette. Pouvez-vous envoyer tout ça à cette adresse ?

– Vous voulez expliquer ?

– Pas vraiment. Sauf que ce serait une bonne action.

– Une bonne action ? Dans ce cas, je m'en occupe, dit-il, ça me fera du changement. »

Je trouvai deux autres billets de cent dans ma poche.

« Pour FedEx. Gardez la monnaie.

– Livraison demain matin ou après-midi ? »

Mendel s'éloigna du comptoir et sortit une vieille boîte en métal cabossée d'une étagère pleine de boîtes à kippas.

« L'après-midi, ça ira. »

Je me disais que ça prendrait de toute façon un certain temps à Goldman — ou quel que soit son vrai nom — pour rentrer chez lui.

« Les juifs importants », marmonna Mendel, en refermant la boîte à clef. Quiconque rangeait son cash avec autant de décontraction était forcément protégé. « Toute la journée, *mit* les juifs importants. Il y a vingt ans, oui, peut-être qu'ils étaient importants. Aujourd'hui, plus tellement. »

La façon dont il avait dit ça me fit penser à Zell. En voilà un, un juif qui avait dû être quelqu'un, il y avait vingt ans de ça.

D'après la façon dont il faisait ses comptes sur son sac en papier marron, j'avais l'intuition que Solly Mendel n'était pas du genre à entrer des noms et des adresses dans un *BlackBerry*. Je passai la main par-dessus le comptoir pendant qu'il avait le dos tourné et en sortis un cahier décoré d'une composition tachetée noir et blanc sur lequel était inscrit CLIENTS. Même avec mes connaissances techniques limitées, je savais qu'on n'avait pas encore trouvé comment effacer les noms des gens des carnets d'adresses. De ce point de vue-là au moins, le crayon noir et le papier étaient toujours supérieurs à l'Internet. J'allai directement à la fin. Trouvai la page des Z. Toussai pour couvrir le bruit que je fis en la déchirant. Remis le cahier à sa place sous le comptoir.

Solly reposa violemment la boîte en métal sur l'étagère et revint vers moi, le visage fermé. Peut-être y avait-il des caméras cachées. Mais alors, n'aurait-il pas eu quelque chose à la main ? Comme un téléphone ? Ou un flingue ?

Lorsque Mendel, fils de Mendel, fut à dix centimètres de moi, je m'attendis à tout et n'importe quoi. Sauf qu'il ne me frappa pas, ni ne me tira dessus. Il écarta les bras et me donna une bonne grosse accolade parfumée à la poitrine de bœuf.

« Pour citer le rabbin de Lunt, "c'est une bonne action d'aider un homme qui a des ennuis, mais une mauvaise de lui dire d'emménager".

– Il a vraiment dit ça ?

– Ces vieux types du Talmud, ils étaient plutôt directs. »

Je surpris mon reflet dans un miroir et sentis quelques gouttes de sueur. De qui me moquais-je ? Les yeux de Solly croisèrent les miens lorsqu'il contourna le comptoir et m'ouvrit la porte.

« Le premier *shekel* que je te donne, c'est pour que tu te sentes le bienvenu. Le dernier, c'est pour que tu ne reviennes jamais.

– Encore le rabbin de Lunt ?, demandai-je.

– Non, ça, c'est de moi », dit-il, et il me claqua la porte au nez.

*

Je donnai l'adresse de Zell au chauffeur. Il mit le contact et propulsa la limousine sur Fairfax sous le nez d'un bus dont le flanc arborait un Bruce Willis géant cajolant un lance-roquette monstrueux qui semblait lui sortir de l'entrejambe, sur un fond rouge, blanc et bleu. Parfois, ça semblait vraiment dommage que l'Amérique ne soit pas née avec un plus gros pénis, ça lui aurait évité d'agiter le pauvre truc qu'elle avait à la place partout à la face du vaste monde.

« Vous avez vu Solly ?, demanda Jack le chauffeur.

– Oui, dis-je. Pourquoi n'êtes-vous pas entré ? »

La langue de Jack claqua pour exprimer son dégoût et sa résignation.

« Solly fait de belles kippas, mais c'est un *schmuck.* »

Après ce jugement spontané, il se mit à se ronger les ongles avec fébrilité.

Au premier feu rouge, il pivota complètement sur son siège, comme un hibou barbu.

« Je viens de commencer ce boulot. Vous êtes bien Goldman, hein ?

– Ouais. C'est moi, dis-je, et j'ajoutai : Je cherche ma femme. Mon ex-femme. »

Le chauffeur croisa mon regard et le soutint quelques secondes. Maintenant, il comprenait. Qui n'aurait pas compris ?

Il détortilla son cou de hibou et regarda de nouveau devant lui, croisant mon regard dans le rétroviseur.

« C'est compliqué. La vie.

– Il paraît », dis-je, lui rendant son regard, jusqu'à ce que le feu passe au vert et que la voiture derrière nous klaxonne.

Nous n'échangeâmes plus le moindre mot jusqu'à ce qu'il me dépose à Brentwood, sur Carmelita Drive. J'avais fermé les yeux et essayé d'envoyer des SOS télépathiques pendant tout le trajet.

Tina, réponds !

Je lui donnai cinq cents dollars pour qu'il se gare et m'attende.

21

Des lèvres bleues assorties

Il me fallut à peine moins de cinq minutes de pourparlers avec la gouvernante de Zell à travers l'Interphone crachotant pour qu'elle m'ouvre la porte. Je lui avais dit que j'avais rendez-vous. Elle m'avait dit qu'il n'avait pas le temps, qu'il était trop en retard. Je lui avais dit qu'il m'avait dit de venir. Elle m'avait dit qu'elle n'était pas sûre que ce fût opportun. J'avais fait en sorte de sourire à la caméra de surveillance et, finalement, elle avait ouvert la grille.

Il me sembla entendre des rires tandis que je marchais dans l'allée. Une voiture passa lentement derrière moi. Une Crown Vic. La voiture de police banalisée la plus banale. Peut-être que ce n'était même pas la bonne maison.

La gouvernante ouvrit la porte d'entrée. Une Blanche. Ce qui me surprit. Peut-être russe. Mal assurée sur ses jambes.

Elle s'éloigna en faisant un vague geste vers un couloir sur la droite.

*

Je traversai un salon suffisamment grand pour me faire me sentir petit et seul. Il y avait un coin conversation en contrebas, creusé dans le sol, noyé dans de la fourrure blanche, qui avait apparemment été hélitreuillé tel quel des années 1970 et n'avait pas été utilisé depuis.

Le rire de la gouvernante résonna de quelque part dans la maison.

Soit l'acoustique avait un problème, soit c'était moi.

Le salon précédait une pièce légèrement inclinée, dont les murs étaient faits de grandes baies vitrées qui donnaient des deux côtés sur des merveilles tropicales. Zell avait engagé des sorciers topiaires pour tailler les plantes, soit en forme de lettres hébraïques, soit en silhouettes féminines, comme s'il avait eu l'intention de donner une fête pour des érudits kabbalistes bons vivants ou des rabbins coureurs de jupons.

Je ne savais pas ce que je cherchais — ni non plus où je prendrais mon prochain repas. Ce que je savais, c'était que l'homme qui m'avait engagé collectionnait les photos truquées de célébrités, avait la main dans le porno intégriste, et nourrissait l'ambition de lancer une chaîne de téléréalité entièrement consacrée aux prisons. Qui démarrerait — si les étoiles du showbiz, de la police et du système carcéral s'alignaient favorablement — avec l'arrestation officielle et en direct de Josef Mengele.

Mais quelque chose dans mes tripes me disait qu'il y avait davantage. Et peu importait le secret enfoui dans les tréfonds de San Quentin qui m'avait conduit ici, jusqu'au *McManoir* de Brentwood de Harry Zell, j'espérais contre tout espoir que Tina réapparaisse.

Elle m'avait déjà fait des surprises — mais ça n'avait jamais surpassé sa soudaine apparition, nue, infarctogène, dans le baisodrome de San Quentin, la nuit précédente.

*

La pièce vitrée débouchait sur une chambre calme, peinte du sol au plafond d'un bleu layette tellement apaisant qu'il en devenait stressant. Tapis bleu layette, murs bleu layette, plafond bleu layette, qui ensemble donnaient l'impression d'entrer dans un océan sans eau.

J'avais déjà le mal de mer lorsque je distinguai quelque chose dans le lit bleu layette.

J'approchai à pas de loup et soulevai le couvre-lit. C'était Dinah, ma voisine d'avion, du siège 9B.

Elle n'avait pas mentionné qu'elle avait échangé son « gros beauf » de mari contre Harry Zell. Elle avait aussi échangé son pantalon de tailleur beige pour — quoi d'autre ? — un peignoir en soie bleu layette avec une sorte de col en fourrure de la même couleur. Ses yeux bleus étaient ouverts, mais ils n'étaient plus là que pour décorer. Il n'y avait pas de sang. Sa langue pendait vilainement. On aurait dit qu'un animal aquatique visqueux, du genre qu'on voit dans les petites mares laissées par la marée lorsqu'elle se retire, s'était à moitié faufilé dans sa bouche avant de rebrousser chemin. Au-dessous, c'était moins séduisant. La strangulation impliquait en général l'écrasement de l'os hyoïde, mais là, ça allait au-delà de la strangulation. Ce qui avait été la gorge de Dinah était maintenant large comme une cuisse, violacé autour de l'os hyoïde brisé et de la trachée broyée. La strangulation, c'était un petit câlin, à côté de ce que j'avais sous les yeux.

Je tirai le couvre-lit encore un peu et eus un haut le cœur. La tête de Mme Zell avait été entièrement retournée. Elle regardait du même côté que ses fesses. Ses yeux me fixaient du haut de ses omoplates intactes et de sa colonne vertébrale. Elle avait l'air d'une poupée avec laquelle un enfant très, très fort, et très, très sadique, qui aurait trop regardé *L'Exorciste*, avait eu envie de jouer, dont il se serait lassé, et qu'il aurait mutilée.

J'entendis une chasse d'eau dans la salle de bains et sursautai. La porte s'ouvrit. Tina en sortit comme si nous étions mariés depuis vingt ans et qu'elle venait juste de poser un magazine pour aller faire pipi.

« Salut, chéri, dit-elle, comme si on avait prévu d'aller pique-niquer.

– Tina ! » Ma voix n'arriva pas à se poser.

Ce n'était pas la première fois, dans notre histoire, que je devais combattre l'envie de lui coller des baffes et de la couvrir de baisers simultanément. Ma joie était si profonde que je mis mes deux mains devant ma bouche à la manière d'un gagnant de jeu télévisé qui a avalé sa langue. Tout ce que je pus dire, ce fut : « Tina, Tina, Tina », jusqu'à ce qu'un semblant de fonction cognitive me revienne et que je parvienne à articuler une phrase cohérente.

« Ma chérie, qu'est-ce que tu… Je veux dire, je peux pas croire… Tu es *ici* ! »

Elle se jeta dans mes bras et m'embrassa, puis toucha ma barbe touffue et souleva mon chapeau.

« J'adore ton look. Mais tu as choisi un drôle de moment pour virer fondamentaliste.

– Je me suis dit que ce serait un bon déguisement. Mais toi... »

Pour l'occasion, elle était vêtue d'un tailleur sérieux, à rayures, et elle portait aux pieds des sacs en plastique. Et je dois reconnaître que les sacs en plastique lui allaient comme à personne.

« Tina, Tina, Tina... », recommençai-je à bégayer. Son nom, c'était *moi*. Étonnant comme le désir pouvait surgir aux moments les plus inopportuns. Surtout aux moments les plus inopportuns. J'en avais presque oublié l'intense douleur crânienne, mon compagnon de tous les instants, depuis notre dernière rencontre. Il fallait que je me maîtrise pour cesser de bégayer bouche bée, rassembler les ruines de ma psyché défaillante et réussir à formuler une question qui serait un peu plus que « comment ? » ou « pourquoi ? ».

Mes mots, lorsque je fus capable de les concevoir, ressemblaient à des haïkus massacrés traduits d'un sous-dialecte serbo-croate.

« Je voulais... La dernière chose... Ces conneries sur la lune blanche merdeuse... Les mains de poupée... Que s'est-il passé dans le minivan ?

– Chéri, c'est vraiment pas le moment de perdre les pédales », dit Tina.

Elle me fila une baffe et je la lui rendis. Après, nous fûmes tous les deux bien plus détendus.

« Ouais, ben on dirait que quelqu'un les a retrouvées, mes pédales, lui dis-je. Alors, tu as eu le Rév. ?

– De quoi tu parles ? »

Nous regardâmes tous les deux Mme Zell, puis nous nous regardâmes l'un l'autre.

« Je parle de quand j'ai dit au Rév., juste avant de partir, de te dire que j'allais essayer de passer chez Zell. »

Tina roula des yeux.

« Je n'avais pas besoin du Révérend pour ça. Après avoir entendu les conneries que Zell avaient faites pour que tu bosses pour lui, je me suis dit que ce connard n'allait pas payer. Alors je me suis dit que si je lui rendais une petite visite, il comprendrait que je ne suis pas du genre qu'on peut se passer de payer.

– Hein, quoi ? »

La pièce bleue avait déjà commencé de tanguer. Mer agitée. Mon acuité visuelle déclina et j'éprouvai une soudaine et palpitante bouffée d'amour pour mon ex-femme, tellement violente que je me demandai si je ne faisais pas une crise cardiaque.

Je l'attrapai et l'embrassai encore, incapable de résister au goût qu'elle avait. J'inspirai l'odeur qui s'était accumulée dans le creux humide de sa nuque. J'aurais pu lui croquer la peau.

Tina soupira comme si elle avait envie d'une chose mais besoin d'une autre, avant de me repousser.

« Pour l'amour de Dieu, Manny, un peu de respect pour les putains de morts ! »

Elle avait raison, évidemment.

Je me retournai vers Dinah, dont les lèvres bleues étaient assorties aux murs et au dessus-de-lit. Après tout, pourquoi la mort ne pourrait-elle pas être un camaïeu ?

Je savais que ça ne rimait à rien, mais je n'arrivais pas à ne pas me demander ce qui se serait passé si j'avais accepté sa proposition avec le drap troué. Toute cette histoire était un mythe — comme celui des juifs qui enterrent leurs morts debout ou qui boivent le sang de bébés chrétiens (bon, à la Pâques juive, peut-être…). Mais pour Dinah, *alias* Mme Zell, rien n'avait plus d'importance.

Tina me regarda regarder et s'éloigna.

« Tu la connaissais, pas vrai ? »

Ce n'était même pas une question.

« Oui. Non. Je l'ai juste croisée, dis-je, surpris par ma voix étranglée, dans le vol de San Francisco.

– Et qu'est-ce que tu lui as raconté ?

– Qu'est-ce que tu veux dire ?

– Elle a avalé une armoire à pharmacie. »

Tina me prit par le poignet et m'entraîna hors du périmètre de la chambre maritime par la porte ouverte de la salle de bains. La lunette des toilettes et le sol tout autour étaient maculés de vomi, avec des pilules entières encore bien visibles au milieu des grumeaux et de la bile. Même les pilules étaient bleues. Valium. Les flacons que j'avais vus dans son sac à main avant d'atterrir avaient été jetés dans une petite poubelle décorée de vieilles pièces dorées.

De là où je plissais les yeux, le profil qui les ornait aurait pu être celui de Zell. Mais je dus les fermer pour me remémorer les ressources médicamenteuses de son sac à main. Je les récitai comme un chauffeur de bus annonçant les arrêts.

« Depakote… Lithium… Lexapro… Boniva… Valium. »

J'essayais de blaguer, parce que les larmes qui me montaient aux yeux me faisaient flipper.

Et bien sûr, tout cela rendit Tina encore plus suspicieuse.

« Tu la connaissais bien ? » Son œil gauche se mua en une fente, caractéristique de quand elle était furax, un peu comme si elle était en train de viser avec un fusil invisible. « Manny, dis-le-moi maintenant. Est-ce qu'ils vont trouver ton ADN dans sa gorge ?

– C'est même pas drôle.

– Non. Ce qui est drôle, c'est que tu sois fringué comme Joe Sevivon[1]. Ce qui est drôle — sa voix s'avança jusqu'à l'extrême limite de l'hystérie — c'est que tu saches quels médicaments avait dans son sac cette bonne femme qui se trouvait être l'épouse de Harry Zell, avant qu'elle ne se tue.

– Je voulais un déguisement. » Je touchai ma douce chevelure et volai un nouveau coup d'œil en direction du cadavre. « Tu trouves que ça a l'air d'un suicide ?

– Peut-être qu'elle a eu des convulsions. J'ai déjà vu des gens qui s'étaient cassé la colonne vertébrale tout seuls. »

Je savais à quel point mon astucieuse et magnifique ex-femme avait une vision déformée du monde.

Elle n'aurait aucune compassion pour la défunte maintenant qu'elle l'avait identifiée comme une rivale.

Tina fit tomber les flacons de médicaments vides dans la poubelle, pour appuyer son propos.

« La maîtresse de maison essayait pas de soigner une migraine. Elle voulait prendre la tangente. Ce qui peut se comprendre, quand on est mariée avec Harry Zell.

– Je n'arrive toujours pas à me faire une opinion sur Zell, dis-je.

– C'est noir ou blanc, dit Tina. Quels que soient ses objectifs, si cela implique de travailler avec Mengele, c'est un ennemi. Je crois que Dinah savait. Peut-être qu'elle a voulu faire une Clara Haber.

---

1. Sevivon : toupie à quatre faces avec laquelle il est de coutume de jouer au cours de la fête de Hanoukka.

– Clara qui ?

– Clara Haber. La femme de Fritz Haber. Celui qui a inventé le Zyklon B.

– Le gaz des chambres à gaz. J'espère qu'elle était fière de lui.

– Pas vraiment. Elle était tellement mortifiée par ce que son mari avait fait qu'elle s'est fait sauter la tête dans leur jardin. Après, Fritz essaya de rejoindre les nazis. Qui ne voulurent pas de lui, vu qu'il était juif. Pour finir, il est mort d'une attaque après avoir fui son pays.

– Bon Dieu ! Ce type, c'est le mètre-étalon du juif qui se hait lui-même. Comment tu sais tout ça ?

– Je t'ai dit, j'étais une enfant morbide. J'aurais voulu être juive.

– Alors tu as lu tout ça enfant ?

– D'accord. J'ai menti. Plus ou moins. J'étais fascinée par ce genre de chose quand j'étais plus jeune, mais lorsque tu as parlé de Mengele, je suis allé sur le Web. En fait, il y a les histoires horribles auxquelles tu t'attends — les gros trucs, les camps, le génocide — et à côté, il y a tout un tas de choses moins connues et vraiment atroces. Comme ce putain de Fritz Haber. Quand j'ai vu Mme Zell, j'ai eu un flash de Clara Haber. Quelle femme a envie d'être mariée à un collabo, même cinquante ans après la fin de la guerre ?

– Tu crois que Dinah savait ?

– C'est possible. »

Tandis que nous parlions, Tina me tendit deux sacs en plastique et me montra mes pieds.

« C'est trop tard. J'ai déjà marché partout.

– Mets-les quand même. Ça masquera tes empreintes. Et ça filera une chose de plus à laquelle réfléchir aux mecs de la police scientifique. “Comment ce mec a-t-il fait pour se volatiliser au beau milieu de la pièce ?”

– Tu crois vraiment que ça marchera ? » Je me tins à l’épaule de Tina mais fus à deux doigts de quand même perdre l’équilibre en enfilant les sacs.

« C’est scientifique, dit-elle en me tendant deux élastiques roses pour que je ne perde pas les sacs.

– Ouais, bon. C’est pas grave, dis-je, en scellant mes jambes de pantalon autour de mes chevilles. Mais ta théorie des convulsions, je n’y crois pas. À moins qu’elle ne se soit étranglée elle-même, ça ne tient pas.

– Ou alors peut-être que quelqu’un a interrompu son suicide et l’a assassinée. Comme dans *Magnolia*, lorsque le gars se jette par la fenêtre et se fait tirer dessus pendant sa chute. Ce qui n’explique toujours pas comment tu sais ce qu’il y avait dans son sac à main, mon chéri.

– Pour l’amour du ciel, je te l’ai déjà expliqué. On s’est rencontré dans l’avion. C’était une sorte de groupie des hassidiques.

– Le coup du trou dans le drap, hein ?

– C’est un truc qui fait vraiment fantasmer les bonnes femmes, alors ?

– Il y aura toujours quelqu’un pour fantasmer sur n’importe quoi. » Soudain, son visage s’éclaira. « Attends, c’est parfait ! »

Je connaissais cette expression, et elle n’augurait rien de bon.

« Qu’est-ce qui est parfait ? », demandai-je.

Pour toute réponse, elle glissa un orteil plastifié dans un coin de la couverture bleu ciel et tira le tout jusque sur le sol bleu ciel. Puis elle entortilla son pied dans le drap et le remit sur le lit, et par-dessus le cadavre. Comme c’était prévisible, un rond de peau de la taille d'une balle de tennis apparut, au niveau des côtes inversées de Mme Zell.

« Tu sais, dis-je, en essayant d'ignorer le cadavre tout proche et en me concentrant sur le trou aux bords nets, fait aux ciseaux, en réalité, ce n'est pas comme ça que les orthodoxes font.

– Son lit, dit Tina, son fantasme.

– C'est vraiment la femme de Zell ?

– La troisième, sur trois. Tu aurais dû regarder son permis de conduire, pendant que tu inventoriais ses médicaments. Il y a sa photo partout dans le bureau de Zell.

– Alors tu crois vraiment qu'elle s'est suicidée ?

– Ben, faut reconnaître que tu fais un certain effet aux femmes. »

Une pensée se fraya un chemin jusqu'à mon cerveau : Tina, d'une manière ou d'une autre, entend parler de notre rencontre, à Dinah et à moi, dans l'avion. Tina se méprend. Tina va chez Mme Zell et la tue d'une manière épouvantable et, maintenant que je suis ici, a l'occasion de pousser le bouchon un peu plus loin — soit en me faisant porter le chapeau pour le meurtre de Mme Z., soit en passant en mode Marvin, c'est-à-dire en me refroidissant comme elle avait refroidi son premier mari, le malchanceux Marvin.

« Ma chérie, dis-je, C'est pas toi qui… Tu sais… ? »

Quelle pouvait être la bonne manière de demander à son ex-épouse si elle avait sauvagement mutilé et assassiné une femme dont nous étions tous les deux en train de regarder le cadavre ?

« … Ai fait ça ? Non. » Tina me montra mes pieds. « Chéri, ton sac est en train de glisser. »

Son ton était détaché. J'aurais aussi bien pu lui avoir demandé si elle avait mangé la dernière part de tarte.

J'éprouvai une étrange admiration en regardant Tina sortir quelques Kleenex d'une boîte près du lit et commencer à essuyer tout un tas de choses : la table de chevet, la tête de lit, l'interrupteur. Puis la salle de bains, où elle s'attaqua au lavabo et aux toilettes.

« Sous la lunette, dit-elle en la levant et la rabaissant. C'est l'endroit que les méchants oublient toujours. J'ai vu ça dans *Les Experts*.

– Je me demande comment on ferait pour lutter contre le crime sans les séries télé…

– Je sais pas, dit-elle, mais à la moindre erreur, moi, je me retrouve sur la chaîne judiciaire à expliquer pourquoi je me trouvais dans la maison de Harry Zell. Avec toi comme témoin de moralité.

– Ma moralité est tellement déplorable ?

– Moi, je la trouve irréprochable. Mais sur le papier, c'est tout de suite moins évident.

– Oublie ma question. Qu'est-ce que tu faisais ici, en fait ?

– Je te l'ai dit, j'avais vraiment envie d'en savoir un peu plus sur celui qui nous a engagés. Être sûre qu'il nous paierait.

– Non, je veux dire là maintenant tout de suite. Qu'est-ce que tu fabriques, avec le cadavre ?

– Pourquoi tu me poses toutes ces questions ?

– Tu ne trouves pas que ça se pose, comme question ? » Mon calme commençait à s'effriter un peu sur les bords. « Et à propos de questions qui se posent, je ne sais toujours pas ce qui t'est arrivé dans le minivan.

– Ce qui m'est arrivé à moi ? C'est toi qui as disparu.

– Moi, j'ai disparu ? C'est comme ça que tu appelles se faire assommer, tirer à l'extérieur de la fourgonnette à putes chrétiennes et enfermer dans les chiottes de mon propre *trailer* ? »

Les yeux encore ouverts de Dinah étaient posés sur moi. Il n'y a rien de tel que de se sentir jugé par un cadavre. Je m'approchai pour les lui fermer, mais les paupières ne voulaient pas rester closes. Elles persistaient à remonter, comme des stores d'appartement. Je les fermai encore un coup et appuyai dessus, mais pas trop fort. Ça faisait un peu comme d'appuyer sur une cerise enrobée de chocolat. J'imaginai l'épouvante éternelle qui m'attendait si je causais accidentellement l'éclatement *post mortem* des globes oculaires. Mais je ne pouvais pas supporter son regard fixe qui ne cillait pas. Je retirai doucement mes doigts de ses paupières, et elles restèrent fermées quelques secondes. Puis la gauche se rouvrit à moitié, ce qui lui donnait l'air de seulement faire semblant d'être morte et de vouloir garder un œil sur ce qui se passait, en dépit de ses mutilations fatales.

Je m'entendis déglutir, parvins à détacher mon regard de la voyeuse morte et le posai sur Tina.

« Ce n'est pas l'endroit pour se disputer, dis-je. Il faut réfléchir. »

Tina arrêta de faire ce qu'elle faisait et hocha la tête.

« D'accord.

– Bon. Alors qu'est-ce qu'on a ? En gros, notre homme a une femme décédée, qui fantasmait sur les hassidiques.

– On a plus que ça. »

Tina ouvrit son sac à main et en sortit une photo encadrée. Des frères jumeaux. Des ados de treize ans boutonneux. Un costaud, un maigre. Portant *talliths* et kippas identiques. Ils entouraient leur père et sa nouvelle femme, feu Mme Zell, qui portait une robe bleu layette compliquée. Le frère costaud tenait une Torah, et il avait posé les rouleaux sur son épaule, comme un bébé à qui il ferait faire son rot.

« Ça te rappelle quelque chose ? »

Je fronçai les yeux.

« Je ne sais pas. Je crois que c'est la synagogue de Beth El. Celle où il faut connaître Barbra Streisand pour espérer avoir une place assise à Rosh ha-Shana et Kippour. Je l'ai vue dans le journal.

– Je parle pas de la synagogue, couillon. Je parle des garçons. Ils te rappellent personne ? Regarde bien celui sur la gauche.

– Bernstein ! Bon Dieu ! Ça m'étonne que tu aies pu le reconnaître avec ses vêtements.

– Laisse tomber, Manny, dit-elle. C'était pour le boulot. De toute façon, c'est pas ça qui le rend difficile à reconnaître. Il a des cheveux. Et pas de lunettes.

– Sans parler des tatouages dans le cou.

– Je crois pas qu'ils se fassent des tatouages avant la bar-mitsva. À moins que ça soit différent chez les orthodoxes. C'est bien une bar-mitsva, là, non ?

– J'en sais rien. Peut-être que c'est le mariage de leur père. » J'observai la photo, à la recherche d'indices. Le rabbin portait un *schmidok* exactement identique au mien : nous étions bien de la même tribu. « C'est une robe plutôt habillée. Peut-être que c'était une bar-mitsva et un mariage combinés. "Aujourd'hui, je deviens un homme, et mon père épouse une *shikse* enragée du drap troué."

– Imagine ce que ça peut faire à un gamin.

– Ben, dans le cas de Bernstein, ça l'a mis sur le chemin bienheureux d'un séjour prolongé à San Quentin et de l'appartenance à l'ALS. Et l'autre ? »

Je touchai du doigt le visage du second frère. Il y avait quelque chose dans la manière dont il inclinait le visage, la forme de ses yeux, la façon dont il regardait son frère... L'éternel second fils non annoncé.

Et je compris.

« Attends ! » Je pris la photo et l'étudiai de plus près, en la tournant pour mieux la voir à la lumière. « C'est Davey ! Il est dans mon stage — ou en tout cas ce qu'il reste de lui. Il a essayé de se faire sauter la tête mais n'a eu que le bas de son visage. C'est une sorte de miraculé de la médecine. Mengele l'a opéré.

– Mengele opère en prison ? »

Tina venait de finir de tout essuyer. Je la regardai, qui luttait courageusement contre un mal de mer bleu layette.

« On ferait vraiment mieux de partir », dis-je.

Tina essuya une dernière fois la poignée de la porte de la salle de bains.

« On y va. Réponds à la question. Est-ce qu'ils laissent ce taré génocidaire opérer ?

– Ouais. Je crois qu'il opère. C'est un autre monde, là-bas. »

Je tirai un mouchoir de la boîte de Kleenex design sur la table de chevet. Elle était décorée d'une scène hivernale inspirée de Currier et Ives[1] : un pont cou-

1. Atelier de gravure américain dirigé par Nathaniel Currier et James Merritt Ives qui, entre 1857 et 1907, produisit un très grand nombre de gravures lithographiques. Spécialisé dans les images populaires et les illustrations pour la presse notamment.

vert typique de Nouvelle-Angleterre, un chariot avec maman, papa et deux bambins blonds, en route pour chez grand-maman. INTERDIT AUX JUIFS aurait aussi bien pu être inscrit au-dessous du nombre de mouchoirs.

« Qu'est-ce que tu dis ?

– Je marmonne. » J'emmaillotai le cadenas coulissant de la porte du jardin dans le Kleenex et l'ouvris. Puis je me souvins. « Il fait aussi des "DR".

– Désintoxications rapides ? Il soigne des junkies, là-dedans ?

– Au moins un. Je ne sais pas si on peut vraiment appeler ça soigner, d'ailleurs. Moi, je n'ai jamais vu personne prendre ce genre de raccourci sans salement en baver et finir par replonger. Quoi qu'il en soit, il faut partir. Quelqu'un va venir traîner par ici, c'est fatal.

– Qui ? La gouvernante plane comme une balle de ping-pong, et les enfants sont à San Quentin.

– Et Zell ?

– Il y est aussi, dit-elle. J'ai trouvé un reçu de billet d'avion.

– Merde, qu'est-ce qu'il peut bien y avoir d'autre à filmer, là-bas ?

– Peut-être qu'il filme pas les détenus.

– Alors qu'est-ce qu'il fabrique ?

– Mengele ! », cria-t-on en même temps.

Tina aperçut une peluche blanche sur la moquette — n'importe quoi d'une couleur autre que bleu layette se détachait nettement — et s'agenouilla pour la ramasser.

« Tu as vraiment la tenue complète, pas vrai ? Je crois que j'aimerais bien te baiser, habillé comme ça. Je ne t'ai jamais vu l'air aussi innocent. »

Je regardai Dinah par-dessus la tête de Tina — toujours étendue sur son lit bleu, à plat ventre, mais la tête vers le plafond.

J'étais partagé, pour ne pas dire plus.

Puis j'ouvris la porte qui donnait sur le jardin.

Un chemin en pierres serpentait entre les *beits*[1], les *alephs*[2] et des femmes topiaires franchement *zaftig*[3]. Je me demandais ce qui avait bien pu passer par l'esprit des jardiniers.

« Il y a quelqu'un ? »

Je reconnus l'accent hésitant de Jack, mon chauffeur russe. Tina se saisit de la poubelle décorée de pièces dorées, la souleva au-dessus de sa tête, et alla vite se cacher derrière la porte de la chambre. Il entra et elle la lui abattit sur le crâne. Jack cligna des yeux dans ma direction, perplexe. Alors qu'il s'effondrait, Tina le poussa. Il atterrit sur le lit, en plein sur feu Mme Zell.

« Pourquoi tu as fait ça ? C'est mon chauffeur ! » Tina m'ignora et commença à s'occuper des chaussures noires de Jack. « Mais putain qu'est-ce que tu fous ?

– Qu'est-ce que j'ai l'air de faire ? Je lui enlève ses pompes, et après je lui enlèverai son froc. »

Elle lui défit sa ceinture et déboutonna sa braguette.

« T'as le droit de filer un coup de main, tu sais.

– Attends ! Je l'aime bien, moi, ce type-là.

– Très touchant. Quand tout ça sera terminé, tu pourras aller faire un bowling avec lui.

---

1. Deuxième lettre de l'alphabet hébreu.
2. Première lettre de l'alphabet hébreu.
3. *Zaftig* : yiddish pour femme plantureuse, bien roulée.

– Tina, mais qu'est-ce que tu fous, bordel ?
– Ça se voit pas ?
– Pas vraiment. »

Pourquoi j'étais là, en fait ?

C'était tout le problème : quand on est attiré par quelqu'un de plutôt limite, on se retrouve à faire des choses que les gens normaux ne font jamais, et rien ne peut nous en empêcher. Peut-être parce que moi aussi, j'étais quelqu'un de plutôt limite. Et puis, c'était la femme que j'aimais.

On tira ensemble sur le pantalon du chauffeur, nos têtes juste au-dessus de lui. Je n'avais qu'une envie, me tirer de là. Mais Tina, c'était Tina.

« Je suis sûr qu'il y a une bonne raison pour que tu pollues une scène de crime.

– Qu'est-ce que tu crois ? » Elle s'essuya la sueur avec le bras. « Peut-être que Zell a engagé quelqu'un pour la tuer. Peut-être qu'elle a crisé et lui a dit ce qu'elle pensait de son association avec Mengele. Ou peut-être qu'elle était tellement dégoûtée qu'elle a voulu en finir. »

J'abandonnai et je laissai le chauffeur avec le pantalon aux genoux.

« Ou alors quelqu'un l'a tuée pour se venger de Zell.

– Arrête, tu crois qu'une femme de plus ou de moins, ça lui fait quelque chose ? Ce mec-là a déjà été marié cinq fois.

– Trois. Faut toujours que tu enjolives. »

Tina me lança un regard rempli d'uranium pur.

« Harry Zell mérite d'en baver s'il fait des affaires avec Mengele, quelles qu'elles soient. Et crois-moi, lorsque ça va se savoir que sa femme est morte en faisant des galipettes avec un hassidique, ça va lui mettre un coup.

– Tu fais tout ça pour que Zell ait les boules ? Ça ne suffit pas que sa femme soit morte, il faut en plus qu'il apprenne que c'était en baisant avec un orthodoxe ?

– Fais-moi confiance, ça va lui faire plus mal que l'aventure avec le tennisman professionnel.

– Comment tu sais ça ?

– Elles le font toutes. »

Je me penchai vers mon copain Jack. Il respirait. Inconscient, mais encore du monde des vivants. Dieu merci.

« Tu sais, dis-je, si Zell est vraiment derrière tout ça, que va-t-il penser en apprenant que sa femme s'est tapé un mec après qu'elle était morte ?

– Toi, tu penserais quoi ?

– Je ne sais pas trop, mais ça me rendrait nerveux. Je penserais probablement que d'autres personnes savent des choses.

– Eh ben alors finissons-en et foutons le camp. »

Les pommettes de Tina brillèrent sous l'effort produit pour bouger les deux corps adultes. Sa concentration avait quelque chose d'effrayant.

« Ça ne te fait pas flipper, tout ça ?

– Le monde me fait flipper. Tout ce que j'essaie de faire, c'est contrôler un peu tout ce merdier.

– Ah ouais, mais bon, dis-je, Jack ici présent pourrait avoir un avis différent.

– Il est dans le coup, lui aussi. » Tina me jeta son regard qui voulait dire : ouvre un peu les yeux. « Ce qui est bien, c'est qu'il n'a jamais vu ton visage de non-hassidique.

– Tina, bordel de merde, je ne parle pas du fait qu'il puisse m'identifier. Je parle du fait qu'il va se réveiller à poil à côté d'une bonne femme morte. Il ne mérite pas ça.

– Mais nous oui ? » Tina jeta ses mains en l'air. « Arrête, Manny, c'est pas ta première fois quand même.

– Ça veut dire quoi, ça, putain ?

– Ça veut dire qu'on a besoin de faire diversion. À moins que tu ne préfères être le suspect numéro un ? » Une bulle de salive apparut entre les lèvres endormies de Jack, et elle se baissa pour la faire éclater. « Tu veux avoir un mandat d'arrêt au cul ? Parce que je te garantis que si on avait laissé ton pote entrer et trouver la nana refroidie, sa première idée aurait été que tu avais fait le coup.

– Je t'ai dit, il croit que je suis quelqu'un d'autre. »

Elle me regarda.

« Moi aussi, parce que je t'avais jamais vu aussi bouché. T'as pris quoi, du crack ? Tu crois que ça serait difficile de remonter jusqu'à l'aéroport ? Combien de hassidiques ont pris l'avion aujourd'hui, à ton avis ? Ils remonteraient jusqu'à San Francisco — ou quel que soit l'endroit où tu as eu la lumineuse idée de t'habiller comme Baal Shem Tov[1]. T'as jamais entendu dire que le but d'un déguisement, c'est de passer inaperçu ?

– Ils ne vendaient pas de perruque au magasin de souvenirs de San Quentin. J'ai dû improviser.

– Oh, chéri, soupira Tina en me touchant le nez — le seul endroit de mon visage d'où ne sortaient pas des touffes de poils. C'est pas le moment de se chamailler. Ouvre-lui la bouche.

---

1. Surnom du rabbin Israël ben Eliezer (1698-1760), fondateur du hassidisme.

– Pour quoi faire ?

– Ça. » Tina ouvrit son poing. Elle avait une poignée de pilules. « Des *rufies*[1].

– Qu'est-ce que tu fabriques avec des *rufies*, toi ?

– Rien du tout. Elles sont à Zell. Ou à elle. Je suppose qu'ils aimaient bien s'amuser. Tu crois que tu es le seul à piller les armoires à pharmacie ?

– J'ai arrêté.

– Bravo, tu es la fierté de ta race. Je me suis juste dit qu'elles pourraient servir. Et regarde un peu : j'avais raison ! Allez, tiens-lui la bouche ouverte. On lui en enfourne deux ou trois dans le gosier, et ça aura l'air d'un rencard qui a mal tourné.

– Ouais. » Je ne bougeai pas. « Pourquoi est-ce qu'on ne tue pas un poulet et qu'on n'écrit pas "mort aux vaches" avec du sang sur les murs, pendant qu'on y est ? Juste pour les perdre un peu plus ? Pour que ça ressemble à une sorte de cérémonie vaudou juive à la Manson ?

– C'est pas ça, le problème.

– Je m'en fous, du problème. Si on essaie de les lui coller au fond de la gorge pendant qu'il est dans les vapes, il pourrait mourir étouffé.

– Et ? »

Maintenant c'était moi qui la fixai. Tina fit marche arrière.

« Et n'importe quel médecin légiste de troisième zone les trouverait non dissoutes dans sa gorge et saurait qu'elles ont été avalées *post mortem*. Je ne peux même pas croire que nous ayons cette conversation. »

Tina referma ses doigts sur les pilules et croisa les bras.

---

1. *Rufies*, pilules aussi surnommées « drogue du viol », qui annihile la volonté et la capacité de résistance.

« D'accord, rabbin. Alors quoi ?
– Alors rien. Finissons-en et foutons le camp d'ici.
– Un vrai homme d'action, dit-elle. C'est pour ça que je t'aime. »

Il nous fallut une minute supplémentaire pour repositionner les corps du pauvre Jack et de feu Mme Zell avec le drap troué entre eux.

« Ça m'étonne que sa chatte soit pas bleu layette, dit Tina. Tu veux le placer dans le trou ?
– Tu déconnes, là ? »

Tina tendit la main vers l'entrejambe du chauffeur, mais je la repoussai. La seule chose plus répugnante que lui attraper la queue moi-même aurait été de regarder Tina le faire. Je savais qu'elle avait compté sur ma réaction. Elle le savait aussi. Elle sourit.

« Regarde-moi un peu ça, tu t'enhardis, dis donc !
– Tina, s'il te plaît, pas maintenant. »

Je retins ma respiration et essayai de saisir le chibre de Jack, mais il se planquait entre ses couilles et ses cuisses, et lorsque j'essayai de bouger un peu son scrotum, une humidité spongieuse me fit sursauter.

« Yeuuurk ! »

Soit Jack souffrait de sudation couillaire particulièrement abondante, soit il s'était pissé dessus lorsque Tina l'avait assommé.

« Qu'est-ce qu'il y a ?
– De la sueur », arrivai-je à dire sans tirer au cœur, et j'enfournai ma main pour un deuxième essai. Cette fois, je parvins à saisir sa queue — et crus la sentir bouger. Je n'en étais pas trop sûr, mais alors que j'essayai de la dégager, elle commença à durcir. « Ah, bon Dieu ! », dis-je, et je la lâchai.

« Quoi encore ?, demanda Tina.

– Je sais pas, dis-je. Un mec dans le coma, ça bande ?

– Bon Dieu, répondit Tina, je sais que vous vous aimez bien, mais là, c'est franchement ridicule.

– Va te faire foutre », dis-je. Je me mordis les lèvres et guidai l'organe maintenant caoutchouteux, qui au toucher ressemblait à un jouet pour chien, à travers l'ouverture dans le drap, à proximité de la piste d'atterrissage de Mme Zell, puis courus dans la salle de bains. « Faut que je me lave les mains.

– Pas là. J'ai tout nettoyé. » Avec ses mains emmaillotées dans des sachets en plastique, Tina ouvrit doucement le tiroir de la table de chevet. « Et puis, tu sais, il y a moins de microbes là-dessus que sur une poignée de porte, de toute façon. Bon, où crois-tu qu'ils rangent les menottes ?

– Non ! » Je refermai le tiroir d'un coup de fesse et attrapai mon ex par le bras. « Ça suffit, maintenant, ma chérie. On s'en va. »

*

Les premiers rayons du soleil avaient quelque chose de surprenant, après la lumière aquariumesque de la chambre. Tandis que nous évoluions entre un arbuste taillé en nymphe et des *alephs* de deux mètres de haut, je frottai compulsivement mes mains sur mes cuisses en ronchonnant.

« Je ne vois toujours pas ce que ça nous rapporte, la mise en scène avec le chauffeur.

– Tu pourrais pas arrêter de couiner une seconde ? », siffla Tina.

Je m'arrêtai et lui fis face.

« Je ne couine pas. Je dis juste, maintenant que c'est fait, que transformer le truc pour que ça ait l'air d'un plan cul juif qui a mal tourné, c'est même pas sûr que ça nous aide. Un bon expert criminel ne se laissera pas abuser plus de trois minutes.

– Peut-être que oui, peut-être que non. Mais si tu t'appelles Harry Zell et que tu connais bien les penchants de ta femme, tu n'as peut-être pas envie que le monde entier soit au courant.

– Soit ça, dis-je, soit il revient avec une équipe et filme le tout. Mais en fait, c'est surtout que je me sens coupable vis-à-vis du chauffeur.

– Ça suffit, avec ce bon Dieu de chauffeur ! » Tina s'arrêta à côté d'une lilliputienne mamelue taillée dans un genévrier. « Est-ce que tu le connaissais, au moins ? Cet hurluberlu va te chercher à l'aéroport, te laisse croire qu'il te prend pour un autre et te conduit partout bien gentiment ? Sans blague ! Comment tu sais qu'il bossait pas pour quelqu'un et qu'il attendait pas des ordres ?

– De qui ? Des Limousines Diva ? En tout cas, je suis content de lui avoir filé un gros pourliche.

– Tu devrais pas. Ça te rend encore plus suspect. »

Tina s'arrêta et regarda tout autour. Des grains de poussière stagnaient dans les rais de lumière qui dardaient à travers les arbustes géants et les arbres.

« J'ai l'impression qu'une putain de licorne va sortir de quelque part.

– Une *juicorne* », chuchotai-je alors que nous recommencions à marcher.

Tina me donna un coup de poing dans l'estomac.

« Owf ! Mais qu'est-ce qu'il y a ?

– Merde, Manny, si on se remet ensemble, j'ai besoin de sentir que tu peux me protéger. »

Je contemplai une haie de trois mètres de haut sculptée de manière à former les lettres hébraïques : « Au commencement ». Les premiers mots de la Genèse. C'était un souvenir de ma bar-mitsva. J'avais dû les lire dans la Torah, et même les chanter. J'ignorais totalement, à l'époque, que j'échangerais mes bons pour des cadeaux contre de la drogue.

« D'abord, dis-je, revenant au présent en même temps que nous reprenions notre progression, je ne savais pas que nous étions ensemble. Tu m'as quitté, tu te souviens ? »

Nous n'avions pas fait dix pas que nous nous trouvâmes devant une porte noire en métal. Tina tendit la main vers la poignée, mais je la lui saisis et la forçai à se tourner vers moi.

« Une seconde, dis-je, en la prenant par les épaules. Assommer quelqu'un avec une poubelle, ce n'est pas la même chose que protéger. Les conneries de ce genre, ça génère plus de problèmes que ça n'en résout. Et il ne faut pas laisser d'empreintes sur la porte.

– Ouais, dit-elle, la voix soudain rauque. Dis-moi ce que tu veux que je fasse, papa. »

Elle se mit sur la pointe des pieds pour m'embrasser, mais je la repoussai.

« Pas ici.

– Pourquoi pas ?

– On est à Brentwood. On a probablement déclenché dix détecteurs de mouvements différents et une alarme silencieuse dans le jardin. »

J'arrachai une fougère assez grande pour l'enrouler autour de ma main et ouvris la porte.

« Tu sais ce que j'aimerais ?, dit-elle, avant de franchir la porte. J'aimerais qu'on puisse parler de trucs normaux. Comme des gens normaux.

– Comme quoi ?

– J'en sais rien, moi. C'est ça le problème. C'est la Prius noire.

– Qu'est-ce qui est arrivé au minivan des chattes vierges ?

– J'en ai eu marre de cette usine à dioxyde de carbone sur roues. Une copine m'a prêté sa Prius. »

Par « prêté », je soupçonnai qu'elle voulait dire « avait oublié ses clefs dedans », mais ce n'était pas le moment de faire des chichis.

Comme prévu, la Prius noire attendait comme un chiot bien dressé de l'autre côté de la jungle hébraïque. Mais avant de sortir à pas de loup du boqueteau, elle me retint.

« Je suis avec toi, Manny. Mais toi, t'es où, bordel ?

– Ça veut dire quoi, ça ? » Les déclarations grandiloquentes, ça commençait à me fatiguer.

« Ça veut dire que je t'aime mais que tu devrais arrêter la drogue. Ça ne te vaut rien.

– Et à toi, tu crois que ça te réussit ?

– Hé, dis donc, c'est pas moi qui porte un chapeau en poil de castor et qui suis déguisée en Bobover. Moi, je fonctionne. »

Je n'avais rien à répondre à ça. La limo à bord de laquelle j'étais arrivé était toujours garée en épi, dans la rue luxuriante. Des hommes en complets tournicotaient autour en discutant, le dos vers nous. Nous sortîmes silencieusement de l'ombre des arbres, pliés en deux, et nous nous faufilâmes jusqu'à sa Prius.

Tina mit en marche le moteur silencieux. Elle fit demi-tour au beau milieu de la rue mégachic de Brentwood et nous fit redescendre vers Sunset.

Pendant environ une minute et demie, je dégoulinai d'indignation. Mais ça s'évapora avant qu'on n'arrive au premier carrefour.

« Merde, Tina ! Tu as raison. Je merde complètement. Je me suis envoyé une drôle de poudre que j'ai trouvée là-bas, sous mon *trailer*.

– Sous ton *trailer* ?

– M'en parle pas. C'était dans une boîte de la Croix-Rouge. Mais j'avais déjà commencé à déconner avant. J'aurais dû en savoir plus long sur Zell, pour commencer. Fouiller sa maison et son bureau. C'est pour ça que je suis revenu à L.A., mais je ne m'attendais pas à trouver sa femme morte et toi dans la salle de bains. Je suis juste… » Je savais qu'il fallait que je fasse refluer l'émotion, mais j'avais été comme anesthésié depuis un bon moment. « Je suis juste vraiment content de te voir. »

Tina quitta la route des yeux un instant pour me scruter tout en tournant le volant.

« Non, mais regarde-nous un peu ! Peut-être qu'on avait besoin de se taper une Burton-Taylor. Se larguer pour mieux se retrouver. »

En fait, cette perspective me semblait à peu près aussi fatigante qu'excitante. Je dis : « Je ne sais pas trop, ma chérie. »

Mais lorsque je la regardai, je sus.

Ce jour-là, sous un certain angle, elle avait quelque chose de Björk. Pommettes saillantes et mèches rebelles devant les yeux.

Les sirènes qui approchaient donnaient à cet instant quelque chose de cinématographiquement dramatique. Peut-être que la gouvernante pompette avait fini par s'inquiéter de la maîtresse de maison. Ou alors peut-être que le chauffeur avait repris connaissance.

« Zell a un bureau chez lui », dit tranquillement Tina. Je grognai, parce que j'avais oublié de vérifier. Tina lut dans mes pensées. « Pas grave. Moi, j'y ai pensé. Mais c'est un de ces types qui gardent tout dans la tête. » Puis, sans transition — comme nous souffrions tous les deux de troubles de la concentration, les transitions étaient superflues — elle ajouta : « Débarrasse-toi de ça. »

Elle m'arracha mon couvre-chef en fourrure et mes boucles, et les jeta sur la banquette arrière.

« Voilà, inspecteur. Vous avez déjà meilleure allure.

– Inspecteur… C'était il y a combien de vies, ça ?, dis-je, en enlevant mon *tallith*. En tout cas, je t'aime bien dans ta Prius. Tu arrives quand même à lui donner un petit air dangereux.

– Moi, monsieur, je fais tout ce que je peux pour économiser l'énergie. Mais ce qui va rapporter un paquet, c'est les vibros solaires. Tu veux qu'on parle de où on va maintenant ?

– J'étais justement en train d'y réfléchir, mentis-je. J'ai été engagé pour me renseigner sur le Docteur, mais pour le moment, j'ai surtout découvert des choses sur celui qui m'a embauché.

– Ben, quand le boulot consiste à identifier Mengele, c'est normal de vouloir bien connaître ses employeurs.

– Ça c'est un conseil que j'aurais aimé qu'on me donne plus tôt dans ma vie. Je suis trop impulsif.

– C'est marrant qu'il ait des jumeaux à San Quentin. Surtout avec le roi de la dissection de jumeaux dans les parages. Peut-être que c'est une coïncidence, mais c'est quand même bizarre.

– Pas autant que d'avoir un fils juif ponte de l'ALS.

– Ce qui me rappelle… » Tina farfouilla dans son sac ouvert entre ses jambes, sur le siège, renonça et marmonna : « Et merde. Je peux me passer d'une clope… je crois. Mais j'ai oublié de te dire. Le nom de jeune fille de sa seconde femme, c'était Bernstein. »

À cet instant précis, on entendit des éclats de rire. Une voiture remplie d'ados blancs s'arrêta à côté de nous à un feu rouge. Celui qui conduisait portait sa casquette des L.A. Kings avec la visière sur le côté. Il s'efforçait d'adopter la pose écroulé-derrière-le-volant des racailles locales, et faisait rugir son moteur.

« BMW M6, décapotable, dit Tina. Cent trente-neuf mille dollars. »

Lorsque celui qui conduisait vit que Tina le regardait, il lui fit un doigt.

« Eh ouais, chérie, grogna Tina, mon papa dirige un studio de ciné et je prends soin de moi et je fais biologie à Crossroads[1] avec le neveu de Dustin Hoffman. »

Je jetai un coup d'œil au-delà d'elle. Le Roméo acnéique au volant commença à bécoter une *cheerleader*, tandis que sa main derrière la tête de la fille avait l'index dressé. Les consommateurs de hip-hop sur la banquette arrière crièrent leur approbation. Des relents d'herbe flottèrent jusqu'à nous.

1. Crossroads School for Arts and Science : école privée pour les enfants des riches Californiens, située à Santa Monica, à Los Angeles.

Tina me regarda. « Je parie que s'il avait un accrochage, il ne ferait pas de constat. Même si c'est du médical sur ordonnance[1]. »

Lorsque le feu passa au vert, Tina propulsa la Prius en avant d'une longueur et bondit à gauche. La Béhème braqua pour l'éviter, grimpa sur le trottoir, défonça une poubelle et renversa une boîte aux lettres avant de piler, le pare-chocs raclant par terre, à quelques centimètres d'un banc d'arrêt de bus.

Tina continua, au maximum de la vitesse autorisée, aussi maîtresse d'elle-même qu'une mère de famille carburant au Xanax.

« C'était nécessaire, ça ?, dis-je.

– Je contribue à l'économie, répondit-elle. Rien que la calendre, ça va donner du boulot à un carrossier pendant une semaine. Alors tu disais quoi ?

– Tu devrais peut-être prendre l'autoroute. Je ne crois pas que Ferris Bueller[2] et ses potes aient relevé ton numéro de plaque, mais ça pourrait être une bonne idée de mettre un peu de distance entre nous et tes infractions au code de la route. Bordel, Tina ! »

Elle roula des yeux.

« Est-ce qu'on peut reprendre notre conversation, oui ou merde ?

– D'accord. Je disais qu'il allait quand même falloir que je fasse ce que j'ai dit que je ferais. C'est-à-dire en savoir un peu plus long sur Mengele.

– Tu as cherché sur Google ? » Tina frissonna. « Les sites des fans, c'est plutôt flippant.

1. En Californie, la vente de marijuana est légale sur ordonnance médicale.

2. Ferris Bueller : personnage de fiction, issu du film *Ferris Bueller's Day off* (*La Folle Journée de Ferris Bueller*), de 1986, écrit et réalisé par John Hughes avec Matthew Broderick, qui raconte la journée d'un adolescent qui sèche l'école.

– Qu'est-ce qu'il y a sur sa page Facebook ? C'est ça, ce que j'ai vraiment besoin de savoir. Le nouveau Mengele. Celui qui est là-bas à faire le faraud à San Quentin, ceux qui marchent avec lui, quelle que soit la putain d'innommable raison. Si on le fait arrêter, on ne saura peut-être jamais dans quoi il trempe exactement, et avec qui. C'est peut-être Zell, ou le directeur… Qui sait ?

– C'est assez facile de faire passer un criminel de guerre de quatre-vingt-dix-sept ans qui marche à la meth pour un charlot.

– Si c'est de la meth. Plutôt que, disons, de l'adrénaline de gitan cristallisée.

– Sympa.

– Je n'invente pas. Mais pourquoi faire passer ce salopard pour un charlot au lieu de simplement le buter ? Quiconque ayant quelque chose à se reprocher entendrait dire que l'Ange de la mort se trouve derrière les barreaux n'aurait qu'à lever le petit doigt pour tout se faire pardonner. Je n'ai que jusqu'à demain matin. Je voulais te voir. Maintenant, il faut qu'on mette la main sur, comment elle s'appelle déjà, la pute intégriste qui s'est tapé Mengele ?

– Cathy, dit-elle. Sauf que… Il y a peut-être un petit problème. »

Tina se mordit la lèvre et serra le volant un peu plus fort.

« Je te connais, ma chérie. Quand tu dis "petit problème", les gros costauds font dans leur froc. Tu as d'autres obligations ou quoi ?

– Pas moi. Mais, Cathy, la fille…

– Tout ce que je veux, c'est la voir. Dix minutes, un quart d'heure.

– Tu peux la voir, dit-elle, mais il se pourrait qu'elle, elle ne soit pas trop là, si tu vois ce que je veux dire. Après son rencard avec Mengele, elle s'est mise à méchamment forcer sur le *crank*. Oh !... »

Fidèle à elle-même, Tina changea de sujet sans prévenir. Elle ouvrit son sac à main, farfouilla parmi Dieu savait quoi, et en sortit un T-shirt noir.

– Tu aimes ?

– Ne me dis pas que c'est à Zell.

– Bien sûr que non. James Perse. Allez, enlève le manteau. Et laisse tomber le castor facial.

– Quoi, tu ne trouves pas que ça me donne un air biblique ?

– Tu ressembles, dit-elle, à ce que ça pourrait donner si Lincoln s'était tapé Bette Midler sans capote. »

Le moment me parut adéquat pour me mettre à mâchouiller ma moustache, juste pour voir ce que Mengele pouvait bien en retirer. Mais je m'arrêtai presque aussitôt. La fourrure subnasale devint instantanément humide, et après c'était *grosso modo* comme de téter un pull mouillé. Tina me vit et fit la grimace.

« C'est vraiment dégueu, ça.

– J'essaie juste de comprendre pourquoi il le fait. Qu'est-ce que ça a de si répugnant ? »

On bascula dans la rampe d'accès de l'autoroute et fîmes la queue derrière un Hummer.

« Tu vois les hypnotiseurs dans les films, qui demandent toujours aux gens de faire comme s'ils étaient des poulets ? Eh ben toi, on dirait qu'un hypnotiseur t'a dit de brouter du minou. »

J'écartai du doigt les poils poisseux.

« Peut-être que c'est différent quand c'est ta vraie moustache. »

La Prius poireauta derrière le Hummer gros comme un tank et, lorsque ce fut notre tour de nous élancer, elle tendit le bras et m'arracha ma barbe, écrasa le champignon et déboula sur la 405. L'espace de quelques secondes, j'eus tellement mal que je devins aveugle. Après, je vis des étoiles de douleur à l'intérieur de mes paupières. Je dus essuyer des larmes de mes yeux avec ma manche.

« Ça t'a fait plaisir ! », dis-je quand je pus voir à nouveau.

Tina rigola. Elle changea de file négligemment et récita comme une écolière : « "Un bonheur comme le tien exige des années / De sombres tourments et de larmes versées."

– Tu te mets à apprendre par cœur les paroles de Def Leppard[1], maintenant ?

– Pas loin. Emily Brontë. » Elle fit courir ses doigts le long de ma joue et je grimaçai. Ma figure me donnait l'impression d'avoir été passée à la râpe à fromage, puis au fer à repasser, avant d'être aspergée de sauce piquante. Lorsque je pus de nouveau parler, je me souvins du T-shirt, que j'étais en train de tordre, et le tint devant moi.

– Alors c'est qui, ce James Perse, et pourquoi tu as son T-shirt ?

– C'est pas son T-shirt, idiot. C'est un créateur. Ça se vend chez Barney's[2]. J'ai trouvé une vieille carte de crédit et je me suis payé un bon-cadeau, et je t'ai pris un petit quelque chose.

1. Def Leppard : groupe de hard rock anglais qui a connu son heure de gloire dans les années 1980.

2. Magasin de luxe sur Wilshire Boulevard à Beverly Hills.

– Merci, dis-je, touchant précautionneusement ma joue pour voir si je saignais. Parfois, j'oublie à quel point tu peux être attentionnée. »

Tina se pencha et m'embrassa, exactement là où ça brûlait le plus.

« Y a pas de quoi, mon chéri. Et maintenant, détends-toi. Tu peux pas te faire arrêter parce que tu portes quelque chose qui coûte plus de vingt dollars. »

22

Des chrétiennes vraiment superbonnes

Le Révérend D. créchait à Reseda dans un taudis à un étage tombant en ruine, à deux pas d'un 7-Eleven, sur Van Nuys. Le Rév. finançait ça avec des subventions de la fondation de l'ex-président Bush « Abstinence avant tout », du Conseil de recherche pour la famille, et de la Proposition 486 de l'État de Californie, qui allouait des fonds aux centres d'hébergement et aux programmes pour les travailleurs sociaux dans les prisons.

« Quatre filles pieutent au premier, et quatre autres en bas. Deux par piaule, dit Tina en me faisant visiter. Et puis il y a le bureau-chambre du Révérend.

– Ça fait très Hugh Hefner[1].

– Ouais, dit Tina. C'est comme le Manoir, sauf que c'est miteux, dans la Valley, et y a pas de grotte. »

J'enjambai un ours en peluche avec un crucifix sur le torse — attention à l'ours Jésus ! — et nous entrâmes dans l'antre spirituel du Révérend.

---

1. Hugh Hefner (né en 1926) : fondateur et propriétaire du fameux magazine *Playboy*. Il possède également la célèbre « Mansion », le Manoir, à Los Angeles, où il donne des fêtes auxquelles participent les fameuses playmates, et dans laquelle se trouve une grotte-piscine artificielle.

« JE SUIS CHASTE ! » était peint sur le plafond en fromage blanc, juste au-dessus d'un lit avec un matelas à eau derrière lequel était exposé un rouleau géant des dix Commandements. Deux caméras sur des trépieds se trouvaient face à une fresque figurant le Golgotha, sur le mur opposé.

Sur un bureau en métal fatigué, je trouvai une pile de vidéos des *Chrétiennes superbonnes*. De vieilles cassettes VHS. Sur la jaquette de la première, une Latina à gros nichons, en toge, les lèvres collagénées entrouvertes, suggestives, jetait un regard concupiscent par-dessus son épaule vers un viril légionnaire romain. Je lus le titre et le montrai à Tina. *Orgasgotha* ? C'est une blague ? C'est un péplum ou quoi ?

– Eh ! Dis donc ! J'ai jamais dit que c'était du niveau de *Ré-cul-rection* !

Elle me montra le coffret au-dessous. *Ré-cul-rection* 1 à 4, avec dessus une brochette de filles typiquement américaines, dodues aux bons endroits, en petites culottes de coton, à qui on aurait demandé leurs papiers si elles avaient voulu s'acheter des cigarettes. Avec les commentaires du réalisateur.

Les actrices bien roulées avaient les yeux levés vers le ciel, les mains au-dessus de la tête, et les vêtements en tas à leurs pieds, comme si elles étaient prêtes à monter au paradis et à offrir leurs jolis culs au Seigneur. Le dos de la jaquette montrait une croyante au regard vide, agenouillée devant le Fils de Dieu, qui ressemblait à Steve Railsback[1] dans le rôle de Charles Manson.

1. Steve Railsback (né en 1948) : acteur, réalisateur et producteur américain. Il a interprété le rôle de Charles Manson dans la série *Helter Skelter*.

« Tina, écoute un peu ça. “Quelle fille ne voudrait pas faire un striptease pour Jésus ? Tammi Nelson va bientôt en avoir l’occasion.”

– Je l’ai vu, celui-là, dit-elle. Jésus file de gros pourliches. »

Je jetai la cassette sur le bureau, à côté d’une bible de motel.

« Combien ça lui rapporte, de corrompre les jeunes pratiquantes ?

– Il ne les corrompt pas vraiment. Il te dirait qu’il leur met le bouclier de Jésus entre les jambes.

– “Mesdemoiselles, pourquoi vous contenter de la protection de vos petites culottes, quand vous pouvez avoir… Le Bouclier de Jésus !” Il faut reconnaître que ça sonne pas mal du tout. Moi, je marcherais, si j’avais un vagin chrétien. Je ne savais même pas qu’Il avait un bouclier.

– C’est parce que t’as pas lu le Nouveau Testament. En tout cas, le plus gros de son fric, il se le fait avec les téléchargements, sur Internet. Je parle du Révérend, pas de Jésus.

– Peu importe. La religion, c’est quand même le téléchargement gratuit ultime. »

Tina me gratifia de son roulement d’yeux breveté.

« C’est du lourd, ça, dis donc. On fournit du contenu pour une douzaine de sites de cul chrétiens différents, y compris quelques-uns qu’on héberge ici même. On fait les films à l’étage. »

J’ouvris une brochure en papier glacé sur laquelle il y avait des croquis et des titres.

« Alors si je t’avais sodomisée dans ma caravane, j’aurais fini là-dedans ?

– “La croupe, le lieu du Jugement dernier”, récita-t-elle.

– Nick Cave ?

– William Blake, rectifia-t-elle. Il y a de multiples façons d'être sauvé.

– Je vois ça. Tu n'as pas répondu à la question.

– D'accord. Alors, non. Tu n'aurais pas fini dans un film. »

Je m'étais préparé à jouer la franche indignation, et là, je me sentais floué.

« Et pourquoi pas ? »

Elle hésita, puis claqua le tiroir très fort.

« Parce que le bouchon était resté sur l'objectif. J'étais tellement excitée de te revoir, j'ai été négligente. »

Je ne répondis rien.

Parfois, le simple fait de la regarder me comblait.

Tina releva le menton et écarta ses boucles de devant ses yeux, ce qu'elle faisait en général quand elle voulait être sûre de bien se faire comprendre. Surtout quand elle disait aux gens d'aller se faire foutre.

Elle se mit sur la pointe des pieds et enfourna le bras dans le tiroir du haut d'un placard à dossiers. Elle en sortit quelques catalogues et les balança pardessus son épaule. Elle trouva ce qu'elle cherchait, retira son bras d'un coup sec et cria : « C'est une fille ! », avant de jeter dans ma direction un truc très réalistement veiné et poilu.

Je l'attrapai au vol. C'était aussi désagréablement humide au toucher que l'était le matelas de mon *trailer* de San Quentin.

« Chatte portable, expliqua Tina, serviable, tandis que j'écartai le machin flasque aussi loin que possible de mon visage.

– Dis-moi que c'est pas parce qu'elle a été récemment utilisée qu'elle est mouillée, suppliai-je.

– Pas depuis un certain temps, en tout cas », répondit-elle, rassurante.

J'étudiai la fente poilue et fauve, désincarnée, en me demandant où était le haut et où était le bas — s'il y avait un haut et un bas.

« Ça doit vraiment être génial, pour les mecs qui rêvent de se taper un poulet en caoutchouc avec des poils.

– Ne critique pas avant d'avoir essayé, dit Tina.

– Qui critique ? Ça m'étonne qu'il ne soit pas en train de les vendre cinquante dollars pièce à la promenade, à San Quentin.

– La bande de Doc Johnson s'est fait une fortune avec ça dans les années 1980. Mais le Révérend était le premier sur les *sex toys* chrétiens.

– Des godemichés intégristes. Qui l'eût cru ? Cet homme est un véritable précurseur.

– Mon chéri, souffla Tina, ça, c'est juste pour les chrétiens tarés. À partir du moment où il a eu l'idée de maquereauter de vrais vagins totalement purs, il a laissé tomber les trucs en plastoc.

– Le seul taré chrétien qui m'intéresse vraiment, c'est le Révérend. Je l'ai rencontré, tu te souviens ? Et maintenant, tu habites chez lui ?

– Juste pendant qu'il est pas là. Je me fais cinq mille par semaine juste pour jouer la taulière.

– Et tu fais ça superbien. Allez, accouche. Quoi d'autre ? Il te laisse réaliser ?

– J'allais m'y mettre. On était en train de bosser sur un scénar. Un long métrage. Il avait chopé des financements pour faire du porno ethnique. En gros, du hardcore avec un message proaryen.

– Un message proaryen ? Tu m'en diras tant, Mme Leni Riefenshtup[1] !

– Va te faire foutre, Manny. C'est pas comme si c'étaient de vrais nazis. Je veux dire, le producteur est un Noir, et c'est écrit et réalisé par une ex-pute junkie avec du sang Kanuk.

– Et laisse-moi deviner, il y a toujours l'inévitable et très populaire personnage, *der geile Jude*.

– C'est quoi, ça ?

– Le juif libidineux. Une des seules choses dont je me souvienne de mes cours d'allemand du temps de mon bref passage à l'université.

– Allez, on ne te filmerait pas au-dessus de la ceinture. Il est où, ton sens de l'humour ? De nos jours, le porno, c'est plus grand public que les jeux Paralympiques, tu sais ? Je me suis dit que je pourrais faire quelque chose de subversif. On aurait pu t'appeler "Le Lion de Sion".

– Je préférerais "L'Hébreu national".

– Je m'en fous si tu choisis Shecky Mazeltov. Je pensais juste qu'on aurait pu faire quelque chose de subversif, c'est tout.

– Je suis sûr que ça impressionnerait beaucoup les *cinéastes*[2] du bloc C. À mon tour de te servir une citation : "Se bercer d'illusions sur soi-même, c'est la clef du bonheur." Voltaire. C'est la seule que je connais.

– Alors comment ça se fait que tu sois pas heureux ? »

1. Allusion à Leni Riefenstahl (1902-2003), réalisatrice de films allemande qui a travaillé à la propagande du Troisième Reich, comme avec *Le Triomphe de la volonté* (*Triumph des Willens*, 1934), documentaire à la gloire du parti nazi, et *Les Dieux du stade* (*Olympia*), sur les jeux Olympiques de Berlin de 1936.

2. En français dans le texte.

Je dus avoir l'air atteint.

Elle éclata de rire.

« Je déconne. Tu as raison. C'était une idée stupide. *Mein cunt.* De toute façon, ça n'arrivera pas. Pas avec moi. Le Rév. faisait du porno suprématiste blanc, mais ça n'était en fait que des scènes de cul mises bout à bout. Il se dégottait des étudiants en école de cinéma pour bosser dessus.

– Le monde est rempli de boulots pourris. On dirait qu'il ne reste plus rien d'autre. » Je me remis à farfouiller dans les tiroirs du Révérend pour ne pas avoir à la regarder lorsque je lui poserais la question que je m'apprêtais à lui poser. Je ne pouvais pas m'en empêcher. « Tina, dis-je, je t'en prie, dis-moi que tu ne jouais pas dedans.

– Chéri, répondit-elle sèchement, tu sais combien de fois tu m'as déjà demandé ça ? Je suis dans l'administratif, et uniquement dans l'administratif.

– L'administratif ? À t'entendre, on croirait que tu bosses à la poste.

– Arrête, Manny ! Les trucs les pires, je les ai faits quand j'étais ado, d'accord ? T'as jamais eu un boulot qui te faisait gerber ? » Elle vit mon air. « Question idiote.

– Oublions ça, dis-je. Tu me connais, je ne me fie pas à mes sentiments. Moi, je replonge dans la dope et je me réveille à Cleveland avec un sac rempli de perruques et du sang sur mon pantalon.

– Et quels sentiments t'envahissent, là, maintenant ?

– À part ce qui se passe dans ma poitrine quand je te regarde ? Mengele. Dinah Zell. Tout ça, quoi.

– Faut que tu apprennes à compartimenter, mon chéri.

– C'est comme ça que ça s'appelle ? »

Je sortis une enveloppe remplie de reçus à moitié effacés pour des « offrandes d'amour » facturées à la Fondation pour l'amour chrétien, une autre des raisons sociales du Révérend.

Je jetai un coup d'œil à Tina. La ressemblance avec Björk s'évanouit. Sous l'effet de la colère, son visage se transforma. Adopta une étrange et effrayante beauté. Une sorte de croisement entre Susan Tyrell[1] et Faye Dunaway. Les pommettes de la mort. Une sauvage au repos.

« J'aime bien le style, la juxtaposition du bureau et du lit à eau juste à côté, dis-je en ramassant un petit paquet de chèques annulés et d'enveloppes prétimbrées pour l'envoi de mandats, mais la compta laisse un peu à désirer. »

Le tiroir du haut, lorsque je l'ouvris, dégueula une pile de menus thaïs à emporter. Celui du dessous était rempli de livrets détaillant les douze étapes, mélangés avec des brochures maison contenant les profondes pensées et les sermons les plus édifiants du Révérend. Reliées à la main, c'étaient des pages pliées en deux, photocopiées sur une machine dont il aurait fallu remplacer la cartouche d'encre, et agrafées dans la pliure.

La première que je pris proposait un dessin d'une fille aux cheveux longs, une main posée contre le mur derrière une cuvette de chiottes, et l'autre main dans la bouche. Au-dessus de l'image, il y avait des

1. Susan Tyrell (née en 1945) : actrice américaine principalement connue pour son rôle dans *Cry Baby* de John Waters (1990).

caractères gothiques, que je lus à Tina : « Paradis, ça rime avec vomi. »

Tina se raidit.

« Celui-là, il parle de boulimie. La plupart des filles ont des problèmes avec la nourriture. Il y a une branche des OA dans la *Valley* qui donne des lits et de la bouffe pour les boulimiques chrétiens.

– Ça peut aider. »

Tina claqua le tiroir du bas.

« Ça sert à rien. Ce qu'il nous faut, c'est son ordinateur. Pour les adresses.

– Alors le Rév. produisait du porno prônant la suprématie blanche et des trucs pour branlette intégristes. Je ne vois toujours pas ce que Zell pouvait bien fabriquer avec lui.

– Je suis à peu près sûre que ça avait quelque chose à voir avec la distribution.

– Bien entendu. Zell est un juif important. »

Tina me regarda bizarrement.

« C'est une expression, dis-je. Je la tiens de Mama Mendel, la maman de Solly Mendel, le roi de la kippa. C'est une longue histoire.

– Faut reconnaître que ça te va bien, la tenue, dit-elle en souriant.

– Arrête, d'accord ? Laisse-moi réfléchir. On a déjà établi que le fils de Zell était une huile de l'ALS. On peut imaginer sans trop d'effort que papa finance les divertissements sexuels de Blancs racistes. Peut-être qu'il vend exclusivement aux Aryens.

– Et si Bernstein n'était avec les Aryens que pour faire tourner le bizness familial ?

– Si c'est le cas, j'espère que les svastikas qu'il a sur le cou s'effacent.

– Il peut mettre un *tallith*.

– D'où tu connais le *tallith*, toi ?

– Un client voulait qu'une fille se déguise.
– En rabbin ?
– En chantre. Il voulait qu'elle chante. Une des filles connaissait *Hava Naguila*, depuis son passage dans un camp scout interconfessionnel.
– Tu sais, je meurs vraiment d'envie d'en savoir davantage sur tes affaires avec le Révérend, mais j'ai encore plus envie de mieux comprendre ton copain, Bernstein. Il a à peu près tout fait sauf embrasser la bague de Mengele lorsqu'il l'a rencontré. Et Mengele l'a envoyé chier. C'est ça, qui ne colle pas. Pas besoin de plus d'un coup d'œil sur ce vieux salopard pour se rendre compte que c'est un poltron narcissique et rassis, assoiffé de louanges. »

Tina haussa les épaules.

« T'as oublié ? Bernstein est juif.
– Je n'ai pas oublié. Mais en prison, les juifs sont des Blancs, et les Blancs se serrent les coudes.
– En prison peut-être, mais pas dans les camps de concentration. Réfléchis-y, dit Tina. Mengele s'intéresse à la génétique. Caucasiens ou pas, à Auschwitz, les juifs n'étaient pas considérés comme des êtres humains.
– J'adore que tu en saches autant là-dessus », lui dis-je. Et je le pensais. « Je suis dingue de toi et de ton corps, aussi. Mais putain ce que j'aime le plus chez toi, c'est ton cerveau.
– Encore heureux », dit-elle.

Mais je voyais bien que ça lui faisait plaisir d'entendre ça.

Je plongeai la main dans la pile et en sortis une autre brochure. Dans celle-ci, des légionnaires fouettaient Jésus, qui tenait une bible. Un phylactère au-dessus de sa tête disait : « Les juifs disent que c'est un livre cochon ! » L'histoire de la haine des juifs, si perturbante soit-elle, faisait quand même partie de l'Histoire. Une littérature antisémite aussi récente que *Gossip Girl*[1] provoquait une peur beaucoup plus profonde. Pas parce que ça pouvait arriver ici, mais parce que c'était en train d'arriver.

Un frisson involontaire fit trembler mes lèvres.

« Bizness ou pas bizness, c'est une chose pour un papa juif d'avoir un fils à San Quentin, et c'en est une autre qu'il rejoigne un gang de Blancs racistes et biberonne du Kool Aid[2] nazi.

– Mieux connu sous le nom de "Hitler en poudre", dit Tina. Mais Zell a deux fils. » Elle me toucha le menton. « Et le frangin, Davey ? Peut-être que Zell paie Mengele pour qu'il fasse une nouvelle mâchoire à ce pauvre gosse ? Ça ne me plaît pas de dire ça, mais peut-être que ça développe de sacrées compétences au scalpel de se faire la main sur des vivants au lieu de cadavres.

– Ça voudrait dire que Mengele accepte de l'argent d'un juif.

– Oh arrête !, dit Tina. L'argent est vert, de quelques mains qu'il vienne.

– Traite-moi de naïf, pendant que tu y es », soupirai-je en regardant Tina décrocher d'un portant

1. *Gossip Girl* : série télévisée américaine pour ados créée en 2007.

2. Référence à la célèbre boisson fruitée américaine. Elle est aussi associée dans la culture populaire à l'empoisonnement massif de la totalité des membres de la secte du Temple du Peuple par leur leader, Jim Jones, à Jonestown, au Guyana, en 1978. Le poison aurait été mélangé à du Kool Aid, qui est fabriqué à partir d'une poudre à laquelle on ajoute de l'eau. L'expression « boire du Kool Aid » est donc devenue, en argot, synonyme d'empoisonnement.

à roulettes surchargé de vêtements une blouse d'infirmière. NANCY était brodé au-dessus du sein gauche.

« Ne me dis pas. Il a aussi une affaire de soins à domiciles ?

– On peut appeler ça comme ça. Les infirmières, c'est le fantasme numéro un. »

Un meuble à chaussures, du genre qu'on trouve dans les bowlings, occupait la plus grande partie du mur derrière les fringues. Il était pour une bonne moitié rempli de chaussures d'infirmière. Je m'en approchai et pris une paire au hasard. Leur taille était impressionnante. Quarante-sept, triple largeur.

– Et ça, c'est pour qui ? Nurse Shaq[1] ?

– Il y a des filles dans le lot qui sont vraiment costaudes. Tu serais surpris des demandes particulières qu'on reçoit.

– Ça m'étonnerait. » Et puis quelque chose me vint à l'esprit. « Je me demande pourquoi Davey n'a pas dit qu'il était le frère de Bernstein. Avoir un frangin haut placé chez les Aryens, ça peut faciliter la vie. »

Tina s'arrêta.

« Peut-être que Davey est du genre modeste.

– Ou peut-être que Davey et son papa n'étaient pas tout à fait sûrs que Mengele s'en foutait d'où venait l'argent. Les médecins nazis regardaient les Tziganes et les juifs comme des tumeurs à pattes. Alors peut-être qu'ils se sont dit que Mengele pourrait oublier de stériliser ses instruments s'il savait qu'il transplantait une mâchoire sur un visage juif. Ça pourrait être une bonne raison de cacher que Bernstein et

1. Shaq : diminutif de Shaquille O'Neal (né en 1972), très célèbre joueur de basket, au physique et au palmarès impressionnants.

Davey sont frères. Je crois que je vais surveiller mes arrières jusqu'à ce que je sache si Mengele et Zell sont associés ou ennemis.

– Te rends pas malade. Il y a plein de gens qui sont les deux à la fois. »

Tina raccrocha les habits d'infirmière et sortit une robe en vichy. Elle avait un col haut qui se boutonnait jusqu'au menton, de cette manière caractéristique et quelque peu perverse des maîtresses d'école dans les vieux westerns.

« Et comment va ta fille, au fait ?

– Pourquoi tu me poses des questions sur Lola ? C'est la robe d'institutrice ? » C'était un look qui ne m'avait jamais branché. « Elle est sortie de sa période grand-mère. Ça me manque un peu, d'ailleurs. J'ai déjeuné avec elle il y a un mois. Elle s'est pointée dans un truc ultramoulant avec une capuche. Une de ses copines nous a vus. Plus tard, elle a demandé à Lola ce que ça faisait de sortir avec un vieux *nerd* à l'air cool.

– C'est mignon.

– Arrête, dis-je. J'aime pas parler d'elle dans un endroit comme celui-ci. On devrait y aller.

– D'accord. On peut partir maintenant, si tu veux. » Tina reposa la robe en vichy et choisit un manteau de cuir blanc avec un col en fourrure. Elle le raccrocha aussi et attrapa un manteau gris qui se boutonnait des chevilles jusqu'en haut. Il lui collait au corps comme s'il était vraiment heureux d'être là. « La vérité, c'est que sans l'ordinateur, on est baisés. On n'a plus qu'à espérer que Cathy se souvienne de l'adresse de Mengele. Allons-y.

– Où ça ?

– Ben, dit-elle, le Révérend D. appelle ça la chambre d'amis, mais c'est un peu excessif. »

*

À l'étage, je compris ce que Tina avait voulu dire au sujet de la chambre. On y trouva trois pensionnaires féminines. Elles étaient toutes les trois en dessous minimalistes, à fumer du cristal dans une pipe en verre boursouflée, étendues sur un tapis taché de foutre dont il aurait été difficile de déterminer la couleur d'origine. Un petit quelque chose de chimique flottait dans l'air.

De la porte, les filles avaient l'air d'être échouées sur un îlot de bouteilles de Romilar DM[1], de cannettes de Cobra[2] d'un demi-litre vides, de cendriers renversés, de morceaux épars de circuits électroniques et de pièces de métal brillantes, ainsi que de bols à céréales pleins d'un liquide jaune d'or.

« Dis-moi que c'est du jus de pomme, dis-je.

– Si tu vas pisser, tu perds ton tour, expliqua Tina. La bonne nouvelle, c'est que quand tu marches au *crank*, tu pisses pas des masses. Tu oublies.

– Tout est dans les détails », dis-je.

Des draps avaient été suspendus devant les fenêtres. Une publicité *Viva Viagra* passait sur un écran de cinquante pouces appuyé contre un mur, son coupé, que personne ne regardait. Quelques matelas, sans les draps, étaient poussés dans un coin. Pas loin de la TV posée par terre, il y avait un podium en

1. Dérivé synthétique de la morphine, utilisé comme antitussif et pour le dégagement des voix respiratoires.
2. Cobra : boisson énergisante.

bois sur lequel était peint à la main AMOUR CHRÉTIEN, et une bible rouge était posée dessus. Aucune des donzelles ne remarqua notre présence, ni même qu'on était entrés dans la pièce. Deux des jeunes filles, une Latina et une Noire, se disputaient léthargiquement la pipe de verre.

« Elle est à moi, la pipe, salope.

– Des clous. Je vais te botter ton sale cul de Négresse dans deux secondes. »

Elles donnaient l'impression que leur dispute durait depuis à peu près cinq ans.

Quelques miettes tombèrent d'un petit sac sur un plateau fendu qui se trouvait entre elles, mais aucune des deux ne paraissait avoir suffisamment d'énergie pour faire quoi que ce soit de plus que se chamailler. La Latina, qui avait peut-être moins de trente ans si elle avait menti sur son permis de conduire, était l'heureuse propriétaire d'une paire d'obus d'une impossible fermeté. Ils pointaient, durs comme du titane et beaucoup trop gros pour la cage thoracique darfourienne à peine plus large qu'un bâton de sucette qui avait la tâche de les soutenir. L'idée me traversa l'esprit que peut-être elle ne pouvait pas se mettre debout. Elle ne pouvait que se prélasser par terre, victime du *crank* et de la gravité, jusqu'à ce que quelqu'un la ramasse, ou qu'elle finisse de se consumer et disparaisse complètement, ne laissant que ses tours jumelles et ses lèvres craquelées comme seules preuves qu'elle avait jamais existé.

La Noire accro au *crank* qui essayait de lui arracher la pipe était tout aussi maigre, mais elle lui rendait trente bons centimètres, avec des yeux enfoncés et un gros crucifix qui pendait entre des nichons qu'elle avait bien plus délicats.

À la façon dont Jésus se balançait dans son décolleté, on aurait dit qu'Il mourait d'envie d'étendre Ses bras au-delà de la croix pour lui peloter les nénés. Elle couinait sans s'arrêter : « C'est la mienne, c'est la mienne, c'est la mienne, c'est la mienne, c'est la mienne, c'est la mienne », comme si elle avait oublié ce que ça voulait dire ou comment arrêter de le répéter.

« Alors ça, c'est parfait, putain », dit Tina lorsque nous découvrîmes la scène.

La troisième fille, la Blanche, nous remarqua, et Tina la montra du doigt. « C'est elle. »

Cathy se balançait sur le côté, en position fœtale. Elle s'assit très vite. Sans cesser de se balancer, mais maintenant d'avant en arrière. Elle nous regarda, la mâchoire pendante, les yeux vitreux tout craquelés, comme si elle avait été kidnappée par des extraterrestres.

« Psychotique ?, demandai-je à voix haute.

– Dans ses bons jours, dit Tina. Le *crank* peut faire ça. »

Tina alluma la lumière et les trois filles se figèrent sur place, comme des cafards pris dans la glu. Sous l'ampoule de cent watts, je pouvais discerner les alignements de petites bosses rouges le long de ses bras et de ses jambes. Je reculai instinctivement, de peur de la toucher.

« Piqûres de puce ?

– Même pas, répondit Tina. Le *crank* fait ça aussi. Quand on s'envoie cette merde dans le système, elle trouve presque toujours un moyen d'en ressortir. »

Les amoncellements de vêtements et d'accessoires de maquillage, éparpillés à travers la pièce, m'évoquaient un accident d'avion. Mais c'était difficile de dire s'il y avait des survivants.

Cathy mit son pouce dans sa bouche et recula. Je remarquai quelque chose de brillant, d'électronique, de cassé, sur le tapis, derrière elle. Quelque chose dont les entrailles avaient été retirées et réarrangées d'une manière qui devait sembler sensée à quelqu'un d'hyperconcentré qui n'aurait pas dormi depuis trois jours. Du vrai travail de débile. Le genre d'idée qui jaillissait généralement lorsqu'on tournait en surrégime : démonter quelque chose, comprendre comment ça marche, et le remonter — ce que jamais personne n'avait réussi à faire depuis cette autre trouvaille lumineuse qui consistait à croire qu'on pouvait se passer de dormir. Les flics qui patrouillaient à la recherche de junkies se garaient et enfilaient leurs gilets pare-balles quand ils repéraient une ruelle jonchée de pièces de moteur.

Tina s'agenouilla et ramassa le plateau argenté.

« Bon, ben là, on est vraiment de la baise », dit-elle. Bizarrement, entre ses mains, l'objet ressemblait davantage à ce qu'il était : la carcasse d'un ordinateur portable dépecé, dégueulant de fragments de circuits et de câbles multicolores qui avaient autrefois permis de chercher sur Google méthédrine+psychose. « Le Rév. avait toutes ses adresses dans son PowerBook.

– Et il n'y a pas de sauvegarde ? »

Tina rassembla quelques-unes des pièces qui traînaient alentour. Pêcha un boîtier noir de la taille d'un paquet de Camel. Un câble USB coupé à coups de ciseaux en pendouillait, toujours branché au boîtier. Tina soupira.

« Disque dur externe. »

Elle tint le boîtier à la lumière pour me montrer les trous qui permettaient de voir au travers. En forme de croix.

« C'était Satan ! », cria Cathy. Ses yeux s'agitaient sauvagement dans ses orbites.

« Et il a utilisé des machines électroniques ?, dit Tina.

– Il était dans l'ordinateur ! J'ai vu son visage. Ses yeux étaient des mots. L'écran saignait ! »

*

Soudain, elle sauta sur ses pieds, chancelante, comme quelqu'un qui essaierait d'escalader le vide. Puis elle s'effondra, ses deux mains grattant frénétiquement les lettres rouges brodées, JE LE GARDE POUR JÉSUS, sur le devant de sa petite culotte qui avait jadis été blanche. C'était une culotte taille basse, tragique, qui pendait un peu sur les os saillants de son pubis. Curieusement (peut-être était-ce à cause de ses dessous siglés JC un peu trop lâches), son corps donnait l'impression d'avoir été replet il n'y avait pas si longtemps de ça.

« L'écran saignait ! Dites-leur ! » Cathy cria vers les deux autres sur le tapis, qui se disputaient toujours au ralenti la prochaine taffe. « Roxie, dis-leur… Lateesha ! Aide-moi !

– Hein ? »

Roxie, celle qui avait des nichons qui faisaient penser à des missiles à uranium appauvri conçus pour percer les blindages, réunit suffisamment d'énergie pour tourner la tête. Lorsqu'elle le fit, Lateesha lui arracha la pipe des mains, sortit un morceau douteux de son entrejambe, le coinça à l'extrémité du tuyau, et essaya de l'allumer. Avant que Lateesha n'attrape une flamme, Tina fit un bond et donna un coup de pied pour lui arracher la pipe de la bouche. Elle alla s'écraser contre le mur, éparpillant des miettes de speed. Lateesha lâcha un feulement aigu, comme un chat sauvage qui se serait planté un ongle dans l'œil, et aussitôt les trois filles plongèrent sur la drogue avec une coordination parfaite. Tina entra dans la mêlée, agrippa Cathy par les cheveux, laissant les deux autres récupérer ce qu'elles pouvaient du verre brisé.

Tina plaqua Cathy contre le mur et se mit à lui filer des baffes.

« Cathy, arrête de faire ta junkie ! »

Tina avait une façon de dire ce genre de chose avec une authentique tendresse. Elle avait envie d'étrangler cette fille, mais en même temps, elle avait aussi déjà été à sa place. Et elle s'en souvenait. C'était son expérience à elle qui la rendait sincère. Ce n'était pas la première fois, mais je me dis que j'avais décidément beaucoup de chance. Il y avait tout un tas de types qui voulaient des filles gentilles. Moi, j'avais une femme qui était allée aussi loin que moi sur le chemin du dévoiement aux stupéfiants. Et même plus loin, dans le cas de Tina, dans la mesure où je n'avais jamais assassiné mon cher et tendre ni ajouté la boulimie à la liste de mes errements. Je ne la jugeais pas, et elle ne me jugeait pas non plus. Elle n'était pas particulièrement sympa, mais elle avait roulé sa bosse, ce qui me mettait à l'aise. Sympa, moi, ça ne m'avait jamais trop réussi. Je ne savais pas quoi en faire.

Cathy posa sa tête sur l'épaule de Tina. L'amour était une négociation folle, à moins peut-être qu'on ne cherchait jamais que des gens affectés de la même folie que nous, afin de ne pas avoir à éprouver… cette folie, ou bien — *Mais ferme ta putain de gueule !*

J'avais dû inhaler trop d'*eau de*[1] méthédrine. Je pensais plus que d'habitude, mais pas mieux. Ainsi que le speed l'a toujours fait.

Cathy commença à trembler. J'observai Tina caresser le visage de la fille flageolante. Elle la berça et psalmodia « tout va bien » encore et encore, chuchotant aux racines noires de ses cheveux blonds décolorés. Cathy pouvait avoir seize ans ou quarante-six, c'était selon. Mais lorsque Tina la prit dans ses bras, elle en avait cinq.

« Cathy, ma chérie, tu as dormi quand, pour la dernière fois ?

– Je sais pas. On est aujourd'hui ?

– Aide-moi à la sortir de là », dit Tina.

J'évoluai parmi les bols de merde et de pisse et les bouteilles renversées comme un danseur qui courrait une course d'obstacles.

« Peut-être qu'on devrait revenir avec des combinaisons spéciales ?

– Trop tard, dit Tina. J'ai déjà respiré les vapeurs.

– Moi aussi. Et le pire, c'est que ça me plaît. » Je saisis un des bras de la fille, et Tina attrapa l'autre. « C'est ça, la beauté de la drogue, dis-je. Pourquoi s'embêter avec un Mengele quand on peut faire de son propre corps une menace biochimique ? »

---

1. En français dans le texte.

Que Cathy représente notre meilleure chance ne me remontait pas vraiment le moral.

Soudain, on entendit un cri. Tina me laissa soutenir Cathy pour traverser la pièce à cloche-pied. Elle ouvrit la porte d'un placard. Dedans, il y avait une Chinoise avec les cheveux coupés à la Jeanne d'Arc, à poil, qui se mordait les lèvres et fumait du speed. En la voyant, Cathy revint à la vie, les yeux écarquillés par une véritable vénération.

« Li-Li ! On croyait que tu étais au paradis ! »

Li-Li se colla les mains sur les oreilles puis les agita devant elle pour chasser les trucs volants qu'on avait laissés entrer en même temps que la lumière. Elle mourait d'envie d'expliquer mais ne parvenait qu'avec difficulté à assembler des mots. Les commissures de ses lèvres étaient maculées d'une pâte blanche. Lorsqu'elle parvint à parler, de petites volutes s'échappèrent de sa bouche.

« Salope !... Mes pieds sont, genre, le Diable !... Tu m'as volé mon sucre d'orge !

– Li-Li, sois tu es cohérente, soit tu la fermes, dit Tina en tendant la main à la Chinoise. Allez, viens. »

La fille à poil cacha la pipe derrière son dos comme une enfant de cinq ans. J'observai Tina desserrer gentiment ses doigts et la lui enlever. Elle me la lança. Je l'attrapai, mais faillis la laisser tomber : elle était encore brûlante.

« C'est mon sucre d'orge !, cria Li-Li. Bon Dieu, ... Tu ferais mieux de...

– Tout va bien, ma chérie. Manny va te tenir ton sucre d'orge, dit Tina. Il empêchera qui que ce soit de le prendre. »

Je trouvai un morceau de tissu rose sur une étagère et l'enroulai autour du verre brûlant.

Li-Li avait le regard fixe, comme si elle contemplait un spot publicitaire dont elle attendrait la fin.

Tina exhuma un pantalon de survêtement modérément taché sur lequel était écrit *Juicy*. Aida Cathy à l'enfiler par-dessus sa culotte d'au moins trois jours. Et parla doucement à Li-Li, tout en habillant Cathy.

« Ça fait combien de temps que tu es là-dedans, Li-Li ?

– Dans quoi, Mamie ? »

Elle parlait comme si elle passait à la télé dans sa tête.

Tina me jeta un regard qui voulait dire : « On ne peut pas toutes les sauver. »

Je lui jetai un marcel douteux. Elle parvint à le mettre à Cathy, tandis que je déterrais une paire de tongs et un blouson bleu scintillant dans le dos duquel était graffité CHRÉTIENNES SUPERBONNES par-dessus le fameux Jésus avec sa couronne de bites. Accompagnés d'un petit TM dans un cercle.

« Alors comme ça, le Révérend a sa propre ligne de vêtements ?

– Tout le monde a sa ligne de vêtements, dit Tina. Pourquoi un maquereau religieux aurait pas la sienne ? »

23

Alors que je marche dans la vallée de l'ombre de la meth

Tina était assise de travers dans sa Prius. Elle tenait les mains de Cathy, qui tremblait sur la banquette arrière. Je conduisais sans but sur Van Nuys Boulevard tandis que mon ex appliquait sa technique brevetée, subtil mélange de compassion et de baffes, pour essayer de la faire parler. Et ça faisait une bonne demi-heure qu'elle essayait.

« Tu te souviens du docteur allemand, ma chérie ? » Baffe. « Cathy ! » Baffe. « Ma petite chérie, il faut vraiment que tu te concentres.

– Merde !, l'interrompis-je. Il est déjà 18 heures.

– Manny, s'il te plaît. Contente-toi de conduire !

– C'est ça, ouais. Manny, contente-toi de conduire ! »

Finalement, soudain inspirée, Cathy eut envie de parler et se mit à mal imiter Marilyn :

« Il voulait jouer au *Herr Doktor* », gloussa-t-elle.

Tina rigola avec elle.

« Tu veux dire qu'il t'a demandé de l'appeler *Herr Doctor* ?

– Non, c'est lui qui disait ça comme ça, en parlant de lui.

– Ses cheveux étaient de quelle couleur ?

– Je les ai teints en blond.

– Il habitait pas loin, non ?

– Reseda.
– Tu te souviens de l'adresse ?
– Sur Seaview. Je me souviens. Seaview Apartments. »

Le temps passait.

« Je suis sûr qu'il n'y en a pas plus d'une centaine.
– Elle va se souvenir, répondit Tina. Vas-y.
– Peut-être qu'on devrait lui donner un Valium », suggérai-je.

À ce moment-là, je regrettai vraiment de ne pas avoir volé ceux de Dinah. Je continuai d'avoir son visage devant les yeux, dans le pare-brise, devant derrière, superposé à la circulation sur Van Nuys Boulevard. Lors du dernier flash, j'avais dû piler pour ne pas emboutir un Hummer. Puis quelque chose avait heurté l'arrière de mon siège. Je me retournai et vis Cathy qui se tapait le visage contre l'appuie-tête.

Tina essaya de se saisir d'elle.

« Cathy ! Ma petite ! Arrête ça ! »

Le feu passa au vert et je dus de nouveau regarder la route. Soudain, Cathy se mit à crier, la voix pleine de passion.

« Mon vagin est un don de Dieu ! »

Je faillis m'encastrer dans un bus.

« C'est un des slogans du Révérend », dit Tina.

Cathy s'était mise à se balancer d'avant en arrière comme un métronome humain. Le balancement se fit de plus en plus rapide, jusqu'à ce que Tina glisse la main sous son siège et en sorte une mignonnette d'Old Mr Boston. Du brandy à la cerise.

« Je le garde pour quand je suis malade, dit-elle avant de prendre le visage de Cathy entre ses mains expertes. Allez, viens, ma chérie. »

Cathy se calma après une bonne gorgée de brandy. Elle en recracha un peu en toussant et eut un haut-le-cœur. Puis elle ravala et lâcha un long soupir, comme si elle venait tout juste de se souvenir de comment on respire.

« Miam, marmonna-t-elle, dans un style pas trop éloigné de celui d'une pute. J'ai fait vœu de chasteté il y a quatre ans, après que Laura Bush avait visité notre lycée et ouvert sa bible blanche de première dame à épîtres aux Thessaloniciens, chapitre 4, paragraphes 3 et 4. "C'est la volonté de Dieu que vous soyez sanctifiées, que chacune de vous sache posséder son corps dans la sainteté et dans l'honnêteté." C'est pour ça que je me souviens de l'adresse du docteur. Parce que c'était le 4344. »

C'était logique pour elle.

C'était tout ce qui comptait.

Le reste du chemin, Tina fila alternativement à Cathy des baffes et du brandy. Elle la fit doucement redescendre de ses hauteurs méthédrinesques et dégrada sa psychose en une simple manie. Cathy se détendit. Elle se transforma en moulin à paroles et nous refila quelques tuyaux de pute chrétienne.

J'avais envie de savoir si ses clients étaient plutôt des intégristes ou des disciples de Satan.

« Quel genre de type veut souiller une gentille petite chrétienne ?

– Souiller ? Ça, c'est ce que toi tu ferais », dit Tina, sans pour autant que ça ait l'air de la mettre en colère.

La nuit tomba. Le crépuscule apparut et disparut. La circulation empira. La nuit était synonyme de rouler au pas, au milieu du béton desséché.

On observa une mémère aux cheveux bleus dans une Eldorado blanche se tartiner la moustache de crème épilatoire tandis que son mari, dont les sourcils dépassaient à peine du volant, lui jetait des regards haineux.

« Le mariage, renifla Tina. Et quand même, je les regarde, et je suis jalouse. »

Ça relança Cathy.

« Le mariage, c'est pour ça que je préserve ma virginité, récita-t-elle. “Comme je crois que le grand amour m'attend quelque part, je m'engage auprès de Dieu, de moi-même, de ma famille, de mes amis, de mon futur époux et de mes futurs enfants, à une vie de pureté. Je jure de m'abstenir sexuellement à partir de ce jour et jusqu'au jour où j'entrerai dans les liens sacrés du mariage biblique.” » Elle reprit une rasade d'Old Mr Boston et renifla. « Ça sonne bien, tout ça, hein ? Mais bon, les filles, chez le Révérend D., tout ce dont elles parlent, c'est de Jésus et de cul. Parfois — je ne devrais pas dire ça — on parle même de cul *avec* Jésus. Vous voyez le truc ? On se préserve pour Lui, avec un l majuscule, d'accord ? On dit que c'est pour notre futur mari — oh mon Dieu, un livreur costaud de chez UPS avec de la cellulite sur les fesses ! — mais on s'accroche à nos désirs secrets. Parfois, la nuit, je pense à Jésus, en T-shirt sans manches, les muscles saillants. Il a de longs cheveux blonds, comme dans les images bibliques. À la Fabio. »

Les élucubrations de Cathy n'avaient aucun sens, mais je ne la poussai pas dans ses retranchements.

Il y avait tout un tas de choses qui n'avaient aucun sens, de toute façon. Ou bien c'était sensé, mais alors c'était la logique elle-même qui déconnait. Surtout s'il y avait plein de raclures de baignoire aspergées dedans[1].

On doubla un minivan qui me rappela celui de San Quentin et rouvrit mes blessures. Je croisai le regard de Cathy dans le rétroviseur.

« Loin de moi l'envie d'être graveleux, mais pour la chasteté, là… C'est vrai ? Vous faites tout, avec vos michetons, sauf…

– Je les appelle pas des michetons. Je les appelle des partenaires d'amour.

– C'est ce que je voulais dire, mentis-je. Alors avec vos partenaires d'amour, vous faites tout, y compris…

– Anal ? » Elle se mit les cheveux sur le côté. Entoura ses genoux de ses bras. « Pourquoi tu le dis pas franchement, ducon ? » D'un coup, elle baissa sa vitre. Mit la tête à la fenêtre. « Anal !, hurla-t-elle de toutes ses forces. Anal, anal, anal, anal ! » Avant que Tina l'attrape par le bras et lui colle une baffe.

Cathy se rassit et se remit à parler normalement, comme si un peu d'héroïne et crier « anal », c'était exactement ce dont elle avait besoin pour se détendre.

« Vous croyez que les bons chrétiens n'aiment pas passer par la sortie de secours ? Alors laissez-moi vous dire un truc, la plupart sont de vraies larves, mi-hommes, mi-canapés. L'anal, ça leur donne l'impression d'être des gros durs. »

---

1. La meth de mauvaise qualité est souvent préparée et mélangée dans une baignoire.

Parler de ça, ça la fit repasser en mode métronomique. Son balancement me donnait mal au cœur. Tina la serra dans ses bras. Lorsqu'elle lui caressa les cheveux, Cathy régressa instantanément.

« Il faut que je dorme ou que j'en reprenne, maman.

– Alors dors un peu, ma chérie. Allonge-toi et laisse-toi aller. »

Tina traça des mots, lettre par lettre, sur son front : *tout va très bien aller*.

Cathy bouda, se tourna sur elle-même, apparemment déjà inconsciente, la bouche grande ouverte et ronflotant doucement.

« Beau boulot, dis-je à Tina.

– Avant, je me disais ça à moi-même », dit-elle.

Une seconde plus tard, Cathy se redressa d'un coup, ouvrit la portière et essaya de se sauver à un carrefour.

« Anal ! » Cette fois elle psalmodiait plus qu'elle ne criait. « Anal, anal, anal ! »

Tina parvint à la rattraper en vitesse. Personne n'avait entendu, ou bien alors personne n'y avait trouvé rien d'anormal.

Je gardai mes mains sur le volant. Regardai droit devant moi.

« Pour l'amour du ciel, Tina, soit tu fais signe à un flic et tu lui demandes carrément de nous coffrer, soit tu la fais se tenir tranquille.

– Hé, sois déjà content que je lui aie mis sa ceinture. De toute façon, tout le monde s'en fout. »

Tina s'enfonça sur son siège et ferma les yeux. Elle était encore plus fatiguée que moi, mais j'étais trop fatigué pour le remarquer.

« C'est à cause de YouTube, dit-elle d'un air las. Les gens ne se choquent pas facilement, parce qu'il y a tant de choses qui sont supposées être choquantes et qui sont en fait fabriquées. Et ce qui est vraiment le plus choquant, les gens n'y vont pas. »

Elle se tourna sur le côté, se reposa contre l'appuie-tête et soupira.

« Excuse-moi de déblatérer. Il faut que je te dise quelque chose. Le Révérend m'a fait des avances. »

Je tapai sur le volant.

« Je le savais !

– Non, écoute, dit-elle. Je lui ai dit qu'il avait rien que tu n'aies en plus gros et en mieux. Après ça, j'ai plus eu de problèmes. Je bosse, c'est tout. Le Révérend n'est pas un si mauvais mec, pour un mac. Jusqu'à ce que je me trouve un boulot un peu moins merdique, ça peut faire l'affaire.

– Tu es allée à Yale, dis-je.

– Je sais, mon chéri. Je suis aussi allée chez mon dealer. Et après, je l'ai épousé.

– Le fantôme de Marvin montre encore le bout de son vilain museau.

– Ce que je dis juste — Tina caressa nonchalamment les cheveux de Cathy —, je sais que je suis pas très bonne pour gagner ma vie. Je suis pas la seule personne au monde avec ce problème-là. On accepte ce genre de plans pour survivre et pouvoir jouer les artistes, et puis les plans prennent de plus en plus de place et l'art de moins en moins.

– Et voilà où ça nous mène, dis-je. Quatre-trois-quatre-quatre. »

*

Une chaîne tendue entre deux poteaux soutenait la pancarte sur laquelle avait été graffité : « disponibilités — célibataires possibles !!! »

« Tout est dans les trois points d'exclamation, dis-je tandis que Tina couchait précautionneusement Cathy sur la banquette arrière. Ça traduit vraiment bien tout le plaisir que devraient éprouver les célibataires à emménager ici. »

L'endroit était strictement identique à des milliers d'autres, partout dans la *Valley* : un bâtiment d'un étage, en parpaings, avec une grosse couche de peinture bleu ciel, maintenant délavée par le soleil et les pluies acides, et une piscine visible à travers les doubles portes vitrées de l'entrée.

Tout en haut du mur, dans un lettrage californien très seventies qui transpirait le entrez-donc-et-vivez-le-rêve, on voyait encore le nom que les premiers propriétaires avaient jugé approprié de donner à l'immeuble : *Sea View Apartments*. Le Pacifique était à vingt-cinq bornes, mais c'était toujours beaucoup plus que de Buffalo.

« Pas con, comme planque », dit Tina, enfermant Cathy à double tour dans la voiture après que nous fûmes descendus. On n'avait pas fait deux pas que la voix du Révérend retentit derrière nous, à pleine puissance : « Celui qui lave les pieds d'une putain, c'est un homme qui n'a pas peur de se comporter comme moins qu'un homme… »

Je fis demi-tour en courant et tapai à la fenêtre côté passager. Tina déverrouilla les portières avec son bipeur, mais Cathy, qui tenait la boîte d'un des CD du Révérend, était penchée sur le lecteur de disques comme pour boire ses paroles.

« Jésus pouvait faire la fiotte en lavant des pieds, parce qu'il savait qu'il était un vrai mec, et que personne n'oserait lui dire quoi que ce soit. Jésus, il était assez costaud pour faire la pute ! »

« Reste avec elle, dis-je. J'ai pas de temps à perdre avec ces conneries. »

*

J'entrai dans le hall crasseux, si on pouvait appeler ça un hall, et étudiai les noms sur la liste des résidents. C'était à l'ancienne mode, dans une boîte en verre, avec des lettres en plastique blanches fixées sur un épais fond noir. « Quel nom… Quel nom ? » Je tournai la tête vers Tina. Elle parlait à la fenêtre et tapait sur le toit de la voiture, sans doute pour plus de persuasion. J'étais content de pouvoir ne pas la perdre de vue, grâce à la place de stationnement que j'avais eu la chance de trouver — pile devant une bouche à incendie.

En épluchant la liste alphabétique, je repérai Ullman — 5A, et appuyai sur le bouton. J'appuyai encore et entendis des braillements de bébés pardessus lesquels un accent latino à couper au couteau essaya de communiquer.

« *Quien es* ?

– Le Dr Ullman est-il là ?

– *Nadie en casa !* »

Personne à la maison. Parfait. Peut-être dit-il autre chose, mais les bébés le noyèrent. Je ne parvenais pas à imaginer les circonstances qui auraient pu amener Josef Mengele à laisser des bébés chicanos crapahuter chez lui. Je ramassai une pile de menus thaïs à emporter sur le rebord d'une fenêtre et vis une douzaine de lettres éparpillées par terre, abandonnées. Pas grand monde n'utilisait cette entrée. Quiconque vivait ici ou venait rendre visite devait se garer au-dessous et prendre les ascenseurs. Dans la *Valley*, presque partout, marcher était suspect. J'enjambai le courrier abandonné.

Près du bas de la pile, il y avait trois lettres attachées ensemble par un élastique. Adressées à Fritz Ullman. Le nom y était visible dans une fenêtre transparente, en travers de laquelle quelqu'un — peut-être quelqu'un débordé par un appartement rempli d'enfants braillards ? — avait gribouillé A-D-Ménagé. Les trois lettres venaient du Refuge pour petits animaux de Los Angeles. Je mémorisai l'adresse avant de mettre les enveloppes dans la poche arrière de mon pantalon. Au cas où quelqu'un me volerait mon froc.

Je courus à la voiture juste à temps pour rattraper Cathy, qui avait réussi à s'en échapper. Elle errait sur le trottoir, psalmodiant de toutes ses forces : « Alors que je marche dans la vallée de l'ombre de la meth… »

Un poil avant que je ne la chope, Cathy virevolta dans la rue et souleva son T-shirt, exhibant ses nichons maigrichons, criant aux voitures qui passaient par là : « Pour qui c'est Noël ? » Je dus mettre ma main en l'air, comme un flic qui règle la circulation. Je l'attrapai et la collai contre la portière passager jusqu'à ce que le trafic se raréfie suffisamment pour que je puisse l'ouvrir. Se méprenant sur mes intentions, Cathy hurla « Au viol ! » et commença à secouer la tête de gauche et de droite. Tina cogna contre la vitre. « Ouvre ! », mais je ne pouvais pas

— des voitures passaient en trombe si près de nous que leurs poignées de portières effleuraient ma veste.

Jusqu'à ce que ça se calme, ouvrir aurait été suicidaire. Entre 16 et 18 heures, dans la *Valley*, tout le monde s'en foutait d'écraser quelque chose. Je finis par entrevoir une accalmie. Mais au moment précis où j'ouvris, une Volkswagen Coccinelle changea de file. Le conducteur pila. Je vis le rottweiler sortir sa gueule par la fenêtre une demi-seconde avant qu'il ne me heurte en plein visage.

Mon souvenir suivant, c'était un cri de terreur, et le bruit flasque d'un coup de langue canin. L'impact me mit KO, jusqu'à ce que Cathy, qui ne s'était pas rendu compte que je m'étais fait rottweilérisé, cessât de crier au viol et se mît à me secouer ses miches squelettiques sous le nez. Son horrible imitation de Marilyn se mua en une horrible imitation de Marilyn version black.

« Tu veux que je les remue, *Mister Man* ? Tu veux te le taper, ce petit cul, hein ? »

Après ça, je ne regardai même plus. Je l'attrapai, ouvris côté passager, la poussai dedans et claquai la portière. Des pneus hurlèrent derrière moi. Je parvins à sauter derrière le volant et à mettre les clefs dans le contact sans que rien d'autre ne me rentre dedans.

Mais j'étais trop furax pour conduire.

« Comment c'est arrivé ? », criai-je à Tina, saisi par une panique rétroactive.

Elle réagit à peine.

« Comment quoi que ce soit arrive ? Ses parents ont baisé dans une station-service. Vingt ans plus tard, leur petite fille montre ses nibards aux passants. »

Le ton de Tina était aussi apathique que le mien était agité.

« Tina, il y a quand même un peu plus que ça ! Je me suis fait quasi décapiter par la poignée d'un Escalade[1]. J'ai failli arracher avec les dents la langue d'un chien. La petite Miss Jésus était dehors en train de crier au viol.

– Ah, ça. La pauvre petite doit se taper une mauvaise descente. » Tina caressa les cheveux de Cathy, qui avait posé sa tête sur ses genoux, écartant gentiment les cheveux de ses yeux. « T'as trouvé quelque chose, là-dedans ? »

C'était toujours comme ça. Les calamités et le chaos auxquels elle avait survécu l'avait immunisée : je n'étais jamais parvenu à lui faire partager mes moments de panique. Le petit épisode du frôlement de la mort en pleine heure de pointe à Reseda aurait aussi bien pu ne jamais avoir eu lieu.

Je laissai tomber et revins à nos affaires.

« Ouais. J'ai trouvé quelque chose, dis-je. Mais d'abord, je veux lui parler. Je veux savoir ce qu'il lui a demandé de faire.

– Je vais lui demander. Toi, elle ne t'aime pas tellement. »

Tina passa un doigt gentil sur les paupières tremblantes de Cathy.

« Chérie, dis-moi encore une fois, qu'est-ce qu'il voulait, ton vieil Allemand ? »

La circulation était maintenant plus dense. Une Benz nous frôla, laissant un sillage de NPR[2] derrière

1. Gros 4×4 de marque Cadillac.

2. National Public Radio : radio publique nationale, qui diffuse essentiellement des informations, des analyses sur la situation nationale et internationale, ainsi que de la musique.

elle. J'avais une sorte de sensibilité spéciale vis-à-vis des inconnus qui écoutaient à la radio les atrocités qui ne leur arrivaient jamais à eux.

Cathy parla comme si sa voix appartenait à quelqu'un d'autre.

« Ben, d'abord, tu vois, il m'a fait me désaper et aller partout où il me disait. Après, il a, tu vois, il a voulu examiner mon hymen. Je lui ai dit comment le Révérend D. disait toujours qu'après avoir prié, Jésus, il disait pas "amen", mais "hymen". Mais il avait des instruments, tu vois. Il m'a dit que dans son pays, ils avaient des usines à bébés, où des femmes parfaites allaient pour tomber enceintes après s'être fait féconder par des hommes parfaits. Il voulait vraiment parler. Il y a plein de mecs comme ça. Mais en général, ils parlent pas de trucs comme ça. Il a dit qu'il avait un boulot très important. Une partie de ce boulot, c'était d'empêcher les races impures de se multiplier, et une autre partie, c'était d'aider les races pures à se multiplier davantage. C'était comme s'il voulait sauver le monde, tu vois, ou quelque chose comme ça. Je lui ai dit : "Hé, papa, vous en faites pas. Jésus arrive !" »

Son regard était sérieux comme celui d'une enfant de neuf ans.

« C'est ça, le réchauffement climatique. C'est Jésus qui approche. Il diffuse Sa chaleur sacrée. »

Elle trembla et se gratta une croûte dans le cou.

« Le Révérend D. a dit qu'après le Jugement dernier le monde va devoir se repeupler. Les filles vont devoir engendrer. Et qui Jésus va-t-il choisir ?

– Laisse-moi deviner, dis-je. Les vierges ?

– Ouais ! La Bible, c'est superchaud ! Quand le vieux a vu mon abricot, il a dit qu'il ressemblait à un chihuahua chauve. Je le rase, mais c'était quand même assez moche, comme vanne. Lorsque je lui ai dit que mon vagin appartenait au mec du dessus, il savait plus où il en était. “Le mec du dessus ? M. Wong ?” » Elle éclata de rire, et s'arrêta presque aussi subitement. « Il m'a dit de pas m'en faire si jamais je perdais mon hymen. Qu'il pouvait m'en refaire un autre. “Même le Seigneur ne verra pas la différence.” Flippant, tu vois ? »

Cathy parlait de plus en plus vite. Elle se grattait de plus en plus frénétiquement. Elle labourait de ses ongles ses poignets tachés de points rouges.

« Alors je lui ai dit, un peu pour le charrier, tu vois : “Qu'est-ce que vous avez, une boîte d'hymens sous votre pieu ?” Et puis, le vieil Allemand, mais vraiment vieux, tu vois, il a dit — hic ! »

Elle s'arrêta, se couvrit la bouche avec une main sale et eut un nouveau hoquet.

« Hic ! Hic ! »

Le hoquet se transforma en spasme et le spasme généra du vomi incolore qu'elle essuya tout en continuant de parler.

« Alors il a dit : “Plus maintenant. J'ai dû m'en débarrasser.” »

C'était tout.

Elle était sur le ventre. Elle se mit en boule sur la banquette arrière. Je m'extirpai de ma veste tout en conduisant et l'en couvris.

« Bon Dieu, regarde-la…

– Ah ! Commence pas, hein ! », dit Tina.

Elle remonta ma veste jusqu'au menton de Cathy. La lumière bleue des écrans de télé éclairait les fenêtres des appartements.

Tina mit son pouce dans sa bouche et se le mordit.

« Alors, qu'est-ce que t'as trouvé ?

– Quelqu'un a déjà emménagé dans son appartement. Mais j'ai découvert où il travaille. »

Je lui jetai le petit paquet d'enveloppes tenues ensemble par l'élastique sur les genoux et mis mon clignotant.

« Le Refuge pour petits animaux de Los Angeles ?

– La fourrière, dis-je, en tournant le volant. Il continue de gazer les indésirables ».

Seconde partie

24

Alors c'est Charlie Mingus qui dit à Mère Teresa...

Tina me déposa chez moi pour que je récupère ma vieille Lincoln. Je la trouvai garée dans la rue, sous une couche de poussière, de fiente d'oiseau et de *flyers* échangistes. Et onze contraventions. Dont dix destinées à quelqu'un d'autre. Quelqu'un qui avait une Kia. C'était quoi, cette embrouille ? Ils croyaient que j'allais payer, ou quoi ? Rien que de penser à ça, je me sentais gai comme un pinson. Il y avait quelque chose d'agréablement rafraîchissant à penser à la malfaisance quotidienne à l'ancienne, par opposition aux dérangements pathologiques qui détruisaient votre confiance en l'espèce humaine, si vous en aviez jamais eu.

Après m'être autorisé cette petite distraction, je revins à la réalité. Ma réalité. Celle dans laquelle je ne pouvais pas m'arrêter de penser à quel point je voulais que ma femme me revienne. Ou ce que je ferais du reste de ma vie sans elle. La possibilité de vivre seul faisait-elle aussi mal que penser à l'Holocauste ? C'était une idée douloureuse en elle-même. Mais la douleur ne faisait vraiment mal que si vous étiez capable de la ressentir. Peut-être les problèmes que pouvaient rencontrer deux personnes se résumaient-ils à une montagne de haricots. À l'intérieur d'une autre montagne, bien plus haute.

Ce que j'avais eu l'intention de faire, c'était mapquester[1] l'adresse de la fourrière. Je rentrai chez moi, mapquestai, trouvai la bonne autoroute, et, au lieu d'aller pisser, ce dont je mourais d'envie, je restai devant l'ordinateur et googlai Mengele. Et j'appris que c'était aussi une de ses expériences : empêcher d'uriner. Voir combien de temps les Témoins de Jéhovah étaient capable de se retenir, comparés à des Tziganes, comparés à des juifs, à des juifs, à des juifs, à des juifs, à des juifs.

Et puis merde. J'en savais assez sur ce qu'il avait fait. Je voulais savoir qui il était… J'avais besoin d'un portail pour entrer à l'intérieur de cet homme.

ÉDUCATION. Rien à foutre.
SERVICE MILITAIRE. Non.
EXIL EN AMÉRIQUE DU SUD. Non plus.

Je me disais que je saurais quand je le verrais. Mais lorsque ça arriva, je suais, j'avais la jambe qui trépignait nerveusement, et je haletais, le souffle court. M'empêcher d'uriner était devenu une sorte d'épreuve sacrée, comme si Dieu me l'avait ordonné. Lâcher une goutte aurait signifié la mort pour des milliers de gens. Je commençai à trembler. La douleur arrivait par vagues. La transpiration aussi. Empêcher un homme de pisser. C'était très facile, en fait. Comme si on était faits pour être torturés. Peut-être l'histoire de l'humanité, au bout du compte — et

1. *MapQuest* : site Internet permettant de localiser une adresse et de déterminer comment s'y rendre.

depuis le début — n'était-elle qu'une expérience prolongée sur l'homme. Et ça avait l'air assez évident : Dieu devait davantage ressembler à Mengele qu'à Gandhi. Si Dieu ressemblait à Gandhi, on n'aurait pas eu besoin de Gandhi.

La douleur me faisait transpirer du cerveau.

Je continuai de googler.

RELIGION. Non.

Mes yeux se remplirent de larmes. Je me mordis la lèvre inférieure.

J'avais tellement envie de me soulager que mes pieds gonflaient. J'eus l'impression qu'ils faisaient une sorte de bruit mou lorsque je croisai les jambes. Et puis j'eus l'impression de pisser. Mais j'étais sec.

Je linkai vers une citation de Mengele qui se trouvait sur la même page que des citations de Charles Mingus et Mère Teresa. *L'humour et la sagesse de...*

Josef Mengele : « Plus on vous en fait, et moins vous semblez croire que nous le faisons. » Charles Mingus : « L'homme blanc ? Ça existe pas, l'homme blanc. Rose, il est. » Mère Teresa : « L'amour de Dieu touche en premier ceux qui sont le plus à plaindre. »

J'eus un renvoi et ravalai ce que j'espérai être de la bile. Était-il possible que j'aie de la pisse dans la bouche ? Ça peut arriver, ça ?

Sans réfléchir, mes doigts tapèrent Mengele + Mère. Et je la vis. Walburga. La maman de Mengele, en noir et blanc. Une femme obèse au visage fermé, avec des yeux haineux plus durs que l'acier. Des grognements s'échappèrent de ma gorge. Je lus un autre nom : Wilma. La maîtresse juive de Mengele. Tous les vrais racistes aiment bien un peu de *verboten* de temps en temps. Comme Strom Thurmond[1]. Wilma était trop évidente, mais maman Mengele, elle, elle m'avait bien accroché.

Je me mis debout, tout en continuant de lire. J'allais avoir une fuite.

« Madame Mengele apportait au père de Josef son déjeuner tous les jours à l'usine de tracteurs familiale et reprenait souvent les hommes qui travaillaient pour son mari au sujet de leurs mauvaises manières à table. »

Il suffisait de la regarder pour le savoir : tous les jours, papa se tapait un bon gros strudel à la honte. Ses employés devaient penser qu'il était marié avec un tank. Peut-être que certains le jalousaient. Mais maman était folle de son Joe — « Le surnom que Walburga avait donné à son petit Josef était Beppo. »

Beppo.

Je renversai ma chaise en courant aux gogues. Mais une fois en position, je n'y arrivai pas. J'abaissai la lunette et m'assis. Je fis couler de l'eau au robinet et mit ma main sous le jet d'eau chaude. Finalement — merci, petit Jésus ! — une giclée. Mais le soulagement était presque pire que la douleur. Je me

1. James Strom Thurmond (1902-2003) : homme politique américain, candidat malheureux à l'élection présidentielle de 1948, sénateur de Caroline du Sud pendant de nombreuses années, défenseur acharné du système ségrégationniste, il opérera cependant un revirement au cours des années 1970 et prendra position officiellement en faveur des droits civiques et de l'intégration des Noirs. Après sa mort, il fut révélé qu'il avait eu dans sa jeunesse une fille naturelle avec la domestique noire de sa famille, fille dont il s'était d'ailleurs toujours assuré qu'elle ne manque de rien et reçoive une bonne éducation.

penchai en avant et me retins à la panière à linge sale. Je posai ma tête sur le couvercle en osier, et me rappelai que j'y avais planqué des médocs. J'avais pris l'habitude de planquer des trucs à gauche à droite pour me faire des surprises à moi-même, en prévision des jours où je ne serais pas en forme. Mais depuis que Tina était partie, la vraie surprise, ça aurait été un jour où j'aurais été en forme.

Je fouillai dans la pile de vêtements sales, d'une semaine ou peut-être trois. Sentis quelque chose de dur. En sortis une serviette d'un bar dont je ne me souvenais pas. Qui pouvait bien avoir l'idée d'appeler son rade « La Mouche tsé-tsé » ? Je déballai un flacon de comprimés. Percocet. J'en comptai vingt-deux. Me surprenant moi-même, je me mis debout et les jetai dans les chiottes. Tirai la chasse.

Puis je tombai à genoux si fort que mes rotules craquèrent, et enfonçai le bras dans la cuvette. Ma main gratta le fond de la porcelaine comme un crabe, pour essayer de sauver quelques comprimés avant qu'ils ne se dissolvent.

Et merde !

Je me remis debout, le pantalon sur les chevilles, et me contemplai dans le miroir en me lavant les mains.

« Regarde-toi un peu, champion ! »

Je connaissais des gens qui se faisaient de vrais discours. Moi, il n'y avait que ça qui me venait.

Quelques minutes plus tard, je me rendis compte que je me lavais toujours les mains. Cessai. Toujours sans me quitter des yeux, les lèvres en mouvement.

Mengelose... Mengeloïde.

Une sorte de tic nerveux me tordit la bouche et mon propre sourire me fit peur.

J'attrapai ma veste et mes clefs et sortis en courant, oubliant complètement *MapQuest*.

Mais je savais que je trouverais.

Mengelomaniaque.

25

Chiens suicidaires

Karala n'était pas grand-chose de plus qu'une contre-allée qui longeait les rails du chemin de fer, entre la 51ᵉ et la 50ᵉ Avenue, à un demi-pâté de maisons de Figueroa, dans Highland Park. Je quittai Fig pour la 50ᵉ, tournai à gauche et entrai dans le parking derrière chez Chico, un restaurant en forme de cube de ciment jaune avec peint sur la façade un poivron géant en poncho, chevauchant un *burro*. De multiples couches de graffitis décoraient intégralement le mur arrière, certains tout frais, d'autres moins récemment recouverts.

RESPECTEZ VOTRE QUARTIER était écrit en lettres noires au-dessus de la porte d'entrée.

Ça faisait tellement longtemps que je n'avais rien mangé que j'avais presque oublié que c'était une chose qu'on était supposé faire. Les cochonneries de l'aéroport étaient digérées depuis très longtemps.

Une serveuse qui regardait une *telenovela* jaillit d'un box lorsque j'entrai.

« Hola.

– Hola. »

Je connaissais en tout et pour tout vingt mots d'espagnol, et *hola* comptait pour au moins cinq d'entre eux.

La serveuse aux cheveux noirs et raides, au visage plat qu'on aurait cru arraché à une frise d'un temple dédié à Quetzalcóatl, ne perdit pas de temps à me demander si quelqu'un allait venir me tenir compagnie, et il était assez évident pour elle que, question beauté, je ne lui arrivais pas à la cheville. Mais elle fut quand même assez gentille pour me recommander les *enchiladas verdes*.

Un perroquet en plastique bleu et rouge se trouvait dans une cage suspendue devant une fresque représentant un homme qui pêchait et une femme qui pilait du maïs, le tout devant un océan qui débordait sur les deux murs adjacents. Les seuls autres clients étaient un *viejo* édenté qui me fixait par-dessus sa soupe d'un regard désagréable et menaçant, et une tablée de femmes en blouses vertes et badges d'hôpital, qui rigolaient en sifflant des bières accompagnées de guacamole.

Il était 19 h 40.

Je me demandai si la bière aidait les dames de l'hôpital à se remettre de leur service ou leur permettait de le supporter.

Évidemment, les gens qui n'ont pas de problèmes d'addiction ne s'obsèdent pas avec ceux des autres. Certains préféraient regarder tout ça de très loin. Je me dis que je devrais peut-être essayer de faire comme eux et me concentrai sur le perroquet en plastique. Peut-être allait-il me suggérer un plan, parce que je n'en avais aucun.

Ce que j'avais, c'était un passe-partout de cambrioleur et une paire de pinces coupantes, sous la roue de secours, dans mon coffre. Ainsi qu'un .38

chargé, enroulé dans un torchon huileux, juste au-dessous. On n'était pas dans le genre de quartier où qui que ce soit avait envie de se faire choper en train de commettre une effraction.

Un Blanc qui coupait les cadenas d'une fourrière animalière… Si je me faisais serrer, je dirais simplement que j'étais sur la piste d'un criminel de guerre.

Hola !

Le perroquet n'en décrochait pas une, mais les *enchiladas verdes* étaient suffisamment bonnes pour me redonner foi en l'humanité. J'en commandai deux de plus à emporter, au cas où, et demandai s'ils avaient quoi que ce soit pour mon chien. La serveuse revint avec un sac en papier dans un sac en plastique, qui débordaient d'os. Elle montra : « *pollo… puerco*… Mouton… Bœuf. Ça ira ? »

Je dis : « *Muchas gracias* » et lui donnai deux billets de vingt pour les *enchiladas* et les friandises canines. Lui dis de payer une ou deux tournées supplémentaires de Corona aux professionnelles de la santé. Après tout, bordel, j'avais déjà eu une carte de Sécurité sociale ! J'espérais juste qu'elles étaient neurochirurgiennes.

Grâce à des pneus perpétuellement sous-gonflés et des amortisseurs bousillés, la Lincoln noire était très basse, ce qui, dans ce quartier, était un atout.

Dans mon coffre, à côté des pinces coupantes, j'avais un pied-de-biche, des menottes, de l'Ex-lax, du Sominex, un couteau à cran d'arrêt et une torche de deux cents watts identique à celles de la police. Ce n'est pas tellement que j'étais prêt à toute éventualité, plutôt que je ne retirais jamais rien de mon coffre. J'avais aussi une valise avec des fringues de rechange, des bouteilles d'eau vides, une couverture, des serviettes et un matelas gonflable. Dans la trappe du pneu de secours, j'avais de puissantes jumelles et des sacs en papier remplis de vieux sweat-shirts, des chaussures montantes, des baskets et des barres chocolatées.

Lors de mon dernier boulot (en tant qu'expert ès seringues pour la chaîne Lifetime sur le pilote d'une série dont le personnage principal était une danseuse étoile camée, qui cachait qu'elle ne savait pas lire et tombait amoureuse d'un animateur de talk-show irakien), le garde à l'entrée du studio qui avait inspecté mon coffre m'avait dit qu'il ne savait pas que Lincoln fabriquait aussi des compacteurs d'ordures.

Sauf si je voulais me la jouer ghetto à fond et porter une doudoune par trente-cinq degrés — en cachant dessous mes pinces coupantes comme si c'était un canon scié —, il me fallait quelque chose dans quoi les mettre. J'étais l'heureux propriétaire d'un attaché-case qui pouvait raisonnablement me faire passer pour quelqu'un qui aurait un vrai métier. Mais la dernière chose à laquelle j'avais besoin de ressembler dans une ruelle de Highland Park, c'était précisément à quelqu'un qui avait un vrai métier. Je me décidai pour un gros sac en toile de jute.

J'étais surveillé lorsque je sortis de chez Chico. Le guetteur se tenait devant une porte ouverte, matant à travers le fer forgé qui courait le long du couloir, au dernier étage d'un immeuble de deux étages qui donnait sur le parking. C'était un jeunot maigrichon avec le crâne rasé, en T-shirt blanc qui flottait comme un boubou et un short noir tellement large qu'il pendait autour des allumettes qui lui tenaient lieu de jambes comme un abat-jour au-dessus de ses chaussettes blanches. Ce n'était pas comme si les membres des gangs essayaient de cacher leur activité. Ils étaient à peu près aussi faciles à repérer que FedEx.

Je montai dans la Lincoln, pris à droite sur la 50e Avenue, à gauche sur Figueroa, puis rejoignis la 51e par l'autre côté. Devant une maison, il y avait tout un tas de gens dont les têtes pivotèrent vers moi avec un bel ensemble.

Rien d'autre à signaler.

La fourrière était un bâtiment en béton avec six places de parking devant. Je me garai sur la place pour handicapés la plus proche de la porte d'entrée, sur laquelle il y avait une petite pancarte indiquant les heures d'ouverture et un autocollant à moitié effacé : « En cas d'urgence, appelez le 911 ».

Un mur de soutènement longeait la ruelle qui menait à l'immeuble désert. Le proprio avait lâché l'affaire, dans sa guerre contre les graffitis. En conséquence de quoi le mur était à peu près entièrement recouvert de lettres et de chiffres stylisés dont l'entremêlement était aussi obscur qu'un extrait de la Cabale — à part le 187, le code utilisé par la police pour « meurtre », comme quiconque ayant entendu plus de trois morceaux de rap depuis 1987 ne pouvait l'ignorer.

J'essayai de prendre l'air affairé tout en gardant les pinces coupantes bien serrées le long de ma jambe. Je passai devant la porte d'entrée et parcourus le petit sentier jonché de verre brisé coincé entre la fourrière et l'arrière d'une maison silencieuse. On était en plein territoire pitbull. Quand un chien perdait un combat, les gars aimaient bien le balancer de leur bagnole en marche. Je supposai que ceux qui survivaient à la chute finissaient dans le refuge, et que ça ne leur faisait pas plaisir. Juste au cas où, j'avais écrasé un puissant somnifère, dans la voiture, dans le couvercle d'une boîte à cirage Kiwi, et l'avais étalé sur les gâteries pour chiens de chez Chico. Mon ancien comparse, Razetti, m'avait montré comment faire. Il l'avait baptisé Somi-lax, d'après ses deux principaux ingrédients, le Sominex et l'Ex-lax.

Ça marchait sur les humains, donc je supposai que ça ferait aussi effet sur les clébards.

J'arrivai devant une clôture, à l'arrière. Je n'entendis pas de grondements féroces. Pas le moindre aboiement, aucun soupir. Bizarre. L'éclairage public n'était pas non plus un problème. Les lampadaires s'étaient fait dépecer, pour récupérer le cuivre. Tout ce que j'avais à faire, c'était escalader la clôture sans rien perdre en route. Quelque part à l'intérieur, il y avait un indice sur Mengele, plus intéressant que ceux que Google pourrait jamais offrir. Simplement, je ne savais pas encore qu'il allait falloir que je le lave et le nourrisse.

Je franchis la clôture à la force de mes bras, essayai de gigoter de manière à dévier et à atterrir sur une pile de pneus, de l'autre côté. Avant que je puisse rien y faire, mon sac de chez Chico se renversa. Les morceaux de viande et les os se répandirent avec un bruit flasque, suivi d'un sonore « *Pendejo !* ».

J'étais tellement surpris que je glissai. La poche droite de mon blouson de cuir se déchira contre la clôture et je tombai sur un pneu de camion. Le pneu bougea et se mua en une version un peu plus âgée du jeunot que j'avais vu faire le planton derrière chez Chico.

« Mais putain qu'est-ce que tu fous, mec ? »

Il se mit debout et essuya un amas de morceaux de poulet de sa figure crasseuse. Je n'avais pas vu le couteau. En tout cas, pas avant qu'il ne me l'agite sous le nez.

« Il envoie un gringo pour me buter ? J'ai un contrat au cul, c'est ça ? »

Je dégommai la lame de sa main. Il se mit à sa recherche, sans s'arrêter de parler.

« Je l'ai même pas balancé. J'ai dit qu'il l'avait écrasée, cette pute, c'est tout. Je le jure. J'ai pas dit ce qui s'est vraiment passé. Ils me tenaient par les couilles, mon pote. Tu piges ? J'suis déjà tombé deux fois[1]. »

Il se remit debout, le couteau à la main. Cette fois-ci, je l'attrapai. Il ne résista pas.

« Je savais pas qu'ils l'arrêteraient, d'accord ? Quelqu'un a vu le nom de la fourrière sur les flancs du fourgon. Je suis pas une balance. J'ai rien dit de ce qu'on a fait.

– Vous avez fait quoi ? »

Mais il ne répondit pas. Il continua de parler.

« Moi aussi, je suis mouillé. Il croit que je vais me balancer moi-même ? J'ai bazardé le fourgon, aussi. J'ai dit à la bonne femme qui dirige le refuge que quelqu'un me l'avait braqué, et elle, elle m'a même pas demandé de porter plainte à la police ni rien, juste elle m'a viré sur-le-champ !

---

1. Aux États-Unis, certains États, comme la Californie, ont une disposition légale qui fait que toute personne condamnée à une troisième peine de prison ferme reçoit automatiquement une condamnation à vie.

– Hé, attends un peu », dis-je.

Mais il parla de plus en plus vite. Y avait-il qui que ce soit où que ce soit qui ne se fût pas envoyé du résidu de baignoire ?

« C'est ça, le problème. Une fois que t'es dans un gang, plus personne ne croit ce que tu dis. J'en ai rien à foutre de qui il dit qu'il était. Moi, je vais pas tomber pour ces conneries. C'était son idée, mec !

– Ferme ta gueule ! »

Il fallait que je le remette à l'endroit. Je lui filai un bon revers de la main. Mais pas méchamment. Il tituba en arrière et tomba le cul par terre.

« Écoute, *compadre*, personne m'a envoyé faire quoi que ce soit. De qui tu parles, avec ce fourgon ? »

Bien que je le sache déjà, j'avais besoin qu'il me le dise. Mais mon nouvel ami était plus intéressé par les os de poulet et de mouton. Il faisait ma taille, un mètre quatre-vingts pile, mais alors que je pèse dans les quatre-vingt-dix, lui avoisinait plutôt les soixante-dix. Je le savais, parce que j'avais déjà été aussi maigre que lui, quand j'étais jeune et camé. Il était efflanqué et sale. Ses blancs d'yeux hantés contrastaient avec la pellicule noire qui recouvrait son visage et ses mains. Il ramassa une cuisse de poulet à moitié mangée et la déchira avec ses dents.

« Putain, c'est bon, cette merde. »

Je lui enlevai le morceau au Somi-lax de la main avant qu'il en mange davantage.

« Cette merde, c'est pour les chiens, dis-je.

– Tu crois que j'en ai quelque chose à foutre ? J'ai tellement faim, putain. Je peux pas me montrer. J'ai vu de quoi il est capable. Je sais qu'il est à Quentin, mais…

– C'est qui ?, répétai-je. Peut-être qu'on cherche le même mec.

– Moi, je cherche personne. C'est lui qui me cherche.

– Mais nom de Dieu, qui ça ?

– Le vieil Allemand. Le taré. »

Les poils de ma nuque se dressèrent, comme ils avaient l'habitude de le faire lorsque je chauffais. Même quand je ne savais pas exactement ce que c'était dont je me rapprochais — ni à quel point j'en étais proche.

« De quel genre de taré parle-t-on ? C'est une sorte de *chomo*[1] ? Un croqueur de mineurs ?

– Nan, mec. C'est pas un croqueur de mineurs. C'est un… Nan. Oublie. Je veux même pas en parler.

– Tu peux nous faire entrer ? » Je mis mes mains sur ses épaules et lui parlai comme s'il n'était pas aussi cinglé qu'il en avait l'air. « Laisse-moi te trouver quelque chose à bouffer.

– Bouffer… »

À cette idée, son visage s'éclaira puis diminua en intensité, s'affaissa, comme si c'était un rêve impossible, un peu comme de discuter de ce qu'on allait faire du fric une fois qu'on aurait gagné au Loto.

« C'est la clef ? », demandai-je, en sortant le porte-clefs de sa poche pendant qu'il faisait des rêves au chorizo. Il opina, puis me saisit le bras.

« Ils arrivent à 6 heures. C'est bientôt le matin, là ?

– T'inquiète. Il va faire nuit encore un moment. C'est quoi ton nom, *hombre* ?

1. *Chomo* : contraction de *child molester* (pédophile) et *homosexual* (homosexuel).

– Putain de ta mère, mais pourquoi tu me demandes ça, toi ?

– Alors je t'appelle putain de ta mère ou putain tout court ?

– Carlos, dit-il.

– Il y a un système d'alarme, Carlos ? Un code ou autre chose ?

– Le clavier est sur le mur. Deux zéro quatre huit neuf.

– L'anniversaire d'Hitler, dis-je. Ton pote ne fait pas vraiment dans la dentelle.

– Rien à branler. J'ai faim. »

Je trouvai le trou de la serrure dans le noir. Je n'avais aucune idée de ce sur quoi j'allais tomber de l'autre côté de la porte.

À l'intérieur, il faisait nuit noire, à part une lumière verte clignotante. J'entrai les numéros du Führer. La lumière bipa et s'éteignit.

« Bien vu. »

Il tendit la main vers l'interrupteur, mais je l'arrêtai. Un double faisceau lumineux balaya la fenêtre.

« Tu sais ce que c'est, une effraction, Carlos ? T'en as déjà entendu parler ? C'est ce qu'on est en train de faire. Toi et moi.

– Hé, j'ai déjà deux condamnations, moi !

– Et si tu ne baisses pas le volume, ça pourrait être ta dernière nuit dehors. »

Les phares illuminèrent la pièce. Nous plongeâmes. Ils s'arrêtèrent et balayèrent dans l'autre sens. Celui qui conduisait faisait demi-tour, il ne se garait pas. Les phares se réfléchirent contre le haut comptoir en métal qui séparait la pièce en deux. Des empreintes de pas rouges peintes sur le sol menaient à un bout de l'accueil, au-dessus duquel une pancarte disait : « Horaires d'adoption ». La lumière se déplaça avant que je puisse les lire, illuminant brièvement des empreintes de pas vertes qui allaient à l'autre bout : « Les déposants doivent remplir le formulaire. Pas d'exception. »

« *Enchiladas verdes*, Carlos. J'en ai deux. De chez Chico.

– C'est bon, chez Chico.

– Elles sont encore chaudes. Va te laver.

– T'es pédé ?

– Pourquoi, tu te sens seul ? »

Il marmonna quelque chose et se mit en position comme s'il menaçait de se battre.

« Pourquoi tu veux que je me lave ?

– Parce que les *enchiladas* sont dans ma bagnole et qu'on va aller les chercher tous les deux. Et t'as l'air d'un Noir. Si tu te balades dans le coin en ayant l'air aussi Noir que ça, tes potes vont te faire la peau. »

Il écarquilla les yeux. Passa par-dessus le comptoir. Poussa les doubles portes battantes noires qui se trouvaient derrière. La puanteur déferla comme une vague de pisse de chat mélangée avec du désinfectant industriel. J'allumai ma lampe torche et vis les cages, quelques-unes suffisamment grandes pour contenir un loup, d'autres aux dimensions d'un chat ou d'un beagle, alignées le long d'un des murs. Les bêtes étaient entassées à trois ou quatre par cage. Je ne pouvais pas dire ce que c'était. Rien ne bougeait. C'était au-delà du perturbant.

Carlos avait du mal à se remettre de l'essoufflement dû à l'ascension des onze marches. Je parlai tandis qu'il haletait.

« C'est bien ce que vous faites, vous, dans votre ghetto, pour garder le quartier à peu près *clean*, non ? Vous butez les Noirs, pas vrai ?

– T'es au courant ?

– Arrête, Carlos, c'était à la télé.

– Ah bon ? » Sa voix se fendilla sous l'effet de la panique. « Quand ?

– Je sais plus, moi, il y a environ un an.

– Un an ? Oh ! Ah ! Putain, mais tu parles de... Ah, bon, alors ça va.

– Il a dit qu'il allait te faire quoi ?

– Qui ? L'Allemand ? Il a dit que dalle. Mais il parlait tout le temps de ses relations. Alors moi je lui ai dit : "Si t'as tant de relations que ça, alors bordel pourquoi que t'es là à gazer des clébards avec un mec qu'a pas fini le primaire ?" Mec, il a pété un boulon. Il était tout le temps en train de bidouiller des machines, tu vois ? "Je les améliore", c'est ce qu'il disait. "Viens voir, je voudrais te montrer un truc sur lequel je travaille".

– C'était quoi ? »

Carlos, absent, stupide, fixa les boutons et les tuyaux.

« Ça fait deux ans que je traite des chiens et des chats contre les puces, et maintenant, je sais même plus comment on se sert du lavabo.

– Carlos, qu'est-ce qu'il faisait ? »

Je tirai sur la lance et tournai le robinet bleu. Un jet d'eau aussi large que mon poing le frappa en plein visage. Il tituba en arrière, les mains en l'air. Je lui arrosai les bras.

« Allez, Carlos !

– Je peux pas.

– C'était quoi, Carlos ? C'était ici ? »

Je l'arrosai encore un coup. Il se tourna, et je lui effaçai la couche de noir qui lui obscurcissait l'arrière du crâne. Je n'y pris aucun plaisir. Quiconque s'était déjà tapé un passage par la désinfection au jet dans une prison de comté connaissait cette épouvantable douleur, comme si on vous arrachait les couilles.

Carlos se redressa. Je lui tendis une serviette. Il se sécha les tatouages un à un, chacun apparaissant au fur et à mesure que se dissipait la couche de crasse : une *chola* aux lèvres pleines et aux yeux vides ; un *low-rider*[1] avec lunettes de soleil profilées, bandana et moustaches tombantes au volant d'une Chevy 68 ; et, sur sa poitrine, bien mise à l'honneur, une tête de mort coiffée d'un feutre, perforé d'une balle, l'emblème de L'Avenida, l'Avenue.

« Carlos ? Parle-moi ! »

Il leva les mains et cria jusqu'à ce qu'il se rende compte que j'avais fini de l'arroser. Lorsqu'il eut terminé, la serviette était noire. Maintenant, il ressemblait à un jeune voyou tout propre — le 18 sur sa nuque aussi impeccable que les chiffres sur le fuselage d'un avion.

« C'était le fourgon. Le fourgon de la fourrière.

– Eh ben quoi ? Il faisait quoi ?

– Je peux pas…

– Carlos ! »

Je m'approchai, en laissant la lance pendouiller. Pour qu'il comprenne que je n'allais plus lui poser de questions.

1. Les *low-riders* sont des voitures modifiées, surbaissées (d'où leur nom), et capables de faire des bonds grâce à des vérins hydrauliques et autres customisations sophistiquées, typiques des quartiers mexicains de Los Angeles et du sud de la Californie. Par extension, ceux qui en conduisent s'appellent des *low-riders*.

Ma lampe torche éclaira une larme, au coin de son œil. Son menton tremblota, mais il essaya de garder l'air viril.

« Du gaz.

– Quoi ?

– On… Non. Lui, il l'avait trafiqué… Le premier jour, il m'a montré. On a ramassé quelques chiens errants à Mount Washington. Sauf que c'étaient pas vraiment des chiens errants. Il les a carrément enlevés, en fait, ces putains de clébards. Jusqu'à ce qu'on en ait sept. Alors il a dit : "T'en fais pas, c'est écologique." Alors moi, j'ai dit : "Qu'est-ce qui est écologique ?", et lui, il a dit qu'au lieu d'aller dans l'atmosphère, les gaz d'échappement vont directement dans le fourgon, et ils servent à quelque chose. Et moi je dis : "À quoi ?"

– Alors vous avez gazé les bêtes dans le fourgon ? En conduisant ? »

Je trouvai des serviettes-éponges sous le premier évier et en jetai une à Carlos. Il l'attrapa et resta là, la crasse lui coulant sur le visage comme du mascara. Il ouvrit la bouche pour expliquer, mais rien ne sortit. Je tentai de l'aider.

« *Yo*, Carlos, pourquoi ils dorment tous, les chiens ? »

Je me penchai tout près d'un mignon petit loulou de Poméranie.

Carlos se gratta.

« Ils dorment pas tous, *homes*. Y en a qui sont morts.

– Morts ? Pourquoi ils sont dans des cages, alors ? »

Je reculai d'un coup et me cognai à un placard fixé au plafond. À côté, il y avait le truc le plus propre de la pièce. Ça ressemblait à une machine à laver et à sécher moyenâgeuse. La porte en métal et la poignée en forme de volant étaient polies jusqu'à en être toutes lisses. Par instinct, je tournai le lourd rond d'acier. L'épaisse porte s'ouvrit sans un grincement. Je ne savais pas à quoi m'attendre ni ce que je cherchais, mais Mengele avait travaillé ici, et après tout, c'était un four.

Je mis la tête à l'intérieur. C'était d'une propreté absolument parfaite. Je me tordis le cou et vis les tuyaux, au-dessous et au-dessus de la porte, chacun avec huit rangées de dix-huit trous. Des résidus blanchâtres qui ressemblaient à du pop-corn étaient restés collés en haut et sur les côtés.

Je me cognai le haut du crâne en ressortant, pile là où je m'étais fait taper dessus dans le minivan de Tina à San Quentin, et par Harry Zell avant ça.

Je reculai, essuyai de la suie de sur mes mains.

« Tu sais ce qui me faisait délirer, avant ?, demanda Carlos.

– Je peux pas dire, non. » Je vérifiai que je ne saignais pas de la tête.

Ce qui, moi, me faisait délirer, c'étaient les fascinant détails qui me restaient du Discovery Channel : il fallait vingt minutes pour qu'un corps brûle dans les fours, à Auschwitz.

« Ce qui me faisait délirer, avant, dit Carlos, c'était de penser à des trucs, genre, pourquoi qu'on se sert pas d'un micro-ondes ?, je me le suis toujours demandé, ça, tu vois ? Mais tiens-toi bien, quand j'ai posé la question au vieil Allemand, tu sais ce qu'il a dit ? »

Les lèvres de Carlos étaient tellement craquelées qu'elles se mirent à saigner légèrement lorsqu'il rigola.

« Il a dit : "Les micro-ondes, c'est cancérigène." T'y crois, à ça ? Alors moi je dis : "Comment qu'ils vont choper le cancer ? Ils sont crevés", et le mec, je te dis pas, il avait un vraiment drôle d'air, du genre qui te fait te sentir vraiment mal, tu vois ? Il se met à se mâchouiller sa petite moustache pourrie et il sourit, en se foutant de ma gueule : "Je ne parle pas des gens qui sont dans le four, Herr Carlos, je parle de ceux qui le font marcher !" »

Sur le chemin de la sortie, je trébuchai sur quelque chose. Une Adidas toute seule. Bizarre, mais vu le contexte général, pas de quoi se relever la nuit. Du moins c'est ce que je crus.

À l'accueil, je sautai par-dessus le comptoir le premier, et ma lampe torche s'alluma accidentellement quand j'atterris. Le faisceau éclaira un poster publicitaire pour Reconcile, un anxiolytique pour chiens. Sur l'image, un golden retriever regardait tristement par une fenêtre panoramique : « Reconcile, parce que les animaux aussi dépriment. »

« Il a parlé de gens, dans le four ? »

Carlos détourna le regard.

« Ouais. »

Mes nerfs étaient en alerte rouge. Je me serais bien fait un petit Reconcile, moi aussi.

Je balayai de ma torche le mur avec les animaux encagés et immobiles, puis me forçai à reporter mon attention sur Carlos. Un seul cauchemar à la fois.

« Tous morts, dis-je. C'est incroyable. Pourquoi tue-t-il tous les chiens ?

– Pas tous. Il y en a qui sont juste drogués. Il leur fait une autre piqûre le matin, et en général, ça va. À moins qu'ils ne restent handicapés. Ou crevés.

– Donc ils sont dans les choux pendant la nuit ? Et dopés le matin ? S'ils ne sont pas…

– Clamecés, ou tellement amochés que ça se voit qu'ils préféreraient l'être.

– Tu crois que les animaux peuvent être suicidaires ?

– Quand le Docteur en a fini avec eux ? Putain que ouais. Je me souviens d'un chaton, c'était juste une tête au bout d'un tube rose… »

Je me demandai si Carlos n'était pas complètement cinglé. Peut-être qu'il avait halluciné toute l'affaire. Je m'approchai de la première cage, tendis la main et tâtai un clébard écroulé. Bide de chien froid. Au toucher, il était comme un sac de ciment avec des tétons.

Carlos devenait aussi agité qu'un écureuil.

J'essayais de faire comme si tout était normal, pour autant qu'une chose pareille était possible, en ayant une conversation au sujet d'un génocide motorisé d'animaux domestiques.

« Est-ce que le vieux Hun a dit pourquoi il voulait tuer les chiens errants avant de les amener au refuge ?

– Putain que oui ! » Carlos se pencha en avant pour remettre ses chaussettes comme il faut. « Il ne pouvait pas la boucler, là-dessus. Il arrêtait pas de déblatérer sur Darwin. Genre, les chiens qui se sont fait attraper méritaient de se faire attraper, ou quelque chose du même genre. Et c'était quoi, déjà, l'autre putain de mot qu'il rabâchait à tout bout de champ ? Ah ouais, c'était "écologie". » Carlos essaya du mieux qu'il put de prendre l'accent allemand, saupoudré de mexicain. « "Z'est ékologik." Merde, ce type-là, il est flippologique. Flippontagieux. Flippontagieux, répéta-t-il, content de lui-même. Putain, je devrais l'écrire, ça. Je fais du rap, tu sais ? Un peu dans le genre de Lil'Cuete ou Kemo the Blaxican[1].

– Ah ouais, Kemo, approuvai-je, comme si j'avais la moindre idée de qui c'était. Qu'est-ce que tu dirais de me passer ton CD plus tard, d'accord ? Termine ce que tu étais en train de raconter.

– Sur quoi ?

– Putain, Carlos ! Sur l'Allemand.

– Ah ouais, ouais, bien sûr. Il a dit que ça économisait de l'énergie. Il est bizarre, ce mec. On peut bouffer, maintenant ? »

Quelques cages étaient entreposées près de la porte, sur un minifrigo. Un basset obèse était couché sur le côté, et il nous suivait d'un œil douloureux. J'avais comme l'impression que le mignon toutou savait des trucs que je ne savais pas.

Je m'arrêtai pile devant une double porte. Il y avait autre chose. Qui me chiffonnait encore plus. Une chose précise. J'étais sur le point de dire un truc lorsque Carlos me vit prendre un bonbon dans un bol qui était entre la liste des employés et le distributeur de gants en latex.

« Oh, merde !, cria-t-il, en montrant ma main. C'est pour l'haleine des chiens.

– Alors c'est sûrement pas assez fort. » Je rejetai le bonbon dans son bol. « Mais je ne comprends toujours pas pourquoi ils le laissent faire ça ? Les patrons de la fourrière ? »

Carlos prit une poignée de bonbons et les jeta dans les cages.

« Ils les emporteront avec eux au ciel », dit-il, et je me dis que je l'aimais bien quand même.

1. Contraction de *Black* (Noir) et *Mexican* (Mexicain).

« C'est gentil, ça, mais les gens qui dirigent cette fourrière, c'est qui ?

– C'est une dame. Mais elle sait pas. Personne sait. Le vieux, il arrive le premier, et c'est lui qui ferme, tu piges ? En plus, je crois qu'elle l'aime bien, le vieil enfoiré. Il a de la classe, tu vois. Mme Gutierrez, elle a dans les quarante, mais je crois qu'il se la tape. Il a genre cent soixante-quinze ans et il baise encore !

– Je suppose qu'il prend ses vitamines.

– Il les appelle "formules". Il dit qu'il peut allonger la vie. Mais la plupart du temps, il se plaint. Et il se vante. Quel que soit le sujet, il a toujours fait mieux. Comme quand on transitionne, tu vois, quand on transporte les chiens du fourgon et qu'on les met dans les cages. Transitionner, c'est le truc le plus dangereux, parce qu'on vient de ramasser une bête qui est habituée à être libre, et on l'enferme dans une boîte de conserve bouillante avec tout un tas d'autres animaux. Pense un peu à ça. Après deux ou trois heures, on sait pas trop ce qu'on va trouver quand on ouvre les portes. J'ai déjà vu des chihuahuas bondir en visant la jugulaire, putain.

– Conne façon de mourir, dis-je. Tué par un chihuahua. Personne ne pourrait garder son sérieux à l'enterrement.

– Ah, ah, ah. Rigole, rigole. T'as pas vu ce que j'ai vu. Il a customisé le fourgon. Ce qui fait que quand on rentre ici, tous les chats et les chiens sont déjà morts. »

Carlos regarda d'un air absent ses mains dorénavant propres.

« Avant, on les entendait gratter et tout, griffer le sol, glisser et se cogner quand on prenait un virage. Je me disais parfois, tu vois, et si c'était moi, la bête ? Je pensais à ce que ça pouvait faire, de déraper là-dedans, dans le noir. Chaque fois que le conducteur tourne ou freine, tes petites pattes dérapent. Toi et tes potes chiens et chats, vous vous écrasez tous contre le grillage… Ils aboyaient comme des dingues, haletaient, miaulaient, hurlaient comme pas croyable. Et puis il a trafiqué le fourgon. Il m'a fait sceller toutes les fissures, que ça soit étanche. Maintenant, on n'a pas à se soucier de se faire mordre ou griffer. On les vide, et c'est tout. »

C'était une vision sinistre. Pendant quelques instants, aucun de nous deux ne parla. Puis Carlos bâilla, se tint l'estomac et chuchota : « Putain. » J'entendis des gargouillements volcaniques. Peut-être qu'il avait encore pioché dans le sac de chez Chico. Peut-être que j'avais mis trop de Lax dans le Somi-lax. Il y eut un blurp sonore en provenance du pantalon de Carlos. Il serra les dents.

« T'es pas flic, hein ?

– Non.

– Et tu peux m'aider à me débarrasser du vieux ?

– Ouais.

– La première fois, après qu'il avait branché le tuyau, au bout de dix minutes, tout ce qu'on entendait, c'était les corps qui cognaient contre les parois. Pas de ouafouafs, pas de miaous. Rien. C'était tellement silencieux, ça m'a fait peur, *homes.* »

Je regardai ma montre. Carlos me vit et dit : « Quoi ?

– Faut qu'on y aille. T'inquiète pas, j'ai des vêtements propres.

– Je sais pas, mec », marmonna Carlos, tandis que je le suivais à travers les doubles portes de l'accueil.

Devant la porte d'entrée, je vis le clavier et pensai à Hitler, tout bébé. Né le 20 avril 1889.

« Faut remettre le code, prévint Carlos. Laisse-moi faire.

– Fais-toi plaisir. »

La rue était morte. J'attendis que Carlos entre le dernier chiffre. Il dit : « Okay. » J'ouvris la porte. Cinq spots différents s'allumèrent. L'alarme était tellement forte que le bruit me fit mal aux cheveux.

Carlos se figea.

« Je crois que j'ai merdé.

– Ah, ouais, tu crois ? »

La Lincoln était garée le cul contre la porte du refuge. J'ouvris le coffre, déplaçai quelques saloperies, trouvai deux sweat-shirts et les lui jetai. Ils étaient dans la voiture quand je l'avais achetée. Puis j'attrapai les *enchiladas*. Entre le moment où Carlos les eut entre les mains et celui où elles furent complètement ingérées, il s'écoula moins d'une minute. Pendant qu'il bâfrait, je glissai le .38 dans ma ceinture, puis claquai le coffre et déverrouillai les portières.

« Merde, mec, où on va ?

– J'en sais rien. Pourquoi on reste pas ici à en discuter jusqu'à ce que les flics se pointent et que tu te chopes cette troisième condamnation dont tu rêves tant ?

– Déconne pas avec ça, *homes*. »

J'engageai la voiture dans la rue, tous phares éteints, accélérant juste ce qu'il fallait pour arriver sur la 50e Avenue, au moment précis où les gyros hurlant quittaient la 51e Avenue pour la rue transversale. Je coupai la route, pris à gauche sur Figueroa, virai de nouveau à droite sur la 52e et pris la bretelle qui menait à la 110. Les avenues étaient numérotées comme ça jusqu'à 60. Je glissai plein sud et engageai mes pneus raplapla sur l'autoroute.

« Tu devrais pas te foutre de ma gueule, dit Carlos en réprimant un bâillement.

– Je me fous pas de ta gueule. J'essaie de sauver tes fesses, dis-je tandis qu'il s'entortillait dans son sweat-shirt. Bon Dieu, Carlos, tu fais ta chochotte comme ça quand tu montes sur un *drive-by*[1] ? Bon alors, il est où, le fourgon ? »

Un trio de voitures pies lancées à toute vitesse nous croisa.

« J'ai jamais fait ce genre de connerie-là, moi. Les médias en ont fait tout un plat. Les avenues ont une sale répute.

– Si tu le dis. Contente-toi de me dire où est le fourgon.

– Tu vas dans la mauvaise direction. Fais demi-tour et sors 45e Avenue. Le Southwest Museum, là où ils entreposent toutes les merdes indiennes. »

Je vérifiai mon rétroviseur. Rien. L'avantage, quand on conduisait une bagnole de trente ans bien tassés, c'était qu'elle avait l'air d'appartenir à quelqu'un du ghetto. Dans Beverly Hills, ça aurait posé des problèmes.

---

1. *Drive-by* (raccourci pour *drive-by shooting*) : pratique des gangs de Los Angeles, qui consiste à ouvrir le feu au hasard avec des armes automatiques en pleine rue, en général dans les quartiers des gangs ennemis. Cela faisait partie du rite d'initiation pour se faire accepter par un gang et pour éliminer tout risque que l'impétrant soit de la police. À la suite d'accords entre les gangs, cette pratique a été abandonnée.

26

Qué coche mas chingo !

Nous traversâmes la voie ferrée en haut de la 45ᵉ Avenue, puis prîmes tout de suite à droite, au pied d'un grand immeuble Art déco sur la façade duquel flottait un drapeau américain — le Southwest Museum.

Des lumières montées sur trépied éclairaient des panneaux de signalisation, « Accès interdit » et « Engins de chantier uniquement », qui barraient l'entrée. La rampe sinueuse s'incurvait autour du Museum, et escaladait l'abrupte colline derrière.

« Le fourgon est là-haut.

– Alors descends et déplace les putains de panneaux. »

Carlos sauta de la voiture et fit ce que je lui demandai. Tandis qu'il écartait le dernier « Accès interdit », j'essayai d'imaginer ce qui se serait passé si les flics nous avaient chopés à la fourrière, avec suffisamment de cadavres de chiens pour que Michael Vick[1] puisse passer pour saint François d'Assise. Je pouvais pratiquement voir la tête de mon

1. Brillant joueur professionnel de football américain, condamné à de la prison dans une retentissante affaire de combats de chiens. Il a avoué avoir tué lui-même les chiens qui ne se battaient pas bien.

avocat commis d'office lorsque je lui donnerais mon alibi : « C'est pas moi, c'est Josef Mengele ! »

Moi, je suis toujours nerveux après coup, lorsque l'adrénaline se mue en strychnine parfumée à la panique rétroactive.

Je laissai le moteur tourner. Carlos s'arrêta pour admirer la Lincoln de l'ère Kennedy.

« *Qué choche mas chingo !*

– Hein, quoi ?

– Chouette bagnole. J'adore les portières antagonistes. »

J'enclenchai la boîte automatique.

« Mais on ne parle pas d'un simple antagonisme, là, n'est-ce pas, Carlos ? On parle d'assassinat, hein ? »

Carlos déglutit bruyamment et se tint l'estomac. Il se passa la langue sur ses lèvres abîmées tandis que nous gravissions la pente fermée. Il tendit un doigt lorsque nous approchâmes d'un virage en épingle à cheveu. Derrière la carcasse d'un vieux camion, sous une sorte d'abri délabré, se trouvait le véhicule de la protection des animaux. Je coupai le contact, attendis que Carlos parle.

« A..., a..., alors, bégaya-t-il après un petit moment, t'es au courant ?

– Je suis au courant de tout », mentis-je, et j'ouvris la main. « Les clefs du fourgon ?

– Sous une pierre, *hijo*... »

Carlos se pencha en avant tout en continuant de marcher. Il se tint l'estomac. Il avait recommencé à bruiner.

« Qu'est-ce que t'as, Carlos, tu flippes parce que tu l'as balancé ? »

Il s'arrêta si brutalement que je glissai sur la boue humide en cherchant à l'éviter. Carlos me rattrapa avant que je ne tombe.

« En fait tu sais que dalle, pas vrai ? Tout ce que tu sais, c'est que je suis un stéréotype. Mais si je suis un stéréotype pour toi, toi aussi, t'es un stéréotype pour moi, ducon.

– Ça veut dire quoi, ça ?

– Ça veut dire que tu sais que dalle ! »

Il aurait pu me laisser me casser la figure, me balancer un bon coup de savate dans la tête et me voler mes clefs de voiture. Au lieu de quoi, il m'avait soutenu et ri au nez.

« Je flippe parce que je l'ai pas balancé, *whetto* ! J'ai dit aux flics pour le délit de fuite, mais j'ai rien dit pour les autres trucs.

– Eh ben maintenant, tu peux m'en parler. »

On se planqua derrière le camion, derrière un grand arbre sans feuilles d'où tombaient, directement à l'intérieur de mon col de chemise, des trucs urticants. Le fourgon de la fourrière avait l'air à peu près normal : une boîte grise fatiguée à peu près de la taille de quatre chiottes portatives empilées deux par deux, une seule porte à l'arrière et pas de fenêtres.

Carlos s'agenouilla et farfouilla sous un tas de feuilles et de branches mortes. Ramassa une clef et se remit debout.

« Parle-moi du reste, Carlos. »

Cette fois, pour toute réponse, il montra du doigt, sous le pare-chocs.

Le tuyau, peint du même gris terne que le fourgon, serpentait du pot d'échappement sous le pare-chocs arrière jusqu'à l'intérieur, comme un boa rusé.

« Tu sais, *homes*… Le gaz.

Carlos se plia en deux. Peut-être à cause de la bouffe pour chiens pourrie, peut-être au souvenir de ce que lui et son pote de la fourrière avaient fait, dans ce fourgon.

Le Santa Ana fit tomber des arbres un peu plus de ces trucs urticants, et je me dis, plutôt bêtement, que si on donnait un nom à un vent, on pourrait aussi bien en donner un au smog. Quelque chose qui sonnerait vraiment exotique, pour les particules en suspension dans l'air — la variété locale, qui transformait les bébés de Los Angeles en adorables asthmatiques.

En de très rares occasions, le Santa Ana apportait de la pluie. Et c'était une de ces très rares occasions.

« Je crois qu'il faut que je chie », grogna Carlos. Il réprima plusieurs bâillements successifs.

« Ouvre le fourgon, d'abord.

– J'ai que la clef de devant. » Parler lui devenait difficile. « Peux pas me retenir, mec. »

J'espérai pour lui qu'il perdrait connaissance avant de se chier dessus. Je sortis mon .38 et le lui collai dans le dos.

« Ouvre. Tout de suite.

– Merde, mec ! »

La sueur ruisselait sur le crâne rasé de Carlos, ce qui faisait qu'on aurait dit que l'œil tatoué à l'arrière de sa tête pleurait. Il se pencha en avant, se tenant le bide. Il souffrait.

« Pourquoi tu pointes ça sur moi ? Je déconne pas, je peux plus me retenir, mec.

– Ah ouais ? »

Luttant contre les crampes, Carlos se redressa et dit, venimeux : « Tu sais pas à qui t'as affaire. Moi aussi, je pourrais te mettre un contrat dessus. »

Mais ça manquait de conviction. Il grogna et se tortilla entre le fourgon et la paroi en aluminium de l'abri. Je dirigeai la torche vers la portière. Il secoua la poignée plusieurs fois, la lâcha, s'essuya les mains, devant et derrière, sur son pantalon, et réessaya. Cette fois, ça s'ouvrit.

« Tu prends la place du mort », dis-je, en lui arrachant les clefs et en le poussant du canon. J'attendis qu'il fût assis pour prendre place derrière le volant.

Je n'avais pas besoin de braquer mon arme sur lui. Carlos se pencha en avant et s'agrippa au tableau de bord en gémissant. Je le tirai en arrière par le colbac.

« Désolé, dit-il. Je peux pas... »

La vague passa. J'avais besoin qu'il se détende.

« Ça va aller, Carlos. La *pistola*, c'est juste pour être sûr. Dis-moi juste ce que vous avez fabriqué, tous les deux, avec le fourgon.

– C'était pas mon idée, je le jure...

– Alors il s'est passé quoi ? Il était au courant que toi et tes potes, vous faisiez votre propre nettoyage ethnique ?

– Fais gaffe à ce que tu dis, *cabron*.

– C'est laquelle, ta bande ?

– 43e Avenue. Les *Tiny Locos*[1].

– Sans déc' ? Je me souviens de quand tes potes ont fait les gros titres : "Meurtre raciste d'un gang de rue". Vous avez descendu vos voisins afro-américains en plein jour. Pour que Highland Park reste mexicool.

– On faisait la voirie, quoi. »

Des crimes racistes... De quoi d'autre auraient bien pu parler ensemble un médecin SS et des racailles chicanos ?

« Ça doit pas être évident, dis-je. Le FBI a classé les avenues en gang organisé en 1999, c'est ça ?

---

1. *Tiny Locos* : *Tiny*, tout petit, en anglais, *Locos* : fous, en espagnol.

– Cette classification, c'est de la merde, dit Carlos. Il suffit que je tombe sur un de mes cousins à un anniversaire pour qu'ils nous coffrent parce qu'on n'est pas censés se retrouver en groupe. Tu crois qu'ils feraient ce genre de truc à des Blancs ?

– C'était pas les Blancs, votre problème, Carlos. Vous essayiez de tenir les Noirs à distance. Mengele vous a donné un coup de main ? »

Carlos baissa la tête.

« Combien ?, je lui demandai.

– Je suis malade.

– Je sais. J'ai un nez. Combien ? »

Carlos gémit.

« Trois. »

Il ouvrit la portière et glissa encore du siège. Je le retins par l'oreille et baissai ma fenêtre.

« Combien ?

– Quatre… Cinq, grinça Carlos. C'est moi qui lui ai dit.

– Qui lui a dit quoi ? Parle normal.

– Qu'on tuait les *mayates*. Les Noirs. Le vieux, il a dit qu'il connaissait une meilleure manière. Il a dit qu'on aurait pas à se faire de mouron, qu'ils trouveraient pas de balles ni de couteau. Et pas de corps. Il m'a parlé de la guerre. Des camps de concentrés… »

Carlos prenait sur lui pour rester éveillé et réprimer une puissante diarrhée.

« Le vieux, il a dit qu'avant qu'ils ouvrent la grande turne, là, *Ouchwiz*, ils se baladaient dans des camions, et qu'ils ramassaient les débiles et les juifs. Il est devenu superscientifique. Hémoglobine et tout le bordel. Comment les gaz d'échappement bouffent l'oxygène, et…

– Arrête avec la science. Comment tu pouvais supporter ça, d'entendre quelqu'un suffoquer à mort vingt centimètres derrière toi ? Ils ne criaient pas ? Vous en avez tué combien, déjà ?

– Six, d'accord ? Sept. Sept ! Je sais plus, j'étais défoncé !, cria-t-il, s'agrippant les tripes. Fallait que je sois défoncé, mec. Ils hurlaient, putain. » Sa voix se fit plus calme. « Mais c'était pas ça, le pire. »

Je coinçai mes mains entre mes genoux pour ne pas qu'elles lui fassent mal.

« C'était quoi, le pire ?

– Le pire, c'était leurs lèvres ». Les paupières de Carlos s'abaissèrent. Sa voix se fit évanescente. Je vis son ongle, entre son pouce et son index, qui lui écorchait doucement le bras, du coude au poignet. « Je te jure, mec. Quand on ouvrait l'arrière, leurs bouches étaient comme ça — il fit une moue avec ses lèvres craquelées, comme pour un baiser exagéré — et elles étaient superrouges, comme s'ils avaient mis du rouge à lèvres. L'hémoglobine, là. C'était genre, les deux négros, ils étaient pas juste morts, ils avaient crevé et étaient devenus pédés. On s'est fait un *gringo*, après ça. Je suppose que c'était un contrat, je sais pas, mais c'était encore pire. On l'a mis dedans, un mec normal, tu vois. Quand on l'a sorti, son visage était de la couleur d'un poivron rouge et il avait la bouche comme un trav. Comme si ces putains de clamecés s'étaient mis du gloss.

– Mais, coassai-je, essayant d'élever un mur entre cette image et le reste de mon cerveau, vous avez recommencé.

– Une fois, jai dû — Oooouuuf… »

Carlos se tint l'estomac et bascula sur une fesse, en pleine crise. Il enfouit son visage dans mon épaule et péta désespérément.

« Vous avez dû faire quoi ? » Je le repoussai à sa place et essayai de parler sans respirer. « Qu'est-ce que tu as dû faire, Carlos ? »

Carlos tira sur son col, dévoilant un 13 tatoué que je n'avais pas vu à la fourrière. Il me vit le regarder.

« Tu sais ce que c'est ?

– La treizième lettre de l'alphabet. M.

– Faut qu'on en parle encore et encore, putain de merde ? *La Eme* contrôle les avenues. Exactement comme ils contrôlent quarante-sept autres gangs. » Sa voix avait l'air d'avoir été extraite de force d'un tout petit animal. « FL 13 ? Florence et Normandy[1] ? C'est eux qui ont buté une ribambelle de Crisps en 1999. Tout ça c'est rien que des conneries de gangs de prison. L'ordre était venu de Pelican Bay[2]. KBOS.

– Kill Blacks On Sight[3].

– C'est ça, ducon. Du PHI total. “Pas d'humains impliqués”.

– Je parie que le vieux a adoré ce concept.

– À vrai dire, ça l'a fait sourire. » Carlos se lança dans une explication de texte, assis dans sa propre merde, à énoncer des évidences. « La mafia mexicaine, c'est comme l'ALS et les Black Warriors. On s'en fout si moi je pense que c'est des conneries de pénitencier. Je suis qu'un soldat. S'ils veulent qu'on se fasse chier avec ces histoires de races dans le

1. Noms de boulevards à Los Angeles.

2. Pelican Bay est une prison moderne (ouverte en 1989), située dans le nord de la Californie, non loin de la frontière avec l'Oregon. C'est une prison « supermax », conçue pour accueillir les détenus les plus dangereux, les plus violents de Californie et où la sécurité est donc maximale. Elle est apparue plusieurs fois dans des documentaires et des séries comme *Lockup*.

3. Tuez les Noirs à vue.

ghetto pour marquer des points à l'intérieur, faut montrer des scalps ou se faire scalper. »

Je pensais toujours aux lèvres écarlates.

« Ton pote, son vrai nom, c'est Mengele. Je l'ai rencontré à Quentin.

– T'étais dedans ?

– Exact. Et crois-moi, les Mex, pour lui, c'est de la merde. Mais tu le sais déjà, ça, non ?

– Rien à foutre. Il aime la couleur verte, je peux te dire, en tout cas. Les pontes veulent que tous les négros dégagent du quartier. Mais ça, c'est un crime raciste. C'est du ressort fédéral. L'Allemand, il connaissait la question à fond. Il disait, genre, "pourquoi descendre les schwartz — c'est toujours comme ça qu'il les appelait — devant témoins ? On les met dans le fourgon, et on peut les gazer en même temps qu'on prend des Big Mac au guichet de vente à emporter du McDo. Et c'est exactement ce qu'on a fait, mec. Chaque fois, on s'arrêtait acheter à bouffer. Même qu'il s'occupait des cadavres. Alors qu'est-ce que tu vas me faire, putain ? me buter ? »

J'appuyai le canon du .38 contre sa nuque.

Ne jamais sortir un flingue, sauf si on a vraiment l'intention de s'en servir.

Je voulais juste lui faire peur. Lorsqu'il ouvrit la portière d'un coup de pied et qu'il essaya de sauter, je plongeai en travers du siège et le rattrapai par le col. Mais il n'essayait pas de s'enfuir.

Il arracha son froc, et ses boyaux aspergèrent ses cuisses. Je sortis un rouleau de serviettes en papier siglées Taco Bell, McDonald et KFC, qui étaient coincées entre les sièges et les lui jetai.

« Je suppose que t'as pas menti, pour les fast-foods. Qu'est-ce que tu ne me dis pas ?

– Tu crois que j'ai oublié des trucs ? »

Je laissai le canon lui chatouiller l'oreille comme la truffe d'un chien.

« D'accord. Il y avait de la drogue.

– Quel genre ?

– Il a dit que c'était du *crank*, mais je suis pas sûr… C'était pas de la *bombita* normale. T'en prenais une seule fois, et tu te mettais à courir dans la rue comme si ton putain de cœur te tirait derrière lui. Je me souviens d'une fois, cette *hyna* me pompait le dard… Ma copine, tu vois ? Et en plein milieu, elle me sort, genre, "c'est quoi, ça ?", alors je me mate les *cojones* et elles sont toutes, genre, boum-BOUM, boum-BOUM. Comme si j'avais un nom de Dieu de réveil dans les couilles.

– C'était quoi ?

– C'étaient mes couilles, mec, on aurait dit deux gros haricots sauteurs.

– Je veux dire, c'était quoi la drogue ?

– Il appelait ça "drine", ou quelque chose comme ça.

– Mais pas méthédrine ?

– Non, mec. Méthédrine, je connais.

– Évidemment. C'était pas… Adrénaline ? Ça te rappelle rien ?

– Adrénaline ? » Carlos essaya de s'essuyer, puis tartina le sol d'une nouvelle couche. « Oh, maman !… Ouais, c'est ça : il a dit que c'était du naturel, mais je crois pas… C'était comme du *crank* coupé avec du *crank*, tu vois ce que je veux dire ? Et ça filait la dalle. On allait au IHOP et on bouffait deux ou trois assiettes de leurs gaufres, là, avec de la crème fouettée et tout le bordel.

– Et là, maintenant, t'en as pris, Carlos ?

– Demande à mon officier de conditionnelle, enculé. Je remplis un gobelet chaque fois que mon numéro sort. »

Je me disais qu'il devait avoir pris quelque chose. Mais de toute façon, comment ne pas éprouver de respect pour un type qui ne perdait pas contenance alors qu'il dormait à moitié et que ses tripes se barraient par son fion ?

« Simple curiosité, dis-je. Mettons-nous au boulot. Comment on ouvre l'arrière du fourgon ?

– Sous les clignotants. L'interrupteur orange. »

J'appuyai dessus et un sinistre claquement remplit la cabine, comme si le véhicule était entré en marche arrière dans un scanner. Les semelles de mes chaussures vibrèrent.

« Pas celui-là ! » Carlos plongea la main sous le volant pour éteindre. « Ça, c'est le scelle-sol. C'est une plaque de métal.

– Le "scelle-sol" ?

– Pour que les gaz restent dedans. »

Il se mordit les lèvres, farfouilla sous le volant et actionna un autre bouton. Cette fois-ci, ça ne fit qu'un simple clic.

« Contente-toi de déverrouiller la putain de porte arrière.

– Donne-moi une seconde », dit Carlos d'une voix étouffée. Il déboutonna son pantalon et le baissa sur ses chevilles. Ensuite, il ouvrit sa portière, empoigna l'accoudoir, cacha ses bijoux de famille de son autre main, et lâcha sa petite montagne. Je descendis du fourgon et lui tournai le dos pour lui parler.

« Ça va aller, dis-je sans aucune conviction. Fais quelques pas. Allez, ouvre l'arrière. »

J'aidai Carlos à se remettre debout. Il baissa la tête et prouta, grognant comme s'il chiait des morceaux de sa propre chair. Il était en mauvais état, mais je ne pouvais pas faire un saut à la pharmacie de garde pour du Kaopectate et des couches pour adultes.

Je conduisis Carlos devant la porte arrière, zigzaguant entre les broussailles et les bâches bleues du chantier, avec la torche.

Je ne voyais rien, mais je savais.

Comme quand on se sent observé, et que la langue puante du chien hideux de l'intuition vous léchouille la nuque.

Carlos entortilla sa main dans son sweat-shirt pour atténuer la douleur, éjectant davantage de panique liquide. J'étais déjà habitué aux odeurs âcres. Elles me suivaient comme les dauphins les yachts.

Et puis le chien sur ma nuque ouvrit les mâchoires et mordit.

Rien qu'à l'idée, je saignai presque : si tous les animaux que j'avais vus à la fourrière étaient morts pour la nuit, ça voulait dire que quelqu'un les avait drogués. Et, selon Carlos, personne d'autre que Mengele ne fermait la boutique, le soir.

« Ouvre », dis-je, en m'efforçant de rester calme.

Carlos enfonça sa main dans son ventre et murmura : « Je suis pas ton serviteur, enculé. »

Je laissai couler. Si c'était un piège, je n'avais pas envie d'être celui qui serait pile en face de la porte lorsqu'elle s'ouvrirait. Je fis marche arrière tandis que Carlos s'avançait et je sentis comme un picotement dans ma blessure à la tête. Peut-être avais-je un hématome au cerveau. Ou peut-être que j'étais devenu extralucide.

Une seconde avant qu'il ne tourne la poignée, je me tournai et plongeai.

27

Conduit d'évacuation

Mon visage s'écrasa sur des branchages.

La porte du fourgon s'ouvrit en grand et quelqu'un tira un coup de feu. La balle arracha une oreille à Carlos. Elle atterrit sur mon pantalon, comme une méchante escalope.

Carlos se figea.

Il toucha l'endroit où avait été son oreille, l'air vaguement embêté, comme s'il avait perdu son téléphone portable. Puis il cria, balançant sa tête d'avant en arrière, teintant de rouge les touffes d'herbe mourante à ses pieds.

« Putain de *cabron* ! J'en étais sûr, que t'étais flic ! »

J'eus du mal à atteindre un caniveau à deux mètres de là où Carlos hurlait. J'avais envie de lui crier « C'est pas moi ! », mais si je le faisais, on mourait tous les deux.

Une autre détonation le fit tournoyer sur lui-même. On aurait dit un pas de danse. La salsa du mort.

Une voiture noire rugit dans le virage, ses phares balayèrent les arbres. Elle pila dix mètres plus loin, les phares braqués sur nous.

Carlos tituba dans leur faisceau lumineux. Il s'approchait de moi, un bras passé par-dessus l'épaule, comme s'il essayait de se gratter le dos. Il se remit à l'endroit. Étudia ses doigts ensanglantés comme si c'était la première fois qu'il les voyait et essaya d'enlever son sweat-shirt.

Torse nu, dans la lumière des phares, Carlos était tellement maigre qu'il avait l'air bidimensionnel. La deuxième balle lui avait percé un nouveau téton fumant dans les côtes, et en sortant, elle lui avait arraché un morceau de dos de la taille d'un pancake. Carlos s'était fait trouer le foie : il saignait marron. On aurait dit qu'il pissait de la sauce barbecue.

Deux balles supplémentaires lui transpercèrent le gras de ses deux mains, à gauche et à droite, lui laissant des stigmates symétriques. C'était un plus petit calibre. Un .22.

Je me demandai si c'était de la maladresse ou si le tireur était une gâchette exceptionnelle qui haïssait les mains.

N'importe quelle spéculation de ce genre était préférable au spectacle que j'avais sous les yeux.

Carlos tomba à genoux.

Il s'écroula sur le côté de son torse qui n'était pas perforé, un doigt ensanglanté tendu vers ma droite. Je ne pouvais pas le laisser là. Ses yeux étaient révulsés.

Quelqu'un éteignit les phares.

J'attrapai son bras et le traînai hors de portée de flingue. Je me dis que celui ou ceux qui avaient tiré sur Carlos auraient envie de savoir ce qui lui était arrivé. Lorsqu'ils viendraient voir, je pourrais me replier et retourner au fourgon.

C'était pas génial, comme plan. Il avait besoin d'être étoffé.

Mais avant que je ne puisse m'y mettre, je basculai en arrière, me vautrai dans un caniveau, puis dégringolai dans un conduit d'évacuation d'eau plein de boue, aussi glissant qu'un toboggan.

Carlos et moi, nous dévalâmes la pente pendant ce qui me sembla durer un demi-kilomètre mais qui n'était peut-être que trois ou quatre mètres.

Nous nous arrêtâmes lorsque nous heurtâmes un panneau en acier, le genre qu'ils mettent pour empêcher les petits chiens de se faire entraîner par les eaux jusque dans l'océan. L'impact nous étourdit tous les deux.

Nous revînmes à nous en même temps, en clignant des yeux, au beau milieu des trombes d'eau qui nous tombaient dessus, en provenance du toit d'une maison voisine.

Les lumières s'éteignirent en moins de trente secondes, ce qui me suffit pour enregistrer le sourire baveux de Carlos.

« Exactement comme le Matterhorn !

– Exactement », murmurai-je, fasciné qu'il soit toujours vivant, et toujours bavard. Et content qu'il soit heureux. Peut-être avais-je exagéré la gravité de ses blessures.

Je ne pouvais pas dire s'il saignait encore. Nous étions submergés, dans une mare de feuilles d'arbres détrempées. Carlos me prit par l'épaule et serra, prouvant ainsi que les balles avaient raté les tendons. Je m'attendais à ce que le tueur sorte en hurlant du toboggan, l'arme à la main et canardant à tout-va. Mais Carlos avait un truc à me dire. Comment est-ce qu'on dit à un cadavre de la fermer ?

– Mon meilleur copain, Lazy[1], il m'a dit que mourir, c'était comme Disneyland. » Respirant avec

1. *Lazy* : fainéant.

peine, Carlos ricana et souffla une épaisse bulle de sang de la taille d'une pomme. Rouge et collante. « Il s'en est pris une dans le cou, à deux pas de l'école. *Drive-by*. On avait neuf ans, mec. Lazy, il était allongé sur mon pied. J'avais peur de bouger, alors je suis juste resté debout là, immobile. Je lui ai demandé comment c'était, et il a dit : "C'est comme le Matterhorn, Carlito. Comme à Disneyland." Je croyais qu'il déconnait. » Il sourit, les dents pleines de sang. « On dirait que non. »

Je me sentais comme Carlito à neuf ans, avec Lazy sur son pied. Je ne voulais pas bouger, mais je ne pouvais pas rester immobile. Aussi doucement que je le pus, je retirai mes jambes, l'éloignai de l'humidité pour le coucher sur un tapis de sacs en plastique et de cannettes de bière, vestiges d'une très ancienne fête.

« Carlos, murmurai-je, juste pour voir s'il était encore vivant ou s'il avait muté viande froide.

– *Si, señor* », dit-il, levant faiblement la tête vers moi. Un mort moqueur.

Je ne savais pas quoi faire. Carlos fredonnait. Jusque-là, j'avais réussi à compartimenter le fait que le boy-scout à côté de moi était complice d'une opération de nettoyage ethnique mobile. J'avais même réussi à mettre de côté le comportement de Tina. Mais compartimenter les balles, c'était une autre affaire — tout comme faire de la luge humaine dans un conduit d'évacuation d'eau de Los Angeles, poursuivi par le célèbre, mystérieusement ressuscité, médecin de l'Holocauste.

Carlos regarda le ciel, avec ses étoiles auréolées de smog.

« Comment tu te sens ?, demandai-je.

– Oh, mec, je suis superbeau. »

J'écartai une petite branche de son visage. Mourir semblait bien lui aller.

« Ce que je ne pige pas, dis-je, c'est pourquoi, si vous aviez ce business florissant avec le gaz, vous êtes allé écraser une vieille bonne femme. Ça n'a pas de sens.

– Elle l'avait envoyé chier. » Carlos se redressa en prenant appui sur mon épaule. Il parlait avec une surprise mitigée. « C'est marrant, mec. Dans les films, les mecs qui se font descendre disent toujours "je sens plus mes jambes". Mes jambes à moi, elles vont très bien, mec. Alors je peux pas mourir, hein ?

– Ouais », approuvai-je, éprouvant une pointe de culpabilité de ne pas avoir appelé d'ambulance. J'avais pensé qu'il serait déjà mort, le temps qu'elle arrive. S'il s'en sortait, je lui présenterais mes excuses. « Carlos, peut-être que je devrais…

– Des conneries, ça, dit-il. Tu peux plus rien y faire. » Il saignait du nez et poursuivit : « On était au Superior Market, sur la 45e Avenue. C'est ce supermarché où ça coûte rien, tu vois le topo ? Grand comme un terrain de foot, le genre où tu dois mettre tes fruits et légumes dans les sacs toi-même[1]. L'*Hombre viejo*, il était pas au courant. Il était planté là, à bloquer la queue, à attendre que quelqu'un se pointe pour mettre ses achats dans les sacs. Alors la superviseuse, une Blanche entre deux âges, une vraie

1. Aux États-Unis, il est fréquent que dans les supermarchés un employé soit chargé de mettre les produits achetés dans des sacs en plastique ou en papier, à la place des clients.

gordita, elle lui dit, genre : “On est dans un supermarché discount, ici. On pratique des prix très bas. Vous devez faire vos sacs vous-même”, et elle lui sort, la bonne femme, en parlant vraiment lentement, comme s’il était débile : “Est-ce qu’il y a quelqu’un dehors pour vous ramener chez vous ? Vous êtes venu dans un minibus pour le troisième âge ?” » Il rigola en crachotant du sang, puis perdit connaissance en toussant.

Je m’accroupis près de lui, le pris dans mes bras…

Toux.

Sang.

Rires.

Mengele dans un supermarché chicano à prix cassés.

Je levai les yeux, espérant voir quelque chose qui serait logique. Le ciel avait l’air d’avoir été peint avec du plomb.

« Attends !, dis-je soudain. *Gordita*, ça veut dire quoi ?

– Grasse. Grosse. Blanche et grosse. C’est ça. »

Des réminiscences de Walburga dansèrent devant mes yeux.

« Deux minutes plus tard, on était au passage à niveau, à attendre que le train passe. La barrière était baissée. La grosse Mexicaine, je sais pas si elle dormait dans la rue ou quoi, mais elle passe devant nous en poussant un Caddie de supermarché. Il se met à déblatérer, à cracher tous ses trucs de malade : “Désolé, espèce de sac à merde ! Espèce de vache ! Il faut que je te tue !”, et moi je dis, genre : “Quoi ?” Alors le vieux écrase le champignon. La percute. Et tout du long, il hurle, tu vois ? Il perd les pédales : “Espèce de grosse vache… Espèce de sofa puant !" Des trucs en allemand. J'y pigeais que dalle. Je pouvais pas le croire. Après il a reculé. Il l'a regardée essayer de remettre ses affaires dans son Caddie. Et quand elle s'est remise debout, il s'est remis à hurler, "Tu vois ! Tu vois ! C'est un parasite ! Elle crève pas !" Et il l'a renversée encore un coup, mec. Avant ça, j'avais jamais vu cet aspect de sa personnalité, tu piges ? »

Carlos toussa. Du sang tâcha sa main.

« Alors — et ça, ça m'a vraiment fait flipper — il a regardé derrière et il m'a fait : "Tu crois que je peux lui rouler sur la tête sans abîmer son corps ?", alors moi, je lui réponds : "Calmos, doc, y a pas de contrat sur la bonne femme."

– Et qu'est-ce qu'il a fait ?

– Qu'est-ce que tu crois ? Il a mis en marche arrière et il a accéléré — pour qu'on sente bien le *wa-bomp*, un peu comme le contraire de quand tu roules dans un nid-de-poule. J'en étais malade, mec. »

Carlos, toussa et imita Mengele : « C'est un talent que j'ai développé à Auschwitz. Quand j'avais besoin d'une mâchoire, je faisais une petite marche arrière avec une Mercedes, et j'arrivais à rouler sur le front sans même effleurer l'appendice nasal. C'est ce qu'il a dit, mec, l'appendice nasal.

– Tu as vraiment de l'oreille et le sens du mot juste, lui dis-je. Tu pourrais faire du doublage…

– "Tu pourrais faire du doublage" », m'imita-t-il, parlant comme un Blanc, avant de repasser en mode East L.A. : « Juste après, on a entendu les sirènes. Moi, tout ce que je me suis dit, c'était que si les flics cherchaient de l'ADN dans le fourgon, on était cuits. *Game over.* J'étais mûr pour aller jouer au handball avec Richard Ramirez[1]. Alors je lui ai dit : “Allez, doc, elle est toujours vivante, balançons-la à l’arrière et foutons le camp.” Mais le vieux, il fait : “Faudrait qu’on roule jusqu’à Las Vegas pour gazer cette grosse truie…” »

Carlos rota des cerises explosives et lâcha un dernier rire rouge.

C’était fini.

J’avais entendu dire que l’âme d’un homme s’envolait au moment de sa mort. Si c’était vrai, celle de Carlos partit dans un conduit d’évacuation d’eau. Et il mourut en riant.

---

1. Richard Ramirez (né en 1960) : tueur en série américain surnommé le « Night Stalker », condamné pour quinze meurtres et viols, ainsi que trente et un autres crimes. Il terrorisa Los Angeles et San Francisco en 1985. Son *modus operandi* consistait à s’introduire chez les gens, à tuer l’homme, puis à violer et torturer la femme, qu’il ne tuait pas toujours. Condamné à mort en 1986, il attend son exécution au pénitencier de San Quentin.

28

En voiture avec le docteur M.

Je ne pouvais pas passer par les jardins à l'arrière des maisons. Des chiens aboieraient. Des lumières s'allumeraient. Le trottoir était inenvisageable. Personne n'avait volé le cuivre des réverbères à Mount Washington, donc ils fonctionnaient. Je m'agrippai, remuai lentement, et remontai le caniveau en ciment, jusqu'à l'arrière du musée.

Arrivé en haut, juste au-dessous d'un feu de circulation, je reconnus une silhouette familière. Ce n'est pas si fréquent de voir des gens à qui il manque la moitié du profil.

C'était l'autre jumeau de Zell : Davey.

Soit personne ne lui avait dit pour Dinah, soit il essayait d'oublier son deuil et se changeait les idées en faisant l'homme de main pour Mengele. Je me demandai ce que lui et son frangin Bernstein feraient lorsqu'ils apprendraient que Tina et moi avions arrangé les choses pour que leur belle-mère ait l'air d'être morte en baisant style sabbat avec un hassidique. Si j'avais été du genre à ça, j'aurais fait une prière pour que mon chauffeur se soit réveillé à temps et se soit sauvé avant de se faire gauler pour l'avoir étranglée. Je ne m'attendais pas à ce que Dieu fasse grand-chose pour moi, mais le chauffeur, lui, qu'avait-il fait de mal ?

La famille Zell avait le bras suffisamment long à San Quentin pour obtenir des visites conjugales, de la chirurgie esthétique, des escapades à Los Angeles… Qui pouvait bien deviner ce qu'ils feraient à mon chauffeur s'il se faisait envoyer là-bas pour avoir tué Dinah Zell. En admettant qu'il vive assez longtemps pour se faire envoyer quelque part. Si quoi que ce soit arrivait à Jack le Russe, je l'aurais sur la conscience.

Davey était appuyé contre un poteau couvert d'autocollants, de bas en haut. Il se gratta la tête avec le canon d'un Beretta. « Pour l'amour du ciel !, avais-je envie de lui hurler, ça ne t'a pas servi de leçon, la dernière fois que t'as fait mumuse avec un flingue ? Les accidents, ça arrive ! »

J'avisai une pierre de la taille de la mâchoire manquante de Davey et eus envie de lui défoncer le crâne. Je ne suis pas vraiment méchant, mais j'ai vu plein de trucs violents à la télé quand j'étais petit.

Je connaissais des tas de flics qui avaient passé des années à apprendre les arts martiaux, chacun avec sa propre approche philosophique du tao ou du chi, afin de canaliser les flux de l'univers contre leur adversaire pour qu'au bout du compte il se vainque lui-même. Mon approche à moi était nettement plus prosaïque : cogner par-derrière.

On peut faire exactement ce qu'on veut à un type qui ne vous a pas vu arriver.

Un coup de crosse sur le crâne aurait très bien convenu. Mais mon flingue — un gros et inélégant .38 — m'avait échappé pendant le slalom dans le conduit. Il n'était pas enregistré à mon nom, mais quand même, on avait fait un sacré bout de chemin ensemble. Et comme on était en Amérique, il ne faisait aucun doute qu'il allait refaire surface à deux pas d'une école élémentaire où un gosse de douze ans la ramasserait à la récré et flinguerait son cousin.

Mais bon, les choses ont une tendance persistante à toujours dérailler d'une façon différente de celle qu'on prévoit.

Je connaissais une douzaine d'approches par-derrière qui étaient toutes des variations du mode « attaque en traître ». Dans l'une d'entre elles, il était question d'une corde à guitare étrangleuse cachée dans ma chaussette. Mais étrangler, ce n'était pas toujours évident. Une fois, à Manhattan, j'avais essayé d'enrouler le câble autour du cou d'un camé au crack qui me rendait une tête. Il devait mesurer deux mètres. Au lieu de le tuer, je m'étais coincé un doigt entre le câble et son cou, et je l'ai chevauché de la 86e Rue jusqu'à la 83e, sur Broadway, où il m'a assommé en essayant de monter dans le bus 5. En souvenir, il me manque toujours la dernière phalange de mon majeur droit, ce qui a annihilé définitivement toute mes chances de devenir franc-maçon — ils n'acceptent que les hommes jouissant de leur intégrité corporelle — et m'a empêché à jamais de pouvoir faire à qui que ce soit des doigts d'honneur des deux mains.

Je n'arrivais pas à décider si je devais marcher droit sur Davey ou bien le contourner en me faufilant pour essayer de voir qui d'autre il y avait derrière le musée. J'espérais juste qu'ils n'étaient pas équipés de lunettes à vision nocturne. Je fis quelques mètres sur ma gauche, accroupi, en essayant de ne pas casser de branches. Sous cet angle, je pus distinguer une voiture : une Cadillac DeVille 2002. Six places. Le véhicule parfait si tous les participants de mon stage avaient décidé de partir en excursion à Los Angeles pour m'assassiner — tout en voyageant avec style.

Et là, Davey m'a facilité les choses. Il s'est accroupi dans les buissons, face à moi, puis il a jeté un coup d'œil par-dessus son épaule, avant d'ouvrir un flacon de médicaments. Il a renversé sa tête en arrière, fait tomber quelques capsules dans sa bouche sans lèvres, et il les a avalées à sec. Pas de doute, ça devait être dur d'être lui.

Je bondis, paume en l'air, comme pour smasher un ballon de volley, et lui enfonçai la petite bouteille en plastique dans le gosier. Un bouchon de flacon avait suffi à tuer Tennessee Williams[1], donc je retins mon geste. Je ne voulais tuer personne, juste mettre hors d'état de nuire.

C'est pour ça que je ne lui enfonçai le flacon qu'à mi-chemin de l'œsophage.

Davey tomba en arrière, s'étouffant bien plus bruyamment que ce à quoi je m'attendais. Du coup, il fallait que je fasse quelque chose pour le réduire au silence. Je lui arrachai son arme des mains et lui en filai un grand coup sur la tempe. Il s'écroula. Nous étions déjà dans des buissons, donc je n'eus pas à cacher le corps. Mais rien de tout cela ne me plaisait. Je sortis un fin portefeuille de la poche de Davey. Il était encore rigide et lustré. Du genre de ceux que

1. Thomas Lanier « Tennessee » Williams (1911-1983), dramaturge et romancier américain, à qui on doit de nombreuses pièces souvent adaptées en films, comme *Un tramway nommé Désir*. Il est mort étouffé par le bouchon d'un flacon de gouttes pour les yeux qu'il essayait d'ouvrir.

donneraient des grands-parents à un enfant de dix ans avant qu'il ait vraiment besoin d'un portefeuille. Touchant. Jusqu'à ce que je voie les deux S en relief sur la poche. Peut-être était-ce un cadeau de son frère.

« Ça a dû être quelque chose, lui dis-je, de pouvoir se servir de ton portefeuille, et tout. »

Pour le moment, il ne répondait rien.

Le seul document était un permis de conduire au nom de David Zelowski. De combien d'identités ces gens avaient-ils besoin ? Son frère jumeau s'appelait Bernstein, lui, Zelowski, et son père, Zell. Sur son permis, Davey regardait par terre, comme s'il ne pouvait pas regarder l'objectif en face. Je l'observai. Même évanoui, il exsudait la douleur.

« C'est dur, hein ? Il y a des jours où tu te réveilles et tu te dis : "À quoi ça sert d'essayer, putain ?" Crois-moi, je suis passé par là. »

Personne n'écoute mieux que les évanouis. À part les morts.

J'empochai le permis et remis le portefeuille dans sa poche.

Marche un kilomètre avec le menton d'un autre...

Je mis la sécurité sur le 9 de Davey, et m'éloignai en trottinant, tête baissée. Quelqu'un alluma une cigarette, dans la cabine du fourgon. Ce quelqu'un avait dû descendre de la voiture et y remonter. Je restai dans l'ombre, m'approchai du fourgon par la droite. Je tenais le Beretta à deux mains.

Avant de redémarrer, je vérifiai que je n'avais aucun petit point rouge sur moi. À mi-chemin, je m'arrêtai et vérifiai à nouveau.

Une de mes grandes phobies dans la vie était de repérer sur mon torse la signature de la lunette infrarouge d'un sniper. Je n'en avais jamais vu que dans les films, mais ma peur n'en était pas moins réelle. Qu'est-ce qu'il fallait faire, si on voyait pour de bon le point rouge sur son bas-ventre ? L'instinct imposait sûrement de se mettre en position défensive — de protéger l'endroit visé — expliquant du même coup le pourcentage élevé de victimes de snipers qui mouraient avec les mains pleines de sang.

Mon plan était de rester le plus près possible du sol jusqu'à ce que je sois juste derrière le fourgon, de manière qu'on ne puisse pas me voir dans les rétroviseurs. Je n'avais aucune envie de finir au Disneyland des morts avec Carlos.

Quand je vis que la portière arrière du fourgon était entrouverte, j'introduisis le canon du Beretta de Davey à l'intérieur. Et le retirai lentement.

Rien.

L'obscurité.

Je ne me rendis compte que je n'avais plus ma lampe torche que lorsque j'essayai de l'attraper.

« Espèce d'abruti, dis-je plus fort que je n'en avais eu l'intention.

– C'est qui, l'abruti ? »

Je reconnus la voix à la Isaac Hayes[1] du Révérend, puis sa main m'arracha mon arme et la porte s'ouvrit en grand.

1. Isaac Hayes (1942-2008) : chanteur et acteur noir américain, avec une belle voix de basse caractéristique, compositeur et interprète de nombreux standards mondialement connus, comme la bande originale du film *Shaft* (1971), *Walk on by* ou *Soul Man*.

Génial.

« Révérend ! C'est quoi, ce merdier ? Je me parlais à moi-même. »

Le canon du flingue se posa doucement sur mon front.

« Jolie arme, continua-t-il gentiment. Pas ta journée, hein ? Ça arrive à tout le monde. »

C'était la définition même de l'arnaqueur : il vous collait un flingue sur le visage et donnait quand même l'impression d'être le meilleur ami que vous ayez jamais eu.

« Un type qui s'appelait Jésus-Christ aussi, il a connu un jour sans, continua le Révérend. Il a fini sur une croix. T'as vraiment une sale gueule, mec.

– Épargnez-moi le putain de sermon, dis-je. J'ai tendance à perdre un peu de ma superbe quand je me fais tirer dessus.

– Tu t'es pissé dessus ?

– Non, pourquoi ? Vous voulez filmer ça aussi ? Vous vous diversifiez ? Vous pourriez me mettre une toge et appeler ça "Paul pisse dans son froc sur la route de Damas".

– Si je t'avais tiré dessus, tu serais mort. Pourquoi tu fais pas monter ton petit cul de Blanc expert ès drogues et adepte du franc-parler dans le fourgon ?

– Alors vous tiriez sur qui ? »

Le Révérend rigola et découvrit ses dents en or.

« Sur celui, quel qu'il soit, qui s'est pris une bastos. »

*

Dès que nous fûmes dans le fourgon, la lumière intérieure s'alluma. Les parois brillèrent comme de l'aluminium, avec des irisations bleues et vertes comme on en voit dans les flaques d'essence : assez jolies pour être ce que des âmes gazées avaient laissé derrière elles. J'étais sûr que, si je les fixais assez longtemps, j'y verrais des visages.

Assis, tout raide, exactement au milieu de la banquette qui occupait toute la largeur du fourgon, à l'arrière, se trouvait Mengele. Il était en grand uniforme SS, de l'insigne sur sa casquette de *Hauptsturmführer* jusqu'au bout de ses bottes noires cirées. Sa peau avait un aspect particulièrement remarquable. Il n'avait pas du tout l'air d'un vampire en plastique à la Dick Clark comme la plupart des hommes âgés qui s'étaient fait « refaire » (j'avais croisé le vrai Dick Clark[1] dans un ascenseur chez Sony, une fois, et sa tête était lustrée comme un siège de voiture fraîchement ciré). Le visage de Mengele brillait, ce qui rendait ses yeux chassieux encore plus dérangeants. Sa moustache avait poussé et était d'un gris chien qui contrastait étrangement avec ses cheveux à la Billy Idol. L'air du dehors avait l'air de lui faire du bien.

Le Révérend me poussa du canon de son arme et montra Mengele du doigt.

« Vise un peu. Tu trouves pas qu'on dirait une vieille Miss S&M ? »

Mais mon attention était attirée par la personne à côté de lui. Elle était coincée contre la portière, enroulée de la tête aux pieds dans une couverture bleue. Je devinais qui c'était. J'aurais pu dessiner la

1. Richard « Dick » Clark (né en 1929) : présentateur de télévision américain à la longévité professionnelle exceptionnelle, parfois surnommé « le plus vieil ado américain » pour son « éternelle » allure juvénile.

silhouette de Tina de mémoire : les cheveux, les épaules, la taille, les hanches, les seins asymétriques. Ou bien c'était peut-être un sens supplémentaire qui permet à un homme de reconnaître sa femme cachée, même sous une couverture. Il ne la voit pas, mais il sait.

Mengele leva une main, comme s'il avait répété son geste, et retira lentement la couverture, en commençant par le haut. Juste ce qu'il fallait pour découvrir le visage de Tina. Je m'obligeai à rester immobile. J'étudiai son air mi-présent, mi-absent.

Je pensai : « Ne lui montre pas que tu veux le tuer. Attends. »

Mengele sourit comme une star de rock dans les backstages, en homme habitué à avoir les bons accessoires au bon moment.

« Monsieur l'ex-policier Rupert. Content de vous revoir.

– Alors ? Qu'est-ce qu'il y a ?, dis-je, détournant le regard de Tina. Si vous aviez un souci avec la drogue, vous auriez pu appeler un service d'urgence.

– Vous, les Américains ! Toujours à jouer les durs. Les Allemands ne sont pas des durs. Les Allemands sont forts. » Il tourna la tête vers Tina. « Une femme séduisante. Expérimentée. » Je jurai encore une fois de ne pas lui montrer ce que cela me faisait, de la voir dans cet état-là. Le pouvoir de susciter la peur, c'était tout ce qui lui restait. Zell avait parlé de sa soif de respect. Mais, apparemment, le Docteur ne le voulait pas seulement pour ses prouesses scientifiques.

« Vous pouvez la toucher si vous voulez, dit-il.

– Vous voulez dire si vous, vous voulez, non ? »

Le Révérend D. me tapota du canon sur le dos en guise d'avertissement, mais je ne m'arrêtai pas. L'irrespect, c'était la seule arme qui me restait. Pour le moment.

« Faire semblant que c'est une expérience pour nous regarder baiser, c'est ça, votre truc, non ? Comme quand vous faisiez s'accoupler des frères et sœurs jumeaux. Ou lorsque vous faisiez copuler des gitans affamés dans une chambre froide pour mesurer combien de chaleur ils dégageaient avant que leurs cœurs ne lâchent ?

– Les résultats de mes recherches sur l'hypothermie ont sauvé de nombreuses vies — parmi lesquelles celles de vos Navy SEALS.

– Peut-être que je n'ai pas envie de participer à vos expériences.

– Trop tard. C'est déjà le cas. La vieille héroïne que vous avez chapardée ? C'était un sérum destiné à développer des tumeurs ovariennes. Je l'ai mélangé avec du Dolphinex — l'opiacé le plus puissant et le plus addictif jamais inventé.

– Dolphinex ? Jamais entendu parler.

– C'est normal. Vous connaissez peut-être mieux son cousin, la Dolophine. Les deux noms dérivent d'Adolf. La Dolophine est mieux connue dans votre pays sous le nom de méthadone.

– On s'est déjà croisés.

– Je m'en doutais un peu. Le Dolphinex n'a jamais été commercialisé. Trop puissant. Une prise, et le consommateur voulait littéralement mourir s'il ne pouvait pas en reprendre. C'était d'ailleurs un résultat dont j'étais particulièrement satisfait. Mais vous, vous connaissez ce sentiment.

– Vous parlez des cochonneries dans la boîte de la Croix-Rouge ? Ce n'était pas si génial que ça.

– Pour un dur à cuire dans votre genre, bien sûr que non. Mais des prostituées camées que l'État aimerait empêcher de se reproduire pourraient s'en injecter de leur plein gré. Et si elles le faisaient, elles en mourraient. Sans enfants. Et jeunes. Je suis impatient de voir quelles conséquences ça va avoir sur vous. Dans une semaine ou deux, je vous suggère de vérifier si vous n'avez pas les seins qui poussent. »

Et c'est là que le sol a décidé de me frapper en plein visage.

29

Usine à douleurs

La sueur dégoulina le long de ma colonne vertébrale. Je respirai aussi lentement que je le pouvais, pour contrer l'afflux de sang qui me faisait tourner la tête. Si Mengele avait gavé Tina de nectar de cancer, j'étais prêt à prendre une balle juste pour mourir en l'étranglant. Et je mourrais heureux.

Mais le Révérend avait un coup d'avance. Avant que je ne bondisse, il m'attrapa par le col et me remit debout.

Le regard vide de Tina n'enregistra rien.

« Alors elle va avoir des tumeurs, maintenant ? Dans les ovaires ?

– Ne vous inquiétez pas, dit Mengele. J'ai donné autre chose à la *Fraülein*. Une autre de mes découvertes. C'est très propre. Je suis fier de pouvoir dire que les progrès que nous avons faits dans les camps continuent de porter leurs fruits aujourd'hui encore. » Mengele rayonnait. « Mon Dieu ! Je me suis tellement laissé emporter que j'ai oublié de nous mettre en route. C'est ce qui arrive quand les hommes de science commencent à parler.

– C'est vous qui parlez, dis-je. Moi, j'essaie juste de ne pas dégueuler ou de ne pas vous rire au nez.

– Facile », me chuchota à l'oreille le Révérend D.

Mengele tapa sur le plafond du fourgon et j'entendis le moteur démarrer. Cela signifiait qu'une troisième personne conduisait. Et peut-être une quatrième à la place du mort.

Le fourgon dévala une pente abrupte.

La rage obscurcissait les bords de mon champ de vision.

Je voyais Mengele à travers un tunnel de brouillard. Une vague odeur émanait de lui. Du genre qui faisait aboyer les chiens.

« Qu'est-ce que vous lui avez donné ?

– De l'adrénaline. La meilleure qualité. J'en prends moi-même.

– De l'adrénaline ? Le truc que vous vendiez aux Chicanos ?

– Ah, je vois que notre petit détective a bien travaillé. Eh bien, laissez-moi parfaire votre éducation, *herr Detektiv*.

– S'il vous plaît, *herr Doktor*.

– Avec plaisir. Retournons soixante ans en arrière.

– Le docteur Mengele et la machine à remonter le temps.

– Pour obtenir la meilleure qualité, j'avais besoin de sécrétions glandulaires générées *in extremis*. Plus les victimes étaient terrifiées, plus l'adrénaline que j'extrayais avec mon ami *der shunt* était puissante.

– Un *shunt* ?

– *Ja*. »

Mengele se tapota la pomme d'Adam. Je pensai : et si je le mordais ? Si je lui ouvrais la gorge en grand, comme quelqu'un l'avait fait à Dinah Zell ? Est-ce que le Rév. me tirerait dessus avant que je ne lui arrache le larynx ?

« Je l'ai introduite juste là, dans le cou, dit Mengele, gonflé de fierté comme s'il venait de recevoir une lettre de chez lui.

– Ouah, regardez-vous un peu, roucoulai-je. « La seule chose encore plus pathétique qu'un vieux qui nous saoule avec qui il était avant, c'est un vieux nazi. Petit rappel : vous avez perdu, doc. Pas votre pays. Vous. Tous les autres génies scientifiques sont retombés sur leurs pieds. Von Braun s'est installé au Nouveau-Mexique avec toute son équipe. Même Erich Traub[1], le virologiste fou d'Himmler, a atterri à Plum Island. Tout seul, au beau milieu d'une forêt remplie de mammifères infectables, avec un labo plein de bactéries. Vous croyez qu'on ne lui a pas fourni quelques *Fraülein* quand le vieux guerrier des microbes nous a offert la maladie de Lyme ? »

J'avais l'intuition qu'il ne me ferait rien tant que je continuerais. C'est une chose qu'on apprend quand on est flic : les criminels sont narcissiques. Et Mengele était insatiable. Il n'aimait rien tant qu'on parle de lui. Les louanges, c'était ce qu'il préférait au monde. Je n'étais d'ordinaire pas si bavard, mais la perspective d'une mort imminente me stimulait. Autant dire ce que j'avais sur le cœur, pendant que c'était encore possible.

« Et puis il y a vous ! » râlai-je, parce que j'étais en colère. Pas contre Mengele. Contre moi-même. Tout ce qu'il méritait, c'était de crever, et moi, je me contentais de lui balancer des vannes. « Beppo l'enfant prodigue — qui devient gaga dès qu'il est

1. Erich Traub (1906-1985) : vétérinaire et virologiste allemand, qui travailla pour les nazis avant d'être transféré aux États-Unis dans le cadre de l'opération *Paperclip*, puis de retourner en Allemagne.

question de *shunts* glandulaires. Qu'est-ce que ça fait, d'être un de ces types dont les gens diront, quand il mourra, "Eh ben, je savais même pas qu'il était encore vivant" ? Je veux dire, c'est vraiment ça, votre meilleur souvenir ? Foutre une trouille bleue à des gitans fatigués pour traire leur épouvante ? » Je me tournai vers le Révérend et haussai les épaules. « Vous le croyez, le roi du *shunt*, là ?

– Hé ! J'emmerde les *shunts*, moi ! » Le Révérend frissonna un peu et se passa la main sur le visage. « Mec, il y a une heure, je savais même pas ce que c'était qu'un *shunt*, et là, je suis prêt à me planter un de ces putains de trucs dans ma propre putain de jugulaire pour me vider de mon sang et ne plus avoir à écouter tout ça.

– Allez, Rév., dis-je, je sais que vous faites des affaires avec le vieux *shuntmeister*. Je suppose que vous devez avoir l'habitude du discours sur la race supérieure, non ? »

Le Révérend leva les sourcils, plus amusé que sur la défensive. Il devait y avoir davantage à gagner pour lui à obéir aux ordres qu'à sacrifier du fric en me venant en aide. Mais je me dis que j'allais le savoir.

« Hé, dit le Révérend, si j'étais toi, je…

– Stop ! », cria Mengele, se frappant la cuisse du poing comme un enfant de cinq ans. Il avait l'air d'être à deux doigts de se rouler par terre. Il aurait aussi bien pu hurler : respectez-moi ! respectez-moi ! respectez-moi ! « Je suis en train de vous dire quelque chose d'important. Si vous n'étiez pas si ignorants, vous vous considéreriez chanceux de pouvoir entendre ça !

– "Chanceux", c'est pas vraiment le mot qui me vient en premier à l'esprit », dit le Révérend, mais

Mengele planait déjà trop haut dans ses propres fantasmes d'excellence médicale pour le remarquer.

« J'ai dit : silence !, hurla-t-il, avant de continuer. Au lieu de collecter le liquide dans un tube, j'avais suspendu un petit récipient à l'extrémité du *shunt.*

– C'est reparti, ronchonna le Révérend.

– Assez ! Ça, je l'ai fait en l'honneur de mon nouveau pays, en souvenir du Vermont, où j'ai vu des photos de calendrier d'indigènes récoltant des seaux de sirop des arbres.

– Si vous me dites que vous en mettez sur des pancakes, dis-je, je crois que je vais vomir. »

Mengele me toisa et mâchouilla sa moustache, qui était maintenant si usée qu'on l'aurait crue faite de poils de schnauzer. Il ne cachait pas son enthousiasme, mais en même temps, il affichait une sorte de détachement.

« Lorsque vous ranimez un homme dans une situation de terreur totale, la décharge d'adrénaline est phénoménale. Cette décharge initiale est la plus pure. À la différence du sperme, où les giclées préliminaires peuvent n'être rien d'autre que de l'eau, l'adrénaline est très concentrée dès le départ. De zéro à cent, comme vous autres Américains avez l'habitude de dire.

– On dit pas ça pour le liquide glandulaire », dis-je.

Mengele m'ignora, emporté par sa propre théâtralité.

« Laissez-moi vous dire autre chose, qui va vous amuser. Carlos savait que j'utilisais le fourgon pour tuer les ennemis de sa race. Ce qu'il ne savait pas, c'est que ses ennemis ne mouraient pas tout de suite. Non. Je les ramenais à la fourrière. Je les terrorisais. Je le faisais dans l'arrière-salle, la nuit. Les murs étaient totalement insonorisés. Les spécimens étaient intacts et facilement réanimables. Voulez-vous savoir ce que je leur ai fait ?

– Ce que je voudrais vraiment savoir — et ne le prenez pas en mauvaise part, dis-je, c'est si, à l'époque, tout le monde était comme vous ? »

La question prit Mengele au dépourvu.

« Comment ça, comme moi ?

– Vous savez, dis-je, les autres SS, les autres docteurs, est-ce qu'ils se levaient tous les matins et claquaient des talons tellement ils étaient contents de travailler dans un camp de la mort ?

– Mesurez vos paroles, dit Mengele. Pour moi, Auschwitz était un laboratoire géant. Là-bas, entre autres nombreuses réussites, j'ai pu développer différentes méthodes pour récolter l'adrénaline. Les équivalents synthétiques, pour des raisons aussi mystérieuses que Dieu lui-même, ne possèdent jamais le même potentiel. Chaque unité génératrice d'adrénaline…

– Autrement dit les victimes, c'est ça ?, interrompis-je.

– Chaque unité génératrice d'adrénaline, répéta-t-il, devait être maintenue dans un état de terreur absolue.

– Ouah ! Attendez une seconde, dit le Révérend, qui semblait prendre de plus en plus confiance. Je suis d'accord avec Manny, là-dessus. Ces pauvres gens que vous faisiez crever de peur, vous les appelez des “unités” ?

– Ils possédaient des organes humains, répondit froidement le Docteur. Mais la terreur, lorsqu'elle est scientifiquement inoculée, peut affaiblir un humain avec une telle férocité que tout le système s'écroule. Vous seriez réellement étonné de savoir comme il est facile de générer la peur. Ah ! je pourrais vous en raconter, des histoires !

– Personne ne veut les entendre ! », criai-je. Mais c'était un mensonge. Ce qui expliquait pourquoi mon genou ne cessait de s'agiter de bas en haut tout seul, jusqu'à ce que je m'appuie dessus, comme *Le Penseur*. Syndrome du genou plein de haine. La rage me donnait envie de lui encastrer la gueule dans la carrosserie du fourgon, mais une fascination horrible me poussait à en savoir davantage. C'était la triste et coupable vérité, et Mengele semblait compter là-dessus. Il attendait calmement une nouvelle interruption, se racla la gorge lorsqu'il vit qu'elle ne venait pas, et déblatéra de nouvelles histoires.

« Il y avait ce petit juif hongrois bagarreur. »

Je dus m'enfoncer les ongles dans mes paumes pour m'occuper les mains. La tension semblait le nourrir. Il avait besoin de mettre les gens mal à l'aise.

« Un jour, après qu'il eut entendu dire que j'avais opéré son frère, il m'a vu. Il était affecté à une tâche : il nettoyait les rampes. Pas beaucoup plus de quinze ans. Il m'a craché au visage. Un garde l'a attrapé, et je lui ai montré mon scalpel. Il a recommencé. Il m'a de nouveau craché au visage. Je lui ai coupé la langue, et même là, avant de s'évanouir, il a craché du sang sur moi.

– Le garçon avait du cran. Il s'en serait bien sorti à Q., dit le Révérend, à personne en particulier. Vous pouvez dire ce que vous voulez, mais il y a des juifs qui ont de sacrés *huevos*.

– Aussi longtemps que nous les laissons en avoir, sourit Mengele à sa propre petite blague. Mais celui-là, il avait une force de volonté digne d'un soldat, je le reconnais. » Le souvenir provoqua un petit rire. « Il a été assez rapide pour ramasser sa langue par terre et me la jeter dessus avant que le garde ait le temps de l'en empêcher. À cause de ça, les capos étaient furieux et ne lui témoignèrent aucune gentillesse lorsqu'ils le traînèrent, à ma demande, jusqu'à mon laboratoire, dans le Bâtiment 10. Mais j'avais besoin de savoir : quelle était l'origine d'une telle volonté ? Je soupçonnais la présence d'amphétamines. Mais lorsque je pratiquai l'autopsie — pour des résultats fiables, naturellement, il est indispensable que le sujet soit encore vivant — son organisme était impeccable. Je ne parle pas seulement de drogue. Je veux dire dépourvu de toutes calories ou de tous stimulants. Ce qui faisait que la composition chimique de ce pensionnaire du camp de travail était facile à quantifier. Une vraie usine à douleur. Et la douleur pure donnait de l'adrénaline pure. C'était presque comme si sa peur le nourrissait. Alors bien sûr, j'ai nourri sa peur. C'était bien le moins que je pouvais faire. »

Je commençais à me sentir vaseux. La promiscuité du fourgon, la lumière artificielle, le fait d'être resté debout si longtemps…

« Qu'est-ce qui est le plus puissant ? La haine ou la douleur ? », m'entendis-je demander. Écouter l'opinion d'un tueur ne signifiait pas que je l'approuvais. Il me semblait acceptable de lui poser quelques questions, en gardant à l'esprit que je le tuerais, ensuite.

« La douleur ou la haine. L'éternelle question, répondit Mengele avec quelque chose comme de l'approbation. Une question dont personne ne veut comprendre que la race humaine ne peut pas faire l'économie.

– Tu vois, là, dit le Révérend, il est meilleur que toi. Il fait comme si lui et toi, vous étiez du même bord.

– Kifkif bourricot, c'est bien ça, l'expression, non ? » Mengele sortit un miroir de poche et regarda ses cheveux. « Peu importe à la science si on la considère comme telle ou pas, dit-il en ramenant une mèche sur son front. Peut-être vous demandez-vous si j'ai anesthésié le juif cracheur. Est-ce que la nature le fait ? Non ! Et oui, la souffrance était essentielle. La peur de la souffrance. Et ce que la peur et la souffrance produisent chez tout homme, c'est précisément une manière d'affronter la peur et la souffrance.

– Alors là, ça, c'est profond, dis-je.

– Peut-être, dit Mengele, apprécierez-vous mieux cette notion lorsque vous en ferez vous-même l'expérience. Les glandes surrénales sont comme des moteurs d'avion : lorsqu'ils ont du carburant, ils peuvent déterminer leur trajectoire. Lorsqu'ils en manquent, la gravité décide à leur place. Ils n'ont pas le choix. Pour des hommes complètement brisés, la simple possibilité de s'allonger — même si c'est sur des lames de couteaux — est une immense bénédiction.

– J'aimerais bien m'allonger moi aussi, dis-je. Est-ce que vous écouter, ça compte comme de la torture ? »

J'essayai réellement de m'agenouiller, espérant basculer sur le côté, mais sur un signe de tête de Mengele, le Révérend me rattrapa.

« Monsieur Rupert, je n'en ai pas fini, avec le Hongrois. » Mengele avait l'air un peu blessé.

« Je peux pas le croire, putain, dis-je.

– Moi non plus, je ne pouvais pas le croire, continua Mengele, mais c'était une des joies du travail dans le camp — l'infinie variété des cas que nous rencontrions.

– "Une des joies" ?, dis-je.

– Laisse-le parler », coupa le Révérend.

Je décidai qu'il la jouait malin — du côté de Mengele à un moment, du mien à un autre. Assurant ses arrières. Profitant de ce que Mengele rangeait son miroir dans sa poche, il me fit un clin d'œil.

« Vous allez apprécier, dit le Docteur, m'adressant spécifiquement son commentaire. En plein milieu de l'opération, je vis le juif regarder son propre foie, que j'avais extrait, et cette vision le fit pleurer de joie. Plus tard, alors qu'il marmonnait des prières sur son lit de mort, je le lui tendis, et là, je compris. À ses yeux rendus fous par la douleur, l'organe était comme un nouveau-né dans mes mains. Ses larmes étaient des larmes de bonheur d'avoir donné la vie. "*Mein kindela* !" »

Le Révérend grogna encore un coup.

« Vous entendrez jamais parler d'un Noir qui ferait ce genre de trucs de malade.

– Vous aimez infliger la douleur, Docteur ? Faites-nous donc des confidences, entre copines.

– Ce que je lui ai offert, c'est une chance unique : la gloire ! » Mengele se raidit dans ce que j'imaginais être l'idée qu'il se faisait de son imposant pouvoir. « Même un parasite peut avoir son moment de lumière.

– Enfin, dis-je, je sais ce que je vais mettre sur ma pierre tombale.

– La moquerie est compréhensible, sourit Mengele, sachant sans aucun doute que la dernière chose que je voulais, c'était sa compréhension. Les hallucinations du juif m'émurent tellement qu'à la fin j'utilisai de la morphine. Pour moi. C'était une gâterie que je m'autorisais dans des occasions spéciales. Est-ce que j'ai dit qu'il m'avait encore craché au visage ? Avant d'expirer. Il est mort honorablement.

– Avec vous qui teniez son foie.

– Comme si c'était un magnifique bébé.

– Attendez, dis-je, connaissant la réponse avant de poser la question. Maintenant, je comprends. Vous avez ça sur film. »

Mengele s'agita, comme s'il s'était fait piquer. Il cessa de parler.

« C'est ça, pas vrai ? Combien Zell vous a-t-il proposé ? »

Silence. Encore. Le bruit de notre respiration collective. Et le womp-womp-womp étouffé des soupapes surmenées du fourgon.

J'insistai.

« Quel est le problème ? Vous ne voulez pas vendre ? Ou c'est Zell qui ne veut pas payer ce que vous en demandez ? Ah ! Attendez ! Oh, putain ! Mais c'est parfait ! Il ne veut rien payer du tout ? Laissez-moi deviner. Il a menacé de vous faire tuer si vous ne lui donniez pas les films ?

– Merde, dit le Révérend D., il commence à piger, le mec. »

Mengele regardait droit devant lui. Il calculait.

« Un juif est un juif. Il a flairé la bonne affaire. »

Je crus voir Tina cligner des yeux, mais je n'en étais pas certain. Tout était trop près et trop loin en même temps. Le fourgon avait l'air de tanguer.

Mengele serra ses fines lèvres.

« C'est de la science, pas du commerce.

– Vous savez ce qu'on dit : le projet scientifique d'un homme peut très bien n'être que de la torture porno pour un autre. »

Mengele se hérissa.

« Vous, vous êtes vraiment juif. Vous empestez le juif. Vous pensez comme un juif. Oui, le prisonnier a souffert et est mort par mes soins. Mais ce n'était pas de la torture. C'était de la recherche humanitaire. Grâce à ses sécrétions, j'ai découvert le moyen de générer et de récolter quelque chose qui aurait pu aider le Reich à gagner la guerre.

– Ah ouais ? » Le Révérend donna un coup de poing dans la paroi. « Et qu'est-ce que ça a donné ? »

Mengele se tourna vers lui, impassible.

« Les mercenaires n'ont pas le droit d'avoir des opinions, dit-il calmement. Maintenant, écoutez, parce qu'on en arrive à la question à soixante-quatre mille shekels. Si nos propres corps sécrètent une substance, peut-on dire, techniquement, qu'il s'agit d'une drogue ? Et si ça n'en est pas une, est-ce que ça en devient une lorsqu'on l'extrait et qu'on l'injecte à quelqu'un d'autre ? Aujourd'hui..., dit-il, la tête bien haute, le corps humain est l'avenir de la fabrication des drogues. C'est comme si Dieu avait attendu que l'homme découvre cette gloire ultime. On avait besoin de cet espace de liberté que nous offraient les camps pour s'en rendre compte.

– Je ne pense pas à la gloire de Dieu, dis-je. Je pense aux sommes que vous pourriez obtenir pour vos formules aux hormones. Et à quel point Zell voudrait vous les arracher.

– Vous croyez que c'est de ça qu'il est question ? » Il leva les yeux vers le demi-dieu à svastika qui résidait sur le plafond du fourgon, se mit debout et se dirigea vers moi. « Laissez-moi vous le dire avec des mots que vous êtes susceptibles de comprendre : la peur ouvre le robinet de l'adrénaline. C'est un vrai système d'approvisionnement biologique. Essayez la moelle épinière d'un homme réduit à l'état de légume par des lumières clignotantes et du Wagner. » Sa moustache me gratta presque les yeux. « L'adrénaline a un goût légèrement acidulé.

– Acidulé ?, demanda le Révérend, comme du LSD ?

– *Dummkopf !* Je veux dire sucré. »

Tina remua légèrement, sur le côté. Je crus qu'elle se réveillait. Mengele sourit de me voir préoccupé.

« En parlant de douceurs », dit-il, sans aucun doute en se voyant lui-même comme l'incarnation de la galanterie de la vieille Europe.

J'imaginai Mengele et mon ex-femme... Il y avait tant de choses dans ce monde nouveau auxquelles il fallait que je prenne soin de ne pas penser.

« Vous allez lui dire, pour le cheval ?, demanda le Révérend.

– Le cheval ? Quel cheval ?

– Ah ! Le cheval, dit Mengele, remuant la langue dans sa bouche, comme si c'était un souvenir particulièrement délicieux. Vous comprenez, le cheval, c'est ce qui m'a donné cette idée, dit Mengele.

– Quelle idée ?, demandai-je.

– Pour tout le processus.

– Ouais, ouais, dit le Révérend. Moi, j'ai déjà dû me farcir ça, alors maintenant c'est ton tour.

– Si vous avez fini de vous plaindre, dit Mengele, d'un ton de reproche, au Révérend et à moi. Une des rares personnes intelligentes que j'aie rencontrées à São Paulo, c'était un boucher mexicain spécialisé dans la viande de cheval. Il avait commis quelque indiscrétion dans son pays d'origine. Lui aussi, c'était un exilé, donc...

– Attendez une seconde, l'interrompis-je. Un boucher spécialisé dans la viande de cheval ? C'est un code pour autre chose ?

– Ce n'est pas un code. L'Europe, si vous me laissez expliquer, a gardé un certain goût pour la viande de cheval. Mais l'Amérique l'a interdite, ce qui fait que les bêtes sont envoyées de l'autre côté de la frontière, où — et ça, je l'ai appris de Rodolpho — les maîtres bouchers pratiquent l'art de l'extraction. Un officiant habile introduit le couteau juste au-dessus du garrot, dans la colonne vertébrale, exactement à la base du cou. Si c'est bien fait, le procédé laisse l'animal capable de remuer la tête et rien d'autre.

– Et alors ?, dis-je.

– Et alors ça minimise le risque de blessure pour l'artiste du couteau, lorsqu'il découpe l'animal vivant.

– Vous voulez bien me dire pourquoi je vous écoute vous extasier sur des sévices infligés à des animaux ?

– Ignorant !, cria Mengele. Si vous arrêtiez de m'interrompre avec vos stupidités, vous comprendriez. Pourquoi ces amateurs éclairés préfèrent-ils prélever la viande sur un cheval encore conscient ? Parce que — vous voyez, il y a un rapport — l'adrénaline générée par sa peur donne à la viande un goût sucré. »

Le Révérend me poussa du coude.

« Dégueu, hein ?

– C'est toi qui bosses pour lui, dis-je.

– Le Révérend D. ne bosse pour personne d'autre que pour le Révérend D.

– Messieurs ! » Mengele roula et darda sa langue, croyant sans doute ainsi montrer son côté espiègle, tout en se renfonçant dans le siège. « J'ai dit à Carlos et à ses amis que je changeais les hommes en chiens, et je leur ai montré les cages. Ils croyaient que j'étais un *brujo*. »

Le vieux narcissique croisa les jambes pour faire plus de place, comme pour permettre à ses histoires de mieux me happer. Je lui bâillai au visage.

« Laissez-moi vous demander une chose, doc : vous avez trouvé la glande qui fait qu'on se fait des illusions ? Celle qui sécrète des hormones qui font croire aux gens qu'ils sont intéressants ? »

Mengele me lança un regard furieux.

« Où êtes-vous, et où suis-je ? Quel est celui de nous deux qui se fait des illusions ? »

Je ne répondis rien.

« C'est bien ce qu'il me semblait, dit-il. Nous avons du trajet à faire, alors pourquoi ne vous raconterais-je pas ce qui est arrivé lorsque j'ai essayé de greffer des glandes surrénales supplémentaires à des d'hommes en bonne santé ?

– Oh, Seigneur, dis-je. Est-ce que je peux réclamer le gaz ?

– Ça, c'est pas une blague à faire, prévint le Révérend.

– Là-dessus, je suis d'accord, dit Mengele. Mais je vais choisir de l'ignorer. Comme je le disais, je disposais de beaucoup moins de possibilités à la fourrière qu'à Auschwitz. Mais ainsi que l'a jadis justement observé le compositeur dégénéré Stravinsky[1],

1. Igor Stravinsky (1882-1971), compositeur et chef d'orchestre russe. Ses œuvres, comme *L'Oiseau de feu*, ont été rangées par les nazis dans la catégorie de l'« art dégénéré ».

“plus j’ai de contraintes, plus je suis créatif”. Donc… Je me suis débrouillé. Je me suis occupé des ennemis de la bande — et je m’en suis servi comme je pouvais avant de les détruire. » Il s’arrêta pour diriger ses yeux humides vers moi. « Et je sais ce que vous pensez.

– Si vous saviez ce que je pense, vous m’auriez déjà tué.

– Oh, s’il vous plaît, dit Mengele. Si vous essayiez de ne pas être si héroïque, vous pourriez peut-être apprendre quelque chose.

– De vous ? J’ai des doutes. » Ma bouche était devenue toute sèche, mais je produisis juste assez de salive pour pouvoir cracher : « Je n’ai pas l’intention de me lancer dans la culture d’hormones humaines dans un futur proche.

– Je parle d’écologie, dit-il. Les nazis étaient Verts ! On ne gaspillait rien ! Sans s’en rendre compte, les membres des gangs étaient comme des Pygmées chasseurs de têtes qui mangent le cœur de leurs ennemis. »

Le Révérend réprima un hoquet.

« Conneries ! Aucune chance que ces racailles bouffent un cœur de Nègre.

– C’est quoi ce délire, Rév. ? »

Je n’en croyais pas mes oreilles, de ce que je venais d’entendre. À mon crédit, Mengele partageait ma répulsion.

« Un mot répugnant, dit-il, l’air sincèrement écœuré. Vous parlez de vos semblables, tout de même. »

Je reniflai : « Vous allez, vous, nous apprendre ce qui est répugnant, maintenant ?

– Y a pas de nous, enfoiré !, embraya le Révérend. Y a que toi, moi, et l’Allemand. »

Mengele s'éclaircit la voix.

« Pardonnez-moi. Je pensais que vous maîtrisiez tous les deux le concept de la métaphore. La bande ne consommait bien évidemment pas les cœurs de ceux que vous appelez "afro-américains". Ils se contentaient de leurs sécrétions glandulaires. Vous voyez la jolie symétrie, non ?

– Jolie ? »

Je ne cessais de penser à cette Adidas solitaire, sur le sol de la fourrière. À ce que son propriétaire avait dû endurer. Mais ce n'était pas le moment de s'apitoyer sur les horreurs passées, vu ce qui nous attendait.

« Tina !, criai-je, les mains en porte-voix, comme si elle était de l'autre côté d'un gouffre insondable. Tina, tu m'entends ? »

Son regard de mannequin n'enregistra rien du tout.

« Adrénaline ?, hurlai-je à Mengele. C'est des conneries, ça ! Elle a l'air d'avoir bu de la gomme-laque !

– Ah ! » La remarque eut l'air de lui faire plaisir. « J'espérais que vous le remarquiez. Les gens oublient que l'adrénaline n'est pas que l'hormone du combat ou de la fuite. Lorsque le combat est terminé, l'animal se rend. Les endorphines inondent le système : c'est le baume avant le coup de griffe.

– Tina ! », criai-je encore un coup.

Rien.

Ses yeux avaient l'air d'avoir été placés dans leurs orbites par un taxidermiste. Je fixai mon ex-femme et pensai aux choses que je lui dirais si j'en avais encore l'occasion. La colère que je promettais de ne pas laisser paraître. L'amour et la tendresse que plus jamais je ne tiendrais pour acquis.

Je perdais les pédales.

« Où allons-nous ? », criai-je.

Mengele parla d'une voix de basse : « Où croyez-vous ? On va en enfer, dit-il sombrement. Avec toute votre nation d'ignorants. »

Le Révérend se vexa : « Qui vous traitez d'ignorants, là, doc ? »

Ce n'était pas la première fois que je me demandais si peut-être le Révérend D. n'était pas de mon côté. Il avait arrêté de me menacer de son arme environ vingt minutes plus tôt. J'envisageai de le pousser sur le vieux, d'attraper Tina et de sauter du fourgon en marche. Mais si la portière était verrouillée, je serais baisé. Même si le Révérend avait l'air compréhensif, ça ne voulait pas dire qu'il ne me descendrait pas, si on le payait ce qu'il fallait pour ça.

« Voulez-vous savoir ce que je n'avais pas prévu ? »

Maintenant, tout semblant de calme s'était évanoui. Mengele était en surchauffe. Il rugissait.

« C'est qu'après avoir retenu mon souffle pendant des décennies dans des trous tellement paumés que même une chèvre aurait eu honte d'y être vue je n'avais pas prévu que je viendrais aux États-Unis et que j'y trouverais encore plus de bronzés qu'ailleurs. Alors j'arrive ici, et qu'est-ce que je vois ? Plein de métèques. Et je constate qu'on les autorise à vivre, inéduqués, mal logés, juste pour que votre pays dispose d'un vivier inépuisable d'employés de restaurants et de nettoyeurs de chiottes d'hôtel. C'est une solution différente, mais tout aussi finale. »

Mengele se pulvérisa quelque chose dans le nez et monta dans les aigus.

« Mais la vie est imparfaite ! J'aime l'Amérique !, s'exclama-t-il. Hitler lui-même avait compris que, sans les États-Unis, il n'aurait pas pu y avoir le Reich.

– Selon vous c'est notre faute, alors ?, demandai-je.

– Votre faute ? Grâce à vous, plutôt ! Écoutez-moi ! Mon premier héros, c'était J. Marion Sims. En 1875, il a mené des expériences sur des esclaves noires, en Alabama, pour trouver un remède aux fistules vésico-vaginales. *Sans anesthésie !* Et cet homme est considéré comme le père de la gynécologie[1]. Ah, oui ! Les Américains ont bel et bien montré aux Allemands les bienfaits de la génétique. Comment utiliser les sous-hommes pour le bien des hommes supérieurs. Voulez-vous un autre exemple ?

– Non », dit le Révérend en même temps que moi.

Mengele nous ignora, emporté par sa propre saga.

« Parlons de l'environnement. Les scientifiques allemands recyclaient à une époque où le mot n'existait même pas en Amérique.

– Vous parlez de quoi, là ?, lui demandai-je. De fabriquer des abat-jour en peau humaine ?

– Je parle de ce fourgon !, déclara Mengele. Quel meilleur exemple de recyclage — un véhicule autonome d'élimination de microbes, conçu à la fois pour

1. James Marion Sims (1813-1883) : pionnier de la chirurgie et père fondateur de la gynécologie américaine. Il a inventé plusieurs instruments, positions et procédures. Il a guéri les fistules vésico-vaginales. Il a commencé par opérer sur trois esclaves noires, sans anesthésie, à de nombreuses reprises, qu'il a finalement guéries. Il a ensuite opéré des Blanches, mais sous anesthésie…

que la race reste pure et l'air, propre. La quintessence du génie nazi. »

L'espace d'un instant, après ça, le Révérend et moi, nous luttâmes contre la nausée. Ce n'était pas vraiment comme si la mort rôdait autour de nous, mais plutôt comme si nous étions *à l'intérieur* de la mort.

Mengele tendit le bras derrière lui et tripota une aération en métal à très fines mailles. Je repérai un long cheveu noir sur la grille et pensai que mes genoux allaient me lâcher.

Le Révérend parla très posément : « C'est par là que vous envoyez la purée ?

– La purée, comme vous dites, c'est du monoxyde de carbone. Qui aurait pu être rejeté au dehors au lieu de dedans. Plutôt que d'abîmer les poumons de citoyens innocents, ça va dans ceux de sous-merdes. Et on n'a pas besoin d'un ingénieur chimiste pour le faire marcher. Même Carlos en était capable.

– Pas la peine d'en parler au passé, dis-je. Carlos est toujours vivant. » J'essayai d'avoir l'air aussi détaché que possible pour quelqu'un qui était coincé dans un fourgon avec un meurtrier de masse. « Carlos est probablement sur la 55e Avenue à l'heure qu'il est, à rameuter ses potes. Vous saviez pas que c'était un caïd ?

– Un caïd ? », Mengele sourit de son horrible sourire. « C'est comme *capo de tutti capi* ? »

Je lui rendis son sourire.

« Riez toujours, doc. Vous n'avez pas idée de l'avalanche de merde qui va vous tomber dessus.

– Vous voyez, dit Mengele, avec un soupçon d'admiration. Le juif ment naturellement. »

Il avait raison. Carlos était sûrement mort. Mais pourquoi ne pas essayer de faire un peu peur à ce vieux salopard si c'était possible ?

« Carlos, c'est un pur et dur, doc. Si vous lui avez manqué de respect, il voudra vous le faire payer. Il y a sûrement une douzaine de *low-riders*, à l'instant où je vous parle, remplies de gamins de douze ans armés jusqu'aux dents désireux de se faire la main. Et tous à la recherche de ce fourgon. Dès qu'ils nous auront repérés, ils se mettront à arroser à tout-va. »

Mengele ne faisait même pas semblant d'écouter. Il attendait que les mots s'arrêtent, en nous étudiant, le Révérend et moi, avec ses yeux qui absorbaient la lumière comme des éponges noires.

« Savez-vous pourquoi j'ai voulu aller à San Quentin ? » Il cracha la réponse immédiatement : « Les transplantations testiculaires.

– Je ne veux pas le savoir », dit le Révérend.

Mengele se lécha sa fourrure subnasale avec délice.

« Ça vous rend nerveux ? Détendez-vous. C'était il y a longtemps ! En 1919, des chirurgiens militaires expérimentaient de nouvelles solutions pour les traumatismes génitaux. Ils vinrent à San Quentin pour implanter des testicules de détenus fraîchement exécutés et de boucs dans les scrotums de prisonniers vivants.

– C'est mal, ça, dit le Révérend.

– Ce qui est mal, éructa Mengele, explosant soudainement, c'est que chaque fois qu'une prétendue atrocité médicale est révélée, on l'attribue inévitablement au Dr Mengele. Eh bien, j'ai des révélations à vous faire : les prisonniers ont toujours été de parfaits rats de laboratoire. Vous croyez que c'est moi qui ai eu l'idée d'utiliser des sujets incarcérés ? Les vrais scientifiques ont toujours compris où se trouvait leur intérêt.

– Excusez-moi, docteur, dis-je, mais si vous continuez à parler, je crois que je vais avoir besoin d'adrénaline…

– Vous ne m'abusez pas, dit-il. Je sais bien que vous êtes captivé. »

Je ne répondis rien. S'il avait raison, je n'allais quand même pas en convenir.

Donc Mengele poursuivit.

« La firme pharmaceutique Merck[1] a inoculé la malaria à quatre cents détenus d'une prison de Chicago. Cette société a-t-elle été confisquée ? Non. En fait, votre magazine, *Life*, en juin 1945, a détaillé les expérimentations médicales menées sur des prisonniers par le Bureau américain pour la recherche scientifique et le développement, qui cherchait à découvrir un vaccin contre la malaria. Un but louable. Et cependant, après que les Alliés étaient sortis victorieux de la guerre, trois médecins nazis qui menèrent des études sur la malaria dans les camps de la mort furent pendus. Pourquoi ? »

Le Révérend secoua la tête avec dégoût.

« Parce que c'étaient des putains de nazis, et les nazis ont perdu. Pourquoi d'autre, sinon, putain ? »

Mais Mengele ne se laissa pas interrompre.

---

1. Merck est la société pharmaceutique la plus ancienne au monde, créée en 1668 en Allemagne par Friedrich Merck, elle est toujours sous le contrôle de la famille Merck. Ses branches aux États-Unis et au Canada ont été saisies après la Première Guerre mondiale. Aux États-Unis, elle est devenue Merck & Co., et figure actuellement parmi les sept plus importantes firmes pharmaceutiques du monde, devant son ancêtre allemand.

« Là où l'Amérique montrait la voie, l'Allemagne allait, dit-il, soudain lyrique. Comment comprendre un pays tellement grossier, et pourtant si avancé ! Il y a quatre-vingt-dix ans, la Californie a adopté des lois sur la “pureté raciale”. Les employés de la santé publique étaient entraînés à repérer les femmes des races inférieures très portées sur le sexe. Signes : des lèvres surdéveloppées, et un clitoris charnu.

– Peut-être bien que je ne suis qu'un ex-maquereau, dit le Révérend, mais tous ces trucs de science, à mon avis, ça ressemble méchamment à des prétextes pour faire des trucs crades. Toute cette merde, ça pue comme des plans de pervers sexuels.

– Je ne répondrai même pas à ça, dit Mengele. Et si j'étais vous, Révérend, je réfléchirais très soigneusement à la façon dont je me comporte.

– Vous le laissez vous parler comme à une petite pute ? », dis-je. En conséquence de quoi le Révérend redirigea sa colère sur moi.

« Je suis pas le genre de prêcheur que tu peux traiter de pute, fils. »

Tandis que le Révérend et moi nous nous chamaillions, Mengele changea de ton et passa de menaçant à sentimental.

« Hitler a écrit quelque chose de très profondément significatif dans *Mein Kampf.* » Et il ferma les yeux et récita : « “Il existe aujourd'hui une nation qui a servi de modèle au Reich — les États-Unis.” S'il avait vécu, je suis persuadé que le Führer aurait aimé prendre sa retraite en Amérique. Vous comprenez ? L'objectif de la science nazie était d'empêcher les inutiles de polluer notre pur sang nordique. Et voilà que, pas plus tard qu'il y a une semaine, je vais au supermarché bio, et qu'est-ce que je vois ? Une rangée entière pleine à craquer de *purificateurs de sang*. Si seulement le Führer avait pu voir à quel point son travail a porté ses fruits. Je n'ai aucun doute qu'il aurait choisi de prendre sa retraite à Los Angeles et qu'il se serait mis au yoga. Il ne jurait que par l'homéopathie !

– Qui a besoin du Zyklon B, dis-je, quand on peut faire chier les gens à mort ? »

30

Concentré de terreur

Je me concentrai pour ne pas perdre le contrôle de moi-même. Pour faire face.

Je ne savais pas trop si j'avais le mal de mer, devenais complètement parano, crevais de faim, si j'étais terrorisé à l'idée de ce que mon ravisseur pouvait faire à Tina, ou parce que, quoi qu'il pût faire, j'aurais à regarder. Impuissant. Comme un érudit de la Torah du *shtetl* dont la femme se ferait violer par un cosaque sous ses yeux.

Quand n'avais-je pas été dans ce fourgon ?

Je ne savais pas si Tina était en train de revenir de là où Mengele l'avait chimiquement envoyée. Ses yeux qui clignaient une fois de temps en temps croisèrent les miens sans exprimer rien de plus que ceux d'une statue. Où était-elle ?

Le fourgon eut un haut-le-cœur. Le chauffeur avait dû prendre un nid-de-poule à cent à l'heure. Quelque chose qui pendouillait du châssis racla l'asphalte. Le vacarme emplit l'habitacle en tôle, puis cessa. Je discernai une pensée, malgré le chaos, semblable à une lueur distante dans le brouillard : peut-être que les gaz d'échappement entraient depuis le début. Les coins de mon champ de vision étaient envahis par des volutes de fumée, comme de la pellicule dans un projecteur en train de brûler.

Je n'avais pas peur, mais je la sentais qui montait. J'étais envahi d'une sorte de flou indéfinissable. Peut-être Mengele avait-il transformé sa propre odeur corporelle en un puissant anesthésique ?

La route se fit plus lisse. Le fourgon ronronna en prenant de la vitesse. Mengele, lui, reprit sa logorrhée. C'était le type qu'on était obligé d'écouter, dans une fête, parce que c'était lui qui avait de la drogue. Ou le flingue.

« Vers la fin, la Seconde Guerre mondiale n'avait plus rien d'une guerre. Ça ressemblait plutôt à une bagarre pour la garde des enfants. L'opération *Paperclip*. L'Amérique faisait la course avec les communistes pour les scientifiques. Les Russes et les Américains étaient comme des pédophiles dans un orphelinat, qui se filaient des coups de poignard pour récupérer les chercheurs des camps et leur savoir. C'est ce qui m'a rendu malade, pendant toutes ces années : tous ces juifs, et tous les autres, qui ont dénigré l'Holocauste. » Il imita ce que je supposai être son idée d'un juif zozotant : « "Oï, oï, oï ! Comment ça a pu arriver ? Comment ça a pu arriver ?" Alors que les juifs connaissent la vérité mieux que personne : tout est du business.

– Je n'arrive pas à comprendre pourquoi ils n'ont pas voulu de votre gueule, dit le Révérend avec autant de sincérité que de sarcasme.

– Ouais, pourquoi ils vous ont pas pris ?

– Les juifs m'ont érigé en symbole. Pourquoi, à votre avis ? IBM a fait bien davantage que moi pour exterminer les juifs ! Ils ont inventé l'ordinateur pour gérer les détenus morts. Est-ce que ça empêche qui que ce soit d'acheter leurs produits ? Regardez ! »

Il chercha dans sa poche et en sortit précautionneusement un morceau de papier plastifié de la taille d'une carte de crédit. Il la lut à haute voix :

« Pour les prisonniers, le code huit, c'était "juif". Le code onze, c'était "gitans". Le code zéro-zéro-un, Auschwitz. Le code cinq, "exécution sur ordre". Le code six, "gaz". Et qui fabriquait le gaz ? IG Farben. Dont Bayer était une filiale.

– Je peux regarder ? »

Je tendis la main, mais il retira rapidement l'objet et le plaqua contre sa poitrine.

« Vous avez perdu la tête ? Avez-vous la moindre idée de ce qu'on pourrait tirer de ça sur eBay ? »

Le Révérend se fit mousser.

« Alors là, je crois que je pourrais vous filer un coup de main, pour ça.

– Pas maintenant ! Ce que je veux que vous compreniez, c'est que rien n'a changé. Bayer et Rockefeller m'ont payé pour inoculer le typhus à des bébés. Pourquoi ? Était-ce de la torture ? Non. La fièvre soulage certaines afflictions. Quand sa température dépasse 40, un mongolien peut lire la Bible.

– Alors c'est quoi, l'histoire ? D'homme à homme ? Vous baratinez n'importe quoi et après vous y croyez ?

– Tout ça, c'était destiné à changer le monde, vous pouvez me croire. Après la guerre, je peux vous le dire, j'ai compris de quoi il retournait. Il n'y a pas de pays. Il n'y a pas de guerres. Il n'y a que des gardiens, qui dirigent le monde, et des prisonniers, qui le peuplent. Une nation mène toutes les autres : la république du fric.

– Et pendant toutes ces années, vous n'êtes pas arrivé à vous faire tamponner votre passeport.

– Assez !, cria Mengele, en sortant un vieux pistolet bizarre.

– Bon Dieu, c'est un Lüger, ça ?

– Oui. » Il rangea le flingue et renifla. Ça devenait étouffant, dans le fourgon. « Si j'avais voulu une arme moderne, je m'en serais trouvé une. Maintenant, écoutez-moi. Il y a des juifs qui pourraient vous parler des bonnes choses que Mengele a faites. Mais est-ce que vous en entendez parler ? Non !

– Je marche, dis-je, citez-m'en ne serait-ce qu'une seule, de ces bonnes choses. »

Mon plan désormais était d'attendre qu'il tombe en extase sur un quelconque souvenir héroïque, de lui écraser le pied et de lui filer un bon coup de genou dans la figure pendant qu'il se plierait en deux.

Et voir ce que ça donnerait avec le Révérend.

Il fallait bien mourir de quelque chose.

« J'ai créé quelque chose de sucré, déclara Mengele. L'exotoxine. Pour que les juifs puissent avaler leur gruau. Vous le connaissez mieux sous le nom d'aspartame.

– C'est vous qui avez inventé l'aspartame ?

– Mais c'était un peu plus que du faux sucre, je le crains.

– Ça veut dire quoi, ça ? »

Tina se nourrissait de Coca Light. Fallait-il maintenant que je m'inquiète aussi des sodas sans sucre nazis ?

« Ce que ça veut dire, expliqua le Docteur, c'est qu'une fois ingéré l'aspartame se décompose en acides aminés et en méthanol, se dégrade en aldéhyde formique, et transforme le cerveau de celui qui le consomme en une mixture neurodégénérative à base de sclérose en plaques, de Parkinson ou d'Alzheimer. Ou parfois des trois en même temps. Mais est-ce que j'ai déposé un brevet ? Est-ce que j'ai touché des droits ? À votre avis ? En 1965, la société GD Searle & Company a prétendu qu'un de ses chimistes, James Shlatter, avait découvert l'aspartame par hasard, et ils ont commencé à militer pour l'inclure dans des boissons, en utilisant ma recette. Votre Donald Rumsfeld a obtenu l'approbation de la FDA pour ses amis de chez Searle.

– Vous êtes sûr que vous ne vous jetez pas des fleurs, là ? Juste un tout petit peu ?

– Quoi ? » Mengele devint tout rouge. « Vous ne comprenez rien. Entre l'Amérique et l'Allemagne, la génétique, c'était notre course aux armements de l'époque. Une course pour sauver la race ! Des Américains reconnaissants m'ont même envoyé un buste plaqué or d'un jeune Aryen pour mon travail sur les bancs radioactifs. J'avais trouvé un moyen infaillible de stériliser cinquante mâles des races inférieures en une seule fois. Je les faisais asseoir sur mon banc en métal irradié, je leur faisais croire qu'ils étaient là pour remplir un formulaire dentaire ou quelque chose du même genre, et le temps de dire "Richard Wagner", leur sperme était aussi inutile que du dentifrice. »

Il ferma les yeux, sa voix se fit désormais plus faible. Il farfouilla dans la poche de son gilet et en sortit le pulvérisateur en forme de balle de revolver. Il s'en envoya une giclée dans les narines et se redressa, revigoré.

« Pourquoi est-ce que je parle de gonades radioactives ? Parce qu'un de mes chefs d'inculpation à

Nuremberg concernait cette découverte-là. Que j'avais d'ailleurs prévu de venir vendre aux États-Unis. Mais tant pis. J'étais l'ignoble irradieur. Et pendant ce temps-là — et c'est ça la vraie injustice — depuis les années 1920, en Amérique, les enfants mettaient leurs petits pieds dans des mesure-pieds fluoroscopiques. Tous les magasins de chaussures se devaient d'en avoir un. Mesure scientifique du pied. Qu'est-ce que c'était marrant de voir les os de ses pieds dans la machine ! Ai-je besoin de vous révéler qu'une décennie plus tard il y eut une épidémie de cancers fatals et de malformations des parties génitales ? Mais est-ce que qui que ce soit a poursuivi les vendeurs de chaussures ? Est-ce que l'inventeur du fluoroscope pour pieds a été forcé d'abandonner sa famille et d'émigrer de l'autre côté de la frontière ? Quaker Oats a payé Harvard pour donner à des enfants attardés mentaux des céréales parfumées aux extraits radioactifs. L'idée, c'était d'observer de quelle manière les conservateurs évoluent dans l'organisme. Mais est-ce qu'on a pendu le moindre Quaker ? Est-ce que qui que ce soit à Harvard a été le moins du monde inquiété ? »

Le Révérend D. répondit sans sourire : « Souvenez-vous, doc, la colère est un luxe que nous ne pouvons pas nous permettre. Pas vrai, Manny ? Vous qui êtes un spécialiste de la rémission, dites-le-lui !

– Le Révérend a raison, dis-je, mettant à profit une autre rengaine de la désintoxication : Vous êtes en colère parce que vous avez peur. Et qu'est-ce que la peur ? De fausses preuves, qui ont l'air vraies ! »

Le stage de San Quentin aurait aussi bien pu avoir eu lieu sur une autre planète. Il y avait le Mengele, le pré-Mengele, et là, on nageait dans le Mengele supérieur.

J'attendais désespérément que Tina cligne à nouveau des yeux pour m'indiquer qu'elle était toujours vivante. Je l'avais déjà vue une fois dans cet état-là — attirante, encalminée, complètement partie — la fois où elle nous avait dégotté de la kétamine qu'elle avait fini par s'envoyer tout entière toute seule, quand elle en avait eu marre de m'attendre. Je l'avais retrouvée en complet kétachoc, à plat dos sur le sol de la cuisine, les yeux grands ouverts mais le corps tout raide, comme si on l'avait débranchée prématurément de la base où elle hibernait jusqu'à son arrivée sur Saturne.

Je revins aux élucubrations de Mengele.

« Est-ce que j'étais en colère lorsque von Braun, qui dirigeait des camps d'esclaves et a mis au point les V2, s'est retrouvé à Hyannis Port ?

– Encore lui ? Vous lui en voulez vraiment, ma parole ! », dis-je.

Jimmy le rasta avait raison. L'affaire von Braun, ça l'avait vraiment complètement chamboulé. Ça valait presque le coup, d'avoir à écouter son martyre.

« Quand je me faisais traiter avec mépris par des abrutis basanés et que j'étais obligé de lécher le cul scrofuleux du président Stroessner[1] pour avoir le droit de rester au Paraguay, Wernher von Braun dînait à la Maison Blanche avec Jackie Kennedy et

1. Général Alfredo Stroessner (1912-2006) : militaire paraguayen d'origine allemande, président de la république du Paraguay de 1954 à 1989, à la tête d'un régime soutenu par les États-Unis qui fit régner la terreur, avec de nombreux assassinats et des millions d'exilés.

écoutait Pablo Casals. Il utilisait des travailleurs forcés juifs pour construire des missiles V2 ? Kennedy n'en avait rien à foutre. Des juifs morts, ça ne compte pas, quand on a besoin d'aller sur la lune. Un petit pas pour l'humanité, un pas de géant pour la science nazie ! Le Président a colorié le svastika de von Braun en rouge, blanc et bleu et a fait de lui un héros. La seule raison pour laquelle les Américains sont tellement satisfaits d'eux-mêmes, c'est qu'ils ne connaissent rien à leur propre histoire.

– Faut arrêter de pleurnicher, maintenant, dit le Révérend. Vous avez eu votre chance, Svasti-con. Un peu de dignité ! Et vous teignez pas les tifs et toutes ces conneries. On dirait un garçon de plage qui sait pas que les années 1980 sont terminées. »

Je ne savais toujours pas quelle était exactement la nature de leur relation, mais un respect mutuel ne faisait manifestement pas partie des clauses du contrat.

« Est-ce que je me suis vraiment fait enlever, demandai-je pour l'embêter, ou bien c'est juste que vous avez besoin d'enfermer les gens à clef dans votre fourgon pour leur raconter votre vie ? » Mengele se raidit. Toujours pas habitué aux vannes des sous-hommes. « Je crois bien qu'Auschwitz, c'était votre heure de gloire, hein ? Et je ne dis pas ça parce que ça fait bien sur un CV. Je pense à toutes ces possibilités que ça ouvrait pour la recherche. Quelle liberté ! On repère un nouvel arrivage de jumeaux ados des deux sexes ? On les amène au labo pour une de ces fameuses études sur le climat. On plonge Ungo et Uta dans une cuve d'eau glacée. Après, on leur fait faire un tour dehors, tout mouillés, en plein hiver polonais, de manière qu'ils soient obligés de se faire des choses pour ne pas mourir d'hypothermie. Et si on prend des notes, ça devient de la science. »

Combien de fois a-t-on l'opportunité dans une vie de bavarder avec un cauchemar vivant ? Il y avait tant de questions à poser…

« Est-ce que vous avez suivi, m'entendis-je demander, en 1985, quand vos victimes se sont réunies à Jérusalem ? On vous a jugé par contumace. Le plus triste, c'était un homme qui est resté caché derrière un rideau pour parler, parce que vous lui aviez coupé le pénis quand il était petit garçon. Il avait toujours honte.

– Ce n'étaient pas des victimes. C'étaient des sujets. Mais personne ne s'attend à ce qu'un esprit simple comprenne quelque chose à la science.

– Ah bon ? Il fallait que votre mère soit vraiment énorme pour vous donner envie de faire des trucs pareils.

– Ma mère ? »

Le Révérend tendit le bras et me tapa sur l'arrière du crâne.

« "Bonhomme, comme disait ma grand-mère édentée, si j'étais toi, j'mettrais ma bouche au garage à bouches et je fermerais à clef la putain de porte du garage." »

Je laissai glisser. Une autre fois peut-être, je m'attacherais à élucider à qui allait la loyauté du Révérend. Mais pour le moment, ma bouche, c'était tout ce que j'avais pour blesser Mengele.

« Est-ce que Walburga était fière que vous marchiez sur ses traces ? »

Mengele était plus confus que je l'avais jamais vu.

« Maman ? De quoi parlez-vous ?

– Vous avez tous les deux fait des estropiés.

– Et paf !, rigola le Révérend, se gagnant un regard mengelesque.

– Donc, continuai-je, il n'y a pas d'âge de départ à la retraite obligatoire pour les tueurs de masse ? Vous passez aux animaux et c'est tout ? Comment pourriez-vous être celui que vous dites être ? Vous avez été déclaré mort par noyade il y a des années.

– Je vous en prie ! Le médecin légiste de São Paulo a été grassement payé. Ce n'est pas très difficile de persuader un comité international qui ne demande qu'à être persuadé.

– Et donc vous avez survécu pour vous décolorer les cheveux et zigouiller des clébards ?

– Ça, dit-il, c'est malencontreux.

– Ouais, surtout pour les clébards, hein, Beppo ? »

Il eut l'air piqué au vif. Mais ce n'était pas le petit nom du fifils à sa maman qui l'avait atteint. C'était de l'accuser de sévices sur animaux.

« J'aime toutes les créatures de Dieu, protesta-t-il. Ce qui n'inclut pas la vermine — les juifs, les gitans, les Slaves, les homosexuels. Nous avons fait ce qu'il était nécessaire de faire pour sauver l'humanité. Nous étions prêts à passer pour des monstres aux yeux du monde. Pour sauver ce qu'il y avait de plus beau en nous. Mais les animaux… Ah, non ! Avec eux, nous avons un lien secret. En Allemagne, vous savez, nous avons adopté le *Tierschutzgesetz*.

– Ça a l'air douloureux, ricana le Révérend, pas du tout impressionné par le regard mauvais du vieux bouc blond.

– Pour votre information, cela veut dire la Loi pour la protection des animaux. L'Allemagne…, déclara fièrement Mengele, …a été le premier pays au monde à définir les droits des animaux. Le *Tierschutzgesetz* déclarait qu'eux aussi avaient une âme.

– Alors comment pouvez-vous vous balader dans Highland Park et les tuer ?

– Assez facilement. Le *Tierschutsgesetz* s'appliquait aux chiens allemands. Maintenant, laissez-moi vous expliquer une de mes plus grandes découvertes. La Loi de Mengele. Par définition, chaque espèce contient en son sein le meilleur de sa souche. Comme l'espèce équivalant à la race supérieure. Mon triomphe, c'est le développement de la Mengelatine, une substance si puissante qu'elle ne peut véritablement être décrite que comme "l'élixir de vie". Cette contribution à elle seule serait suffisamment salvatrice pour compenser les prétendus six millions. Mes collègues scientifiques devraient me récompenser pour l'élégance de ma formule, pour mon brevet et pour son champ d'application, déclara-t-il avec grandiloquence. Même les races inférieures pourraient en bénéficier.

– Et ça consiste en quoi ? »

Je détestais l'admettre, mais ma curiosité était piquée.

Mengele mâchouilla quelques poils de moustache humides avant de répondre.

« Pourquoi vous le dirais-je ? Ce que je peux dire, c'est que chaque race, les inférieures comme les supérieures, produit ses plus beaux spécimens et son inestimable quintessence : un produit dérivé de l'adrénaline, qui peut être généré et recueilli.

– Vous avez encore pris quelque chose ? » Le Révérend était de moins en moins équivoque quant à ses allégeances.

« La science, c'est compliqué », dit Mengele, heureux qu'on lui ait posé la question. Puis il se tourna vers moi, sa soudaine bienveillance encore plus déplaisante que sa répulsion viscérale. « J'ai menti, me dit-il. Je ne leur donnais pas que de l'adrénaline. Je n'aurais pas dû vous faire croire des choses.

– Comment ça ? »

J'étais prêt à bondir, mais le Révérend m'en empêcha.

Mengele, entre-temps, s'était fait bizarrement mielleux.

« Non, ça, vous allez apprécier, dit-il. C'est une bonne chose. »

Lorsque le totalement démentiel semblait raisonnable, le sol se dérobait toujours un peu sous les pieds.

« Il y a deux mois, dit-il avec un peu de lassitude, il y avait une manchette dans le *New York Times* : "Des scientifiques développent un philtre d'amour à base d'ocytocine".

– De l'oxycotine ? Le truc de Rush Limbaugh[1] ? » Maintenant c'était moi qui étais nerveux et qui déblatérais comme un moulin à paroles. « Alors là, il faut que je vous dise, les gens qui ne croient pas à l'évolution, ils n'ont qu'à regarder les camés américains. De Charlie Parker à Rush Limbaugh. On devrait filer un prix à ce gros connard pour avoir réussi à rendre la dope vraiment pas *cool* du tout.

---

1. Rush Limbaugh (né en 1951) : journaliste et chroniqueur politique de radio américain corpulent, connu pour ses prises de position ultraréactionnaires. Il a également animé des émissions politiques à la télévision et a publié des livres. Il a été arrêté en 2003 pour s'être procuré des médicaments sans ordonnance et a reconnu être dépendant à plusieurs analgésiques (alors qu'il avait fermement et régulièrement condamné l'usage illégal des médicaments et de la drogue dans ses émissions).

– Peut-être que c'est pour ça qu'il en prend, dit le Rév. Pour les gosses. Qui a envie de devenir un junkie et de ressembler à un gros Républicain empâté qui a l'air d'avoir été à deux doigts de se faire coffrer en direct sur MSNBC dans *Arrestation de pervers sexuels* ? »

Mengele reprit un coup de son pulvérisateur de poche. Sa voix se mua en un gargouillement.

« Pas de l'oxycotine, de l'ocytocine. C'est une hormone, qu'on trouve principalement dans les sécrétions vaginales au moment où une femme a un orgasme. Elle favorise les rapprochements intimes en faisant tomber les inhibitions.

– Et je suppose que maintenant vous voyez comment je peux filer un coup de main ?, dit le Révérend, me prenant de nouveau par surprise dans le labyrinthe de ses alliances changeantes.

– Pas vraiment, dis-je sans même essayer d'y mettre la moindre finesse. Est-ce que les filles peuvent ne serait-ce que mouiller un petit peu quand elles sont défoncées à ce point-là ? »

Le Révérend D. exhiba ses crocs en or.

« Quand c'est moi qui m'en occupe, ça sourit en haut et en bas. »

Mengele se racla la gorge. Il demandait de nouveau l'attention.

« Johns Hopkins a découvert que l'ocytocine injectée dans le liquide cérébrospinal provoquait des érections et des larmes spontanées. Votre CIA pense que ça pourrait être utile lors de rassemblements politiques. Pour influencer l'opinion. Et votre Pentagone souhaiterait en faire une arme chimique. Une giclée, et Moishe pose son RPG pour aller faire la bise à Mohammed.

– Eh ben ! Je me demande à quoi ressemblerait une overdose », dis-je.

Mengele eut l'air content.

« C'est une question véritablement importante. C'est d'ailleurs ce que nous allons découvrir ici et maintenant. »

Apparemment, c'était le signal qu'attendait le Révérend pour ouvrir le compartiment fixé à la paroi, derrière lui. Il en sortit une combinaison de protection et des bottines vertes en caoutchouc qui s'attachaient avec du Velcro par-dessus les chevilles. Lorsqu'il tendit les siennes à Mengele, ma bouche devint toute sèche. Le Révérend et Mengele enfilèrent leurs tenues comme s'ils passaient leur temps à se protéger des toxines.

Nous y étions donc.

Quelle que soit la manière dont on divisait « ils ont besoin de masques à gaz » par « il n'y en a pas pour moi », le compte n'était pas bon.

Mengele cassa une ampoule et remplit le réservoir d'une petite seringue. Le Révérend serra et resserra le Velcro de ses bottines.

Je ne parvins pas à trouver de raison valable de laisser la femme que j'aimais, quel qu'ait été l'état dans lequel elle se trouvait, et moi-même être contaminés dans un fourgon par des hommes masqués. Je ne me qualifierais jamais de courageux, mais si j'avais à choisir entre une mort différée et une mort immédiate, je ne voyais vraiment pas ce que ça avait d'héroïque de choisir l'option lente.

« Bon, ben, tout ça, c'est passionnant, mais nous, on se tire », dis-je.

Je me levai du siège et hurlai à pleins poumons tout près du visage de Tina.

« Debout ! »

Rien ne se passa.

Je criai encore.

« Tina ! »

Toujours pas de réponse. Je la giflai et la tirai de son siège. Personne ne m'en empêcha. Les deux hommes, maintenant équipés de leurs masques, m'observaient comme des entomologistes moyennement captivés.

J'essayai d'ouvrir la portière.

Je lui donnai des coups de pied et des coups de poing.

« Vous croyez que je vais rester là à me faire exterminer sans rien faire ? Ouvrez la putain de lourde ! Vous êtes dans quel camp ? », demandai-je au Révérend.

Il se montra du doigt.

Pas surprenant.

Mengele cria sous son masque, et on aurait dit qu'il parlait dans un téléphone portable.

« Personne ne va vous exterminer. C'est plutôt le contraire, je vais vous donner une raison de vivre. »

L'espace d'un bref et étrange instant, il parla comme un télévangéliste. Jimmy Swaggart[1], avec deux doigts du colonel Klink[2].

---

1. Jimmy Swaggart (né en 1935) : télévangéliste américain aux positions très « moralistes ». Swaggart s'est fait surprendre en 1988 dans un motel avec une prostituée, et a ensuite fait une confession publique qui a eu un retentissement énorme pendant laquelle il a pleuré en demandant pardon à sa famille et à sa congrégation. Après quelques mois de retraite, il a repris son office, mais en 1991, il a de nouveau été arrêté en compagnie d'une prostituée.

2. Colonel Klink : personnage de la série TV *Hogan's Heroes* (*Papa Schultz*). Voir note n° 1, p. 266.

« Je vais insuffler à votre existence des émotions que très peu de gens connaissent. Les sentiments amoureux que l'ocytocine engendre…

– Vous allez rien faire du tout » dis-je avec autant de bravoure qu'un dé à coudre pouvait en rassembler.

Je sentis la poigne d'acier du Révérend sur mes épaules au moment où Mengele approchait, une seringue à la main.

« Vous allez me dire merci, dit-il, avec un ton qu'il voulait apaisant, en dépit du bruit désagréable de sa voix, qui ressemblait à celui que ferait une fourchette tombée dans le broyeur à ordures. Ça donne envie aux femmes de faire des câlins. Chez les hommes, les pulsions amoureuses sont décuplées. Lorsqu'on l'injecte dans le liquide cérébrospinal des rats, il provoque une érection immédiate.

– Ça ressemble à du MDMA[1], bafouillai-je pour cacher ma panique. J'en ai essayé une fois dans les années 1990 et j'ai roulé une pelle à mon facteur.

– Le MDMA et l'ecstasy ne sont que de pâles imitations d'une hormone que nous sécrétons naturellement pendant l'orgasme. Ce que j'ai fait, comme pour les surrénales, c'est que je l'ai recueillie.

– Vous êtes le Mr Green Jeans[2] des glandes. Quand vous êtes dans votre laboratoire, vous mettez une salopette à la place d'une blouse ? »

---

1. MDMA (méthylène-dioxy-méthylamphétamine) : amphétamine équivalente de l'ecstasy, stimulante du système nerveux et ayant des propriétés psychédéliques, découverte par Fritz Haber en 1898.

2. Mr Green Jeans, personnage de la série TV pour enfants *Captain Kangaroo*, connu pour ses salopettes vertes.

Mais Mengele était trop occupé pour écouter. Il se mit à siffloter une sorte de bouillie entre *Raindrops Keep Fallin' on My Head* et du Wagner. Puis il enleva d'un coup de dent le capuchon orange de la seringue, tapota trois fois la gorge de Tina comme si c'était un code secret, et y plongea l'aiguille. Je voulais bondir, mais pas pendant qu'il avait ça planté dans le cou de ma future ex-ex-femme.

Il tira le piston et le sang afflua, puis il l'enfonça du pouce, tandis que le Révérend me maintenait en place par les épaules.

« Quelqu'un, dit-il, va passer une très très bonne soirée. »

J'essayai de lui écrabouiller le pied, mais il le déplaça.

« Alors vous lui envoyez du jus d'orange et elle perd les pédales ?

– En réalité, je lui ai juste injecté de la superadrénaline. L'ocytocine, c'est par le nez, avec un vaporisateur. Mais vous aurez tous les deux votre dose d'amour. »

Mengele fit oui de la tête et s'assit à côté du Révérend, qui emprisonnait toujours mon épaule dans ses serres.

Il tapa plusieurs fois sur la cloison de notre salon roulant, à l'adresse de celui qui conduisait. Puis il prit une caméra vidéo dans le rangement d'où ils avaient sorti les combinaisons. Il tripota l'objectif, puis me visa avec. Ça ne m'enchantait pas, mais pour l'instant, jouer la comédie sans ma carte du syndicat des acteurs était le cadet de mes soucis.

Le sol se mit à faire du bruit et le son monta jusqu'à imiter un scanner assourdissant. Clac… Clac… Clac…

J'avais envie de me manger les bras. Mais Tina, elle, restait sans réaction.

Mengele — et encore une fois, je tentai de me rappeler que ce n'était peut-être pas Mengele — ajusta son masque à gaz. Puis les claquements cessèrent. Remplacés par un sifflement. La vapeur monta d'une grille fixée sur le sol du fourgon.

Le temps se débanda dans tous les sens. L'adrénaline se mit à agir. Les yeux de Tina firent le point.

Elle vit les deux hommes avec leurs masques à gaz, la brume qui montait lentement, à ses chevilles, et hurla dans ma direction.

« Ils nous gazent, et toi tu restes planté là ?

– Tu étais dans les vapes. Et ce n'est pas ce genre de gaz. C'est de l'ocytocine. L'hormone de l'amour. Ça…

– Je sais ce que c'est, de l'ocytocine !, cria-t-elle par-dessus le brouillard ascendant. Je l'ai lu dans *Jane*. Je peux pas croire que t'aies gobé un truc pareil ! »

Elle se mit debout dans la vapeur montante, vraiment furieuse, et me colla une droite en plein visage. Je croyais que les veines de ses yeux allaient se mettre à saigner. Elle balança un autre coup, qui me toucha au cou. Après, elle essaya de me gifler. Je l'attrapai par les poignets et elle essaya de me donner un coup de tête. J'essayai de parer. J'étais plus en colère contre le Révérend qui filmait la bagarre que contre Tina pour m'avoir frappé.

« Eh ben, je suppose que — ouille, aïe, hé ! — je crois que l'adrénaline agit ! »

Elle laissa ses bras retomber le long de son corps, folle de rage.

« Josef Mengele enfile un masque à gaz et te dit qu'il t'envoie du gaz d'amour et toi tu le crois sur parole ? Tu as pris de la drogue ou quoi ?

– Ouais, mais pas de la bonne. L'ocytocine arrive. »

Tina me donna un coup de pied dans le genou.

« Alors pourquoi ils portent des masques ? Ils veulent pas d'amour ? »

La vapeur montait lentement, en cercles qui s'élargissaient.

J'inspirai une bouffée déboussolante de vapeur parfumée à l'amande, m'attendant au pire. Au lieu de quoi je m'accroupis contre la paroi, submergé de la tête aux pieds par une soudaine pâmoison. Et soudain, je me mis à avoir envie de lécher les pupilles de Tina. Le désir était presque comme une drogue — et limite insupportable, au point d'avoir envie d'en reprendre.

Tina regarda.

Apparemment, j'avais eu l'amour et elle avait eu la haine. Ça, ça serait une sacrée expérience. Je mis ma main sur ma poitrine comme si je jurais allégeance, mais en réalité j'essayais de m'assurer que je pouvais toujours respirer.

« Il y a un deuxième capteur d'ocytocine dans le cœur », entendis-je Mengele dire.

J'avais tellement envie d'embrasser Tina que je me foutais complètement de savoir si nous allions mourir. Le besoin me propulsait vers elle, comme un chien qui tire sur sa laisse. Je fixais sa bouche, me souvenant de la manière dont Carlos décrivait celles des hommes qui étaient morts empoisonnés au monoxyde de carbone : comme s'ils avaient mis du rouge à lèvres cerise. Le truc ne se contentait pas de vous tuer, il vous rendait en plus pédé posthumément. Je m'en foutais. Je me foutais de tout. L'amour qui courait dans mes veines oblitérait tout le reste. Parce qu'il n'y avait pas de tout le reste. Ou bien tout le reste était amour.

Je sais de quoi ça avait l'air. *Maintenant.* Mais à ce moment-là, dans ce tourbillon-là, je ne pensai à rien du tout. Une sorte de big-bang s'était produit. Je m'étais fait exploser en mille morceaux et réassemblé avec de nouveaux composants tout à fait délicieux. J'étais dominé par la sensation délirante et plutôt vague qu'il y avait quelque chose d'évident, de beau et de terriblement parfait qui m'avait fait défaut toute ma vie. Et là, ça venait de m'être révélé. Si seulement je pouvais me souvenir de ce que c'était...

L'univers vibrait de bonheur. Tout ce que j'avais à faire, c'était de le laisser tel quel. Mais sous la félicité cosmique rampait la sensation diffuse que mon passé avait été amputé. La peur était un peu comme un membre fantôme qui se serait mis à me démanger. Je savais que si je me grattais, il deviendrait réel.

C'est alors que j'ouvris les yeux, et le visage de Tina était plus beau que l'immortalité.

Nous nous précipitâmes l'un vers l'autre. *Yes !* J'écartai mes bras douloureux. *Oh, merci mon Dieu ! Oui !* Tina s'approcha encore de moi. Leva les yeux. Je desserrai les lèvres. Elle ouvrit la bouche.

« Oh, ma chérie ! », gémis-je.

Tina m'attrapa le visage. Ses doigts dardèrent directement dans mon cœur des rayons de plaisir à couper les jambes. Elle me regarda droit dans les yeux.

« Mais putain, c'est quoi ton problème ? »

Je reculai, bouleversé.

« Comment ça, mon problème ? Tu ne sens rien ? » Ma voix dégénéra en un râle désespéré. « L'amour ?

– La quoi ? » Tina me gifla sur mes larmes comme si c'étaient des mouches. « Espèce de foutu connard ! »

Le nuage nous arrivait maintenant au visage. Nous respirâmes, comme si nous nous étions mis d'accord, et respirâmes dans la bouche l'un de l'autre. J'avais envie de me coudre à son dos, comme dans une des expériences folles que faisait Mengele sur les jumeaux. Puis je me mis à étouffer. Je ne voyais plus la différence entre mourir et aimer.

Les mots de Tina firent des petits nuages de vapeur.

« Fils de pute ! »

Ses dents s'agrippèrent à mes lèvres. Mes poumons avaient besoin de ses poumons. Nous nous embrassâmes comme deux personnes qui essayaient de se tuer mutuellement en pratiquant un bouche-à-bouche salvateur.

Soudain — j'avais complètement oublié que nous roulions — le fourgon tangua. Le Révérend glissa de côté sur la banquette, s'écrasant sur Mengele, tandis que Tina et moi nous nous empilâmes contre une paroi en métal décorée de motifs circulaires.

Je ne savais pas si la sirène hurlante venait de l'intérieur de mon crâne ou bien si elle s'insinuait à l'intérieur du fourgon hermétiquement scellé. Tina continuait de me griffer. J'essayai de lui immobiliser les bras. Elle riposta en m'embrassant plus fort. Puis nous basculâmes dans l'autre sens. Et…

BOUM !

Quelque chose nous avait percuté.

La tôle se déforma mais les parois tinrent le coup. Le fourgon dérapa. Ma tête cogna par terre, dans la brume à l'amande qui se répandait. Un extincteur tomba de sa fixation murale avec un bruit assourdissant. Je pensai, *à quoi bon tout ça* ! Et rampai sur mon ex-femme qui n'avait jamais été plus sublimissime.

*

Pendant un long moment, peut-être des années, Tina et moi, nous nous cramponnâmes l'un à l'autre. Le fourgon tournoyait comme une assiette sur un bâton. Je finis par me retrouver sous Tina qui, à mon étourdissante surprise, écarta les jambes, produisant sa propre décharge d'ocytocine. Je la sentis qui m'introduisait en elle. Ses hanches se mirent à onduler.

Et puis le van fit un tonneau et le sol devint le plafond. L'extincteur vola autour de ma tête, atterrit près de moi, rebondit de l'autre côté et heurta la paroi de métal décorée de motifs circulaires.

Immobilité.

Ce silence qu'on n'entend qu'après un accident.

Les yeux fermés, j'attendis la résurrection de ma félicité cosmique. J'essayais de rester positif, de me montrer reconnaissant d'avoir reçu ce don qui me permettait de savoir qu'un tel sentiment existait. Mais j'avais entrevu la vérité : dorénavant, je devrais vivre avec la malédiction de sa disparition. C'était la joie qui était devenue le fantôme. Comme toujours. Et c'était la peur qui était devenue réelle.

J'ouvris lentement les yeux.

Devant moi, le Révérend était étendu, sans bouger, face contre terre.

Mengele se traînait lentement et marmonnait en allemand, essayait d'attraper son masque. Puis quelqu'un tapa sur la porte du fourgon, et il se figea.

J'entendis des voix. Des coups de feu. Ou alors un pot d'échappement qui pétaradait. Ou alors c'était quelqu'un qui tirait sur une voiture.

Je roulai avec Tina. On ne remuait plus du tout, mais j'étais toujours en elle.

Carlos n'avait pas précisé si Mengele avait blindé le fourgon lorsqu'il l'avait customisé.

J'étais prêt à prendre une balle pour la femme que j'aimais.

Mengele sortit une arme de sa combinaison. Sa main tremblait, mais un flingue restait un flingue. Avant que je ne puisse me jeter sur lui, Tina dégagea l'arme d'un bon coup de pied, le tout sans décoller ses lèvres des miennes. Elle avait toujours eu des réflexes effrayants.

« Quand je grandissais, me souvins-je soudain de l'avoir déjà entendu dire, la devise de la famille, c'était : "Si personne ne bouge, il n'arrivera rien à personne." »

Curieusement, avec l'accident, mon passé amputé avait réapparu.

Maintenant, je me souvenais de tout.

La portière du fourgon s'ouvrit d'un coup, laissant s'échapper un épais nuage de philtre d'amour.

J'y voyais trouble, mais mes oreilles avaient cessé de siffler pour la première fois depuis que Zell m'avait cabossé avec son déambulateur.

J'entendis un gloussement que je reconnus. Le Bob Marley Blanc. Je clignai des yeux jusqu'à ce que je voie sa tête remplie de nattes pieuvresques.

Jim le rasta, avec un coupe-vent bleu et un badge du FBI qui pendait au bout d'une chaîne, autour de son cou.

Il respira un coup et recula, les yeux rivés sur Tina qui me tenait par l'épaule d'une main et essayait de remettre ses vêtements de l'autre.

« Il y a des gens qui arrivent à s'éclater vraiment partout, dit-il en toussant, la main devant la bouche.

– J'appellerais pas vraiment ça s'éclater, dis-je, éprouvant un étrange besoin de défendre l'honneur de ma femme — ou ex-femme. Plutôt un spectacle sur commande.

– Merci, chéri », dit Tina.

Jim le rasta leva les mains en signe de conciliation.

« Pas la peine d'expliquer. Je vous suis depuis le musée. »

Il ouvrit la porte plus grande. Un vendeur mexicain passa en poussant son chariot à épis de maïs grillés et jeta un coup d'œil à l'intérieur. Une petite foule de visages curieux s'agglutina derrière lui, quelques-uns mastiquant de la viande séchée, d'autres mangeant des rondelles d'ananas plantées sur des baguettes de bois. Je reconnus le chariot. Bon Dieu… Je croyais qu'on avait fait cent cinquante kilomètres, mais nous n'étions que sur la 60e Avenue, à dix pâtés de maisons à peine de la fourrière, à quelques petits kilomètres du Southwest Museum, où j'avais laissé ma voiture, il y avait deux ou trois mille ans de ça.

« Chéri », murmura Tina. Je l'embrassai aussitôt, les cellules toujours gorgées d'empathie aux hormones. J'étais stupéfait — et peut-être aussi honteux — d'être parvenu à m'oublier devant un public. Sans parler du fait qu'il comptait une caméra vidéo et Josef Mengele.

Mengele ?

Je basculai en arrière juste à temps pour entendre la détonation et voir la balle exploser dans la gorge de Jim le rasta blanc. Entrer dans sa nuque et sortir par la pomme d'Adam. De part en part.

Mais je ne pouvais pas voir l'Ange de la mort. À la place, inexpressif comme à son habitude, avec ses lunettes fournies par l'État à monture noire, Bernstein fit un pas de côté et entra dans notre champ de vision, exactement là où Jim le rasta s'était fait descendre. Il crispa ses mâchoires en voyant Tina. L'espace d'un instant, une affection certaine pour le néo-nazi fleurit en moi. Indépendamment du fait qu'il venait d'abattre un type que j'aimais bien. Indépendamment aussi du fait qu'il était avec Tina deux nuits plus tôt. Visiblement, toute la vapeur d'ocytocine n'avait pas encore déserté mon organisme. Je dus me retenir pour ne pas attraper le tueur aryen et l'embrasser goulûment. Cette ocytocine, c'était vraiment un philtre d'amour !

« C'était pas la peine de faire ça !, criai-je.

– Faire quoi ? dit calmement Bernstein. On parle plus de faire, là, on parle de ce qui est fait. Ça va se passer comme ça va se passer. »

Je vis Mengele se plaquer contre la paroi du fourgon, à essayer de se cacher près de la portière. Personne ne pouvait le voir sans monter. Son tremblement avait évolué en une palpitation stable. Soit il pointait son flingue sur Tina, soit il essayait d'écrabouiller des mouches.

Je pensai que je pourrais le bloquer suffisamment longtemps pour la pousser et la mettre en sécurité. Mais avant que je ne fasse quoi que ce soit, une autre voix résonna dans le fourgon.

« Mon petit bonhomme, mais qu'est-ce que t'as foutu ? »

Harry Zell se hissa jusqu'à Bernstein, le prit par les joues et l'embrassa sur le front. Lorsqu'il me remarqua, il me montra du doigt et rugit : « Vous ! Vous croyiez vraiment que vous pourriez enfler Harry Zell ?

– Comment ça ? Vous ne m'avez pas demandé de savoir si ce taré était Mengele, peut-être ? Comme si vous ne le saviez pas ? Vous m'avez mené en bateau dans tous les sens depuis que vous m'avez engagé, pas vrai, enfoiré ?

– Vous devriez le savoir, dit Zell. C'est vous le capitaine.

– Assez ! » Tina tapa sur la paroi du fourgon. Des lumières rouges et bleues tournoyantes entraient par la portière ouverte. « Bande d'abrutis, vous pouvez arrêter le concours de bites, une seconde ? Quelqu'un vient juste de descendre un agent fédéral, et ses copains sont là. »

Zell hissa sa lourde carcasse dans le fourgon, suivi de Bernstein, torse nu. Le juif tatoué nazi commença à fermer la portière, mais quelqu'un la rouvrit aussitôt.

C'est à ce moment-là que je repérai quelqu'un de plus petit, portant masque et combinaison, dont on ne voyait pas le visage, assis raide comme un piquet sur la banquette.

Le Révérend, lui, était écroulé contre la banquette, saignant du ventre.

L'homme en combi ne dit rien. Il resta immobile lorsqu'un bras s'enroula autour de mon cou, et qu'on me planta l'aiguille d'une seringue.

C'était étrangement indolore.

Je me souviens d'avoir pensé, tandis qu'un doux brouillard noir commençait à m'envahir le crâne, *c'est quoi, ça ? Ma thyroïde ? Mengele en a toujours après les glandes*.

J'étais presque reconnaissant de perdre à nouveau connaissance. Au moins, je ne m'étais pas fait taper sur la tête encore un coup. Cette blessure-là était presque en train de guérir.

Et j'étais encore rempli de beaucoup d'amour ocytocinesque.

Ce que je vis en dernier, c'était une paire de petites mains qui faisait une petite église et son clocher.

31

Le vagin d'Hemingway

Dans mon rêve des bébés, je suis debout sur le quai, je fouette élégamment de ma cravache le haut de mes bottes cirées. La vapeur s'évacue en tourbillonnant des entrailles du train qui ralentit. La puanteur m'arrive avant même que je ne voie la cargaison. Des effluves âcres d'urine, de sueur rance et de matières fécales pimentent l'air pur de la forêt d'un petit quelque chose de sucré. Mes yeux se remplissent de larmes. Non pas à cause de l'odeur du confinement, ni non plus à cause de la fumée noire et rose goût viande qui jaillit sans interruption des hautes cheminées. Non. Ce sont des larmes de joie.

Je passe un doigt manucuré dans le col montant bien amidonné de ma veste d'uniforme. Je respire. Je ressens un chatouillement à l'aine. Le ciel a l'air d'être prêt à pleuvoir du plomb. Mes bottes brillent. Je hume l'eau de lavande qui parfume mon col.

Le sifflement décroît. Une ultime déflagration s'échappe des freins du train.

C'est la seule chose qui s'en échappera.

Je pourrais déposer un baiser sur chaque planche décatie de ces wagons de marchandises.

« Soldaten ! Die Türen ! »

Je frappe une fois dans mes mains. Deux fois. Les officiers qui se trouvent à proximité, des garçons blonds avec des cous de taureau, se mettent au travail. L'un d'eux ouvre le cadenas des portes coulissantes. Le second se bat avec la poignée, qui a gelé. Elle cède avec un violent « clac ! ».

Avant qu'ils ne fassent glisser les énormes portes, je vois, à travers la myriade d'interstices et de trous — là où le métal avait été écarté à coups d'ongles ou de dents —, des yeux qui brillent dans la pénombre.

Chaque wagon était une constellation roulante de terreur, chaque wagon était rempli de microbes avec des visages.

Je lève le menton, jambes écartées, les bottes fermement plantées dans la terre du Reich. Prêt à trier. Le moment que je préfère.

Sauf que — ce Dieu qui n'existe pas voudrait-il me soumettre à la tentation ? —, sauf qu'à la place d'hommes, de femmes et d'enfants, les habituelles familles dont les membres s'accrochent les uns aux autres, il n'y a que des bébés. Des bébés. Avec des visages de vieillards. Avec d'énormes yeux vides, douloureux, ratatinés, accusateurs. Une montagne de bébés bascule et se déverse du train, sur les rails, à même le quai. Et sitôt qu'il touche terre, chaque hideux enfant se met à ramper vers moi. Tous ensemble, ils forment une masse compacte, vagissante, dangereuse. Et pourtant…

Les gardes crient, comme si tout était normal, « *Beeilt euch ! Komm schon !* », exactement comme si cette armée de bébés était la norme. Les gardes hurlent ce qu'ils hurlent toujours : « *Bewegt eure dreckigen Jüdische Arsche !* »

Je fais un pas en arrière, effrayé. Incapable de détourner mon regard de ces traits horribles et obscènes. Des têtes de vieillards sur des corps de bébés nus, avec des parties génitales d'hommes faits, de la taille de poulets déplumés, qui traînent sur la neige sale.

Je recule, fouettant en vain de ma cravache. Je donne des coups de pied, mais le craquement des crânes sous mes bottes n'arrête rien. Je piétine et je piétine. Ils sont si nombreux. Je ne peux plus marcher. C'est un tapis mouvant. J'essaie mais je ne peux pas essuyer les restes des têtes des bébés de mes semelles, ni me débarrasser du morceau de cerveau et de l'œil coincés dans mes talons. Ils me cernent. Un tout petit poignet décharné agrippe le bas de la jambe de mon pantalon. Un autre me pince.

« Hor auf ! »

Je déboutonne mon holster. Sors mon Mauser. Vise l'armée rampante.

« Je vais tirer ! Je vais tirer ! Vous ne m'en croyez pas capable ! »

Mais les bébés ne sont pas des hommes.

Je tire. La première tête explose. Qu'est-ce que la mort pour un nouveau-né ? Ils n'ont pas peur de mourir. Tout est inutile. Ils sont plus courageux que des adultes. Le bébé à côté ne bronche pas. Ne ralentit pas.

« Zurück ! Zurück, ihr dreckigen Giftzwerg ! »

Mon col amidonné se ramollit. Le soleil darde des rayons de sang. Pourquoi me haïssent-ils ?

Vous voulez connaître le plus grand tueur en série du monde ? La vie ! Dès la minute où nous naissons, la mort aiguise ses griffes. Elle est là, à se marrer.

« Les Américains ! »

Soudain, je l'entendis.

« Les dieux nordiques sont éternels. Mais les Américains se moquent éperdument de la pureté de la race. Tout ce qui les intéresse, c'est d'avoir les cuisses les plus minces possibles. »

La voix enjôleuse me perfora le crâne. Le Docteur n'était pas dans mon rêve. Il était vraiment là.

*

Je me réveillai contrarié et découvris que je n'étais pas le *Selektor*. J'étais un bébé. Et je pleurais parce qu'il m'était arrivé quelque chose. Une douleur comme si j'avais des dents dans le scrotum. Un rat ? Un autre bambin sauvage ?

« Non ! »

Je me redressai d'un coup. Ou essayai de. Je bougeai d'un demi- centimètre et stoppai, retenu par une épaisse lanière de cuir qui m'emprisonnait la poitrine et les bras.

J'étais à plat dos. Sur un lit à roulettes. Ou plutôt non. Pire. Une table d'opération. Mais, encore plus effrayant que la douleur, c'était l'absence de toute douleur. Je ne ressentais rien du tout.

Je clignai des yeux. Les taches d'humidité et les lumières fluorescentes m'étaient familières. Dans ma salle de stage, j'avais fixé le plafond quand je n'avais plus trop su quoi dire. C'était un vieux truc de flic — ça vous donnait l'air de penser à des trucs tandis que le suspect mijotait. Sauf que là, c'était moi qui mijotais.

Mon Dieu. J'avais rêvé que j'étais *lui*. Et que *lui* était un bébé. Un de ces bébés que *lui* avait tués. D'une manière ou d'une autre, au moment du rêve, ça m'avait semblé logique… Peut-être étais-je en train d'avoir une mauvaise descente d'ocytocine.

Je tentai de voir mon corps en entier — mais je ne distinguai que du blanc. Mes genoux, apparemment, étaient pliés et écartés, et — ça, ce n'était pas bon signe — mes jambes étaient dans des étriers. Comme une bonne femme chez son gynéco. Tina disait qu'elle ne comprenait pas celles qui disaient se sentir violées quand elles y allaient. « Si ça c'est se faire violer, alors je me demande comment elles appelleraient ce que me faisait mon père… » Mais pour se sentir violé, il fallait sentir quelque chose. Et moi, je ne sentais rien du tout.

Le ver de la panique dans ma poitrine se transforma en une anguille électrique. Mes orteils tendaient le drap très haut au-dessus de mon ventre. Je ne pouvais rien voir au-dessous, et presque rien autour. De part et d'autre du rideau de tissu, je reconnus des visages. J'eus la sensation, bien que leurs traits fussent flous, qu'ils regardaient avec ravissement, ou peut-être avec horreur, ce que je ne pouvais pas voir. Mais pourquoi tout était flou ? Je combattis des vagues de terreur. Un tsunami de catastrophisme. Au-delà du mystère de mon entrejambe, mes yeux. J'en savais trop long sur Mengele. Et là, je le regrettais.

Je regrettais aussi de ne pas avoir viré le vieux fou de chez moi à coups de pompe dans le derrière, lorsqu'il m'était tombé dessus. Je regrettais de ne pas avoir déchiqueté ses photos bidons et de ne pas les lui avoir jetées à la figure. Mais il était trop tard.

Parce que je savais.

Ceux à qui Mengele avait voulu offrir des yeux bleus, il les avait aussi rendus aveugles.

Je renversai ma tête en arrière, ouvris la bouche pour hurler. Une main me bâillonna avant que je n'émette le moindre son. J'en reconnus la texture. L'odeur. Le coussinet manquant sous le pouce.

Tina.

Mais comment ? Pourquoi ? Heureusement — ou peut-être pas — plus je clignais des yeux, plus ma vision s'éclaircissait. Le monde me semblait plus cireux que dans mon souvenir. Plus inquiétant était le courant d'air qui chatouillait mes cuisses écartées et surélevées. Quelqu'un était-il en train de me toucher ? J'essayai de gigoter mais me heurtai à mes entraves. Je ne voyais toujours pas Mengele. Je l'entendais, de l'autre côté de la tente, mais les clignotements des néons au plafond me perturbaient. Comme si je confondais les sons et les lumières. Peut-être qu'on m'avait déréglé le cerveau. Et puis j'entendis trois mots qui me firent oublier mon cerveau. Du moins je crus les avoir entendus — et j'essayai de les hurler malgré la paume de la main appliquée contre ma bouche.

« Changement de sexe ! »

La paume appuya plus fort, puis se ramollit.

C'était déjà fait ? C'était sur le point de se produire ? Est-ce que je serais déjà conscient si je m'étais fait castrer ?

Je me demandai si j'avais un vagin et pensai à Hemingway. Pas au papa, à Gregory. Gig. Le dernier fils. Qui a changé de sexe en Floride, à l'âge de soixante ans, s'est pris une cuite terrible tout seul pour fêter ça et a fini mort dans la prison pour femmes de Biscayne.

Ne vous demandez pas pour qui sonne le glas. Demandez-vous plutôt qui vous a coupé le gland.

« Allumez la télé, la première chose que vous verrez, c'est un docteur qui essaie de vendre une pilule conçue pour faire grossir le membre viril. Grossir le membre viril ! »

La jovialité forcée de Mengele n'arrivait qu'à accentuer son côté teuton et autoritaire.

« Vous, les Américains, et votre obsession de la taille ! Avec votre Extenze et votre MaxiDerm. Laissez-moi donc vous parler de ma découverte, messieurs. Ce que je suis sur le point de vous dire va révolutionner l'industrie des implants péniens. »

Il marqua une pause, et je pouvais pour ainsi dire entendre l'odieux sleurp de sa langue sur les poils rebelles de sa moustache.

« Laissez-moi le formuler dans des termes que vous, Américains, êtes susceptibles de comprendre. Ce n'est pas la longueur de la batte — c'est la taille des balles ! »

Ceux à qui il parlait restèrent silencieux. Je grognai. Comme si ça ne suffisait pas que je sois ligoté, les jambes en l'air, le cul et le paquet exposés aux quatre vents devant un public, en plein San Quentin. J'avais en plus l'Ange de la mort qui faisait le malin. Qui essayait de faire des blagues. Et se tapait un four. Son numéro était poussiéreux et manquait de naturel, il n'était que parodique, s'il était possible — ou même moralement acceptable — de parodier un meurtrier génocidaire.

« La taille des balles de base-ball !, répéta le Dr Mengele, s'autorisant à lui-même un rappel. C'est la vérité !

– Alors, quoi ?, dit une voix que je reconnus comme étant celle de Colfax. Je suis supposé oublier mon canon et me faire gonfler mes sacs à munitions ?

– Vous n'écoutez pas ! » Le Docteur était en colère. J'espérai qu'il n'avait pas un scalpel dans la main. « J'ai dirigé moi-même des recherches à Auschwitz et dans la prison de haute sécurité pour femmes de Lexington, dans le Kentucky.

– Celle-là, ils l'ont fermée en 1988 ! » Est-ce que c'était le directeur, ça ?

« Je n'y suis pour rien, moi ! protesta Mengele, revenant aussitôt à son sujet. Ce que je suis en train de vous expliquer peut faire de vous tous des surhommes ! Mon travail anthropologique sur les capteurs du cerveau montre que les femmes sont conditionnées — dans leur cerveau primaire — pour s'accoupler avec la plus grosse paire de testicules. La plus volumineuse. C'est ça, la découverte qui peut changer la vie de tout homme. Notre espèce recherche les grenades les plus riches en semence. »

Qu'est-ce qu'il m'avait fait ?

Toutes les possibilités me brûlaient le cerveau comme de l'acide de batterie. Je sentis un coup amorti quelque part entre mes jambes.

Josef Mengele m'avait-il anesthésié les parties intimes et s'était-il livré sur elles à un acte chirurgical ? Avait-il ajouté ou soustrait ? Ou bien — Dieu, non ! — s'était-il livré à une de ses transplantations caractéristiques, de l'animal vers l'homme, ou de l'homme vers l'animal ? Est-ce que j'étais l'« avant » ou l'« après » ?

« Mmmmpphh ! »

Tina me bâillonna préventivement. Pourquoi ne disait-elle rien ?

J'essayai de me *sentir*.

Rien.

D'un seul coup, sans raison, je me souvins de la première fois où j'avais pris de la Novocaïne, quand j'avais neuf ans. À quel point ça m'avait plu. Quand je rentrais de chez le dentiste, je restais pendant des heures face au miroir à m'enfoncer des agrafes dans les gencives, crachant allégrement du sang et des éclats d'os. Et là, je me retrouvais ailleurs, sous Novocaïne. Comment savoir ce que Mengele avait bien pu me transplanter pour amuser son public ?

Peut-être avais-je eu tort au sujet de Zell et de ses documentaires carcéraux. Peut-être étaient-ils simplement une couverture, et ce qu'il voulait vraiment, c'était de la torture. De la pornotorture. De la science nazie à grand spectacle. Avec moi en doublure involontaire, à la place de toutes les autres victimes involontaires dont les morts horribles et brutales auraient — si Harry Zell avait miraculeusement eu la possibilité de les filmer — alimenté des émissions d'un genre nouveau, qui auraient fait saliver des spectateurs malsains et blasés, saturés de sodomie carcérale et de procédures médicales en tous genres.

Je tirai sur mes poignets jusqu'à ce que la peau de mes poignets entravés me brûle. Essayai de glisser un mot à Tina, à travers sa main plaquée contre ma bouche. Pour autant que j'en pouvais juger, elle était debout derrière moi. Je roulai des yeux en arrière, vers mon front. J'aperçus presque le bout de son nez.

Si content que je fusse de la voir debout et en bonne forme, ça avait quelque chose de dérangeant, vu les circonstances. Je n'arrivais pas à comprendre comment elle avait pu accepter de jouer les infirmières pour le Docteur. Mais je la connaissais suffisamment bien pour savoir qu'elle avait toujours ses raisons.

« À Auschwitz, déclama Mengele, je dirigeais sans cesse des expériences qui avaient pour but de faire progresser la race des seigneurs. » Il sourit comme un homme qui s'entraînait à sourire face à un miroir. « Toutes les expériences aboutirent-elles à la perfection génétique ? *Nein !* Mais en science, nous avons ce que nous appelons la Loi des conséquences imprévues. Alors, je vous l'avoue, j'ai découvert de nombreuses, de très nombreuses méthodes secrètes de parvenir à l'excellence en matière d'esthétique, de génétique et de reproduction, à la suite d'heureux accidents. »

Probablement pas si heureux que ça, pensai-je sombrement, troussé comme un poulet sur son perchoir, pour ceux qui s'étaient accidentellement retrouvés dans le Bâtiment n° 10.

Il faut s'imaginer, à cinq ans, gavé de bonbons après avoir crié famine pendant des semaines, à écouter Mengele jouer du Puccini pendant qu'il décidait s'il était d'humeur à vous inoculer la gangrène ou à vous extraire les globes oculaires.

Je repensai à cet homme, lors du rassemblement des victimes de Mengele, à Jérusalem. Trop honteux pour oser montrer son visage, après toutes ces années.

Même à ceux — victimes aussi — qui l'auraient sûrement le mieux compris.

À quelle profondeur de tristesse un être humain cesse-t-il de respirer ?

Je n'avais pas réalisé que je pleurais avant que Tina ne m'essuie les yeux.

Je n'ai jamais été spontanément courageux. Il devait y avoir quelques restes de mixture psychoactive qui se baladaient dans mon organisme, parce que, sinon, l'épouvantable honte de finir à poil en singe de laboratoire dans le spectacle de Joe Mengele — la perspective d'être sa dernière victime — m'aurait fait hurler comme une petite fille.

Un piaulement perçant me fit presque chavirer du lit. Il fut suivi d'un soupir triste et de l'énorme halètement d'un chien-loup irlandais qu'on amenait sur un chariot, couché sur le flanc. De ma position surélevée, je pouvais voir que l'auxi qui poussait le chien avait troqué son uniforme bleu de prisonnier contre une blouse vert clair d'assistant médical. La touche de couleur faisait joliment ressortir le COUPEZ ICI tatoué sur sa nuque, au-dessus de pointillés. Peut-être avait-il tout pigé, lui.

Lorsque le chien aboya de nouveau, je me vomis dans la bouche. Je ravalai ma bile. J'avais eu une révélation assez simple : mon existence de mutant sexuel était sur le point de commencer, et celle d'avant de se terminer. J'avais envie de grincer des dents. Mais comment osais-je penser à l'horreur que je vivais, et non aux victimes de Mengele dont les agonies m'avaient précédé ? Eux, l'Holocauste avait donné à leurs souffrances de la dignité. Leur avait insufflé une dimension historique inhérente et une signification bouleversante qui parlaient à l'humanité tout entière. Ma mort à moi aurait à peu près le même poids qu'une bagarre de clodos sur YouTube. J'étais un crétin d'en être arrivé là. Si le reste de ma vie avait eu un quelconque sens, il n'y avait rien d'étonnant à ce que je meure stupidement. Demandez à n'importe quel vautour : le passé, c'est juste des protéines.

Apparemment, tout ce que j'avais pu faire dans ma vie aboutissait là : sur la table roulante d'un sadique nazi mythique. Quelle importance ça pouvait bien avoir, si je m'étais fait châtrer, ou greffer un utérus, ou si on m'avait coupé le gland chirurgicalement et cousu un bec de poulet à la place ? Je n'étais qu'un accessoire dans le spectacle de Mengele, qu'on lui avait amené sur des roulettes afin de l'aider à se vendre comme incontournable pour tout ce qui touchait aux modifications génitales. Le roi des transplantations et des customisations. Ce qui était, pour autant que j'en pouvais juger, la manière dont il avait l'intention de gagner sa vie en attendant que l'histoire se décide à se manifester et à lui présenter des excuses.

J'envisageai de me mordre la langue et de cracher du sang pour que Tina retire sa main de ma figure. Je savais que Tina ne laisserait pas quelque chose de trop extrême m'arriver — mais j'avais vraiment besoin de le vérifier. J'avais lu trop de choses sur lui. Et ce qui n'était pas historiquement avéré se transformait en spéculations fébriles.

Mengele ne se contentait pas d'opérer les corps. Pour établir l'infériorité mentale des sous-races, il s'intéressait aussi au cerveau. Surtout depuis 1934, lorsque le Canadien Wilder Penfield[1] déclara avoir soigné l'épilepsie en cautérisant la partie du cerveau qui déclenchait les crises. Il y avait des effets secondaires — les ex-épileptiques sentaient lc toast carbonisé — mais qu'est-ce que Mengele en avait à faire ? Si on pouvait arrêter les crises, alors on pouvait aussi les déclencher. Le pied.

Je secouai mes sangles, j'essayai de me rassurer. Tina était la personne la plus coriace que je connaissais. Le Docteur n'aurait jamais réussi à l'intimider pour l'obliger à collaborer. Mais il y avait des rumeurs, au sujet de zombies dans les camps de la mort. Les entraves physiques avaient libéré ma paranoïa. Peut-être, depuis la dernière fois que je l'avais vue, avait-il travaillé sur son cervelet et chirurgicalement fait d'elle une esclave, dépourvue de toute volonté ? Ce n'était un secret pour personne que la CIA avait adapté des techniques mises au point par les nazis, tout comme les Coréens, pour développer leur programme de lavage de cerveau « MK-Ultra ». Et si Tina avait été changée en une infirmière mandchoue[2]...

---

1. Wilder Penfield (1891-1976) : neurochirurgien canadien, qui a cherché à cartographier le cerveau et ses connexions avec le reste du corps. Il s'est particulièrement intéressé à l'épilepsie, qu'il traitait chirurgicalement en ouvrant la boîte crânienne avec une simple anesthésie locale, de manière que le patient puisse indiquer à quelle partie du corps correspondaient les éléments du cervelet mis à nu qu'il touchait.

2. Référence à *The Manchurian Candidate*, roman de Richard Condon publié en 1959, qui traite du lavage de cerveau d'un soldat américain pendant sa captivité en Corée, durant la guerre. Adapté au cinéma (*Un crime dans la tête*) par John Frankenheimer en 1962, avec Frank Sinatra et Janet Leigh, puis en 2004 par Jonathan Demme, avec Denzel Washington, Liev Shreiber, Meryl Streep et Jon Voight.

Et soudain… quelque chose. Une manche effleura mon membre.

Ce qui voulait dire que je l'avais toujours.

À moins qu'il n'ait rebranché mes nerfs de manière que je pense que c'était le mien et non pas un quelconque projet scientifique de la race supérieure.

Ce chien-loup était-il toujours… *complet* ?

Merde.

C'était exactement le genre d'enfer auquel rien ne pouvait préparer.

Mengele choisit ce moment-là pour contourner le lit et serrer d'une poigne virile mon pied nu. Ses gants en plastique étaient tachés de rouge. À part ça, la blouse blanche et le petit micro épinglé sous son col le faisaient ressembler à un pharmacien dans une pub télé.

Il sortit une sorte de stylet argenté de sa poche de poitrine d'un geste large et étudié. Il le dévissa. Il faisait à peu près la taille d'un index. Il s'en servit pour toucher mon scrotum dénudé. Lorsque je sursautai, il hocha la tête approbativement.

« Voyez comme c'est sensible. Et maintenant, regardez ça. »

Il toucha encore. Cette fois, la baguette argentée fit un petit bruit. Je sentis une pression spongieuse, mais pas de douleur.

« La découverte que les femmes sont naturellement attirées par la circonférence testiculaire est une avancée formidable pour notre espèce. La production de sperme est une affaire de volume. Mais considérez aussi l'autre possibilité qui s'offre à nous. »

De nouveau, il me toucha, mais cette fois, j'étais incapable de dire où et quoi. J'eus la sensation unique que mon corps était composé d'un morceau que je ne pouvais pas identifier.

Je réprimai un rire nerveux.

« La procédure est simple. »

Mengele chantait presque. Il ne faisait aucun doute qu'il suivait son propre régime à base de produits stupéfiants. Encore une fois, il me toucha de sa petite baguette, à un endroit que je ne pouvais pas voir. Je le sentis avec une incertitude empreinte de nervosité.

Il continua comme s'il lisait une recette de gâteau.

« Insérez un petit ressort vibrant à la base de la prostate. Retirez les deux testicules et installez un unique réservoir amovible à sperme, et il devient possible de multiplier la quantité d'essence vitale par vingt. Plus que jamais, la race blanche a besoin d'un système performant de distribution d'ADN. C'était déjà la priorité numéro un sous le Reich ! Est-ce le moins du monde différent dans l'Amérique d'aujourd'hui, alors que la race blanche va bientôt y devenir minoritaire ? »

Réservoir à sperme ?

J'imaginai une sorte de distributeur, comme les pompes à savon liquide dans les toilettes publiques. Mais où se trouvait-il ? Quelle taille faisait-il ? Est-ce qu'il déclencherait les portiques détecteurs de métaux dans les aéroports ?

Je me voyais en prototype humain, rasant les murs à jamais, réservoir à semence ambulant. C'était plus grotesque que tragique. Un sujet en or pour *Point de Vue Images du Bizarre*.

Ce qui ne rendait le tout que plus lamentable.

« Lorsque j'ai entrepris mes recherches, martela Mengele, le taux de natalité allemand avait plongé. C'était devenu à ce point critique que le Haut Commandement tenait des "sommets du sperme". Lors de celui auquel j'ai assisté, à Munich, Himmler a rédigé une directive prévoyant que les prostituées qui travaillaient au Kitty, le bordel d'État de Berlin, devaient récupérer les préservatifs utilisés par les SS et les conserver dans de la glace. Un tel matériel génétique, de première qualité, ne devait pas être gaspillé. Sur ma suggestion, les semences ainsi récoltées furent déposées dans des *Rhinesmaiden* en pleine santé, qui furent envoyées pour se faire dorloter le temps de leurs grossesses dans les *Lebensborn*, ces usines à bébés que Himmler avait créées pour s'assurer que la crème de la crème puisse se reproduire. »

Comme pour souligner la tache dans la crème de la crème, il me tapa la cage thoracique.

« Mais bien entendu, la dernière chose que nous voulons, c'est davantage de vous… La nation qui comprend l'importance des manipulations génétiques sera celle qui prévaudra !

– J'emmerde les manipulations génétiques. C'est dans les transplantations qu'il y a du blé. »

Dans le silence qui suivit, je retins mon souffle. C'était l'incomparable, la brutale voix de Harry Zell.

« Non !, répliqua finalement Mengele. Non, non, non ! Les unes n'excluent pas les autres », continua-t-il avec force, m'enfonçant son stylet entre les côtes pour ponctuer chacun de ses mots. C'était comme de se faire fouetter avec une antenne de voiture.

« C'est ça, ouais », dit Zell, qui avait apparemment rejoint mon équipe médicale à la table d'opération. Il m'asséna une grande claque, comme si j'étais un cheval de parade. « Matez un peu la queue de Rupert. Pourquoi vous ne faites pas une transplantation ? »

Je gigotai un peu plus dans mes entraves. Ça me brûla et ça me changea un peu les idées de mon souci principal.

« Si vous filmez cette opération, vous allez mettre en faillite tout le bizness de l'agrandissement pénien. Tous les propriétaires de microbites du pays pourront voir de leurs yeux qu'il est possible de passer de la Mini Cooper au Hummer. Tout ce dont ils auront besoin, c'est du fric pour payer l'opération — et de venir dans une prison faire leur choix entre les mecs bien montés qu'on fera défiler devant eux. Et les détenus ne pourront rien y faire, si l'État décide qu'il faut qu'ils se séparent de leur service trois pièces. Tout ce qu'on aura à faire, c'est leur bidouiller des passés de criminels sexuels, et on les tiendra par les couilles — au sens propre. La castration figure toujours dans les lois de neuf de nos États. Personne n'en aura rien à foutre, pourvu qu'on leur sorte le grand jeu. »

Mengele ne dit rien. Je commençai de ressentir une douleur lancinante qui prenait naissance dans mon périnée et qui irradiait tout autour. Mes yeux croisèrent ceux de Tina pile au moment où Zell posait la question évidente. Il avait fait face à Mengele et affronté le regard perpétuellement supérieur et indigné du vieux blondinet.

« Vous avez déjà fait ça, pas vrai, doc ? »

Mengele me frappa la cuisse avec sa petite baguette. Ça ne faisait plus mal.

J'ai déjà essayé de le dire, je le sais. Mais essayer de trouver les mots justes pour décrire le fait de ne pas être en mesure de voir les dégâts qu'un cinglé vient de faire entre vos jambes — décrire le fait de ne pas savoir, en l'occurrence, si j'étais un homme, une femme, ou un autre genre d'aberration — ce n'était pas évident. Tina avait dû voir. Mais elle ne me donnait aucun indice. En me penchant sur le côté, je pouvais voir les visages choqués des gardiens de prison et des civils présents dans l'assistance. Mais que voyaient-ils ? Je me sentais comme une jeune mariée indienne de neuf ans, le jour de son mariage, curieuse et terrifiée de découvrir l'épouvantable spectre avec lequel elle allait devoir passer sa vie.

« Allez, doc, le tança Zell, crachez le morceau. Combien ?

– De transplantations péniennes ? Pas plus d'une centaine », répondit Mengele, acide.

Je sentis Zell qui se penchait en avant.

« Eh ben moi, j'en ai jamais vu, alors que j'ai tout vu. En plus…, dit Zell, en tapotant amicalement ma queue, on a là un sacré spécimen. »

Mengele prit le temps de se composer son rictus le plus obséquieusement sarcastique.

« J'ai passé ma vie à faire des expériences médicales. Pourquoi devrais-je partager les conclusions de mes recherches avec vous ? Par ailleurs, j'en ai déjà vu de plus impressionnantes.

– Sans blague ? C'était qui ? Odin ? » Zell rigola à sa propre vanne jusqu'à en tousser. « Arrrh ! Bon Dieu, je vous donne une chance en or, là. Pour un type qui a un canot de sauvetage, un hors-bord, ça vaut un yacht. »

Zell sortit d'un geste large un Cohiba et le renifla, puis le remit dans son petit cercueil à cigares qu'il rangea dans sa poche. Il vit que Mengele attendait la suite, alors il prit une longue inspiration et expira lentement tout en parlant.

« Les gens ont vu tout ce qu'il y avait à voir sur les prisons. Le marché est saturé. Tout le monde cherche du contenu inédit. Vous imaginez le fric qu'il y a à se faire avec un *Lockdown, Auschwitz* ? Non ? Harry Zell, oui. Les chaînes de TV en mouilleront leurs petites culottes. Vous me suivez, là ? Les documentaires carcéraux, c'est du pain bénit pour le câble. Tout le monde adore les trucs médicaux. Et les nazis, c'est le carton assuré. Alors Harry Zell dit : pourquoi ne pas les combiner tous ensemble ? »

Je me tordis le cou juste assez pour le voir qui faisait de ses mains un cadre pour ses mots, comme s'il visualisait chacun d'entre eux en même temps qu'il parlait.

« "*Mengele, monstre sexuel des camps de la mort ou génie de la médecine ?*" Trouver quelqu'un qui voudrait la queue d'un représentant de la race des seigneurs, ça ne devrait pas être trop difficile. Merde, je parie que monsieur le directeur, ici présent, ne serait pas contre un échange. Ça nous fait deux sources de revenu : le showbiz, pour ceux qui voudront regarder l'opération, et les particuliers, pour ceux qui voudront la marchandise. »

C'est Davey que j'entendis ensuite, mais je ne pouvais pas dire où il était ni si avoir gobé un flacon de médicaments avait laissé des séquelles.

« Je dirai première division, mais pas homme du match. C'est pas Ron Jeremy[1].

---

1. Ron Jeremy (Ron Jeremy Hyatt, né en 1953) : acteur de films porno des années 1970 et 1980, ayant joué dans plus de deux mille films, connu pour son sexe de 25 cm et surnommé « Le Hérisson ».

– Essaie de fermer ton clapet à merde tu veux ? J'essaie de parler à Svastika Joe, là. » Zell savait garder son sang-froid, en homme habitué à traiter des affaires en plein chaos. « Ce que j'essaie de vous dire, doc, c'est qu'on a deux sources potentielles de profit : on se fait un paquet sur l'approche film documentaire de la procédure médicale, et on se fait un autre paquet avec les particuliers qui veulent s'offrir le saucisson de Manny. Et en passant, Ron Jeremy est juif. Au cas où quelqu'un aurait envie de la ramener sur une prétendue supériorité aryenne en matière de chibre. »

La voix de Davey trembla un peu.

« Je disais juste, on peut pas le comparer avec Le Hérisson. »

Si Zell s'inquiétait un tant soit peu que son fils ait une connaissance encyclopédique de l'appareillage des stars du porno, il n'en montra rien.

« Ce que c'est, répondit Zell, c'est que c'est le genre de queue qu'une fille peut ramener à sa maman. Rien de trop ostentatoire. Tout le monde n'est pas une bête de cirque. »

J'avais envie de hurler. Au moins, je savais que le principal était encore intact. Mais pour combien de temps ? Et qu'en était-il de cette histoire de réservoir à sperme ? Le seul point positif, jusque-là, c'était que Dave ne semblait pas désireux de m'abattre.

La moue de Mengele était une raison supplémentaire de le haïr. Tous les génocidaires étaient-ils de pareilles chochottes ?

« Il y a bien davantage que l'argent. Est-ce que c'est une chose que votre peuple peut comprendre ? Il s'agit de techniques médicales développées dans les camps. Sur des sujets vivants. Si les gens payaient pour ça, ce serait comme s'ils disaient qu'ils attachent moins d'importance à la mémoire des victimes qu'à leurs propres santé et beauté. Exactement comme s'ils disaient que moi, Mengele, j'avais eu raison de faire ce que j'ai fait, pour la simple raison que cela peut les aider à se sentir mieux. »

D'un coup de poignet, Mengele libéra mes jambes surélevées et aplatit la tente qui s'était faite entre elles.

Je vis distinctement le directeur, qui notait quelque chose dans son calepin en moleskine.

Puis Zell et Mengele s'approchèrent de moi. Ils se faisaient face.

Le Docteur était rempli de suffisance.

« Vous imaginez ce qu'ils vont payer pour mes régimes amaigrissants ? »

Zell se pencha un peu en arrière et croisa les bras, pour que je puisse voir le directeur. Il était assis et se tenait très droit, les yeux rivés sur ce qui se passait entre mes cuisses que j'avais peur de serrer, craignant d'entendre un bruit métallique ou de sentir du plastique.

Le regard du directeur croisa le mien, mais il était dépourvu de toute humanité. Il aurait aussi bien pu être en train de regarder un pneu de camion. Il croisa les doigts et commença à construire une autre de ses petites églises.

Tandis que les vieux discutaient, Tina s'était attaquée aux boucles qui emprisonnaient mes poignets.

Le chien-loup irlandais — dont j'espérais sincèrement que je ne remporterais pas un quelconque morceau de l'anatomie sur moi à la maison — avait succombé ou faisait un petit somme. Les mains desserrées, je pouvais bouger un peu. Mais je crus tomber aveugle lorsque je vis Zell en entier. Harry était attifé comme s'il allait à un combat de boxe au beau milieu des années 1960 : une chemise en fibre synthétique pourpre, une veste pied-de-poule noire et blanche coupe sport et un froc en cuir. Sa tête et son bide étaient plus gros que dans mon souvenir. Peut-être avait-il appris pour Dinah et avait-il compensé en engloutissant des tonnes de bouffe.

Je repérai Davey, qui tenait la caméra. J'étais toujours épouvanté à l'idée d'être filmé, mais ça me faisait plaisir de voir qu'il avait enfin trouvé sa voie.

Rincin soutenait le mur du fond, comme toujours. J'essayai d'attirer son attention, mais Mengele devint subitement livide. Vociféra :

« Ne filmez pas ! Arrêtez la caméra ! »

Davey lui fit signe de la main de se calmer.

« Pas de panique, doc. Si un truc déconne, on pourra toujours arranger ça plus tard !

– Bien dit, mon garçon ! » Zell leva les deux pouces à l'adresse de son fils avant de se laisser tomber sur une chaise, à côté du directeur. Il lui donna un petit coup de coude, comme à un vieux pote avec qui on regarde un match de foot. « Si on filme une transplantation de queue comme celle-là, c'est chalet en Suisse pour tout le monde ! »

Je sentis les doigts de Tina qui défaisaient les sangles de cuir qui m'emprisonnaient la tête. Je restai parfaitement immobile.

Mengele s'échauffait.

« Vous ne comprenez rien ! Tout ce que je vais maintenant vous montrer — les résultats sont presque instantanés — personne d'autre que Josef Mengele ne peut le faire. C'est pas comme ces tocards à la télé. Moi, je suis sérieux. Alors *danke*, merci beaucoup, mais je n'ai pas besoin que mes opérations soient filmées.

– Pourquoi pas ?

– Parce que vous pourriez vous en servir contre moi. Vous me croyez stupide ? Vous pensez que j'ai échappé à mes poursuivants pendant soixante ans en faisant confiance à des juifs cupides ?

– Bon Dieu !, dit Zell, sautant de sa chaise et secouant l'index. Je vous aime bien. » Il se tourna vers le directeur et secoua la tête. « Il ne vous plaît pas, à vous ? Quand on dit "l'Ange de la mort", on s'attend forcément à quelqu'un d'un peu brut de décoffrage, mais je dois dire, doc, que vous ne manquez pas d'un certain charme ! »

Jusque-là, je n'avais jamais remarqué à quel point Zell ressemblait, dans ses façons d'être, à Bill Clinton, si Bill Clinton avait été plus petit, plus vieux, avec plus de bajoues, et si son nom avait été Clintstein. Zell leva les mains en l'air comme pour se rendre.

« D'accord, tonton. Harry se rend. Qu'est-ce que vous avez à proposer ?

– Je vous l'ai dit. J'ai des produits pour perdre du poids, j'ai…

– Perdre du poids ! » Zell arracha la baguette argentée des mains de Mengele et la brisa sur son genou. « Vous êtes à la masse ou quoi ? C'est quoi votre plan ? Bloquer du temps sur le câble à 3 heures du matin et faire des *infomercials* ? C'est ça ? "*Sieg Heil, je suis Josef Mengele, vous vous souvenez peut-être de moi à cause de l'Holocauste*" ? Franchement, quelle *chutzpah*[1] ! » Zell regarda Davey. « Tu le crois, ça, un *shmuck* pareil, meurtrier de masse ? »

Davey haussa les épaules. Son père fit face à Mengele, les poils des narines vibrants.

« Le *régime Auschwitz* ? C'est ce que vous êtes en train de me dire, là ? *"Perdez la moitié de votre poids en une semaine ou nous vous remboursons intégralement"* ? Je chauffe ? *"Attention, les effets secondaires peuvent inclure la mort de toute votre famille..."* ?

Mengele attendit patiemment qu'il ait terminé.

« Vous exagérez. Mais pourquoi pas ? En attendant que l'Académie nationale des sciences m'appelle pour me décerner un prix, j'ai quelque chose de commercialement viable. J'ai déjà soumis ma candidature et déposé des brevets sous un faux nom. »

La voix de Zell perdit un peu de sa rage.

« Vous nous faites un Alzheimer, là, c'est ça ? Je parie que si vous aviez commencé par vous occuper de soigner ça, vous n'auriez pas fini par parler comme un vieil escroc débile. Y a qu'à, faut qu'on, c'est ça, hein ?

– Arrhh ! Cessez de m'interrompre ! » Mengele dirigea son visage à la peau étrangement lisse vers la caméra. S'il se mettait à parler de soins cutanés, je lui prêterais peut-être une oreille attentive.

« C'est quand vous voulez, dit Davey.

– Bien !, cria Zell. Immortalise ce taré nazi, pour la postérité. Je jure, c'est comme si j'avais ce bon vieil Hitler devant moi. Je veux dire, si le Führer, paix à son âme, n'était pas mort. S'il n'avait pas planqué du cyanure dans le cul d'Eva Braun et lui avait demandé de lui chier dans la bouche. Ne le

1. *Chutzpah* : en Yiddish, audace, insolence.

niez pas — j'ai vu les photos de l'OSS. C'est quoi votre problème, à vous, les Allemands ? Tous les hauts dignitaires nazis — rien qu'une bande de détraqués. Et croyez-moi, vous, monsieur, ne dépareillez pas.

– C'est fini ? » Mengele reconfigura son sourire avec ses dents écartées pour la caméra. « Vous avez de la graisse sur les hanches dont vous n'arrivez pas à vous débarrasser ? Trop d'estomac ? Eh bien, vos soucis sont finis ! Une seule application du baume brûle-graisse Mengelatine et constatez les résultats en moins d'une heure, ou on vous rembourse ! Infirmière ? »

Et voici Tina, avec sa blouse d'infirmière !

Je rembobinai le film de notre visite dans la crack-house chrétienne. Me souvins vaguement de l'avoir vue mettre quelque chose dans son sac, dans la chambre du Révérend. Elle fit face à Davey avec un plaisir visible.

« J'avais dix kilos problématiques depuis la naissance de mon bébé. Mais j'ai découvert la Mengelatine ! »

Mengele lui tendit un petit pot marron avec un couvercle doré brillant. Tina dévissa le bouchon et prit entre ses doigts un gros morceau d'une substance jaunâtre visqueuse.

« J'ai regardé mes kilos fondre en quelques minutes. Quel est le secret ? » Tina leva le joli petit pot et le tapota. « Tout est là-dedans ! »

Puis, sans prévenir, elle approcha sa main de moi. Elle me colla de la gelée dessus et commença à masser.

« Étalez-le comme du beurre sur une tartine, là où vous voulez perdre. »

Tina fit la démonstration. Ses doigts étaient merveilleux au toucher — l'espace d'une demi-seconde.

Après, la petite flaque brûlait comme du Vicks coupé à l'acide chlorhydrique. J'étouffai un grognement.

« Laissez-vous aller, dit Mengele, et regardez vos poignées d'amour fondre ! »

Tina me l'appliquait en de longs cercles paresseux, sans prêter attention aux produits chimiques qui semblaient ronger la couche supérieure de mon épiderme.

Passant la surmultipliée, Mengele me tapota les parties viriles. Tina avait étalé une petite serviette à mains par-dessus, pour que je ne puisse pas voir l'état dans lequel j'étais. Je pensai à toutes les petites têtes que Mengele devait avoir tapotées de la même manière. Il était fameux pour sa gentillesse envers les enfants — du moins lorsqu'il n'était pas occupé à étudier les effets des injections de mercure sur leurs foies, ou à leur retirer la colonne vertébrale alors qu'ils respiraient encore.

Tina rayonnait et fit couler quelques gouttes d'un liquide marron d'un flacon qui donnait l'impression d'avoir auparavant contenu de la sauce au soja. Peut-être que c'en était, d'ailleurs, de la sauce au soja.

Mengele livra sa meilleure imitation de Jack Lemmon : « Bien entendu, il y a une partie de l'anatomie où des tas de types préféreraient pouvoir gagner une livre ou deux. Pour vous messieurs, il y a ma Mengelatine Mega-Men, ou M3, brevetée. Comme j'ai toujours aimé à le dire : “Avec M3, le normal devient gros, et le gros devient très gros…”

– Et…, roucoula Tina avec un clin d'œil qui donnait à penser que je boxais dans la catégorie super-plumes, vous pouvez faire d'un tout petit homme un homme heureux. »

Il y avait quelque chose d'extrêmement déplaisant à voir mon ex-femme jouer auprès de Mengele le rôle de Vanna White auprès de Pat Sajak[1]. Avant qu'elle ait le temps de se mettre à offrir des boîtes de jeux de société à qui que ce soit, Zell bondit de nouveau, en agitant les bras.

« Assez ! », cria-t-il.

Mengele devint tout rouge.

« Pourquoi ?, siffla-t-il en direction de Zell. Vous avez déjà vu cet imposteur juif, le docteur Stein, vendre son MaxiDerm à la télé ? "Je suis le Dr Stein[2], et j'ai consacré ma vie au grossissement du pénis." Ce mec lui-même à l'air d'une bite. À la différence de son produit de merde, les miens sont efficaces. Je le sais. C'est pour ça que je n'ai pas besoin d'avoir recours à la chirurgie. J'ai déjà fait toutes les expérimentations. »

Malgré lui, Zell eut un mouvement de recul.

« À Auschwitz ? Vous voulez dire dans un spot publicitaire que vous avez testé votre produit à Auschwitz ?

– Non, dit Mengele, dans un *infomercial*. Et non, je ne parle d'Auschwitz qu'à vous. Pour le moment. Maintenant, laissez-moi répéter.

– Tout ça n'est pas digne de vous, dit Zell, essayant une nouvelle approche. Distinguez-vous des autres. Lancez-vous dans la transplantation ! »

---

1. Pat Sajak est le présentateur de la version américaine du jeu télévisé *La Roue de la fortune*, avec Vanna White, qui fait pivoter les lettres.

2. Le docteur Stein est un de ces « médecins » qui vendent des produits à la télévision américaine dans des émissions qui ressemblent à de l'information mais ne sont en réalité que de longs spots publicitaires qu'on appelle « infomercials ».

Ma langue me faisait l'effet de s'être métamorphosée en moufle dans ma bouche.

Zell montra ma serviette du doigt.

« Opérez-le. Après ce que ce salopard a fait à mon fils, il le mérite ! »

La moitié de visage de Davey rougit.

« Ça va, papa. On a juste eu une petite dispute.

– C'est ça ouais, une petite dispute, se moqua Zell. À côté de ses pompes, mal dans sa peau, nerveux et pleurnichard, en plus… » Je commençais à comprendre pourquoi ses rejetons faisaient de si bons exécutants. Zell se pencha tout près. « Vous voulez savoir pourquoi mon petit a le visage en vrac, Rupert ?

– Papa, s'il te plaît. » Davey baissa les yeux. Même dans la situation dans laquelle je me trouvais, je me sentis très mal pour lui.

Zell bondit instantanément sur Davey.

« Alors comme ça, maintenant, c'est toi qui me donnes des ordres ? Et si on disait à tout le monde ton petit secret ? »

C'était au directeur de désormais parler à voix haute. Qu'est-ce qu'il pouvait bien retirer de tout ça, lui ?

« Harry, je crois vraiment que…

– Allez vous faire mettre, vous ! », lui hurla Zell, se détournant de moi.

Je fixai les lumières fluorescentes. Soit une grosse mite y était morte, soit elle avait décidé de se réchauffer les pattes sur un des tubes à la lumière tremblotante. La sueur dégoulinait de ma poitrine qui, je m'en rendais maintenant compte, venait d'être rasée.

« Vous comprenez, continua lourdement Zell, sa mère et moi, on *dit* qu'il a essayé de se suicider. Parce que ça fait mieux. En vérité, il voulait se faire passer pour un ancien de la guerre d'Irak. Il pensait que ça l'aiderait avec les filles. Mais il voulait que ça ait l'air vrai. Alors il a décidé de se tirer une balle dans l'oreille. Et il a raté son coup. »

Zell pointa ses deux index et fit un balayage avec les mains en direction de son fils, comme un sémillant présentateur de jeu télévisé.

« Mesdames et Messieurs : mon fils, Davey ! » Puis il leva les yeux au plafond, en jurant. « Merci, mon Dieu, espèce d'enculé ! Merci pour celui-là et pour l'autre génie. »

C'en était trop. Je crachai le reste de bâillon et criai : « Pour l'amour du ciel, est-ce que je peux me lever ?

– Non ! », dirent Mengele et Zell en même temps. Puis mon gland dépassa de sous la serviette et Zell siffla.

« Ça me rappelle une blague de Red Buttons[1]. "Comment reconnaît-on la bite d'un juif de celle d'un goy ? La juive, c'est celle qui porte le chapeau melon, la goy, c'est celle qui porte le bonnet d'âne."

– Elle est bonne, celle-là, jugea le directeur de son fauteuil.

– J'en connais une aussi, annonça Mengele. Que dit le cochon au boucher ? » Quand il vit que personne ne se portait volontaire, il continua avec un sourire qui aurait suffi à empoisonner un puits : « Tu réveilles le porc qui est en moi. »

Bide.

---

1. Red Buttons (de son vrai nom Aaron Chwatt, 1919-2006), acteur et humoriste américain.

Dans le silence qui suivit, je me re-détestai de ne pas avoir descendu Mengele la première fois que je l'avais vu, et reportai ma colère sur Zell.

« Pourquoi vous ne le dénoncez pas ?

– Je le ferai, bon Dieu, mais il est coincé, ici. Pourquoi ne pas en profiter pour se faire de l'argent sur son dos ? »

Mengele grimaça.

« Donnons-lui une chance d'aider des juifs, ricana Zell en croisant le regard de Mengele avec une férocité toute personnelle dans les yeux. En dix ans à faire des émissions sur les prisons, on se fait des relations. Je pourrais tourner cinq épisodes de Mengele faisant son Mengele et gagner plus d'argent que lui en vingt ans à vendre de pleines pelletées de pots de Bellebite. Et pour votre information, docteur Mort, la moitié sera pour moi, et l'autre sera pour l'Hadassah. Votre serviteur achète de nombreux arbres en Israël. Si vous ne me croyez pas, demandez à mon comptable.

– Vous oubliez une chose, dit Mengele calmement. Soit vous m'aidez, soit je raconte tout. Sur tout. Toutes les expériences. Tout l'argent que vous gagnez et ce que vous fabriquez réellement lorsque vous tournez les épisodes de *Lockdown*.

– Vous ne comprenez rien », renifla Zell.

Mengele ramassa un mètre-ruban et le colla dans la main de Tina, puis il claqua des doigts pour qu'elle mesure mon tour de cuisse.

« Dans cinq minutes, il aura brûlé trois centimètres. Je veux qu'on en garde une trace. »

Zell et Mengele se dévisagèrent.

« Vous allez me balancer ? C'est ça, que vous dites ? Et pour quel motif ? »

Mengele mâchouilla sa moustache encore plus fiévreusement. Il renifla dans ma direction.

« Même notre petit camé ici présent a déjà compris ! Moi, en tout cas, j'en ai ras le bol ! » Mengele était dans une telle colère que son crâne rougissait à travers ses cheveux en brosse peroxydés. « Ras le bol que vous me trouviez du travail, ras le bol de me taper le sale boulot et que vous encaissiez tout l'argent. Ras le bol de faire gratuitement de la recherche et du développement pour de grandes compagnies pharmaceutiques pleines de fric. Vous vous souvenez du médecin de l'Université de Pennsylvannie qui s'est fait condamner pour les tests sur les parfums qu'il faisait à la prison d'État de Holberg ? C'était le seul à pouvoir rivaliser avec moi. Vous ne trouverez personne d'autre qui m'arrive à la cheville.

– Yak, yak, yak. » Zell, soupçonnai-je, n'était pas tout à fait équilibré. Ses éruptions étaient toujours suivies de ce qui semblait être une sorte de prostration verticale. Comme s'il s'effondrait à l'intérieur. Même ses mots semblaient dénaturés. « Votre talent à vous, c'est la torture de prisonniers.

– Ce que vous appelez aussi dans votre pays “la guerre contre le terrorisme”. Sauf qu'en réalité ce sont juste des expérimentations. Exactement comme à l'époque des camps. » Mengele commençait à peine son échauffement. « La seule différence, c'est que nous, on ne cachait pas les cadavres. Ni combien ça rapportait. On savait. Dans vos camps, eh ben — comme vous diriez, avec vos manières de mal élevés — il y a bien quelqu'un qui s'en met plein les fouilles avec Guantanamo. Vos “dignitaires nazis" cachent la vérité exactement de la même façon qu'ils planquent les cercueils. »

J'étais à deux doigts de dire à Davey de filmer tout ça, mais Tina revint vers moi, souriante, et retira ses gants de laboratoire couleur chair. Je comprenais mieux pourquoi elle ne s'était pas brûlé les doigts jusqu'au trognon. Elle me fit face, releva le bas de sa blouse, découvrant ses jambes nues, et trempa le tissu dans le verre d'eau qui se trouvait sur la tablette à instruments de Mengele. Très lentement, elle malaxa mes poignées d'amour.

« J'aime que tu ne sois pas parfait, me chuchota-t-elle. Les mecs qui ont des corps sublimes ne veulent vraiment que baiser avec eux-mêmes — ou entre eux. »

Pendant que les bienfaiteurs de l'humanité étaient absorbés par leur discussion, elle détacha discrètement tout ce qui était encore attaché, en laissant les sangles en place.

Il y avait d'autres choses dont il allait falloir tenir compte — par exemple le fait que j'étais dorénavant équipé d'une sorte de couche en plastique qui crissait. Ou que je n'avais pas la moindre idée de ce qu'on m'avait implanté dans le scrotum. Je savais qu'il s'était passé quelque chose, mais même avec les mains libres, je n'avais pas le courage de regarder. La colère de Zell me l'avait rendu presque sympathique, alors je décidai d'au moins essayer de faire mon boulot.

« Hé, doc, dis-je, qu'est-ce que vous faites, en fin de compte, là ? »

La question le prit au dépourvu.

« Qu'est-ce que je fous ici ? Dans cet établissement ?

– Dans ce pays.

– Super, dit Zell, en pianotant sur ma jambe. Houdini se défait de ses entraves et veut qu'on lui raconte des histoires. » Il regarda Tina, qui s'affairait maintenant avec le plateau à scalpels.

« On n'a pas toute la journée, appuya le directeur.

– Dites donc, Zell, dis-je, je croyais que vous vouliez identifier le boucher, pas lui apporter de la viande.

– Allez vous faire foutre, Rupert. Vous êtes quantité négligeable. »

Je me relevai et le giflai du revers de la main. Zell se frotta le visage et sourit. Il avait l'air d'apprécier.

« Tu vois, dit-il à Davey, tout le monde n'a pas peur de cogner un vieux ! »

Son fils défiguré regarda le bout de ses chaussures. Ça me donna envie d'en coller une autre à Zell. Mais Mengele n'aimait pas partager la lumière.

« Ça suffit !, cria-t-il. J'étais *Hauptsturmführer !* Vous voulez savoir comment je me suis retrouvé ici ? Ma peau ! » Il s'avança vers la table d'opération et se pencha. « Allez-y, touchez ! Allez-y ! »

Je déclinai.

Il tendit une joue à Tina, qui déclina aussi.

Mengele répondit à l'insulte en boudant.

L'un à côté de l'autre, les deux incarnaient des versions opposées de la vieillesse : Zell, grassouillet, cheveux frisés, bajoues pendantes, fringué comme un perroquet, soixante-dix ans bien tassés ; Mengele, sec comme un coup de trique, sans aucune ride, coupe en brosse peroxydée, loin au-delà des quatre-vingt-dix.

À ma grande surprise, Zell s'en prit à Mengele, lui réhydratant le visage avec de furieuses salves de postillons.

« Toutes vos expériences — la souffrance, la mort, les enfants — et vous voulez parler cosmétiques ?

– Six millions de morts, intervint Tina, mais mon Dieu que ma peau est douce. » Tout le monde l'observa comme s'ils découvraient sa présence avec étonnement. « C'est carrément dégueulasse, dit-elle. Vous êtes tous les deux dégueulasses. »

Zell renifla.

« Venant de vous, c'est amusant. Mais j'ai encore plus drôle. J'ai un indic qui me dit que le docteur Estétik ici présent aime se regarder tout nu dans une psyché. Il aime aussi jouer à "hue dada" avec les petites filles, si vous voyez ce que je veux dire. Vous savez combien je pourrais me faire si j'avais un film de ça ? »

Mengele se redressa. Il leva le menton, satisfait de lui-même, et pour montrer qu'il était au-dessus de telles considérations.

« Je ne répondrai pas aux attaques personnelles. Mais je défendrai mon pays. Je l'ai déjà dit : l'Allemagne n'a rien fait que votre gouvernement n'eût déjà envisagé — nous sommes simplement allés un peu plus loin. Mais je ne suis pas un politicien. Je suis un scientifique. J'ai fait des découvertes ! J'ai pris des tas de notes. Et je suis las de travailler pour que Lilly, Searle et Merck s'enrichissent sur mon dos. J'ai découvert le prétendu Viagra en 1943. Les hommes rentraient du front trop choqués pour copuler. On avait appelé ça "Volks-steifer". Mais où en étais-je ? Ah !

Oui ! Mon visage ! Regardez ! J'ai la peau d'un garçon de quatorze ans !

– Et vous avez fait quoi du reste du corps ? », demandai-je. Le teint de gravure de mode de Mengele se marbra sous l'effet de la rage.

« Des moqueries ! Vous savez comment je suis venu dans ce pays ? J'étais un paria ! Mais un ponte des cosmétiques m'a fait venir ici en avion. Je bronzais sur la plage de São Paulo quand sa femme m'a vu. Je croyais que j'allais connaître la gloire. Au lieu de quoi, j'ai atterri ici, et je me suis retrouvé à tester des parfums sur des détenus. »

Zell fit un clin d'œil à Tina.

« Qui aurait cru que l'Ange de la mort était un pleurnichard pareil ? » Puis il hurla par-dessus moi à Mengele : « Vous pigez pas. Je pourrais mettre votre exécution aux enchères, ou organiser une tombola. Je connais une bonne douzaine d'Israéliens qui sauteraient dans le premier truc qui décollerait de Tel-Aviv. Je pourrais gagner cinq millions en dix minutes, et cent de plus en vendant le DVD. Imaginez un peu : le type qui a capturé Mengele ! »

J'essayai de chuchoter à Tina : « Dis-moi juste ce qu'il y a dans mon froc. Je t'en supplie ! Est-ce qu'il a mis quelque chose ? Je ne peux pas regarder. »

Mais elle me fit taire.

« T'as pas besoin de savoir, dit-elle, je t'expliquerai plus tard. »

Pendant ce temps-là, Mengele continuait de déblatérer avec l'ardeur d'un vieillard sur la défensive et plutôt embrouillé.

« Comme je le disais, j'ai été amené ici par un des plus grands pontes de l'industrie des cosmétiques. Le roi juif du maquillage. Un coup d'œil à l'éclat de mes pommettes, et il savait que je tenais quelque chose. Mais il avait des principes. “Doktor Génie” — c’est comme ça qu’il m’appelait. Il est venu jusqu’au Brésil. M’a aidé à mettre en scène ma noyade. Je vous l’ai déjà expliqué, notre savoir médical, votre industrie des cosmétiques. Ils avaient des accords avec des prisons dans le monde entier. Bientôt, ils n’auront même plus besoin des détenus. Le tiers-monde s’offre à eux. Il y a deux mille transplantations de reins chaque année rien qu’au Pakistan. Mais les receveurs ne sont pas pakistanais. À propos, ça va comment, le scrotum ?

– Je peux pas dire, bafouillai-je presque malgré moi. Qu’est-ce que vous m’avez greffé ?

– Peut-être un réveil. Peut-être un petit chat », gloussa-t-il, avec une hilarité bizarrement fallacieuse, puis il se passa la main sur le visage. Il en fit des tonnes, en tirant sur ses joues de bébé bien fermes avant de les relâcher. « Admirez la souplesse, le teint. Rien ne peut imiter le teint. »

Sur ces mos d’autosatisfaction, il pivota brusquement, comme littéralement possédé par l’histoire.

« Depuis les temps les plus reculés, déclama-t-il, les Bavarois on pratiqué les autodafés massifs de juifs. Lorsque j’étais petit, tous les livres d’école de Bavière contenaient une œuvre d’Albrecht Dürer, *Aliquot Milia* — “Le Martyre des Dix Mille” —, qui montrait une fête, à Würzburg, en 1298, où les habitants dansaient joyeusement en brûlant des juifs. Brûler des juifs, ça n’a vraiment rien d’original, mais il n’y avait que les paysans allemands qui le faisaient méthodiquement. Festivement.

– L’Allemagne !, cracha Zell. C’est pas un pays, c’est une sorte de maladie psychotique. Qui diable peut mettre des gens dans des fours ? »

Mengele sourit légèrement.

« Je ne me souviens pas que qui ce soit ait bombardé les camps.

– Assez ! », aboya le directeur entre les deux querelleurs, se servant de son menton comme d'une arme. Il tordit un doigt en direction de son fidèle Rincin, qui évitait toujours de croiser mon regard. « Messieurs, reprit-il, autoritaire, je suggère que vous arrêtiez vos conneries. Nous avons fait du bon travail, tous les trois ensemble. Alors on tourne et c'est tout.

– On tourne quoi ? » Zell coinça ses mains sous ses aisselles pour les empêcher de lui échapper et de se saisir du directeur par le cou.

« Harry, j'aime bien les produits, dit le directeur. Je crois qu'on tient quelque chose. »

Rincin se décolla lentement du mur et approcha nonchalamment, comme un requin qui aurait détecté les premières gouttes de sang.

« Et merde, dit Zell. On le balance, on s'assure d'avoir l'exclusivité des images de son arrestation, et on devient riches. Plus riches qu'avec ces conneries de porno chrétien que vous avez tournées. Et je ne reviens pas sur le fait que vous ayez essayé de me baiser en demandant au maquereau, là, le Révérend D., de filmer à ma place. On dira que c'était juste un malentendu.

– Le Révérend était un homme très bien, dit le directeur.

– Pour un mac, c'était un prince, approuva Zell. Donc je suppose que l'administration ne trouvera rien à redire au fait que vous l'ayez laissé entrer et sortir de votre prison à sa guise ? »

Le directeur releva son imposant menton face à Zell, inclinant un peu la tête en arrière, comme s'il cherchait le bon angle pour lui en donner un coup.

« Par respect pour vous, monsieur Zell, j'ai toujours accordé à vos fils… un régime de faveur.

– Yak yak. Alors respectez-moi encore un peu plus. Donnez-moi le docteur Blondin et on pétera tous dans la soie. » Il posa ses mains sur les épaules du petit homme. « Si ça vous fait plaisir, je pourrais envoyer un chèque à l'organisation caritative de votre choix. Avec tout un tas de zéros dessus. Une amicale pour l'acromégalie par exemple ? Je pose la question, étant donné la mâchoire en forme de remorqueur que vous vous trimballez, hein, c'est tout…

– Si quelque chose devait m'arriver, Mengele prévint aimablement Zell, je ne serais pas surpris que le Centre Simon Wiesenthal soit informé de notre relation… particulière. Monsieur le directeur, je vous considère comme un ami, mais il semble bien que vous m'ayez retenu ici pour vous en mettre plein les poches avec mes expérimentations.

– Et à qui cela semblerait-il ? » Le directeur ne manifesta aucune émotion, mais il était suffisamment maître de lui pour soigner sa grammaire.

« Il ment, dit Zell. Tout comme il ment au sujet de ses produits pour la peau. Il a sûrement écorché un bébé pour se faire ce teint-là. Vous oubliez à qui vous avez affaire, monsieur le directeur ? »

Le directeur ne quitta pas Mengele de ses yeux plus métalliques que jamais.

« Dites-moi, qui va penser que je m'en mets plein les poches ?

– Pour commencer, mon presque compatriote Schwarzenegger, dit Mengele, l'air de rien. Et avec les gardiens de prison qui ont demandé la révocation du gouvernement de l'État, notre relation pourrait très bien devenir une arme pour briser les syndicats.

J'aime bien Matt Drudge[1] et Rachel Maddow[2], je pourrais leur en parler. Je crois que j'aimerais aussi en parler à *Newsweek*, au *New York Times*, à Rupert Murdoch et peut-être aussi à Steven Spielberg, le juif de la Shoah. Faites-moi confiance, je sais comment créer un Holocauste.

– Je ne suis qu'un modeste réalisateur de documentaires, dit Zell en haussant les épaules, soudain très humble. L'incarcération, c'est un hobby national. Un Américain sur cent est en taule. C'est pour ça que l'Amérique adore les émissions sur les prisons. Pour que les quatre-vingt-dix-neuf autres couillons qui rament dans la vie puissent voir le centième dans sa cage et se sentent supérieurs.

– Et moi, là-dedans ? Je me sens comme un morceau de viande, là !, criai-je, à ma propre surprise. Il y a mille quatre cents autres types à San Quentin. Je suis même pas un détenu. Pourquoi moi ?

– Vous avez signé une décharge, dit Zell. Vous vous souvenez ? » Et il ajouta, en direction de Tina : « Vous êtes trop maligne pour l'aider, pas vrai, chérie ? »

Tina sourit avec douceur.

« Moi, je ne fais que travailler, ici. »

Zell voulait flirter, mais je l'interrompis.

« Je croyais que c'était un contrat.

– Il faut toujours lire les trucs en petits caractères au bas des pages.

1. Matthew Nathan « Matt » Drudge (né en 1966) : chroniqueur politique sur Internet et à la radio, auteur de livres, qui se définit lui-même comme conservateur, populiste et libertaire.

2. Rachel Maddow (née en 1973) : chroniqueuse politique à la radio et à la télévision, conservatrice, elle est aussi la première présentatrice de *prime time* ouvertement homosexuelle.

– Je n'avais pas les idées claires. Vous m'aviez frappé sur la tête avec un déambulateur.

– D'après ce que j'ai compris, ce n'est pas ça qui vous a obscurci les idées. » Zell se passa une main grassouillette sur la figure, puis renifla, comme pour s'assurer que ça ne sentait pas la pourriture. « Voilà où on en est, gros malin : on peut poser des questions à des détenus toute la journée si on en a envie, mais on ne peut légalement pas pratiquer sur eux des expériences à but lucratif et diffuser les images. Vous, par contre, vous n'êtes pas un détenu. Vous êtes un ex-flic. La loi ne s'applique pas de la même manière.

– Silence ! » Mengele poussa un hurlement tellement autoritaire que même Zell la ferma. Mengele fit tournoyer son doigt au-dessus de sa tête. « Cameraman, on reprend. »

Le pauvre Davey, le faux ancien combattant d'Irak, soupira et reprit sa caméra, une Panasonic HDX 9001.

« Dans cette ampoule, dit Mengele, tenant en l'air une éprouvette bizarroïde, j'ai un mélange de mon cru du bacille de la grippe et du rhume.

– Vous allez vraiment le faire ? », dit Zell, découragé.

Le Docteur ne se donna pas la peine de répondre. Il la déboucha avec les dents, prit un Coton-Tige sur son plateau à instruments chirurgicaux, l'enfonça dans l'éprouvette et me badigeonna la bouche avant que j'aie rien vu venir.

Le truc me souilla la langue. Je me mis à éternuer instantanément. Le genre d'éternuement désagréable qui secoue jusqu'à la pointe des orteils, fait péter vos points de suture et vous fait tomber les cheveux. Le genre qui se termine avec du sang.

« Ne vous inquiétez pas, dit Mengele, qui avait retrouvé son ton de modérateur nazi. Une seule giclée de mon spray immunitaire génétiquement amélioré, et je vous garantis que vous allez pouvoir embrasser un lépreux avec la langue sans jamais attraper le moindre microbe ! » Le Docteur essayait de prendre un ton enjoué. « Regardez un peu comment il arrête les éternuements. »

J'éternuai encore un coup et tournai mon museau tremblotant vers lui. Il détourna la tête et aspergea. Quelques secondes après qu'un nuage d'antidote m'avait atteint les narines, les éternuements cessèrent.

« Regardez-moi ça !, dit Mengele, radieux. Regardez-moi un peu ça ! »

J'avais ma dose.

Les mains et les pieds désormais libres, je me propulsai en avant et sautai de la table d'opération, poussant Zell sur Tina avant de tomber par terre.

« Bonjour, vous ! », lui dit-il d'une voix virile.

Tina lui donna un coup de poing dans la gorge.

« Aarrgghh. Putain de merde ! Putain de merde ! », répéta Zell en se caressant la pomme d'Adam.

D'un bond, je me remis debout, me sentant ridicule avec ma couche-culotte pour adulte, mais encore plus effrayé par ce que je pouvais bien avoir dessous. Mengele était encore en train de jouer les annonceurs publics.

« Vous voyez ça ? Triple combo !, déclara-t-il, très joueur. Perdez du poids, gagnez en taille, soignez votre rhume ! »

Quelle qu'ait été la maîtrise de la situation que le directeur avait pu conserver jusqu'à maintenant, ça n'allait pas tarder à voler en éclats.

La porte en acier de la salle de conférences s'ouvrit brusquement et claqua contre le mur aussi fort qu'un coup de feu. Bernstein entra, torse nu. Son physique était absolument parfait, selon les critères de la prison : son épiderme tout entier était une ode à la suprématie aryenne, avec épées et doubles S, svastikas enflammés, nichons torrides et Torahs. Il avait l'air au bord de la combustion spontanée.

« B-B-Bernie ? », bégaya Papa Zell.

Le juif aryen supertatoué ignora son paternel. À la place, il leva un bras pour saluer Mengele.

« *Heil*, Trouduc ! Ça fait quoi d'être un dinosaure nazi ? »

Le directeur entra en action, hurlant à Bernstein : « Tu ferais bien de réfléchir à ce que tu fais, mon garçon !

– J'ai assez réfléchi, dit-il. J'ai réfléchi toute ma conne de vie. »

Mengele mâchouilla frénétiquement sa moustache. Mais Zell, qui réévaluait la situation, était extatique.

« C'est ça, fiston. C'est ta chance ou jamais de te racheter. Montre au monde que le fils de Zell n'est pas vraiment un connard de nazi. Qu'il est juif. »

Le fier père s'essuya les yeux, en plein délire. Implorant.

« Descends-le, comme on a dit. Deviens un Maccabée ! Sois le juif qui a tué Mengele ! » Il mit ses mains sur son cœur, imaginant sans aucun doute la manière dont il pourrait dans le futur se vanter de ça, aussi sincère que Zero Mostel dans le rôle de Tevye. « Je peux déjà l'imaginer !, éructait-il. C'est mon fils ! C'est mon fils ! C'est le juif qui a tué Mengele ! » Très vite, il tourna sa tête couleur de pain de seigle vers moi. « Et il vaudrait mieux que ce soit bien Mengele.

– On en est encore là ? »

Zell m'attrapa le visage et serra.

« Vous savez combien de fric j'ai avancé ? » Il sourit au directeur. « Dans mon domaine, il faut se ménager des options. »

Zell me poussa de côté. Tina se tenait près de moi, pétrifiée.

« Tel père, tel fils.

– Bernstein !, cria le directeur. Je ne suis pas votre ennemi. Je suis votre ami. Et en tant que tel, je…

– Fermez votre putain de gueule ! » Les yeux de Bernstein étaient pleins de larmes. « Fermez votre putain de gueule ! »

Je n'avais jamais participé à une émeute de détenus, et surtout pas en couche-culotte. Je restai le dos collé au mur. Tina me serrait le bras et fixait Mengele, fascinée et horrifiée à la fois.

« S'il y avait la moindre justice, une armée de jumeaux de quatre-vingt-dix ans débarquerait ici avec des scalpels et des seringues entre les dents… »

Mengele tenta de s'éloigner subrepticement du chef de l'ALS. Bernstein fit semblant de lui donner un coup de tête et il trébucha en arrière, renversant une chaise.

« Ça, c'est le genre d'images que cherche Harry Zell. Ça chante, dit Zell en exhortant la chair tatouée de sa chair. Tu peux le faire, fils. Tu peux le faire ! »

Je vis Rincin soulever ses lunettes de soleil pour interroger le directeur du regard. Il secoua la main de bas en haut, la paume vers le bas et bien à plat, en réponse : attention, doucement… Mais Bernstein n'écoutait pas. Presque paresseusement, il sortit de son jean un *pig-sticker* fait maison — un tournevis aiguisé et scotché à un manche à balai scié. Il tenait son bras bien droit, tenant son arme par la pointe, le long de sa jambe.

Ça devenait électrique. Je crus que Zell allait nous faire une attaque à force de crier « Tue-le ! Tue-le ! Tue-le ! » sans s'arrêter. Puis, passant au fils qui s'occupait de la caméra : « Tu as tout ça, Davey ? »

Davey n'écoutait pas papa. Il suivait Bernstein avec sa caméra. Lorsqu'il releva son œil du viseur, je vis que quelque chose se passait entre eux.

« Fais-le, hurla Zell à son fils. Espèce de gland, de raté, qu'est-ce que tu attends ? »

Sans quitter Mengele des yeux, Bernstein dégaina à toute vitesse et lança.

Mengele n'esquissa pas un geste. Il savait. Quand le *pig-sticker* chopa Zell à la gorge, le Docteur émit un ricanement suraigu.

C'était la première fois que je l'entendais rire.

Zell mit ses mains à sa gorge, essayant de retenir le sang. On aurait dit qu'il essayait de s'étrangler lui-même. Peut-être parce qu'il avait élevé de si délicieux garçons. De quelque part sortit le bruit d'un talkie-walkie. Ça crachotait.

« Ambulance. » Crachotis, crachotis. « Bien reçu. » Crachotis, crachotis, crachotis.

Je n'avais même pas remarqué la porte derrière nous. Avec le sourire mesuré d'un roi de l'évasion, Mengele fit marche arrière jusqu'à elle. Tina tendit la jambe et lui fit un croche-pied. Il tomba, la moustache la première, en criant : « *Scheiskopf !* »

Tandis que le Docteur s'étalait, Davey, le directeur, Rincin et Bernstein se tirèrent par la grande porte. Je ne m'attendais pas à les revoir. Il ne faisait aucun doute que chacun d'entre eux était parti à la recherche de son alibi.

J'attrapai les chevilles de Mengele et le traînai à couvert derrière la « table d'opération ». Zell l'avait renversée lorsque la lame l'avait atteint. Si on se recroquevillait suffisamment, personne ne nous verrait depuis la porte. Au moins pas tout de suite.

Mengele était étonnamment léger. Mais sa peau, si souple fût-elle, était au toucher désagréablement chaude et sèche. Comme un lézard qu'on viendrait juste de retirer du soleil. Le besoin que je ressentais de faire quelque chose était tempéré par la gêne potentielle de le faire en portant une couche-culotte, à l'intérieur de laquelle Dieu savait ce qu'il y avait. Mengele se trémoussait. Il dégagea un pied, m'en donna un coup dans la tête, et je le plaquai plus fort contre le sol. Je le bâillonnai avec ma main, un peu écœuré par sa moustache humide. Je repérai le tournevis ensanglanté à quelques pas. Il était sorti du manche à balai scié. J'attrapai le métal dénudé et regardai la porte.

Le corps de Zell était étendu sur le dos près de la porte. Il avait essayé de sortir. Son visage trahissait plus de honte que de douleur. Au-dessous, je crus apercevoir un profond regret : il n'allait pas lui être possible de filmer son propre meurtre et de le vendre à Discovery Channel.

J'appuyai le métal contre le cou tendu du vieillard. Je respirai profondément, m'attendant à savourer l'instant où j'allais venger mon peuple. Ça aurait dû être dramatique. Au lieu de ça, tout ce que je pouvais voir, c'étaient les yeux d'un frêle nonagénaire à la peau anormalement lisse, qui me regardait d'un air absent.

Je levai le couteau comme si j'avais vraiment eu l'intention de le planter. Juste pour lui montrer que je pouvais le faire. La pointe était à deux centimètres de sa jugulaire lorsque les lèvres de Tina s'insinuèrent jusqu'à mes oreilles.

« Si tu le tues, tu tues ses secrets. » Elle m'arracha l'arme de Bernstein. « Trouve-toi des fringues », dit-elle, et son haleine me réchauffa le visage.

« Je sais. Mais il faut qu'on le fasse sortir d'ici. »

De là où nous nous trouvions, nous regardâmes ce qui nous entourait.

Quand quelqu'un se fait rectifier en taule, les forces de sécurité arrivent sur les lieux avant les infirmiers. Mais pas cette fois.

Les cris à l'extérieur se rapprochaient.

Les infirmiers — un type et une fille — entrèrent en poussant leur brancard à roulettes. Nous savions ce que nous avions à faire. Mengele le devina aussi. Je sentis quelque chose d'humide sur mon genou, que j'avais appuyé contre sa jambe pour le faire tenir en place. J'espérais l'humilier. Mais même après s'être pissé dessus, il restait arrogant. C'est vrai que c'était de la pisse de la race des seigneurs, et ça faisait toute la différence.

Je saisis le tournevis, ramassai un rouleau de sparadrap du plateau à instruments chirurgicaux renversé et l'envoyai à Tina, qui l'attrapa d'une seule main. Nous avions tout ce dont nous avions besoin pour ligoter les brancardiers et leur voler leurs uniformes. Il ne nous restait plus qu'à les assommer.

Je piochai une douzaine d'ampoules de morphine dans la trousse de secours des infirmiers, mais deux auraient suffi. Je voulais les mettre KO, pas leur filer une overdose. Je laissai le reste de la morphine. Que quelqu'un d'autre se défonce ! Je savais que j'aurais très mal dans pas longtemps, lorsque s'estomperaient les effets de ce qu'il m'avait injecté, quoi que ça ait été, pour m'endormir les bijoux de famille. Mais bon, si ça se produisait, ça voudrait dire que j'étais toujours en vie. L'existence est un éternel compromis.

Le corps de Zell lâcha un prout lorsque je le fis rouler. Du sang maculait ses mains et ses avant-bras à cause de son inutile tentative d'empêcher sa vie de s'échapper à gros bouillons de sa gorge. L'homme n'avait pas eu ce qu'on pourrait appeler une belle mort. Mais du moins était-il mort au combat. Plus ou moins.

Je lui fis les poches, à la recherche d'un téléphone portable, peut-être d'un numéro sur un paquet d'allumettes. Il avait forcément eu tout un tas de relations. Je ne trouvai qu'un rouleau de billets de cent et de cinquante. Je mis une poignée de biffetons dans les sous-vêtements de chacun des deux infirmiers, les seuls vêtements que Tina leur avait laissés, après que je leur eus fait une piqûre et qu'elle leur eut retiré leurs uniformes. Le fric leur permettrait de s'acheter de nouvelles fringues. Ils avaient l'air de deux jeunes plutôt sympa.

Je traînai le corps de Zell et le couvris avec les mêmes draps amidonnés que j'avais dû scruter pendant que je servais de cobaye à Mengele. Après ça, j'aidai Tina à empiler les infirmiers sur lui — fille, garçon, garçon — et coinçai le sandwich derrière la table.

Jusque-là, Tina et moi avions travaillé en silence, parfaitement synchrones, comme si shooter des ambulanciers et leur voler leurs vêtements était une chose qu'on faisait à nos heures perdues.

Tina souffla sur une boucle devant ses yeux et regarda l'empilement humain.

« Ça devrait fournir aux enquêteurs des sujets de conversation, dit-elle.

– Je ne sais pas. C'est un peu flippant. Ça fait deux fois en deux jours qu'on fait jouer des cadavres dans des plans cul.

– Parfois, on ne sait pas qu'on a un talent avant d'avoir à l'utiliser, dit-elle. Ça fait plaisir de te voir avec un froc.

– Ouais, ben je porte toujours ma couche-culotte, quand même. Pourrais-tu me dire s'il te plaît ce qui s'est passé dedans ?

– Ce n'est pas important. Tu es toujours toi — même si tu n'es plus, tu vois, symétrique. » Elle souleva ses seins. « Moi non plus, je ne le suis pas, et ça ne m'a jamais gênée. Ma vie est toujours un rêve éveillé.

– Bon Dieu, je t'aime, putain », dis-je, essayant désespérément d'arranger ma tenue.

Je m'enfonçai la casquette de l'infirmier sur les yeux et mis ses lunettes de soleil.

Nous poussâmes Mengele dehors, recouvert d'un drap, pour que personne ne nous pose de questions au sujet du sparadrap sur sa bouche.

*

Telle était la magie du chaos. Vous pouviez vous cacher en plein milieu. Marcher d'un pas égal comme si c'était votre environnement naturel, sans vous arrêter. Exactement comme Mengele l'avait fait, lorsque les Américains l'avaient arrêté dans le *no man's land* qu'était la Tchécoslovaquie, en juin 1945.

Là encore, sa vanité l'avait sauvé. Les SS avaient leur groupe sanguin tatoué sous leurs biceps, et tout ce que les Alliés avaient le temps de faire, c'était de vérifier les aisselles des prisonniers, à la recherche de l'encre. Mais Mengele, le fils à maman, aimait bien trop sa peau pour la scarifier, aussi n'avait-il jamais fait faire son tatouage d'indentification nazi. Peut-être savait-il, même à cette époque-là, qu'il aurait peut-être besoin un jour de prendre la fuite.

Il donna aux Américains du camp d'internement son vrai nom.

Et en sortit libre.

Un monstre libre, ses notes de laboratoire sous le bras.

Rien, je le comprends maintenant, ne faisait se sentir mieux qu'une évasion imméritée.

32

Dans le sac

Nous poussâmes notre captif jusqu'à l'ambulance sans nous faire arrêter. Nous savions tous les deux que ce serait la partie la plus facile. À l'entrée principale, ils voudraient forcément vérifier notre cargaison.

Si on arrivait jusque-là.

Tous ceux devant qui nous passâmes fixèrent notre ambulance comme s'ils en voyaient une pour la première fois.

« Tu crois qu'on devrait mettre la sirène ?, lui demandai-je.

– Pas tant qu'on est à l'intérieur. » Tina regardait droit devant elle. « On empêcherait toute le monde de dormir. Il se passe trop de trucs, la nuit.

– Genre quoi ? Des gars qui se poignardent dans leurs cellules ?

– Non. Genre des crises cardiaques. La plupart des mecs en font entre minuit et 3 heures du matin. C'est pour ça qu'ils mettent le gyro, mais pas le son.

– Comment tu sais ça ?

– "*Urgences à San Quentin*" — c'était un des épisodes de Zell.

– Bien entendu.

– Qu'est-ce que tu veux que je te dise ? J'adore les émissions sur les prisons. Son plan, c'était de lancer la CC.

– Laisse-moi deviner. La Chaîne carcérale ?

– Il était pas loin d'avoir les investisseurs. Le problème, c'était qu'il avait déjà filmé tout ce qu'il y avait à filmer en prison. Il avait besoin de quelque chose que personne n'avait jamais vu, pour séduire les financiers. Tu le connaissais. Son grand rêve, c'était "Transplantation sexuelle nazie à San Quentin". Pour lui, c'était comme mourir et monter au paradis du câble en même temps.

– Ben, dis-je en tendant le bras pour m'assurer que le cœur de Mengele battait toujours, il a fait un sur deux, c'est pas si mal.

– Sympa, dit Tina. Ce que je veux dire, c'est que quand Mengele a fait son apparition dans le paysage, l'arrivée du docteur Peroxyde lui a ouvert tout un tas de nouvelles possibilités.

– Sauf que Zell a été trop gourmand, c'est ça ? »

Tina haussa les épaules.

« Ça peut arriver. Lorsqu'il a appris pour l'argent que le directeur et Mengele se faisaient avec les sociétés pharmaceutiques, il en a voulu sa part. Zell, c'était le genre de type qui voulait une part de tous les gâteaux. Et s'il ne pouvait pas l'obtenir, il aurait empêché les autres d'avoir quoi que ce soit. Lorsqu'il a vu le Révérend se balader avec sa caméra, il s'est dit que le directeur allait chercher à l'écarter pour faire ses propres films. Tu crois que c'est un hasard si le Rév. D. a été rappelé au ciel avant l'heure ?

– Je n'en sais rien. Ce n'est peut-être pas un hasard non plus si Zell s'est aussi fait refroidir. Et je me pose toujours des questions, pour sa femme. »

Je crus voir une étincelle dans les yeux de Tina lorsque j'évoquai Dinah. Ou pas.

« Quel est le mystère ? Soit il s'en foutait, dit-elle, soit il s'était déjà occupé du problème. Zell faisait du bizness avec les prisons. Il n'était pas près de partir de San Quentin pour risquer que quelqu'un lui pique son terrain de jeu. Et d'après ce que je connaissais du grand et regretté Harry, il aurait abandonné le cadavre de sa mère sans hésiter s'il avait pu gagner un dollar en revendant ses chaussures.

– C'était une famille très unie, comme tu as pu le voir à la façon dont il traitait Davey. Et j'ai l'impression que la moitié de la raison pour laquelle le petit Bernstein est devenu un *nazuif*, c'était pour énerver son papa.

– Sauf si son papa voulait conquérir le marché aryen et que son gosse était son ambassadeur à l'intérieur. Une peine à Q et une tripotée de tatouages SS, ça vaut sûrement quelque chose, de l'autre côté. »

Tina ouvrit la boîte à gants, y plongea la main et en sortit un flacon d'Advil. Elle l'ouvrit et avala quatre comprimés à sec, puis remit le couvercle, déçue.

« Ça t'énerve pas quand il y a que de l'Advil dans l'Advil ? » Elle jeta le flacon en plastique à l'arrière. « Merde ! J'espère juste qu'ils vont pas trouver le corps de Zell avant qu'on soit sortis d'ici.

– Non ! » Je me redressai d'un coup — a une vingtaine de mètres du portail — et je compris. « On devrait plutôt espérer qu'ils le trouvent.

– Quoi ?

– Tu crois que le directeur va risquer de nous faire arrêter s'il y a la moindre chance que l'Ange de la mort ici présent puisse témoigner ? Si ça se sait qu'il s'est fait de l'argent en laissant Mengele se livrer à des expériences sur des détenus, il va se retrouver pensionnaire d'une cellule au lieu de les attribuer. En compagnie d'une voiturette de golf pleine de cadres de l'industrie pharmaceutique et des cosmétiques. N'oublie pas : grâce au directeur, l'État de Californie a fourni à Mengele la même chose que les nazis.

– C'est-à-dire ?

– Un vivier d'êtres humains disponibles, dont personne ne se soucie. À ceci près que maintenant, il ne fait plus de recherches pour le bien de la race : il teste des produits pour des sociétés américaines. »

Devant nous, un garde efflanqué, perché sur une passerelle surélevée, fit descendre une clef dans un seau bleu à un type en uniforme, plus bas.

« C'est ça, ta théorie ? Le directeur s'est dit que comme tu es juif, tu vas descendre Mengele pour venger ton peuple ?

– C'est Mengele qui veut se venger, chérie. Ça fait soixante ans qu'il ressasse de ne pas avoir connu la gloire qu'il méritait. S'il passe au tribunal, ça va devenir Nuremberg pour tout le monde, de Coca-Cola aux petits pots Gerber. Il a attendu toutes ces années pour dénoncer le plus grand de tous les collabos des nazis.

– C'est qui ?

– Le gouvernement américain.

– Que le directeur soupçonne de t'avoir envoyé pour tuer Mengele.

– Et il n'était pas si à côté de la plaque que ça. »

Tina me fixa comme si je venais de lui révéler que j'étais Napoléon.

« Là, tu me fais peur. Tu veux dire que le gouvernement t'a envoyé pour…

– Pas moi. Un faux rasta prénommé Jimmy. Mais il n'en a pas eu l'occasion. »

– Alors pourquoi ne pas traîner Mengele au tribunal ? Le livrer à la justice ?

– Pourquoi lui donner ce plaisir ? Il a attendu toute sa vie l'occasion de dire au monde sa version de la réalité.

– Qu'est-ce que tu veux dire ? On va le buter, alors ?

– Non, putain ! Il croit sûrement que nous sommes envoyés pour l'éliminer. Je préférerais le laisser vivre. Ce que je voudrais trouver, c'est un moyen de lui faire regretter de ne pas être mort. Que pourrait-on faire à l'homme qui tue tout ce qui bouge ?

– J'ai quelques idées, dit Tina.

– Moi aussi. Mais il faut que ce soit quelque chose de vraiment exceptionnel.

– Comme quoi ?

– Je ne suis pas encore sûr. Mais il faudra que ça marche. »

En dépit de mon optimisme, je parcourus les environs d'un regard qui était moins celui d'un touriste que celui d'un futur résident. Entre les bâtiments, j'aperçus la promenade. Ce qui me fit le même effet que chaque fois. Je ne voyais pas des violeurs, des escrocs ou des criminels violents. Je voyais des détenus qui marchaient, et je pensais : un faux pas, et tu te retrouves avec eux.

Je voulais croire à ce que j'avais dit à Tina. Que tout se passerait bien. Mais j'avais des doutes. Toute mascarade historique mise à part, nous n'étions que des imposteurs dans une ambulance volée et enlevions un détenu ligoté à un brancard. Nous passâmes à côté du vieux prisonnier qui s'occupait de ses fleurs, et je lui fis signe de la main. Les roses avaient l'air mortes, maintenant.

Nous étions le troisième véhicule, devant le portail. Le chauffeur d'un camion de l'administration pénitentiaire nous fit signe d'avancer, et nous ne fûmes plus que deux. Tina posa sa main sur la mienne, sur le siège. Notre possible imminente arrestation la rendait bavarde.

« Écoute, dit-elle, les phalanges qui tenaient le volant toutes blanches, j'ai vu que tu avais laissé un paquet de morphine, là-bas. Si on s'en sort, on pourrait peut-être, tu sais, redémarrer à zéro.

– Je redémarre toujours à zéro. Mais c'est là où j'arrive que ça merde. Comme tu le sais. Et je me demande toujours ce que ce cinglé m'a collé dedans. Quoi que ça puisse être, ça me semble infecté. »

Tina ne dit rien.

« C'était le chien-loup irlandais, c'est ça ? Vas-y, dis-le : "Manny, tu as une couille de chien." Je peux affronter la vérité.

– Est-ce qu'on pourrait arrêter de parler de toi ?, dit-elle. Je suis sérieuse, là. Si on s'en sort…

– Arrête, dis-je, en touchant sa bouche — ces lèvres que j'avais envie de dévorer. Faire des plans, ça porte la poisse ». C'est le moment que Mengele choisit pour se mettre à gigoter sous son drap. Je me tournai et le frappai à la tête. « Arrêtez ça, nom de Dieu ! »

Tina s'arrêta devant la guitoune du garde. Un gros maton noir nous observa à travers la vitre. Puis décrocha son téléphone.

« Je vais foncer, dit Tina.

– Non ! Si tu fais ça, il va y avoir un embouteillage, et toutes les autres voitures auront des gyros. »

Tina était assise raide comme un piquet, les yeux perdus dans le vague devant elle. Mais je vis le sourire qui pointait sous la glace.

« J'adore quand tu parles comme si tu jouais dans un mauvais film.
– C'est nerveux, dis-je. Il y a des mecs qui suent, moi, j'imite les téléfilms. »

Plus le garde restait au téléphone, et plus je me sentais mal. À la fin, je n'en pouvais carrément plus. Je lui dis de sauter.

« Dès que tu seras sortie, c'est moi qui foncerai, dis-je à voix basse. Toi, tu disparais. »

Tina s'étrangla et mit ses mains sur sa poitrine.

« Tu ferais ça ? »

Avant que je réponde, l'épais garde raccrocha le combiné et en décrocha un autre. Puis il sortit en courant de sa guitoune, en agitant les bras comme un entraîneur de base-ball disant à son *runner* de faire une glissade.

« Fonce, fonce, fonce !, criai-je.
– Quoi ?
– Vas-y ! », hurlai-je en écrasant le pied de Tina sur l'accélérateur. Nous lui arrivâmes dessus tellement vite que le type dut faire un plongeon pour nous éviter. « Mets la sirène ! »

Quelques secondes plus tard, nous nous rappelâmes qu'il nous fallait respirer.

« Nom de Dieu !, cria Tina. Bordel de nom de Dieu de merde ! »

Elle commença à rire. Et moi aussi. Il n'y avait rien de drôle. C'était un soulagement primaire. Tina prit les virages dans la petite ville à cent à l'heure, en criant : « Je le crois pas !
– Moi non plus ! Je me sens comme si le bourreau m'avait passé la corde au cou, s'était chié dessus et était tombé du gibet.
– Vachement poétique. »

Sans ralentir, elle se pencha en travers pour attraper ma main. L'ambulance rebondit sur un trottoir et défonça une boîte aux lettres, faillit écraser un schnauzer et son propriétaire du troisième âge, qui s'était penché pour ramasser ses déjections à l'aide d'un sac en plastique. Il nous avait vus arriver et avait fait tomber la laisse.

Tina hurla : « Qu'est-ce qui s'est passé ?

– Je crois qu'on a reçu un message du directeur, dis-je. Et toi, tu viens de passer à deux doigts d'aplatir la raison de vivre d'un détenteur de Carte vermeil. »

Je sortis la tête par la portière, me penchai pour regarder derrière nous, pour voir si Médor et Pépé étaient sains et saufs.

Un camion de poubelles sortit de nulle part. Tina braqua, passant en mode cascadeur. On dérapa jusque dans un cul-de-sac de baraques en carton, effrayâmes une bande de skate-boarders, et évitâmes de justesse le nez d'un hors-bord qui dépassait d'une entrée. Les pneus hurlaient comme s'ils venaient de voir leurs parents mourir. L'ambulance vira à cent quatre-vingts degrés, brûlant du caoutchouc à faire fumer l'asphalte. À la fin, on était à contresens dans la rue à sens unique qu'on venait juste de quitter.

La sirène fonctionnait encore. Les familles sortaient de leurs maisons pour voir chez qui était l'urgence. Un bon père de famille, occupé à bichonner son pick-up dans un garage de l'autre côté de la rue jeta son chiffon et accourut, un Glock à la main.

« Arme à feu ! », criai-je.

Tina remit les gaz et écrasa l'accélérateur. Une bonne femme en bigoudis jaillit de chez elle un fusil à la main. Quand elle tira, Tina tapa sur le volant.

« Tirer sur une ambulance ? C'est qui, ces gens ?

– Des paranos. Ça doit être à cause du gros San Quentin écrit sur les côtés, dis-je. Ils croient sûrement qu'on s'est évadés. Les vigiles du coin doivent avoir des missiles Stinger. »

Elle coupa sur la gauche à travers le parking d'une église.

« J'ai pas envie de rester pour voir. Ça va, le vieux taré ? »

Je soulevai le drap. Mengele me regarda, paniqué, les narines vibrantes, au-dessus de sa moustache et du sparadrap.

« Ça va, dis-je. Pas vrai, *Herr Doktor* ? »

Je lui tirai un peu sur la moustache. Il grimaça. Mais à le voir si totalement impuissant, je commençais à comprendre quelque chose. On pouvait vraiment faire n'importe quoi à un homme s'il n'était pas humain. Je rabattis le drap par-dessus sa tête, vérifiai ses liens, et résistai à l'envie de le frapper avec une barre de fer avant de retourner m'asseoir à l'avant.

« Tu sais où tu vas ? »

Tina se mit à sucer son pouce.

« J'ai besoin d'une cigarette.

– Maintenant ? »

Je jetai un coup d'œil à Mengele.

« Oui, maintenant. Il y a un Seven-Eleven dans deux blocs. Ça pose un problème ? »

Tina jeta un coup d'œil et nous propulsa dans la circulation. Fantastique, le respect dont les gens font preuve, quand on est dans une ambulance. Les voitures qui se poussaient sur les côtés, comme si elles avaient peur qu'on leur rentre dedans, me donnaient envie de le faire.

« L'adrénaline, c'est réellement d'enfer », criai-je en direction de Mengele.

On repéra le Seven-Eleven et Tina gara l'ambulance non loin d'une grappe d'ados qui se cotisaient pour s'acheter de la bière, sur le parking.

« Attends-moi là », dis-je.

Les gamins se dispersèrent lorsque je sautai de l'ambulance et entrai en courant dans le magasin. L'employé enturbanné s'éloigna de la caisse lorsqu'il me vit.

« C'est vous qui avez appelé les flics ?, aboyai-je.

– Non, monsieur ! Jamais je…

– Bon Dieu ! Vous croyez pas qu'on a assez de vraies urgences comme ça ? L'amende, c'est cent dollars.

– Mais, monsieur, je…

– Pas grave. Donnez-moi un paquet de Newport. Et puis non, donnez-moi plutôt une cartouche. »

Je portai toujours les lunettes fumées de l'infirmier, mais je fis quand même bien attention de garder la casquette bien enfoncée et de détourner le visage de la caméra de surveillance.

Je vis que la petite bande du Seven-Eleven s'était regroupée autour de l'ambulance. Un d'eux, un grand garçon qui portait une casquette des Raiders avec la visière sur le côté, était accoudé à la portière de Tina. Manquait plus que ça.

L'employé enturbanné revint en courant avec la cartouche et me demanda si je voulais un sac.

« Juste des allumettes. »

Il posa les cigarettes sur le comptoir, et hésita.

« Monsieur, au sujet de l'amende… Si vous pouviez…

– Si je pouvais quoi ? Prendre une cartouche de cigarettes pour que vous n'ayez pas à payer ? Bakchich ? C'est ça dont on parle, là ?

– Non ! monsieur, je voulais simplement savoir si… »

Je lui coupai la parole : « Ce n'est pas comme ça que ça se passe en Amérique, Sahib. Mais pour cette fois… »

Il eut l'air horrifié.

J'aurais aussi bien pu lui avoir craché au visage, ou avoir accusé sa mère d'avoir abattu des vaches sacrées ou couché avec Gunga-Din[1].

Je me sentis vraiment très mal.

« Ça va, je déconnais », dis-je assez lamentablement, épluchant une des liasses de billets de cent que j'avais piquée à Zell. J'en avais refilé la majeure partie aux infirmiers, mais un homme doit savoir se montrer prévoyant. Je posai les billets sur le comptoir, pris un Slim Jim[2] et un paquet de Dentyne. « Ça aussi. Gardez la monnaie. Servez-vous-en pour acheter une arme de poing et débarrassez-vous de ces voyous, là, dehors. Non, mais regardez-les ! C'est quand même insupportable pour les clients respectables. »

Il marqua un temps, sourit précautionneusement, et je lui rendis son sourire. Puis nous rigolâmes tous les deux, et nous nous serrâmes la main. Ce fut un bon moment.

« Excusez-moi d'avoir été si con, dis-je.

1. « Gunga-Din », personnage d'un poème de Rudyard Kipling, adapté en film en 1939 par George Stevens avec Cary Grant, Victor McLaglen, Douglas Fairbanks Jr, Sam Jaffe et Joan Fontaine.

2. Slim Jim : friandise typiquement américaine à base de viande ou de saucisse séchée.

– C'est l'Amérique », dit-il.

Je voyais très bien ce qu'il voulait dire.

*

« C'était quoi, ça ?, demandai-je, une fois de retour dans l'ambulance.

– C'était quoi ça quoi ?

– Ton petit tête-à-tête avec les glandus du coin ?

– On discutait juste. Conduire une ambulance, c'est un boulot plutôt *cool* pour des mecs de seize ans. Ils voulaient savoir comment on devient ambulancier.

– Sans blague ? Et tu leur as dit quoi ?

– De travailler dur et d'être assidus à l'école.

– Tu es sérieuse ? »

Foncer dans les embouteillages commençait à nous sembler normal. La route s'ouvrait devant nous comme la proverbiale mer Rouge. Tina tournait exprès pour pouvoir me hurler dessus, et moi je hurlais pour lui dire de regarder la route. Elle était la seule femme que j'aie jamais connue qui aimait s'engueuler en voiture.

« Lâche-moi un peu, Manny. Tu sais pas ce que j'ai enduré.

– Ce que toi, tu as enduré ? Moi, j'ai du bol de ne pas m'être fait châtrer et de toujours avoir mes reins. Sans compter que tu ne veux toujours pas me dire ce qui se trouve dans mon scrotum.

– C'est plus petit qu'une huche à pain.

– Super. Merci. Attends un peu de te réveiller avec un ovaire en moins.

– Va te faire foutre ! Tu crois que ça me faisait plaisir d'être là, à jouer les infirmières pour ce salopard ? Il n'avait pas exactement la main ferme quand il tenait le scalpel. Si je ne l'avais pas fait à sa place, tu aurais beaucoup plus de mouron à te faire que juste pour ta couille gauche.

– Attends ? C'est toi qui tenais le scalpel ?

– Tu me remercieras plus tard », dit Tina.

L'ambulance dérapa et un homme en marcel plongea sur le trottoir. Tina était en joie.

« Le problème avec toi, Manny, c'est que tu penses jamais qu'à toi.

– C'est faux. Depuis que je t'ai vue le cul à l'air avec ton pote aryen, j'ai passé beaucoup de temps à penser à toi. Plus que je ne le voudrais, pour te dire la vérité. Je veux dire, quand même, Bernstein, bon Dieu !

– Tu vas jamais me lâcher avec ça, pas vrai ?

– Oh, et puis merde. »

J'avais envie de baisser la vitre, et de laisser le vent me gifler le visage. Mais j'étais tellement de mauvaise humeur que j'empoignai la manivelle et arrachai carrément la garniture de la portière. Tina éclata de rire encore un coup.

« Elle ne tenait pas très bien », dis-je.

Mais elle se tapait sur la cuisse et suppliait : « Arrête ! Oh, mon Dieu ! Je vais faire pipi dans ma culotte ! »

J'étais fou furieux. Essentiellement parce qu'elle n'était pas folle furieuse. Mais de la voir rire comme ça me fit rire aussi. Du moins, cela ressemblait à un rire.

Quelques minutes plus tard, sirène éteinte, nous chevauchâmes un dos-d'âne à contresens, sous un panneau DÉFENSE D'ENTRER, jusque sur le gravier du parking qui se trouvait derrière le Homeaway Motel. Tina engagea l'ambulance sur une place sous un balcon.

« J'ai la 210.

– Où est ta voiture ?

– Juste à côté de nous. »

Et effectivement, elle était là.

« J'avais oublié que tu avais cette putain de Prius ! Mon plan, c'était de le coller dans le coffre le temps de savoir ce qu'on fait de lui.

– T'inquiète pas, elle est plus grande qu'elle en a l'air.

– Parfait. »

Elle coupa le moteur et je surveillai le motel. C'était un Motel 6[1] en moins chic. Une Escalade occupait deux places, dans un autre coin. Les autres voitures donnaient l'impression que leurs propriétaires dormaient dedans.

« Même si on arrive à le faire entrer dans le coffre, dis-je, je m'inquiète que quelqu'un voie une ambulance sur le parking d'un motel et appelle les flics. »

Tina attrapa ses Newport.

« Fais-moi confiance, mon chou. Personne ici n'appelle jamais les flics. »

Je revérifiai les environs. Insensé ce qu'on arrive à faire avec des parpaings et du métal rouillé.

« En tout cas, dis-je, ils ne laissent pas les rideaux ouverts, ça c'est sûr. C'est quoi ? Un stand de tir ?

– Entre autres choses. Bien que les habitués que j'ai croisés aient eu l'air un peu à cran. Pour la plupart, la clientèle, ce sont de jeunes mères avec leur bébé et des familles qui viennent rendre visite à la

1. Chaîne de motels parmi les moins onéreux des États-Unis.

prison, ou des clandestins qui crèchent à vingt par piaule et bossent comme jardiniers à la demande. La dernière chose que ferait n'importe lequel d'entre eux, c'est appeler la *policia.* »

Je regardai dans les coins.

« Pas de caméra de surveillance ?

– Tu vas rire, mais lorsque je suis arrivée, la bonne femme à la réception m'a dit qu'un camé l'avait chourée la nuit dernière. Je me demande combien de crystal ça permet d'acheter.

– Peut-être qu'ils voulaient juste la vidéo. Moi, j'aimerais bien avoir une cassette de nous. Kidnappeurs, voleurs d'ambulance, usurpateurs d'identités d'infirmiers… Combien de délits peut-on commettre sur un parking sans tuer quelqu'un ?

– Faire semblant d'être des infirmiers, c'est un délit ?

– J'en sais rien. Peut-être que ça te vaudra du travail d'intérêt général. File-moi un coup de main. »

Je tirai le drap et croisai les yeux de Mengele, rougis et haineux. Parfois, il avait l'air vieux, parfois il avait l'air de s'être fait tirer la peau.

« Aide-moi à le mettre sur le siège avant.

– Pourquoi ?

– Pour qu'il puisse sortir par la portière passager. Au cas où. Ça aura l'air un peu moins bizarre que de le détacher du brancard et de le balancer dans le coffre. Y a-t-il quoi que ce soit dans ta chambre qui ait une valeur sentimentale ?

– Pas vraiment. Et je me suis inscrite sous un faux nom.

– Donc ça ne te gêne pas si on se taille tout de suite ?

– Ben, j'aurais bien aimé chourer les petits savons et le shampooing. »

Tina était si belle que j'avais envie de la prendre en photo et de la saupoudrer de sucre glace. Elle me quitta des yeux, leva les siens vers le balcon, et laissa un long doigt glisser sur ses lèvres entrouvertes.

« On pourrait rester jusque quelques minutes… J'ai toujours trouvé que ces motels miteux avaient quelque chose de bizarrement excitant.

– Ouais, c'est vrai que… » Je laissai mon esprit divaguer une seconde, puis secouai la tête comme quelqu'un qui aurait des abeilles dans les oreilles. « Non ! Pourquoi tu fais ça ?

– Fais quoi ?

– Allez, Tina. Je sais comment tu marches. Si c'est risqué, irrationnel et potentiellement dangereux pour la santé, ça t'excite.

– On dirait que je tu me prends pour Evel Knievel[1].

– Ah bon ? Ça le branchait de coucher avec son ex dans des motels miteux ?

– "Evel, récita-t-elle, couche avec de parfaites inconnues après les coktails." Lawrence Ferlinghetti[2].

– On ne m'invite jamais aux cocktails. Pourquoi aimes-tu faire semblant que je suis un inconnu ? Tu m'as déjà fait ce coup-là la dernière fois que nous étions dans un motel.

– Me demande pas. Ça ruinerait le mystère. Détails, détails. Allons-y. »

*

1. Robert Craig « Evel » Knievel (1938-2007) : célèbre cascadeur américain, fameux pour ses spectaculaires sauts à moto.

2. Lawrence Ferlinghetti (né en 1919) : poète, critique et militant politique américain.

Une fois Mengele sur le siège passager, Tina ouvrit la portière. Je le fis sortir en douceur, le portant comme on le ferait d'un parent fragile. Tina arracha le filtre d'une Newport, voulut le jeter, se ravisa et le mit dans sa poche. Le flic en moi appréciait le délinquant qui savait ne pas laisser de traces.

« Qu'est-ce qui se passera, demanda-t-elle, quand ils trouveront l'ambulance ?

– Aucune importance. Je te garantis que le directeur a des copains parmi les flics du coin. S'il avait voulu nous choper, ce serait déjà fait. On est plus dangereux capturés et bavards qu'en fuite. »

Les rideaux s'entrouvrirent dans la chambre face à nous. Un fantôme qui clignait des yeux apparut et les referma vivement.

« En y réfléchissant, dis-je, même les gens qui n'appellent jamais la police pourraient le faire s'ils nous voyaient enfourner un corps dans un coffre. Ça leur donnerait quelque chose à négocier la prochaine fois qu'ils se feraient serrer. »

Je tapotai la tête de Mengele, simplement parce que je pouvais le faire.

« Si ça se trouve, ce putain de Mossad allait le choper. Ou la Nakam. Peut-être bien qu'on lui rend service, à ce vieux salaud.

– C'est quoi, la Nakam[1] ?

– Ça veut dire "vengeance" en hébreu. C'étaient des groupes d'exécuteurs. Après la guerre, quelques survivants des camps de la mort se sont associés pour venger les six millions. Ils ont mis la main sur quelque chose comme deux mille pontes nazis qui avaient échappé à la justice. Et ils les exécu-

1. Nakam : organisation fondée en 1945 par Abba Kovner.

taient sur-le-champ. Ils avaient même prévu de mettre de l'arsenic dans les réserves d'eau potable de Munich. »

Tina arrêta la flamme à mi-chemin de sa cigarette.

« Et ils l'ont fait ?

– L'arsenic ? Non. Mais ils ont fait d'autres trucs. Il y avait un camp sous autorité internationale, pas loin de Nuremberg, rempli de SS. Les Nakam ont réussi à s'y introduire et à empoisonner le pain. Un millier de prisonniers de guerre moururent. »

Tina était impressionnée.

« Je ne savais pas que les juifs avaient fait ça.

– Les prisonniers de guerre non plus. On est plein de surprises », dis-je. Les rideaux s'entrouvrirent à nouveau, et se refermèrent tout aussi vite. « Allez, maintenant, il faut qu'on bouge. Le camé là-bas va croire qu'on est là pour lui. Attrape la couverture, que je puisse l'emmailloter. »

Les yeux de mon ex-femme se perdirent dans le vide, comme ils le faisaient quand le désir la submergeait. Elle se pencha et me mordit dans le cou.

« Rien ne m'excite plus qu'un homme qui prend les choses en main.

– Attrape la putain de couverture, putain.

– Attends, la Nakam, ça existe toujours ?

– Personne ne le sait.

– Waouh ! » Tina resta debout, la couverture à la main. « Ça, c'est vraiment incroyable ! »

– Ça me paraît assez croyable, à moi. »

Je lui arrachai la couverture des mains et la jetai sur les épaules de Mengele, mais suffisamment haut pour cacher le sparadrap sur sa bouche.

J'assis Mengele à peu près droit sur la banquette arrière de la Prius. Tina lui mit sa ceinture de sécurité, puis s'assit elle aussi derrière et le menaça d'une lime à ongle qu'elle lui appuya contre l'oreille pendant que je conduisais.

« Tu crois que ce taré t'a entendu parler de la Nakam ?

– J'espère », dis-je, arrêté à un feu rouge.

Mais je ne pensais plus guère à la vengeance des rescapés. Je me préoccupais de ma vengeance à moi. La pulsion de rendre une justice expéditive était contrebalancée par une autre envie incontrôlable et inexplicable : retourner à San Quentin. Au feu rouge, je jetai un coup d'œil à l'horloge sur le tableau de bord et déglutis bruyamment.

« Il est 12 h 40.

– Et alors ?

– Je pourrais encore être à l'heure à mon stage. »

Le feu passa au vert, mais je ne bougeai pas. Une voiture derrière nous klaxonna. J'avançai à peine.

« Je ne comprends pas, dit Tina. On a eu toutes les peines du monde à en sortir. Pourquoi tu voudrais y retourner, bordel ?

– Je ne sais pas, dis-je. C'est peut-être génétique. Une sorte de syndrome transgénérationnel d'inadaptation. »

Dans le rétroviseur, je vis les rides se former autour des yeux couleur d'obsidienne qui avalaient la lumière. Je conduisais prudemment, juste au-dessous de la limite de vitesse. Tina écoutait comme elle aurait pu le faire d'un chien chantant.

« Tu peux expliquer ?

– Après que mon arrière-grand-père eut émigré, en 1937, il avait suffisamment économisé pour faire venir ses deux sœurs, Bessie et Essie, de Berlin à Morgantown, dans l'ouest de la Virginie. C'étaient de vraies mondaines. Lorsqu'elles virent les voisins en train de faire frire des écureuils, elles rentrèrent par le premier bateau. »

On parcourut tout un pâté de maisons avant que Tina ne reprenne la parole.

« C'est pas si mauvais, frit et attendri. Mais tu veux dire quoi, en fait ?

– Je veux dire que j'ai peut-être hérité de mes grand-tantes. Peut-être que j'ai le gène du retour — après avoir réussi à partir.

– Je crois pas que ce soit une question de gènes. Ça m'a plus l'air d'être une question d'écureuil. »

La tête de Mengele était tombée sur sa poitrine. Mais ses épaules se soulevaient. J'avais la nette impression qu'il se moquait de moi.

« C'est ça, le truc, dis-je, en essayant de ne pas penser à combien j'amusais le boucher assis à un mètre de moi. Une fois rentrées à Berlin, les deux sœurs écrivirent une lettre à mon arrière-grand-père pour le remercier de tout et lui expliquer la vraie raison de leur retour.

– C'était pas les cuisses d'écureuil ?

– C'était en partie les cuisses d'écureuil, dis-je. Et l'autre partie, c'était qu'elles ne voulaient pas que leurs amis et leurs proches qu'elles avaient quittés pensent qu'elles n'en avaient rien à faire d'eux.

– Et qu'est-ce qui leur est arrivé ?

– Auschwitz. »

Je regardai Mengele — envisageai de l'égorger — puis redirigeai mes yeux sur la route et expliquai ma théorie à Tina : je ne savais pas vraiment si les pulsions irrationnelles et dominées par un sentiment de culpabilité pouvaient passer de génération en génération. Mais comment expliquer autrement le profond besoin que je ressentais, au fond de mon âme, de retourner à San Quentin, alors que j'avais eu toutes les peines du monde à m'en échapper, pour voir comment allaient les membres de mon stage sur l'addiction ? Pour leur montrer qu'ils pouvaient compter sur moi ?

« Tu veux dire leur montrer que tu es un putain d'imbécile ?, dit Tina. Si un seul de ces détenus savait que tu t'es repointé, après ce que tu as fait, ils perdraient définitivement tout le respect qu'ils auraient pu concevoir pour toi. » Elle se pencha en avant et passa un doigt parfumé au menthol sur ma pommette. « Tu sais bien que ce n'est pas eux le problème, monsieur Culpabilité. Le problème, ce sont tous les autres pour lesquels tu n'as rien fait. »

Son doigt dériva lentement jusqu'à ma bouche. Je sentis le goût amer du tabac sous la fraîcheur mentholée du menthol. Tina me chuchota dans l'oreille :

« Tu veux faire quelque chose pour l'humanité ? Ta chance est assise à l'arrière. »

Je m'arrêtai à un feu rouge, et nous jetâmes tous les deux un coup d'œil à notre passager. Mengele ronflait doucement, une petite bulle de salive à la commissure des lèvres.

« Regarde-le, dit Tina. Il dort comme un bébé qui aurait pris du Valium.

– Quand il dort, il fait son âge.

– Manny !, réagit Tina suffisamment fort pour faire éclater la bulle du vieillard. Pourquoi lui, il a le droit de dormir ?

– Tu as raison, dis-je. T'as vraiment raison, putain. »

Le feu passa au vert. Je vis un Wal-Mart, traversai deux voies de circulation et le visai avec la Prius. C'était bien la première fois de ma vie que j'étais content de voir un Wal-Mart. Tina m'observait, l'air vraiment inquiète.

« Manny, mais tu vas où, là, bon Dieu ?

– Si je ne sors pas de cette voiture, je pourrai faire quelque chose que je regretterai.

– Mais tu hais Wal-Mart.

– J'ai besoin d'une nouvelle chemise et de nouvelles chaussures. »

Je traversai le parking et me rangeai dans la première place que je trouvai, à côté d'un Winnebago. La simple vue d'un camping-car me remémora la puanteur de mon logement à San Quentin.

Mengele ronflait toujours, gonflait et dégonflait toujours sa bulle de salive.

J'eus un haut-le-cœur. Je frappai le genou du Docteur. Il se redressa en sursautant.

Je coupai le moteur. Un trio de grosses bonnes femmes en justaucorps passa devant nous, et je vis les yeux de Mengele s'agrandir. Tina m'attrapa par l'épaule et m'obligea à me tourner vers elle.

« Et maintenant quoi ? Qu'est-ce qui se passe dans ta tête ?

– J'en sais rien. Je fais juste mon boulot. »

Mais la vérité, c'était que je pouvais me passer de morphine. Ma vraie drogue, c'était Tina. Et je ne voulais pas être de nouveau en manque, si la marchandise venait à disparaître. Je me demandai — et ce n'était pas la première fois — si mon mariage n'avait pas été qu'un coup monté pour me pousser au suicide. Suicide par overdose de femme.

« Tu as mangé quand, pour la dernière fois, mon chéri ?

– Je ne fais pas d'hypoglycémie, dis-je. C'est juste que ne pas l'étrangler, ça finit par me monter au ciboulot.

– Ça me fait la même chose », dit-elle. Un bref instant, nous étudiâmes ensemble notre « colis ». « Tu as vu comment il regarde les grosses ?

– Sa mère était obèse.

– Évidemment. » Elle se tourna vers Mengele et lui hurla dans l'oreille : « Alors ce sont les grosses qui te font vibrer la moustache, hein, monsieur le raciste ? » Elle le gifla en plein visage. Mengele encaissa sans sourciller, mais moi, si.

« Ça va chier », pensai-je.

Elle sortit une Newport de son paquet, arracha le filtre au menthol et la mit dans sa bouche.

« Va faire ce que tu as à faire, dit-elle en l'allumant. Mais si je dois rester assise ici pendant que tu vas chez Wal-Mart, je veux que *cette chose* aille dans le coffre. Autrement, il y aura des trous dedans quand tu reviendras. Et si jamais on change d'avis, on ne pourra pas le rendre. »

Elle se retourna et lui souffla sa fumée dans la figure. Malgré le sparadrap qui lui liait les mains et qui le bâillonnait, il prit ça aussi calmement que la baffe.

Tina aspira une autre goulée de menthol. Elle s'échauffait.

« Plus je pense à tout ce qu'il a fait — les bébés, les jumeaux, les nains, les injections, les tortures sexuelles… » Elle prit une autre taf et souffla. « Les opérations chirurgicales, les sondes, les empoisonnements, la folie sadique et malsaine déguisée en expériences… et moins j'arrive à me souvenir de pourquoi on ne l'a pas déjà tué.

– Les morts ne souffrent pas, dis-je en ouvrant le coffre.

– Mais les vivants, oui », dit-elle, s'approchant de lui avec sa cigarette allumée.

Je lui retins la main avant qu'elle ne puisse le brûler.

« Tu ne veux pas faire ça, ma chérie. Contente-toi de lui enrouler la couverture sur la tête et donne-moi un coup de main. »

*

Nous attendîmes qu'il n'y ait plus aucun Wal-Martien dans les environs immédiats, puis extirpâmes Mengele de la banquette arrière et le calâmes dans le coffre par-dessus la roue de secours.

« Il pue vraiment, dit Tina, en détournant le nez.

– Il s'est pissé dessus à San Quentin.

– Comme tout le monde. »

Tina jeta sa cigarette sur l'asphalte et l'écrasa. Nous jetâmes un dernier coup d'œil à cet homme qui avait montré au monde ce dont les hommes étaient capables. Puis Tina claqua le coffre.

« Merci de m'avoir arrêtée, il y a deux secondes. » Elle m'embrassa sur la bouche et frissonna. « Je dois reconnaître que traiter les gens comme des sous-hommes, ça fait *quelque chose*...

– C'est pour ça qu'on a inventé les assistants personnels. Souhaite-moi bonne chance au rayon mode masculine. »

Alors que je rejoignais les autres Américains en route vers le paradis consumériste de Sam Walton[1], je m'obligeai à ne pas regarder derrière moi.

---

1. Samuel Moore « Sam » Walton (1918-1992) : créateur du géant de la distribution Wal-Mart, chantre du capitalisme et des privatisations.

33

Quand c'est *nein*, c'est *nein* !

Ma chemise en flanelle toute neuve me faisait me sentir un peu comme les mannequins des pubs pour les essuie-tout Brawny. En plus, elle grattait. Et mes chaussures montantes de chantier Husky Dog crissaient. J'avais pensé m'acheter un jean, mais la peur d'affronter ce qui se trouvait dans ma couche-culotte m'en avait empêché. Il s'était passé *quelque chose.* Je ne voulais simplement pas savoir quoi. Pas pour le moment. J'avais réussi à pisser sans regarder, j'avais remis la grosse surprise à plus tard. Mon scrotum enflé était encore sensible, mais, mystérieusement, pas douloureux. Pas trop, en tout cas, si je jetais un peu ma jambe sur la droite en marchant, comme si j'avais une seule jambe arquée.

J'étais tellement occupé à me gratter et à me déhancher que je ne vis pas le type en bermuda qui me faisait face, le sourire aux lèvres, lorsque je sortis de la cabine d'essayage du Wal-Mart.

« Salut, beau gosse. »

Je passai, indifférent, devant le visage, mais reconnus la voix.

« Rincin ?

– Lui-même », dit-il.

Sans son uniforme marron de gardien de prison, Rincin aurait pu passer pour n'importe quel papa à moustache bien peignée à la recherche de charbon et de petits pains à hamburgers pour son barbecue du dimanche. Au-dessus du bermuda criard rose et vert, il portait un de ces T-shirts sur lesquels était écrit EN COUPLE AVEC L'AUTRE DÉBILE à la mode d'il y a vingt ans. En bas, il portait des chaussettes en fibre synthétique noire et des chaussures à lacets noires.

« Je ne vous avais pas reconnu, sans votre uniforme, dis-je à la place. Où est l'autre débile ? »

– À la maison, dit-il, mais je vous ai apporté ça. » Il mit sa main sous son T-shirt et je lui attrapai le poignet.

« Quoi que ce soit, sortez-le tout doucement.

– Excellente réaction », approuva Rincin de la tête, et il me laissa lui sortir la main par le poignet. « Mais techniquement, les employés du pénitencier n'ont pas le droit d'avoir d'armes en dehors de leur service, si c'est ce qui vous tracasse.

– Ce qui me tracasse dis-je, c'est pourquoi vous m'avez suivi au Wal-Mart et m'attendez devant ma cabine d'essayage.

– Je parie que vous n'allez pas me croire si je vous disais que vous me manquiez.

– Rincin, dis-je, vous êtes un marrant. Mais là tout de suite, ma chemise me démange, j'ai comme qui dirait un problème couillaire, et vous vous trouvez entre moi et la sortie du Wal-Mart. Dites-moi ce que vous me voulez. Votre putain de sourire commence à me foutre les boules.

– Paralysie faciale partielle, dit-il. Personne ne me croit, mais c'est la vérité. »

Qu'est-ce que ça coûtait de mentir pour faire plaisir à quelqu'un ?

« Moi, je vous crois, dis-je.

– Super. Lâchez-moi et je vous montre ce que j'ai. »

Je m'exécutai, et lui aussi. Il sortit une enveloppe de papier kraft pliée en deux de son caleçon. Je la fis aussitôt disparaître sous ma chemise en flanelle.

« C'est pas un truc qui va exploser, non ?

– Ce sont des photos, dit Rincin, le sourire disparaissant à moitié de son visage pour la première fois. Il faut que vous sachiez, il y a des choses qui se passent à l'intérieur…

– Vous n'avez pas besoin de me dire ça à moi, lui rappelai-je.

– Si, justement, dit-il, parce qu'à partir du moment où vous êtes arrivé il y en a eu encore plus.

– Qu'est-ce que vous voulez dire par là ?

– Ben, Bernstein s'est pendu. D'après ce que j'ai entendu dire, il lui a fallu deux ceintures. Ce mec avait un cou comme une patte d'éléphant. Et puis bien sûr, vous étiez là quand son papa est décédé. »

Un autre Zell mort. Était-ce ma faute ? Ma bouche était tellement sèche que parler me faisait la même impression que de frotter ma langue sur du ciment brut.

« Ils vont laisser Davey aller à l'enterrement ? Les juifs enterrent le lendemain du décès.

– Davey ne va aller nulle part, dit Rincin. Il a perdu la boule. Ils l'ont mis chez les cinglés, du Haldol jusqu'aux yeux. Je ne crois pas que Davey refasse jamais surface. »

Son sourire était maintenant complètement revenu. On gênait une mère et son ado écolier qui avaient besoin d'accéder aux cabines d'essayage. On se rapprocha du mur. Rincin se gratta un mollet et je détournai le regard.

« C’est marrant. » Rincin donna une pichenette à une mite séchée qui avait atterri je ne savais comment sur l’épaule de son T-shirt débile. « Zell vous fait venir, et lui et la quasi-totalité de sa famille meurent.

– Vous croyez que j’ai quelque chose à voir là-dedans ?

– Vous ? Non. Mais le Docteur. Il est dangereux. Les gens meurent. Mais lui, il s’en sort toujours… »

Je n’avais pas besoin d’entendre la suite. J’avais toute la longueur du Wal-Mart pour ressasser dans mon cœur l’erreur que j’avais commise — laisser Tina seule avec un meurtrier de masse aigri qui n’avait plus rien à perdre.

« Faut que j’y aille, dis-je par-dessus mon épaule. On reste en contact ! »

Je tenais l’enveloppe et avançais prudemment entre les voitures garées. J’éprouvais un étrange besoin de surprendre Tina.

À une place de parking de la nôtre, je jetai un coup d’œil de derrière un Hummer bordeaux. Puis je sortis de ma cachette, fis deux pas sur la gauche et levai les yeux sur la Prius noire. J’approchai mes yeux de la vitre teintée.

Vide.

« Tu t’attendais à quoi ? », dis-je, à personne en particulier.

Peut-être que c’était un progrès. Pour une fois dans ma vie, je m’autorisai à espérer que rien de mal n’était arrivé. Mais il arrive toujours quelque chose de mal.

Paralysé entre le Hummer et l’hybride, je marmonnai au néant devant moi.

« Qu’y a-t-il derrière la porte numéro trois ?

– J'en sais rien, fut la réponse, mais je crois que c'est là qu'ils collent les gens qui parlent tout seuls à Wal-Mart — ce sont d'ailleurs en général les mêmes qui chient dans les tiroirs des modèles d'exposition des commodes chez Home Depot. »

Je me retournai et vis Tina qui tenait un sac de chez McDonald's dans chaque main.

« Je déteste cette merde, mais je crevais de faim. J'ai pris des tartes aux pommes. »

Je la pris dans mes bras.

« Tu vas bien ? J'ai eu peur…

– Très bien. » Elle continua : « J'ai pris un Happy Meal pour notre petit pote. »

Elle me prit par le bras et une idée me frappa, une de ces idées qu'on penserait ne jamais avoir de sa vie, jusqu'au moment où on les avait : *ça pourrait presque être comme un pique-nique, si on n'avait pas l'Ange de la mort dans le coffre.*

Tina tendit la main vers la poignée de la portière, et je sortis l'enveloppe.

« Attends, dis-je. J'ai rencontré Rincin. Il m'a donné ça. »

Elle haussa les épaules.

« Qu'est-ce que c'est ?

– Des photos, dis-je. Sans aucun doute tes ébats inavouables avec Bernstein… »

Elle m'arracha l'enveloppe des mains et l'ouvrit avant que je puisse terminer.

« Putain de pleureuse. » Elle sortit une photo, la fixa. « Tu as raison. Vraiment dégueulasse. » Et elle me la jeta.

La photo me montrait moi, nu, allongé sur la table avec Mengele qui me touchait avec sa baguette.

« Oh, merde », marmonnai-je, puis regardai la deuxième. Cette fois, j'étais allongé sur le côté, sur un lit à roulettes, et je faisais face au chien-loup. Le chien était sur son propre lit à roulettes, exactement comme dans mon souvenir. Mais sur la photo, il portait une muselière en cuir noir, et il avait un regard plaintif, lourd d'un désespoir accusateur. Les autres photos montraient mon torse, peinturluré à la graisse pour le diviser en sections, comme un quartier de bœuf.

« Tu ne m'avais jamais dit que tu étais une anomalie médicale, dit Tina. Comment tu as fait pour te taper trois transplantations du foie ?

– Pittsburgh est la capitale mondiale du foie, et dans la police on avait une superassurance médicale.

– Trois ?

– Je les use à toute vitesse, mais je n'ai jamais eu de problème de rejet de greffes.

– Je crois que toute cette histoire de bites et de couilles, c'était une diversion. »

Je me tortillai sur moi-même, et elle révisa son jugement.

« Bon, peut-être pas entièrement. Mais Mengele t'aimait réellement pour ton foie. Il doit avoir des relations dans les compagnies d'assurances. Qui repèrent les phénomènes anormaux. Le Révérend avait un cousin à Folsom, qui avait raconté qu'un vieil Allemand y était passé il y a quelque chose comme un an, et qu'il faisait des trucs bizarres avec des jumeaux un peu débiles de Petaluma[1].

– Alors est-ce que Zell m'a engagé pour savoir si Mengele était bien Mengele, ou est-ce que Mengele a engagé Zell pour qu'il lui trouve un type avec un triple foie ?

1. Petaluma : ville du nord de la Californie.

– Sûrement les deux, dit Tina. Si tu regardes bien, c'est quand même un panier de crabes, des crapules qui essaient de se baiser les unes les autres. »

Au point où on en était, il n'était plus possible d'éviter la question qui planait toujours. Je m'efforçai de n'avoir l'air que modérément curieux, plutôt que paranoïaque comme un pitbull enragé.

« Et au fait, pourquoi tu étais là, toi, au juste ?

– Manny… Le Révérend m'avait dit que Mengele s'apprêtait à faire une greffe de bite. Il disait que le Docteur voulait faire franchir un nouveau palier à la technique de grossissement du pénis. Je suppose qu'il avait entendu dire que tu détenais un spécimen enviable, parce qu'il voulait faire de toi un donneur.

– Et où diable est-ce qu'il aurait bien pu entendu dire une chose pareille ?

– Je t'ai dit, il se pourrait que j'en aie parlé au Révérend. Quand il me faisait du gringue. Juste pour lui faire comprendre qu'il n'avait pas grand-chose que mon régulier pouvait lui envier.

– Qui n'était pas techniquement ton régulier.

– Oh, allez, Manny, on s'entendait tellement bien.

– D'accord, d'accord. Donc il voulait faire une transplantation de pénis. Comment se fait-il que je sois tracassé par le fait que rien de tout cela ne se serait passé si peut-être, tu vois, tu avais été juste un petit peu, c'est quoi le mot déjà ?… discrète ?

– Je viens de te le dire — je me suis retrouvée là à cause de ce que j'avais entendu.

– Et qu'est-ce que tu aurais fait ?

– N'importe quoi pour empêcher que ça arrive.

– Ça, ça veut dire quelque chose, venant de mon ex-femme.

– C'est pas parce qu'une fille laisse tomber le ski qu'elle a besoin de dynamiter les Alpes.

– Je suis flatté. Et Bernstein ?

– Il ne s'est rien passé. Et même si quelque chose s'était passé — ce qui n'est pas le cas — on n'en serait pas là maintenant si on n'en était pas passé par là, non ? »

Il n'y avait plus rien d'autre à faire que l'embrasser sur la bouche ou alors sauter de la voiture et me fracasser la tête contre un poteau électrique.

Alors je l'embrassai.

« Merci, mon Dieu !, dit Tina. Je n'étais pas sûre que tu irais bien après l'opération.

– Et pourquoi pas ? Tina... », commençai-je, mais elle me coupa la parole.

« Maintenant, écoute-moi. J'ai trouvé un magnétophone dans la boîte à gants. Alors j'ai mis une cassette dedans, je lui ai épinglé un petit micro, et je lui ai demandé de parler, tu sais, pour la postérité...

– Et ça donne quoi ? »

Dès que j'ouvris la porte, je l'entendis. Sa voix désincarnée déblatérait indécemment sur la banquette arrière, comme s'il avait attendu cette opportunité toute sa vie.

Quelques minutes plus tard, je tenais mon Big Mac devant ma bouche. Intact. Tina était assise avec les jambes repliées sous elle, elle tripotait d'un air absent la paille du milk-shake à la fraise qu'elle ne buvait pas. Nous ne pouvions pas quitter le parking du Wal-Mart. Nous étions suspendus aux paroles de Mengele.

« ... Si ma *mutti* était grosse, ma *mutti* ! Le mot est faible ! À Gunzberg, elle était une sorte de... Non, je ne peux pas le dire. Disons qu'elle était un sujet de moqueries. Je n'en dirai pas plus. "Pas la peine de payer un pfennig pour aller voir les monstres au cirque, blaguaient mes copains, alors qu'on peut aller mater la mère Mengele dans sa baignoire !" »

Tina se mordit le pouce.

« Tu sais ce qui est pire que la méchanceté ? S'apitoyer sur soi-même.

– Je suis d'accord, dis-je. Il accuse sa mère ?

– C'est encore plus écœurant que ça. » Tina parlait à mi-voix, ce qui n'atténuait en rien son mépris. « Il essaie d'avoir l'air humain. »

– Tous les jours, à midi pile, Walburga arrivait en se dandinant dans l'usine de mon père avec le déjeuner. Le nom Mengele, je suis fier de pouvoir le dire, est toujours une marque bien visible dans le monde agricole allemand. Promenez-vous dans les campagnes, et vous verrez ce noble patronyme orner majestueusement les flancs des tracteurs et des moissonneuses-batteuses. Mais il n'y avait rien de noble à voir ma mère se traîner parmi les rangées d'hommes en sueur et de machines pleines d'huile, ses yeux de fouine fixés sur la table devant elle, où était assis mon père, parmi ses hommes, et qui devait endurer la visite quotidienne de sa femme de cent soixante kilos. »

Tina me donna un coup de coude.

« Tu sais ce qu'on pourrait faire de ça ?

– On pourrait l'effacer devant lui », dis-je en ouvrant la portière. Je remballai mon Big Mac et le laissai sur le goudron pour un client affamé. Je me couvris les oreilles, puis enlevai mes mains et laissai les mots me submerger. La voix de Mengele était plaintive, plaideuse, arrogante…

« Est-ce que je suis obsédé par les femmes en surcharge pondérale ? Lorsque je suis arrivé en Amérique, j'en pleurais presque, tellement il y avait de beautés obèses, leurs cuisses et leurs fesses monstrueuses boudinées dans des leggings en Stretch, avec leurs enfants et leurs maris qui les traînaient dans les centres commerciaux comme des chiens énormes et obéissants. Mère ne savait pas qu'il existait ailleurs sur cette terre un endroit où se dandinaient d'autres membres de sa race. Peut-être pas une race supérieure, mais une race importante, en tout cas, et une race dont elle pouvait se réclamer.

« Je ne crois pas en Dieu, mais je crois que le paradis, pour ma mère, ça aurait été le Vons[1] de Reseda : toutes sortes de nourriture, des allées remplies de bonnes femmes avec des Caddie pleins à ras bord, les jambes prises dans des tumeurs de lard grosses comme des valises… »

Une demi-heure plus tard, il ne faiblissait pas, alors que nous avions décidé de rentrer à Los Angeles en voiture.

« Il n'y a qu'en Amérique qu'on entende parler de "crime haineux[2]". L'Amérique tout entière a été fondée sur un crime raciste. Serait-il préférable de tuer quelqu'un qu'on ne hait pas, par hasard ? »

L'écouter était devenu épouvantable avant même de franchir le Golden Gate. Mais, comme si nous nous étions tacitement mis d'accord, aucun de nous deux ne proposa d'arrêter. Et bien que l'envie ne m'en manquât pas, je ne le rebâillonnai pas.

Nombreux étaient ceux qui avaient survécu à ce qu'il leur avait fait. Nous, nous étions seulement condamnés à endurer ses paroles.

---

1. Vons : chaîne de supermarchés.

2. « *Hate crime* », manière « politiquement correcte » de qualifier les crimes racistes.

« Est-ce que ce n'est pas le rêve de tout juif, continua la voix du jadis SS *Hauptsturmführer*, de passer dix minutes seul avec Mengele ? Combien Zell disait pouvoir vendre la possibilité de me tuer ? »

Finalement, on s'arrêta près de Santa Cruz. Prîmes une sortie au hasard à la recherche d'une station-service, ratâmes la bretelle pour retourner sur l'autoroute et échouâmes, alors que le crépuscule laissait place à l'obscurité, au bout d'une route goudronnée qui devenait un chemin en terre avant de se perdre à travers des bois et d'arriver à la plage.

À l'extérieur de la voiture, il n'y avait aucun bruit, hormis les sauterelles et les vagues. Nous regardâmes en l'air, à travers la canopée. Fîmes quelques pas pour nous dégourdir les jambes.

« Pleine lune », dis-je bêtement.

Tina regarda en l'air, contemplative, puis ferma les yeux.

« Elle a l'air fatiguée. »

Tina reprit le chemin de la voiture et je la suivis.

« Il faut qu'on lui donne à manger, dis-je, pas du tout d'humeur à la poésie lunaire. Pique-nique avec Mengele.

– Hé !, dit-elle, si tu veux, je l'enduis de miel et je le donne à bouffer aux fourmis. »

Je sortis Mengele de la voiture. Il n'avait pas l'air affaibli. Sa peau était encore fraîche — à la différence de son odeur.

« C'est bien, ce que vous faites, dit-il. De me livrer à la police.

– Est-ce qu'on a l'air d'être en train de vous livrer à la police ? »

Tina revint et s'agenouilla près de lui, en mâchouillant un sandwich à la salade et aux œufs.

« Qu'est-ce que vous croyez qu'il va se passer, maintenant ? Allez-y, crachez. »

Ses mains étaient toujours entravées. Tina lui ouvrit la bouche. Elle pressa son sandwich jusqu'à ce qu'une mousse jaune en dégouline. Elle ramassa du bout du doigt un peu de matière visqueuse et la fit tomber dans le gosier du vieux.

Il avala à toute vitesse pour pouvoir continuer à parler.

« J'appartiens à l'Histoire !

– Vous n'en êtes qu'une pièce détachée. Vous croyez vraiment qu'on va vous livrer pour que vous puissiez raconter les choses à votre façon dans une salle de tribunal ?

– Oui ! Oui ! C'est ce que je veux ! Enfin ! Un procès. Avec ce que je sais de vos prisons, les expériences de votre gouvernement, la corruption médicale et pharmaceutique… La vérité a besoin de sortir. Nous n'avons rien fait que l'Amérique ne voulait que nous fassions. »

J'avais envie de vomir.

« C'est reparti…

– Non, écoutez-moi. Si je compare avec votre William Pierce, et…

– William qui ?

– William Pierce, du parti nazi américain. Il a écrit *Les Carnets de Turner*. Il y a expliqué comment faire sauter un immeuble du gouvernement. Ça a tellement inspiré Timothy McVeigh[1] qu'il l'a mis en pratique

1. Timothy James McVeigh (1968-2001) : ancien soldat de l'armée américaine, auteur de l'attentat d'Oklahoma City du 19 avril 1995 contre un immeuble du gouvernement fédéral américain que McVeigh considérait comme tyrannique et oppressif. Sa bombe a tué 168 personnes et fait 450 blessés. Condamné à mort, il a été exécuté le 11 juin 2001 dans une prison de l'Indiana.

en Oklahoma. Très impressionnant, pour un type complètement accro à la méthédrine. Après l'attentat, lorsque Pierce[1] a été interviewé, il a dit : "Je ne lui ai pas dit de le faire. J'ai simplement écrit le livre." Eh bien, les lois de l'Amérique étaient dans les livres, et Hitler les avait lus. Vous niez toute responsabilité, mais c'est vous qui nous avez inspirés !

– *Le Triomphe des volontarés.* » Tina lui rit au nez. « Est-ce que vous avez la moindre idée d'à quel point vous êtes pathétique ? » Elle sortit une cannette de Red Bull de la boîte à gants, l'ouvrit et me la passa. J'avalai une gorgée. « Vous n'avez rien de mieux en stock que "ce sont les Américains qui ont eu l'idée les premiers" ? »

Mengele, qui avait réussi, je ne savais pas comment, pendant que nous ne le regardions pas, à s'extraire du gros Scotch dont on l'avait ligoté, attrapa un poil de moustache coincé entre ses dents et l'examina. S'il le voyait vraiment, il avait une bien meilleure vue que moi.

« Cette version des choses vous déplaît ? Pourquoi ? Parce qu'on vous a appris à l'école que l'Allemagne était votre ennemie ? L'Amérique et l'Allemagne partagent le même ADN spirituel. »

L'idée que nous aurions dû lui coller un joli nœud dessus et l'envoyer à Jérusalem me chatouillait comme une démangeaison persistante.

---

1. William Luther Pierce (1933-2002) : chef du parti National Alliance, prônant la ségrégation raciale, membre du parti nazi américain. Il a connu une certaine notoriété grâce à deux romans écrits sous le pseudonyme d'Andrew MacDonald, *Les Carnets de Turner* (*The Turner Diairies*), et *Hunter*. Il est également le fondateur d'une religion appelée le « cosmothéisme », fondée sur la suprématie de la race blanche, le panthéisme, l'eugénisme et le nazisme.

« Je crois que vous poussez le bouchon un peu loin, dis-je.

– Vraiment ? Nous voulions préserver la pureté de la mère patrie. Éliminer les “éléments étrangers” du corps social. Rappelez-moi ce que veulent vos *Minute Men*[1] ? J'ai vu votre Lou Dobbs[2], l'écume aux lèvres quand il parle des immigrés. Votre Président a voulu construire un mur[3]. Moi, je ne voulais construire qu'un mur génétique, une barrière qui aurait empêché les chromosomes inférieurs de franchir les frontières et polluer notre génome national. Allez-vous me soutenir que *Herr* Dobbs ne considère pas les Mexicains comme des microbes ? »

Mengele pouvait à peine se retenir d'avaler une autre bouchée de tarte avant de continuer à déblatérer.

« Hitler avait compris qu'aucune frontière ne pourrait jamais empêcher l'invasion par des souches humaines nocives. Lors de ses discours dans les stades, Himmler, cet ancien éleveur de poulets, aimait beau-

1. *Minute Men* : nom de la première milice américaine, pendant la révolution, qui tirait son nom de leur promesse d'être prêts à se battre en quelques minutes. Aujourd'hui, le nom a été repris par les civils qui s'organisent en groupes armés pour surveiller la frontière avec le Mexique et empêcher les immigrants clandestins de la franchir.

2. Louis « Lou » Dobbs (né en 1945) : célèbre journaliste de télévision américain, qui a fait l'essentiel de sa carrière sur CNN, de 1980 à 2009, où, dans le cadre de l'émission *Lou Dobbs tonight*, il a défendu une ligne extrêmement virulente contre les immigrés clandestins et les étrangers en général, qu'il associait volonté au trafic de drogue, ou même à l'importation et à la propagation de maladies, et contre lesquels il n'a cessé de réclamer des mesures drastiques, élevant souvent les *Minute Men* au rang de héros des temps modernes.

3. Référence au projet de mur à la frontière mexicaine.

coup expliquer comment il avait résolu le problème de l'infestation de la volaille par les lentes. C'était une sorte de parasite, qui survit en rongeant les ovaires des poules. "La guerre pour sauver la race se mène sur deux fronts. Il y a la voie du sang — éliminer la vermine vivante — et il y a la méthode propre : la stérilisation, de sorte qu'on garantit que ce soit la dernière génération de parasites."

– Génial, dit Tina, mais vous m'avez perdue avec les ovaires des poules. Allez, c'est le moment de refermer la vieille trappe à *Schnitzel.*

– Non ! S'il vous plaît. » Le ton de Mengele parvenait à être simultanément autoritaire et abject. « J'ai onze autres points. Je vous en prie.

– Il a compté », dis-je.

Mengele leva la main pour faire le silence, et commença sa litanie.

« Les scientifiques nazis ont été les premiers à mettre en garde contre l'amiante, contre l'alcool, les colorants alimentaires artificiels, et ce n'est que le début de la liste. Nous avons été les premiers à promouvoir une alimentation végétarienne. Les premiers à reconnaître l'intérêt des fibres et à condamner le pain blanc. Les premiers à établir le lien entre le tabac et le cancer du poumon. Peut-être condamnez-vous nos méthodes de recherche, mais est-ce que vous préféreriez que les infirmières ne protègent pas vos organes génitaux avec du plomb pendant les radios ? Que le mercure fuie de vos plombages ? Des enfants avaient-ils besoin de mourir pour que nous puissions découvrir l'intérêt des vitamines ? Le savoir vous aurait-il empêché de prendre des vitamines ?

– Les Chinois croient qu'ils ont inventé la pizza, dit Tina. Est-ce que ce sont les fables que vous vous racontez pour pouvoir dormir la nuit ?

– Les moteurs à réaction, les missiles guidés, l'essence synthétique, la fission nucléaire, les ordinateurs, les machines à calculer, les microscopes à électrons, le traitement des données, les thérapies aux hormones… Le premier signal télévisuel suffisamment fort pour quitter la Terre, c'était quoi ? Le discours d'Hitler aux jeux Olympiques de 1936.

– Pas étonnant qu'on ne voie pas plus d'ovnis, alors. S'ils croient qu'on est une planète pleine d'Hitler…

– Et peut-être qu'ils ne se tromperaient pas tant que ça. »

Mengele passa sa langue sur sa moustache pour en retirer des petits restes de jaune d'œuf. Elle était si méthodique et si précise que c'était comme s'il avait un petit animal qui habitait dans sa bouche. On ne pouvait rien faire d'autre que l'observer.

« Votre esprit sarcastique, voulut-il savoir, vous a-t-il empêché de boire de la méthadone lorsque vous avez voulu vous sortir des opiacés ? »

J'esquivai la question.

« J'ai entendu dire que Goering lui-même avait un penchant pour les drogues dures.

– Goering était un dégénéré. Mais c'est une autre affaire. La mollesse de la civilisation occidentale l'a empêchée de faire les découvertes dont je viens juste de vous parler. Pourquoi la science médicale a-t-elle prospéré sous Hitler ? Parce que nous n'avions pas peur de la douleur.

– Vous voulez dire que vous n'aviez pas peur de la douleur des autres.

– Pourquoi me traitez-vous en ennemi ? Tout ce que j'ai fait, c'est mettre en pratique ce que les meilleurs esprits américains avaient ébauché à Cold

Harbor, la matrice d'où est sortie la génétique américaine. Davenport[1], à Harvard...

– On s'en fout, cria Tina. Vous, vous êtes ici. Il y a des tas de salopards dégueulasses dans le monde, c'est entendu, mais je ne peux en mettre qu'un seul dans mon coffre. »

Je l'éloignai doucement avant qu'elle ne perde les pédales. Ou ne s'approche trop de lui.

J'avais toujours en mémoire l'image de Laurence Olivier dans *Marathon Man* avec son cran d'arrêt dans sa manche, même si, à voir Mengele au repos, la bouche ouverte, une bulle de salive se gonflant et se dégonflant à la commissure de ses lèvres au gré de ses ronflements, comme un bébé d'un an, on aurait presque pu oublier ses crimes.

On avait passé suffisamment de temps sur la route pour qu'il finisse par se transformer en un vieil oncle célibataire un peu crade, qui avait besoin d'aller chez le médecin. Ce qui était probablement dangereux. Mengele était aussi méfiant qu'il est possible de l'être. En tout cas suffisamment pour nous leurrer en nous

---

1. Charles Davenport (1866-1944) : biologiste et généticien américain, nommé en 1910 directeur du Cold Spring Harbor Laboratory, il publia en 1911 un livre sur l'hérédité et la génétique. En 1912, il fut élu à l'Académie nationale des sciences. En 1929, il publia un livre dans lequel il essayait de démontrer scientifiquement que le mélange entre Blancs et Noirs entraînait une dégradation biologique et culturelle du patrimoine génétique des Blancs. Il a été impliqué dans la stérilisation forcée de 60 000 Américains jugés « inadaptés ». Après la prise du pouvoir par Hitler, Davenport entretint des relations suivies avec l'Allemagne, contribuant régulièrement à des publications nazies, parmi lesquelles l'ouvrage d'Otto Reche qui prônait l'élimination physique des membres « dégénérés » de la population de l'est de l'Allemagne.

faisant croire qu'il était un vieux gaga inoffensif avant de nous sortir une lame de sa manche et de nous égorger. Je serrai un peu l'épaule de Tina, comme pour lui dire « reste calme ».

Mengele bouillait. Quels qu'aient pu être les problèmes qu'il avait rencontrés pendant sa fuite d'un demi-siècle, ne pas avoir eu raison ne semblait pas en faire partie. Nous avions parcouru une rue somnolente bordée de vastes maisons d'architectes typiquement californiennes, entourées de profonds jardins à l'ombre de grands avocatiers dont les feuilles remuaient doucement. Je vis le Docteur regarder les propriétés devant lesquelles nous passions avec quelque chose qui ressemblait à de l'envie. Mais je dois dire que je ne parvenais pas à savoir si c'était parce qu'il aurait aimé vivre dans une de ces demeures entourées de clôtures en bois blanches ou tuer tous leurs occupants.

« Ça doit être contrariant, quand même, simplement parce que vous n'avez pas été considéré comme un bon nazi, de ne pas avoir été invité ici avec tous les autres scientifiques.

– Mes ennemis désapprouvaient ce que je faisais. Il fut une époque où c'était un titre de gloire. »

Il m'apparut soudain que son arrogance n'était peut-être qu'une façade. Il avait l'air de rétrécir de seconde en seconde. Je voyais qu'il était en train de comprendre : nous n'allions peut-être pas décrocher le téléphone et appeler Interpol dans un proche avenir.

« Allez, doc. » J'ouvris le coffre et tapotai la trappe du pneu de rechange. « Grimpez là-dedans. »

Mengele regarda à l'intérieur comme si c'était plein de visages qui l'observaient.

« Et merde », dit Tina. Elle arracha son micro et le poussa dans le coffre. « On en a assez comme ça sur la cassette. Remettons-lui son bâillon.

– Je ne retrouve plus le Scotch. Je l'ai cherché avant qu'on sorte de la voiture.

– Quelle merde, cette caisse, alors. Elle fait la taille d'un cendrier et j'y perds quand même tout un tas de trucs.

– Ben…

– Dis rien. Je ne veux pas entendre parler du surplus de l'armée sur roues que tu conduis.

– On a besoin de quelque chose. S'il se met à crier à un stop, quelqu'un pourrait s'imaginer qu'on a un nazi kidnappé dans le coffre. »

Mengele avait scruté Tina tout le temps qu'avait duré cette conversation. Finalement, il posa la question.

« Combien ?

– Combien quoi ? » Elle cessa de farfouiller dans la boîte à gants à la recherche de l'adhésif et le regarda.

« Combien en avez-vous tué ? »

Tout devint calme, l'espace d'une seconde. Si le Docteur avait voulu la déstabiliser, Tina n'allait pas lui donner satisfaction.

« Un. Dont je suis sûre. Mais quelle heure est-il, maintenant ?

– Qui était-ce ?

– Non, qui vous êtes, vous, bordel, pour croire que je pourrais avoir envie d'échanger des souvenirs de meurtre avec vous ? C'est quoi, pour vous ? Une sorte de porno ? Vous et vos copains meurtriers de masse, vous buviez des cocktails à Buenos Aires en évoquant le bon vieux temps, quand vous pouviez tuer qui vous vouliez, sans avoir à rendre de comptes ?

– Vous êtes catholique ?

– Mais c'est quoi, là ? Mon formulaire d'adhésion à eHarmony ? Oui, je suis catholique. Même si je préfère penser que j'ai été faite prisonnière dès ma naissance. »

Le regard de Mengele se perdit dans le vague.

« Lorsque j'ai franchi le col du Brenner, entre Innsbruck et Gênes, des prêtres catholiques se sont occupés de moi. Les monastères italiens étaient pleins de nazis en fuite.

– Raison supplémentaire d'aimer l'Église, dit Tina, qui sortit quelque chose de la boîte à gants. Peut-être qu'on peut vous coller les lèvres à la superglu. »

Elle lui agita le tube de superglu sous le nez. Mengele tiqua.

« Ça marche pour les talons cassés. Ma mère adorait les chaussures à talons hauts. C'est le seul conseil pratique qu'elle m'ait jamais donné : “Aie toujours de la colle pour tes chaussures.” Ça, et aussi : “Ne donne jamais ton vrai numéro de téléphone.” » Elle bascula sa tête en arrière et prit une posture dramatique, avec la main à l'envers sur le front, comme vaincue, abandonnée : « J'ai donné mon vrai numéro à ton père, et regarde où ça m'a menée… »

Tina dévissa le bouchon du tube de colle.

« Les mères qui foutent la honte, ça vous connaît, pas vrai Joe ? » Elle se pencha vers Mengele. Il la regarda avec ses yeux noirs intenses. « Je peux vous appeler Joe ? Alors c'est quoi le mieux, Joe ? Mettre de la superglu sur votre lèvre supérieure et appuyer sur la lèvre inférieure, ou mettre la colle sur la lèvre inférieure et presser vers le haut ?

– Attends ! Voilà le Scotch, dis-je, repérant un rouleau sous le cric.

– Dommage.

– C'est bien aussi, le Scotch », dis-je, en en coupant un morceau que je lui tendis. Puis je l'immobilisai et Tina, les yeux brillants, lui colla l'adhésif argenté sur la bouche et lui tapota le crâne.

« Si c'est pas le plus gentil garçon du monde », dit Tina.

Je claquai le coffre.

*

La vie était trop courte pour comprendre l'Holocauste.

Pas seulement l'événement lui-même — les horreurs infinies, les atrocités répertoriées — mais tout ce qui s'y rattachait, avant et après : les ramifications cachées, ceux qui avaient aidé, ceux qui en avaient profité, sur place et ailleurs dans le monde, ceux qui y avaient cru, avant, pendant et après.

On pouvait se perdre si loin à la recherche d'une explication qu'on pouvait aussi bien n'en jamais revenir.

Le terme « génocide » était antiseptique. La douleur n'était pas stérile. Mais si on n'y avait pas été soi-même — même si des parents proches y avaient été — ça restait virtuel. Même les parents morts pendant l'Holocauste étaient virtuels.

Jusqu'à ce que je rencontre Mengele.

« La seule chose pire que ce qu'il a fait, dit Tina, c'est d'avoir pris plaisir à le faire.

– Dis-moi que tu n'aurais pas pris plaisir à lui supergluer la bouche.

– Tu ne peux pas arrêter une fille parce qu'elle rêve. »

Après ça, on ne parla plus beaucoup. Tina déplia les sacs de couchage qu'elle avait achetés à Wal-Mart pour me faire une surprise. Une brise froide montait de l'océan et nous nous glissâmes tout habillés dans un sac à une place qui sentait l'imperméabilisant.

Puis la lune se cacha derrière un nuage et plongea le monde dans le noir.

Je sentis sa main dans la mienne. J'entendis sa voix, qui semblait venir de très loin, d'au-delà de l'épuisement.

« Qu'est-ce que tu veux faire de lui ?

– On décidera demain matin. »

*

Le lendemain matin, nous décidâmes.

On le laissa s'asseoir sur la banquette arrière, avec le micro, et chuchoter dans le magnétophone. Après une heure et demie, il ne semblait plus humain. La chose qui parlait avait deux yeux, deux jambes, deux bras, et des cheveux d'une blancheur d'os qui poussaient sous la teinture peroxydée et sortaient de ses oreilles bizarrement propres.

Tout ce qui me restait de mon voyage à San Quentin, c'était le blouson de cuir que je portais quand j'y étais arrivé. L'air du matin était suffisamment frais pour que j'en aie besoin. Lorsque je l'enfilai, je mis sans raison la main dans une des poches et sentis quelque chose. Quelque chose de complètement ratatiné.

Tina me regardait tandis que j'essayai de glisser mes doigts tout au fond de la poche. Puis je la sortis. Une boule de satin blanc. Dépliée, défroissée, elle était à peu près de la taille d'une tartelette sur laquelle on aurait cousu une étoile de David bleu ciel.

Au milieu de l'étoile, au sommet de la kippa, un bouton saillait comme un téton en satin.

Nous eûmes la même idée en même temps. Tina déboucha le tube de colle tandis que je tenais la tête de Mengele. Curieusement, il se laissa faire. Il baissa la tête presque volontiers. Tina fit tomber six petites gouttes sur l'arrière de son crâne.

« Six gouttes, récita-t-elle. Une pour chaque pointe de l'étoile de David. »

Pour la première fois, le visage de Mengele trahit de la peur.

Tina colla la kippa sur sa tête, un peu de travers, comme si son possesseur essayait de se donner un genre un peu reggae urbain *cool*. Un Matisyahu[1] nonagénaire.

« Aujourd'hui, vous devenez un homme, dis-je.

– Et un très vieux juif, en plus, apparemment, ajouta Tina. Les cheveux décolorés avec le satin, ça me branche carrément.

– Si je ne savais pas la vérité, je vous prendrais pour un vrai *alta kocker*. »

Mengele grogna sous le Scotch qui lui fermait la bouche, et secouait la tête sur les côtés. J'arrachai le Scotch de sa bouche et attendis.

« Qu'est-ce qu'il y a de si important ? »

Il me regarda avec mépris. Comment pouvais-je ne pas savoir ?

« Je vais tout leur dire.

– C'est tout ? C'est ça votre plan ?, dis-je. Dites-leur qui vous croyez être. Donnez plein de détails. Les psys adorent les détails. »

---

1. Matisyahu (Matthew Paul Miller, né en 1979) : chanteur de reggae américain et juif.

Tina posa sa main sur mon bras.

« Ça me rappelle quelque chose que Bernstein m'a dit.

– Bernstein ? Maintenant ?

– Non, écoute, dit-elle. L'ancien directeur de la prison avait voulu engager des matons qui étaient aussi des psychiatres diplômés. Mais ils étaient plus des médecins que des flics. Alors ça a viré à la blague. "Comment reconnaît-on les gardiens diplômés en psychologie ? Ce sont ceux qui ont une lame dans la nuque."

– Vous avez tous les deux de gros problèmes, dit Mengele. Vous êtes très perturbés. Vous ne devriez pas faire d'enfants.

– Trop tard, dis-je. Ma première femme était une Aryenne. Je suis un pollueur.

– Moi, c'est hors de question que je ponde avant d'être sûre que vous êtes mort. Je vais pas prendre de risques. » Tina fit une pause, le temps de prendre un peu de recul pour mieux regarder le docteur Mort et sa kippa. Elle hocha la tête, approbatrice. « On dira ce qu'on voudra, mais ça lui va bien. »

34

L'amour aux temps du désespoir

« C'est notre voisin, chuchota Tina à la réceptionniste. Il crie toute la nuit. Et il dit de ces trucs… »

Elle détourna le regard, se mordit les lèvres et prit une longue et courageuse inspiration.

L'écharpe ajoutait une touche de bon goût. Elle l'avait trouvée dans les toilettes d'un IHOP où nous nous étions arrêtés en chemin. On aurait facilement pu avoir deux enfants virgule cinq qui nous attendaient dans la voiture. Elle aurait fait une très bonne comédienne.

« Je suis Josef Mengele !, cria Mengele. Ces gens sont en train de kidnapper un des hommes les plus recherchés du monde entier. »

La réceptionniste, une jeunette bénévole à queue-de-cheval avec écrit PRU sur son badge nominatif, était tout entière sourires bienveillants et empathie serviable.

« C'est qui, Josef Mengele ? »

Mengele frappa le comptoir.

« C'est qui Josef Mengele ? »

Pru cessa de sourire. Elle recula d'un pas pour s'écarter du patient agressif qui se présentait à elle

— un vieux tout maigre prêt à mordre qui racontait n'importe quoi, avec des poils de moustache entre les dents et des cheveux décolorés.

« Excusez-moi, dit-elle d'un ton calme, vous êtes passé à la télévision ? »

Mengele se figea. Pru fit glisser l'écritoire à pince devant elle, suivie d'un vieux stylo-bille noir enchaîné.

« Voulez-vous signer, monsieur… Ouah ! C'est vous qui avez réalisé *Le Patient anglais* ? On l'a vu à l'école.

– Ça, c'est Minghella », dit Tina en prenant le stylo.

Nous venions d'identifier le point faible de notre plan. On ne pouvait pas se pointer avec un vieillard menotté. Mais si ses mains étaient libres, rien ne disait qu'il n'étranglerait pas Pru. Il voulait se faire arrêter. Alors on lui avait superglué les mains à l'intérieur de ses poches — en réalité un doigt de chaque main, de manière qu'on puisse les arracher si besoin était.

« Je crains qu'il n'ait un problème. Il refuse de sortir les mains de ses poches. »

Tina baissa les yeux comme si elle était gênée ou ne voulait pas embarrasser l'avenante réceptionniste. Elle parla dans une sorte de chuchotement théâtral que la moitié de la salle d'attente entendit.

« Et il n'est pas vraiment… propre.

– On ne le connaît pas vraiment », dis-je, en faisant de mon mieux pour jouer l'impuissance un peu déconcertée de celui qui veut rendre service mais ne sait pas comment s'y prendre.

Mengele parcourut la pièce d'un regard frénétique, jusqu'à trouver un vieil homme dont l'allure ressemblait à la sienne. Un homme mince, portant le bouc, à l'attitude professorale.

« Je suis sûr que vous connaissez Josef Mengele.

– Mengele est mort. Il est mort le 7 février 1979 à Bertogia, au Brésil. Il a eu une crise cardiaque en nageant et il s'est noyé. Il est enterré au cimetière d'Embu das Artes, sous le nom de Wolfgang Gerhardt. »

Je pouvais pour ainsi dire voir l'ego de Mengele faire un bras de fer avec sa paranoïa.

« Vous semblez en savoir beaucoup sur… lui.

– Monsieur, s'il vous plaît, voulez-vous signer ? »

Tandis que Mengele était quelque peu décontenancé par l'attention qu'il réclamait tant, j'attrapai sa main et la secouai suffisamment fort pour la décoller de sa poche. J'adressai à l'adorable Pru un sourire qui voulait dire « qu'est-ce que je peux faire d'autre ? ».

Mengele cria en bégayant « N-non ! ».

Je serrai ses doigts sur le stylo. Il retira sa main et la tint devant lui comme si c'était une chose qu'il fallait mettre dans un sac et brûler.

« Euh, Pru ? Ça va si j'écris juste son nom ?

– En fait, c'est un gentil monsieur, vous savez, dit Tina en prenant la main de la jeune bénévole et en se la jouant copines, juste un peu, vous savez, c-i-n-g-l-é, trop seul, depuis que sa femme…

– On est juste des voisins, dis-je.

– Des bons Samaritains, chuchota Tina en serrant la main de Pru. La semaine dernière, il disait qu'il était Einstein.

– Ce qui me fait peur, lui dis-je, en prenant garde que personne ne nous entende, c'est pour les petits.

– Quoi ? » Pru mit sa main sur son cou.

« Attends, chéri, on n'en est pas sûrs, dit Tina en me prenant par le bras.

– Pourquoi est-ce qu'elle l'aurait inventé ? » Je regardai Pru comme pour avoir une confirmation. « Elle n'a que huit ans. »

Une poignée d'enfants entre deux âges à l'air soucieux ainsi que leurs parents mûrs pour Alzheimer levèrent la tête de leurs *Newsweek*.

Pru hocha la tête, un peu raide. Tina la prit par le poignet.

« On n'aurait sûrement rien dû dire. C'est comme ça que démarrent les rumeurs. »

Nous avions choisi Stanford parce que le département psychiatrique avait un service gériatrique.

Mengele était passé en mode Selektor total. Il montrait du doigt les visages médusés des gens dans la salle d'attente, plissant les yeux vers chacun, individuellement, et les faisait sursauter en pointant un doigt osseux dans leur direction.

« Vous ! Vous ! Vous ! — NON ! Vous ! Vous ! Vous ! — NON ! Vous ! — NON ! Vous ! Vous ! *Schnell !* »

Pru recula, décrocha le téléphone. Enfonça une touche.

Le docteur arriva quelques secondes plus tard. Grand, mince, dans une longue blouse blanche, le stéthoscope autour du cou. Des cheveux noirs brillants et une peau d'un profond brun orangé. Le tout surmonté d'un très joli turban de soie orange.

« Je suis le docteur Patel. Que puis-je faire pour vous, monsieur ? »

Mengele cessa de montrer du doigt et le fixa. Il avait pâli, une fine pellicule de sueur sur sa peau adoucie au placenta. Il étudia la forme du crâne du médecin comme s'il en estimait les dimensions. J'aurais dû lui laisser son pied à coulisse. Mengele s'approcha du docteur, observa sa mâchoire et son occiput.

« Où êtes-vous né ?

– Je viens du Pakistan. Suivez-moi, s'il vous plaît.

– Je veux un autre docteur. »

Ça dégénérait très vite.

Tina me prit le bras. Inquiète.

Après un bref mais intense échange, le docteur Patel s'éclipsa et un autre médecin fit son apparition. Elle était petite, épaisse, noire, chauve et pas du tout d'humeur à perdre son temps. Son badge disait DR BROWN.

« Non, non, non ! Un autre docteur !, gronda Mengele avant qu'elle ne puisse ouvrir la bouche. Je veux un autre docteur ! C'est ça, le problème, avec l'Amérique : ils laissent vos mères procréer. »

Le docteur rit.

« Ah ! Ben, on va bien s'amuser avec vous. Han, han, han ! »

Un couple de vieux époux (ou un frère et sa sœur), assis en face de nous, se prirent par la main. Ils observaient sans se cacher. L'homme, prudent et attentif. Elle, prise d'une panique enfantine.

Tina regardait comme si c'était du Brecht. Je fis signe de la main à Pru, pour attirer son attention. Elle s'excusa et s'éloigna d'un octogénaire sportif, qui portait un short en madras sur des jambes désespérément variqueuses, auquel elle ajustait un masque à oxygène, au bureau des admissions.

« On ne pourrait pas, euh, appeler la sécurité ?
– Il est en pause-déjeuner. »

Le docteur Patel et son successeur restèrent les bras croisés, à se consulter, tandis que Mengele se léchait nerveusement la moustache, à la recherche d'un mot. Toute la salle d'attente était maintenant en effervescence. Même les séniles étaient agités.

« Un autre docteur, dis-je à Pru. Un responsable ?

– N'y a-t-il pas de Blancs ?, rugit Mengele derrière moi. N'y a-t-il rien d'autre que de la vermine ? Qu'est-ce que c'est que ce monde de merde ? »

Le troisième gérontologue, qui était parfaitement calme, ramassa le formulaire d'admission et le lut. Il avait la cinquantaine, un peu voûté, avec des yeux tristes et des cheveux frisés dans lesquels il avait épinglé une kippa noire avec une étoile de David bleu ciel.

« Sydney Goldstein ? »

Mengele sursauta comme s'il avait porté un de ses propres colliers électriques.

« Monsieur Goldstein, je suis le docteur Stern. J'ai entendu dire que vous faisiez du scandale. Pourquoi ne venez-vous pas avec moi ?

– Goldstein ? Je ne m'appelle pas Goldstein. Je suis Josef Mengele, *Doktor* Stern. »

Le docteur Stern se figea. Mengele avait l'air satisfait. Enfin, du respect !

« Je veux un procès ! J'ai des informations très précieuses.

– Je vois », dit le docteur.

Le docteur Stern prit Mengele par le coude gauche. Le vieil homme retira le bras férocement.

« Ôtez vos sales pattes juives de moi. Je suis Mengele ! Je veux un procès. Je sais des choses sur votre gouvernement ! J'ai inventé des médicaments ! Je peux aider ! »

La serviette toujours coincée dans son col, l'agent de sécurité revint de son déjeuner juste à temps pour attraper Mengele par l'autre bras. Il avait le même âge que le docteur, mais latino, il boitait et avait du bide. Mengele regarda le pied-bot du second homme avec un dégoût tout professionnel.

« Et ils vous laissent vivre !, dit Mengele, avec ça ? »

Le sémitique médecin et l'infirme mexicain se figèrent.

Mengele était de plus en plus agité.

Le docteur caressa sa barbe, compatissant, incarnation de la sagesse rabbinique.

« Vous croyez vraiment ça, monsieur Goldstein ? »

C'en était trop. Mengele explosa.

« Je ne suis pas Goldstein ! Ils le savent bien ! », cria-t-il, nous montrant du doigt, Tina et moi. Le docteur Stern nous jeta un regard inquisitorial. Toutes les têtes dans la salle d'attente se tournèrent.

Je mis les mains en l'air. Un vrai petit marrant.

« Hé ! Nous, on est justes des voisins. Bon, ben, on doit y aller, hein !

– Des bons Samaritains, ajouta Tina, soupirant douloureusement face à tant d'ingratitude, tandis que nous nous repliions vers la porte. La semaine dernière, il disait qu'il était Einstein… La semaine d'avant, c'était qui déjà, chéri ?

– Henry Kissinger. »

Le docteur Stern se détendit et caressa sa barbe.

« Josef Mengele, l'entendis-je dire avant que nous ayons franchi la porte. Quand je vais dire ça à ma femme. »

Le docteur Stern l'emmena, avec l'aide du garde enrobé, à travers deux paires de doubles portes.

On entendit Mengele hurler : « Je ne suis pas Goldstein ! Je… Non… Je ne suis pas… »

Silence.

Aussi discrètement que possible, Tina et moi fîmes demi-tour et primes le chemin de la sortie.

« Ils n'aiment pas les fauteurs de troubles, en gérontologie », dis-je.

Tina m'entoura l'épaule de son bras.

« Je me demande ce qu'ils donnent à un vieux de quatre-vingt-dix-sept ans pour le mettre KO ? C'est quand même une fin en demi-teinte, pour un tel monstre.

– C'est pour ça que c'est parfait, dis-je. Il voulait un opéra, et on lui donne un sitcom. »

*

Sur la route du retour vers Los Angeles, aucun de nous deux ne dit rien pendant la première heure. Puis Tina parla des cassettes.

« Est-ce qu'on les garde ?

– J'aurais bien aimé les lui brûler sous le nez, mais maintenant… Je ne sais pas. »

On fit quelques miles supplémentaires en silence. Puis elle parla de nouveau.

« Autre chose. J'ai trouvé des calepins, sous le pneu de rechange. Je ne lis pas l'allemand, mais il y a des équations, des croquis d'organes… Des trucs qui étaient apparemment des lieux et des dates. Même des photos. »

On s'était perdus et on s'était retrouvés à aller vers l'est au lieu du nord. Lorsque nous repiquâmes vers L.A. sur la 10, on vit les dinosaures au bord de la route, à hauteur de Truckee Farm. Les faux tyrannosaures géants avaient l'air gênés d'être là, en compagnie des gros triceratops à l'air de rats.

« C'est drôle, dis-je, Zell et le directeur, qui se donnent tout ce mal pour se faire du fric sur le dos de Mengele… Et maintenant, c'est nous qui avons plein de saloperies sorties tout droit de l'enfer qu'on peut vendre des fortunes.

– Attends une seconde, mon chéri, tu ne penses pas… ? » Tina se mordit le pouce, sincèrement offensée. « Il n'y a pas assez d'argent dans le monde entier…

– Ou assez de drogues pour étouffer la culpabilité.

– Oublie les drogues, je t'en supplie. » Elle regarda par la fenêtre comme si elle voulait dire autre chose. Je la connaissais suffisamment pour savoir qu'il ne fallait pas insister.

« Bon, ben je crois qu'on doit décider si on envoie les trucs de Mengele à l'AMA[1] ou au FBI. Pour te dire la vérité, je ne fais confiance ni aux uns ni aux autres.

– Moi, je dis que personne ne les aura, à part le musée de l'Holocauste. Et on leur envoie anonymement.

– Bien meilleure idée. »

Nous restâmes silencieux un bon moment. Mais il y avait trop de choses que je voulais dire.

1. Association médicale américaine.

« Tina… », commençai-je avant de me rendre compte que les mots me manquaient.

Je ne savais pas si je devais la gifler, me gifler moi-même, nous payer à dîner, me mordre la main ou lui demander de se remarier avec moi sur-le-champ.

Elle me jeta un regard qui aurait fait passer un compteur Geiger de zéro à cent instantanément.

« Quoi ? »

Il y avait toujours eu quelque chose d'irrationnel dans les accès d'affection de Tina — leurs apparitions comme leurs disparitions. Je ressentis le même désir aigu et le même besoin de la protéger que la première fois où je l'avais vue, assise à la table de sa cuisine, alors qu'elle venait de servir à son mari son bol de Lucky Charms fatal.

Tina me coula un autre regard en biais.

« Bien entendu, on pourrait mettre quelques trucs dans un coffre. Au cas où on aurait envie de devenir riches plus tard. »

Juste quand je croyais que j'allais pouvoir lui faire confiance…

« Je rigole, espèce de con. Si on se faisait du fric sur le dos de l'Holocauste, qu'est-ce qu'on raconterait à nos enfants ?

– J'en sais rien. Qu'est-ce que les gens qui ont des actions Halliburton disent aux leurs ? C'est une question de principes. Enfin, tout ça est complètement abstrait. Laisse-moi rencontrer mes futurs enfants, et après je me soucierai de ce qu'on leur racontera.

– Ça va venir, dit-elle.

– Quoi ?

– Rencontrer tes futurs enfants.

– Quoi ?… Quand ?
– Bientôt.
– Tu veux dire que… ?
– Pas exactement. Mais je suis prête.
– Tu es prête ?
– Écoute, tu me connais, non ? Avant, je ne croyais pas que je pourrais jamais avoir une vie normale. Maintenant, après toute cette folie, toute cette merde historique… Je crois que j'ai besoin de le faire. *Nous* avons besoin de le faire. Quand on baisait dans le *trailer*, j'ai eu une révélation. Des jumeaux. Deux mini-Manny.
– Des jumeaux, répétai-je malgré moi. Mengele aurait été content. Mais je ne vois toujours pas…
– Quoi ? »

Mon regard se perdit vers l'horizon de l'autoroute, au-delà d'un camion à bestiaux dont les têtes exprimaient à la fois la stupidité et une étrange sérénité, sur le chemin de l'abattoir.

Je tendis la main, pour toucher une de ses pommettes épiques.

« Si ces petits connards naissent avec des cous de taureau et des croix gammées dans le dos, va falloir que tu me donnes de sérieuses explications. »

Elle me donna une tape sur la main, mais pas fâchée.

« Fais-moi confiance, ce seront les tiens. C'est d'ailleurs ça qui sera effrayant. »

Elle avait raison au sujet du côté effrayant de l'affaire. Je regardai dans le rétroviseur — une habitude dont je pensais que je parviendrais à me débarrasser dans deux ou trois décennies, lorsque les enfants dont je ne savais pas si je les aurais vraiment un jour seraient grands et nous auraient quittés. Je tournai le volant et virai jusqu'à m'arrêter sur la bretelle dans un crissement de pneus.

« Si on le fait, on va jusqu'au bout, dis-je. Plus de conneries, plus de secrets. »

Tina fit courir son doigt sur mon visage et sourit. Nos yeux se croisèrent et eurent leur propre conversation. Et pourtant... Quelque chose entachait cette romantique idylle : une partie de moi se demandait toujours si la femme avec qui je m'apprêtais à partager ma vie — encore un coup — avait assassiné Dinah Zell. Il n'y avait toujours pas d'explication à ce qui s'était passé. Tina, comme moi, était sujette à une jalousie folle. Elle avait peut-être eu vent de notre rencontre dans l'avion. En était peut-être arrivée à la conclusion que quelque chose s'était passé entre la femme de Harry Zell et moi. Après, ce n'était plus qu'une simple question d'exécution : trouver la maison, droguer la gouvernante, surprendre Dinah dans sa chambre et... Tout le reste.

Je n'y croyais pas. J'avais envie de me récurer l'intérieur du cerveau avec de l'eau de Javel et d'éradiquer toutes ces bactéries négatives. Mais nier l'évidence, c'était un peu aussi comme replonger. Un calme étrange accompagna cette idée. C'était, je le comprenais, le fait de ne pas savoir ce qui me réveillerait en sursaut à 4 heures du matin pendant les prochaines années.

Mon vrai point de repère, ça avait toujours été d'envisager le pire scénario possible, dans des limites acceptables — ou en dehors de toute limite. Mais il y avait, de temps en temps, une vérité vérifiable : je savais que Tina avait déjà tué. Une fois. Et cette fois-là, j'avais pris la décision en toute connaissance de cause de me laisser l'aimer, sans me voiler la face à son sujet. Donc il me faudrait désormais simplement vivre sans savoir qui avait tué Dinah Zell. Elle avait déjà indiqué, sur le moment, que sa première pensée, lorsqu'elle avait découvert le cadavre, avait été que c'était moi le coupable. Ce qui n'était pas non plus totalement farfelu.

Même si moi, je n'avais jamais refroidi un de mes proches à coups de verre pilé et de Destop, j'étais vraiment très loin d'être du bois dont on fait les citoyens modèles.

Nous étions probablement faits l'un pour l'autre, en enfer.

Et nous étions ici…

Mais quand même… Quel était l'intérêt d'un amour inconditionnel s'il n'était pas inconditionnel ?

Pour ce que nous en savions, après avoir créé l'univers, Dieu s'est tapé une overdose de Fentanylgin, a vu l'Holocauste quand Il est revenu à lui et a voulu s'arracher les yeux. Comme Œdipe. Il ne pouvait affronter la culpabilité. Et nous, qui sommes faits à Son image, nous sommes naturellement nerveux. Les conséquences semblent vraiment être sans fin.

C'était là toute l'histoire du monde. Guérison et rechute, désespoir et soulagement. La dialectique de la propreté et de la crasse. De mal en pis. Le pire survient, les jours et les nuits et d'autres jours et d'autres nuits semblent dénaturés au-delà de toute mesure, à une vitesse défiant l'imagination, et à la fin — s'il y a bien une fin — la meilleure partie de chacun de nous se traîne tant bien que mal, trébuche, tombe, et on prend les jours un par un, un maisputain-qu'est-ce-qui-s'est-encore-passé-là à la fois, un moment d'oubli à la fois, un moment de joie triste à la fois.

Tout ce qu'on a à faire, c'est de ne pas mourir.

Tina se pencha et m'embrassa sur la bouche.
« Jamais plus, dit-elle.
– Ouais, dis-je. Jusqu'à la prochaine fois. »

Composition et mise en pages
Nord Compo à Villeneuve-d'Ascq

Achevé d'imprimer en avril 2015
par Novoprint (Barcelone)

Dépôt légal : avril 2015

Imprimé en Espagne